常见心血管疾病诊疗学

主　编　李　鹏　周立宇　肖兴平　廖贵红
　　　　韩　斌　耿　雪　张　莉　童晓红

中国海洋大学出版社

·青岛·

图书在版编目(CIP)数据

常见心血管疾病诊疗学 / 李鹏等主编. —青岛：
中国海洋大学出版社,2020.10
ISBN 978-7-5670-2604-9

Ⅰ.①常… Ⅱ.①李… Ⅲ.①心脏血管疾病—诊疗
Ⅳ.①R54

中国版本图书馆 CIP 数据核字(2020)第 198382 号

出版发行	中国海洋大学出版社
社　　址	青岛市香港东路 23 号　　　　　邮政编码　266071
出 版 人	杨立敏
网　　址	http://pub.ouc.edu.cn
电子信箱	369839221@qq.com
订购电话	0532－82032573(传真)
策划编辑	韩玉堂
责任编辑	赵　冲　韩玉堂　　　　　　　电　　话　0532－85902349
印　　制	北京虎彩文化传播有限公司
版　　次	2020 年 10 月第 1 版
印　　次	2020 年 10 月第 1 次印刷
成品尺寸	185 mm×260 mm
印　　张	20
字　　数	480 千
印　　数	1～1000
定　　价	116.00 元

发现印装质量问题,请致电18600843040,由印刷厂负责调换。

《常见心血管疾病诊疗学》编委会

前　言

　　近年来,随着社会的进步和人民生活水平的提高,心血管疾病的发病率在我国逐年增高。为了满足临床急诊工作的需要,提高临床工作者对心血管病急症病人的诊断与治疗水平,我们从临床诊疗的实际需求出发,结合自身的临床实践经验,编写了这本《常见心血管疾病诊疗学》。

　　本书前八章对常见的心血管疾病进行了介绍,包括心律失常、心力衰竭、冠心病、心肌病、先天性心脏病、高血压等常见疾病,较系统地阐述了心血管疾病的发病机制、诊断要点、治疗原则和治疗方案;第九章则从中医学的角度对心血管神经症、大动脉炎等常见心血管疾病进行了介绍,较系统地阐述了中医病因病机、辨证论治、中成药处方;最后一章对心血管疾病的常见诊断技术作了介绍。我们在编写本书过程中,尽量做到立足实际,论述简明扼要,语言通俗易懂,使重点突出,因而本书具有较强的实用性和可操作性,适合心血管专科医师、内科医师及相关医务人员学习参考。

　　由于我们水平有限,加之医学科学发展迅速,书中难免存在不足之处,希望广大医学工作者能提出宝贵的意见,以便我们今后改进和修订完善。

编者

2020 年 3 月

目　录

第一章 心律失常

第一节 概 述

一、发生机制

心律失常的发生机制包括心脏激动起源异常、传导异常、起源和传导均异常等。

(一)激动起源异常

1.窦性激动异常

正常人在安静状态下,窦房结有规律地发出 60～100 次/分钟激动,产生正常窦性心律。当窦房结的激动>100 次/分钟称为窦性心动过速,交感神经兴奋和去甲肾上腺素分泌增加,均可使其频率增加;窦房结的激动<60 次/分钟称为窦性心动过缓,迷走神经兴奋或窦房结及周围组织病变时可使其减慢、阻滞甚至停止,出现窦性心动过缓、窦房阻滞和窦性停搏。

2.异位激动异常

在窦性激动发出之前或发出后尚未下传时,潜在异位起搏点提早发出激动,形成期前收缩。若异位起搏点连续发出三次或(及)以上激动则形成各种类型的异位心律。

(1)"逸搏"现象:当窦性心律降至潜在起搏点固有频率以下时,或当潜在起搏点激动频率异常增加超过窦性心律时,心脏的起搏点将从窦房结转向潜在起搏点频率最高处,迷走神经受刺激或者窦房结病变均可引起窦房结频率减慢。此外,窦房结激动还可能在其传导过程中受阻而不能正常下传。在上述情况下,潜在起搏点均可因窦房结的超速抑制作用被解除而发生"逸搏"现象,此时异位起搏的心律称之为逸搏心律。最早出现逸搏的部位多是房室交界区(房室结或希氏束),因为这些潜在起搏点细胞的自律性比其他潜在起搏点要高。

(2)"夺获"现象:有许多因素可增高潜在起搏点的自律性,因此即使在窦房结功能正常时,也可能发生心脏起搏点转移的现象,这种窦房结功能正常的起搏点转移叫"夺获"。例如:交感神经兴奋,其末梢所释放的去甲肾上腺素可显著提高大多数潜在起搏点细胞的 4 相自动除极速度,而使其达到阈电位并在窦房结激动之前形成激动,成为新的起搏点。

(3)异常自律性:当心房或心室肌细胞的静息电位降到−60 mV 以下时,就会产生舒张期自动除极并具有自律性,使其快于窦房结的频率,导致异常自律性的形成。在各种生理或病理状态下,如自主神经功能改变、心肌坏死、缺血、电解质紊乱、药物中毒等均可改变心房或心室内异位兴奋点的自律性。

3.触发性激动异常

触发活动总是在一次正常的除极或起搏产生的动作电位之后发生,故又称为后除极。当这种后除极发生在正常动作电位的 2 相(缓慢复极期)或 3 相(快速复极末期)时,称为早期后除极(EAD);发生在复极化完成以后的 4 相(静息期),称为延迟后除极(DAD)。在后除极引起的膜电位振荡达到阈值时,即可触发一次新的动作电位产生心律失常。

(二)激动传导异常

激动的传导及传导速度与心肌细胞的 0 相上升速度、幅度、激动传导的组织兴奋性及组织形态有关。激动传导延缓或阻滞可以导致缓慢型心律失常;传导途径异常可引起折返,导致快速型心律失常。

1.传导阻滞

当激动抵达部位心肌细胞仍处于绝对不应期或有效不应期,此时不能兴奋或不能发生可扩播性兴奋,即发生完全性传导阻滞;如若抵达部位心肌细胞处于相对不应期,此时传导速度变慢,即发生传导延缓和不完全性传导阻滞。

2.折返激动

当激动从某处循一条径路传出后,又从另一条径路返回原处,使该处再次发生激动的现象称为折返激动,是快速性心律失常中最常见的发生机制。形成折返有三个基本条件:①心脏的两个或多个部位的传导性与不应性各不相同,相互连接形成一个闭合环;②其中一条通道发生单向传导阻滞;③另一条通道传导缓慢,使原先发生阻滞的通道有足够的时间恢复其兴奋性,原先阻滞的通道再次激动,从而完成一次折返激动。冲动在环内反复激动,产生持续而快速的心律失常。冲动传导至某处心肌,如适逢生理性不应期,可形成生理性阻滞或干扰现象。传导障碍并非由于生理性不应期所致者称为病理性传导阻滞。

(三)激动起源和传导均异常

激动形成异常与传导异常并存的情况常见于并行心律。经典并行心律是指异位节律点自律性增加,形成异位节律,以固定频率放电起搏,它们的间期不随主节律改变,与心脏主节律同时控制心肌细胞电活动,可见并行心律存在激动形成异常同时伴有激动传导异常。其表现为心脏节律连续或间断地完全传入阻滞,隔离和保护并行收缩中心与周围的电活动,以不受主要心脏节律放电的干扰。并行心律的心电图特点:①异位节律和心脏主节律间的配对间期不等;②异位节律形成随波群间的最小时间间隔是较长时间间隔的约数;③经常产生融合波;④异位激动能在心脏可兴奋时存在。

二、分类

心律失常的分类方法尚未完全统一,常用的有按心律失常的发生机制、心律失常速率分类。

(一)按心律失常的发生机制分类

1.冲动起源不同所致的心律失常

(1)窦性心律失常:窦性心动过速、窦性心动过缓、窦性心律不齐、窦性停搏、窦房阻滞。

(2)异位心律:

1)被动性异位心律:①逸搏(房性、房室交界性、室性);②逸搏心律(房性、房室交界性、室性)。

2)主动性异位心律:①期前收缩(房性、房室交界性、室性);②阵发性心动过速(室上性、室性);③心房扑动、心房颤动;④心室扑动、心室颤动。

2.冲动传导异常所致的心律失常

(1)生理性:干扰及房室分离。

(2)病理性:窦房传导阻滞、心房内传导阻滞、房室传导阻滞、心室内传导阻滞(左、右束支及左束支分支传导阻滞）。

（3）房室间传导途径异常：预激综合征。

（二）按心律失常发作时心率的快慢分类

1.快速性心律失常

（1）期前收缩：（房性、房室交界性、室性）。

（2）心动过速：窦性心动过速、室上性（阵发性室上性心动过速、非折返性房性心动过速、非阵发性交界性心动过速）、室性（阵发性室性心动过速、持续性室性心动过速、尖端扭转型、加速性心室自主心律）。

（3）扑动和颤动：心房扑动、心房颤动、心室扑动、心室颤动。

（4）可引起快速性心律失常的预激综合征。

2.缓慢性心律失常

（1）窦性：窦性心动过缓、窦性停搏、窦房阻滞、病态窦房结综合征。

（2）房室交界性心律。

（3）心室自主心律。

（4）引起缓慢性心律失常的传导阻滞。

①房室传导阻滞：一度、二度（Ⅰ型、Ⅱ型）、三度。

②心室内传导阻滞：完全性右束支传导阻滞、完全性左束支传导阻滞、左前分支阻滞、左后分支阻滞、双侧束支阻滞、右束支传导阻滞合并分支传导阻滞、三分支传导阻滞。

三、诊断要点

（一）临床表现

1.病史

对怀疑有心律失常患者首先要详细询问病史，注意是否患有心悸、眩晕、昏厥、胸痛以及充血性心力衰竭症状。病史可对心律失常类型以及严重程度提供参考。

2.症状

（1）心悸。

（2）乏力、胸痛及呼吸困难。

（3）昏厥及头晕。

（4）心律失常致血流动力学改变而致重要器官供血不足。

3.体格检查

心脏听诊，有心动过缓或过速等相应的心律失常表现。

（二）实验室和器械检查

（1）心电图。

（2）动态心电图。

（3）运动平板心电图。

（4）事件记录。

（5）植入式循环记录仪。

（6）心率变异性和心率紊乱度。

（7）Q-T间期离散度。

（8）信号平均心电图及晚电位。

（9）T波电交替。

（10）压力感受器反射敏感试验、体表标测和心电图成像。

（11）直立倾斜试验。

（12）食管心电图。

四、治疗

心律失常的治疗包括病因治疗，发作时的治疗与预防发作。

病因治疗包括纠正心脏的病理改变、调整异常病理生理功能（如冠状动脉狭窄、泵功能不全、自主神经张力失衡等），以及去除导致心律失常发作的其他诱因（如电解质紊乱、药物不良反应等）。

药物治疗缓慢心律失常一般选用增强心肌自律性和（或）加速传导的药物，如拟交感神经药（异丙肾上腺素等）、迷走神经抑制药（阿托品）或碱化剂（乳酸钠或碳酸氢钠）。药物终止与预防快速心律失常发作可针对性使用适宜的抗心律失常药物。

非药物治疗包括机械方法兴奋迷走神经、心脏起搏器、电复律、电除颤、射频消融和冷冻或激光消融以及手术治疗。反射性兴奋迷走神经的方法有压迫眼球、按摩颈动脉窦、捏鼻用力呼气和屏气等。心脏起搏器多用于治疗缓慢心律失常，以低能量电流按预定频率有规律地刺激心房或心室，维持心脏活动，亦用于治疗折返性快速心律失常和心室颤动，通过程序控制的单个或连续快速电刺激终止折返形成。直流电复律和电除颤分别用于终止异位快速心律失常发作和心室颤动，用高压直流电短暂经胸壁或直接作用于心脏，使正常和异常起搏点同时除极，恢复窦房结的最高起搏点功能。为了保证安全，利用患者心电图上的R波促发放电，避免易颤期除极发生心室颤动的可能，称为同步直流电复律，适用于心房扑动、心房颤动、室性和室上性心动过速的转复。治疗心室扑动或心室颤动时则用非同步直流电除颤。电除颤和电复律疗效迅速、可靠而安全，是快速终止上述快速心律失常的主要治疗方法，但并无预防发作的作用。

近年来对抗心律失常药物治疗慢性缺血性和非缺血性心脏病患者的心律失常的价值有所怀疑，尤其是心律失常抑制试验（CAST）后。非药物治疗迅速发展，其中导管消融术治疗快速心律失常和置入式心律转复除颤器（ICD）治疗致命性室性心动过速和心室颤动的结果表明，前者成功率高、并发症少，已被公认为是无器质性心脏病基础的阵发性室上性心动过速、预激综合征、单一形室性心动过速患者的首选治疗方法之一；后者经一系列技术改进后，除电转复和除颤外还具有抗心动过速起搏终止室性心动过速与双腔起搏功能，不仅可在出现室性心律失常时维持心脏功能活动，还能鉴别室上性与室性心动过速，避免ICD误判而进行不必要的电击。大量临床资料证明，对心搏骤停和（或）持续发作性室性心动过速的二级预防，ICD的疗效明显优于抗心律失常药物，ICD治疗患者的长期生存率明显高于抗心律失常药物治疗的患者，因而也被公认为不可逆病因所致心搏骤停患者的必选治疗。

（一）药物治疗

抗心律失常药如下。

1.Ⅰ类药物

Ⅰ类药物可阻滞快钠通道，降低0相上升速率（V_{max}），减慢心肌传导，有效地终止钠通道依赖的折返。Ⅰ类药物根据药物与通道作用动力学和阻滞强度的不同又可分为Ⅰ$_a$、Ⅰ$_b$和

Ⅰ。类。此类药物与钠通道的结合/解离动力学有很大差别,结合/解离时间常数<1 s者为Ⅰb类药物;≥12 s者为Ⅰ。类药物;介于两者之间者为Ⅰ。类药物。Ⅰ类药物与开放和失活状态的通道亲和力大,因此呈使用依赖。对病态心肌、重症心功能障碍和缺血心肌特别敏感,遇上述情况应用要谨慎,尤其Ⅰ。类药物,易诱发致命性心律失常。常用的药物有奎尼丁、普鲁卡因胺、利多卡因、美西律、普罗帕酮、莫雷西嗪等。

2.Ⅱ类药物

Ⅱ类药物可阻滞β肾上腺素能受体,降低交感神经效应,减轻由β受体介导的心律失常。此类药能降低L型钙电流(ICa-L)起搏电流(If),由此减慢窦律,抑制自律性,也能减慢房室结的传导。对病态窦房结综合征或房室传导障碍者作用特别明显,应慎用或禁忌使用。长期口服对病态心肌细胞的复极时间可能有所缩短,能降低缺血心肌的复极离散度,并能提高致颤阈值,由此降低冠心病的猝死率。常用的药物有美托洛尔、阿替洛尔、艾司洛尔等。

3.Ⅲ类药物

Ⅲ类药物基本为钾通道阻滞药,延长心肌细胞动作电位时程,延长复极时间,延长有效不应期,有效地终止各种微折返,因此能有效地防颤、抗颤。常用的药物有胺碘酮、索他洛尔、溴苄胺等。

4.Ⅳ类药物

Ⅳ类药物为钙通道阻滞药,主要阻滞心肌细胞 ICa-L。ICa-L 介导的兴奋收缩耦联,减慢窦房结和房室结的传导,对早期后除极和晚期后除极电位及 ICa-L 参与的心律失常有治疗作用。常用的有维拉帕米等,它们延长房室结有效不应期,有效地终止房室结折返性心动过速,减慢心房颤动的心室率,也能终止维拉帕米敏感的室性心动过速。由于负性肌力作用较强,因此在心功能不全时不宜选用。

5.其他

其他药物有腺苷、洋地黄类。

(二)电生理治疗

(1)直流电复律。

(2)置入电学装置治疗心律失常。

(3)射频消融治疗。

(4)快速性心律失常的外科治疗。

(5)生物学治疗。

第二节　窦性心律失常

一、窦性心动过速

正常情况下心脏的冲动起源于窦房结,此时所产生的心律称为窦性心律。正常窦性频率为 60~100 次/分钟,心电图上 P 波在 Ⅰ、Ⅱ、aVF、V₄~V₆ 导联直立,aVR 导联倒置,P-R 间期 0.12～0.20 s。窦性频率＞100 次/分钟称为窦性心动过速,简称窦速。常见原因有:某些生理情况如运动、活动、饮酒、喝茶;病理情况如发热、贫血、甲亢、心力衰竭等;某些药物如 β 受体兴奋剂(异丙肾上腺素)和 M 受体拮抗剂(阿托品)等。

(一)诊断标准

1.临床表现

患者可有心悸、乏力等不适,严重时可诱发心绞痛及心力衰竭。体检发现心率增快,大于100 次/分钟。

2.辅助检查

心电图为窦性心律,频率＞100 次/分钟。

3.鉴别诊断

当心率大于 150 次/分钟时需要与阵发性室上性心动过速鉴别。

(二)治疗原则

(1)以病因治疗和祛除诱因为主。

(2)必要时可应用 β 受体阻滞剂、维拉帕米/地尔硫䓬或镇静剂。

二、窦性心动过缓

窦性心律,其频率＜60 次/分钟称为窦性心动过缓,简称窦缓。常见原因有:某些生理情况如运动员、睡眠时;病理情况如病态窦房结综合征、甲减、高颅内压等;使用药物如 β 受体阻滞剂、维拉帕米/地尔硫䓬、洋地黄等。

(一)诊断标准

1.临床表现

生理性窦缓常无症状,病理性者除原发病症状外,尚可有心悸、头晕、乏力,甚至昏厥、心力衰竭、低血压休克。体检心率小于 60 次/分钟,但一般大于 40 次/分钟。

2.辅助检查

心电图为窦性心律,频率＜60 次/分钟。

3.鉴别诊断

本病需要与其他心动过缓如房室传导阻滞鉴别。

(二)治疗原则

(1)无症状者无须治疗,以病因治疗和祛除诱因为主。

(2)必要时可临时应用 β 受体激动剂、M 受体阻滞剂,严重者需要行心脏起搏治疗。

三、窦房传导阻滞

窦房传导阻滞指窦房结发出的冲动在传导至心房的过程中发生了延缓或阻滞,简称窦房阻滞。常见原因有:冠心病、心肌炎、窦房结损伤、使用药物如洋地黄和奎尼丁等。

(一)诊断标准

1.临床表现

患者可有心悸、头晕、乏力,重者可昏厥。

2.辅助检查

体表心电图不能显示Ⅰ度和Ⅲ度窦房阻滞。Ⅱ度窦房阻滞:①莫氏Ⅰ型:P-P 间期渐短,直至出现一长 P-P 间期,长 P-P 间期短于 2 个基本 P-P 间期之和;②莫氏Ⅱ型:长 P-P 间期为基本 P-P 间期的整数倍,P-R 间期固定。

3.鉴别诊断

该病需与窦性停搏和Ⅱ度房室传导阻滞鉴别。

(二)治疗原则

治疗原则参见病态窦房结综合征。

四、窦性停搏

窦性停搏指窦房结在一定时间内停止发放冲动,又称窦性静止。常见原因有:冠心病、窦房结病变、使用洋地黄和 β 受体阻滞剂等抗快速心律失常药物。

(一)诊断标准

1.临床表现

临床表现取决于窦性停搏时限的长短,可有心悸、头晕、乏力,重者可有黑蒙、昏厥。

2.辅助检查

长间期内无 P 波发生,长的 P-P 间期与基本的窦性 P-P 间期无倍数关系。窦性停搏后常出现逸搏或逸搏心律。

3.鉴别诊断

该病需与Ⅱ度窦房阻滞鉴别。

(二)治疗原则

治疗原则参见病态窦房结综合征。

五、病态窦房结综合征

病态窦房结综合征指由于窦房结及周围组织病变和功能减退而引起一系列心律失常综合征,简称病窦综合征。最常见原因为窦房结退行性变,其他原因有心肌病、代谢性疾病、结缔组织病、冠心病等。

(一)诊断标准

1.临床表现

患者轻者可有心悸、头晕、乏力,重者可有黑蒙、昏厥、心功能不全。

2.辅助检查

(1)常规心电图:①持续而显著的窦性心动过缓(<40 次/分钟);②窦性停搏和或窦房阻滞;③窦房阻滞与房室传导阻滞并存;④心动过缓-心动过速综合征(慢—快综合征);⑤慢性心房颤动在电复律后不能转为窦性心律;⑥缓慢持久的交界区逸搏心律,部分患者合并房室阻滞和束支阻滞。

(2)动态心电图除以上心电图异常外,尚有:①24 h 总窦性心率减少(小于 5 万～8 万次);②最高窦性心率<90 次/分钟;③最低窦性心率<40 次/分钟;④平均窦性心率 40～50 次/分钟;⑤出现频发窦性停搏或窦房传导阻滞,反复出现大于 2.0 s 长间歇;⑥窦性心率不能随运动等生理需要而相应增加。

3.鉴别诊断

该病需与房室传导阻滞鉴别。

（二）治疗原则

（1）无症状者不需治疗。

（2）以下情况应安装心脏起搏器：①慢—快综合征用药有矛盾者；②有与心动过缓相关的严重的症状如心力衰竭、昏厥；③心电图反复出现＞3 s 长间歇。

第三节　房性心律失常

一、房性期前收缩

提前出现的心房激动即为房性期前收缩，又称房性早搏。其发生率随年龄的增加而增加。正常健康人在某些诱因，如疲劳、过度烟酒、喝茶及咖啡等后容易出现，各类器质性心脏病及其他系统疾病如甲状腺功能亢进、缺氧及二氧化碳潴留、电解质紊乱及酸碱平衡失调、洋地黄、抗心律失常药等也是常见原因。

（一）诊断标准

1. 临床表现

本病通常无自觉症状，亦不至于引起严重的循环障碍，频发期前收缩可有明显心悸。心脏听诊可听到心搏提早出现，期前收缩的脉搏微弱或者摸不到。

2. 辅助检查

常规心电图：①提前出现异常形态的 P′波，与窦性 P 波形态不同；②P′-R 间期大于 0.12 s，P′波后 QRS 可正常或畸形（室内差传），亦可 P′波后无 QRS 波（房早未下传）；③多有不完全代偿间歇（期前收缩前后两个窦性 P 波的间距小于正常 P-P 间距的两倍）。

（二）治疗原则

（1）无器质性心脏病且无症状者不必治疗，症状明显者可用镇静药、β 受体阻滞剂等。

（2）伴器质性心脏病者，以病因治疗和去除诱因为主，不主张长期使用抗心律失常药物。

（3）对房早可诱发室上性心动过速或房颤者，可选用 β 受体阻滞剂、普罗帕酮、维拉帕米等，但对有病窦综合征或房室传导阻滞的患者应慎用。

二、房性心动过速

连续出现的 3 个或 3 个以上的房性期前收缩称为房性心动过速，简称房速。房速多见于器质性心肺疾病患者，如慢性阻塞性肺病、急性心肌梗死、心瓣膜病、心肌炎、心肌病、心包疾病及先天性心脏病等；可发生于心、胸外科手术后；也见于无明确器质性心脏病者，称为特发性房速，常见于儿童及青少年。可由心肌缺血、缺氧、洋地黄中毒、代谢紊乱、酗酒等因素诱发。

（一）诊断标准

1. 临床表现

短阵房速大多数无明显症状，有时可有心悸。持续性房速患者可有心悸、胸痛、疲乏无力、气短，甚至昏厥等。无休止性房速可引起心动过速性心肌病，可发展为心力衰竭。

2.辅助检查

(1)心电图：①房性 P'波形态与窦性不同；②心房率通常为 100～200 次/分钟；③发作开始时可有心率逐渐加速(温醒现象)；④P'波之间的等电位线存在。ECG 可以用来诊断房速并有助于判断是否需要治疗。也可以用 Holter 记录协助诊断。

(2)特殊检查：心内电生理检查,可以用来明确房速的诊断及其发生机制；确定房速的起源部位、指导导管消融治疗；并可评价房速的预后。

3.鉴别诊断

本病需与房室交界区相关的折返性心动过速鉴别。

(二)治疗原则

治疗措施分为药物治疗和非药物治疗,抗心律失常药物仍是房速的主要治疗措施。

(1)首先应积极治疗原发心脏病,去除诱发因素。

(2)发作时宜选用静脉制剂以有效控制心室率和转复窦性心律。

①根据不同的病情选用药物,如合并心功能不全时可用洋地黄类药物,对于无明显心力衰竭者可选用 β 受体阻滞剂、维拉帕米、普罗帕酮等。以上药物效果欠佳者可用胺碘酮。②伴低血压、昏厥、心力衰竭等血流动力学障碍者,首选直流电复律。

(3)反复发作的长期药物治疗,目的是减少发作的次数及发作时的心室率。可使用不良反应比较少的 β 受体阻滞剂、维拉帕米。如心功能正常,且无明显心肌缺血时可用普罗帕酮。对于冠心病患者,可首先使用 β 受体阻滞剂,无效时可用胺碘酮或索他洛尔。

(4)非药物治疗,射频消融是房速的主要非药物治疗方式。对临床症状明显、药物治疗效果欠佳的持续性和无休止性房速可考虑采用射频消融治疗。

三、心房扑动

心房扑动简称房扑,是指快速、规则的心房电活动,心房频率常为 250～350 次/分钟,其发生率约是心房颤动的 1/10。

阵发性房扑可发生于无器质性心脏病患者；持续性房扑见于多种疾病,如慢性阻塞性肺源性心脏病(肺心病)、心力衰竭、甲状腺功能亢进、酒精中毒、心包炎等,还可发生于心、胸外科手术后。

(一)诊断标准

1.临床表现

临床表现主要取决于发作时心室率的快慢、是否合并器质性心脏病及心功能状态。如无器质性心脏病、心功能良好且心室率不快时,患者可无明显症状；反之则可出现心慌、气短、乏力、头晕甚至昏厥等症状,在器质性心脏病患者可诱发或加重心力衰竭或引起血压下降,在冠心病患者可诱发心绞痛。体检时心室率可规则或不规则。

2.辅助检查

(1)心电图：①P 波消失,代之以锯齿状扑动波(F 波),F 波频率一般为 250～350 次/分钟；②扑动波之间无等电位线；③心室率不规则或规则,取决于房室传导比例是否恒定；④QRS波形态正常或畸形(差传)。

(2)特殊检查：心内电生理检查,可以用来明确房扑的发生机制,确定房扑的起源部位,指导导管消融治疗。

3.鉴别诊断

本病需与心房颤动鉴别。

(二)治疗原则

1.药物复律

药物复律可用药物有奎尼丁、普罗帕酮、胺碘酮或索他洛尔等,用药原则同房颤。

2.同步直流电复律

同步直流电复律适用于房扑时心室率很快,伴有血流动力学紊乱或伴胸痛、心功能不全等严重症状时。

3.控制心室率及预防发作

如无复律指征或复律失败,治疗的主要目的是控制心室率。常用的药物有洋地黄类药物、维拉帕米及β受体阻滞剂等。对于伴有心功能不全的房扑患者,应口服地高辛控制心室率,有时房扑可能转为房颤,并在房颤时减慢其心室率。对于无心功能不全的房扑患者,可首选维拉帕米静脉给药或口服。

4.房扑的抗凝治疗

对于持续房扑合并心房增大或心功能不全的患者,应予以华法林抗凝治疗;而对其他持续性房扑者,应作食道超声检查,如有心房内血栓,也应使用华法林抗凝治疗。房扑持续时间超过 48 h 的患者,在采用任何方式的复律之前均应抗凝治疗。

5.介入性治疗

介入性治疗措施即房扑的射频消融,尤其是峡部依赖性房扑,应首选射频消融,成功率约 90%。

四、心房颤动

心房颤动简称房颤,是临床最常见的持续性心律失常。常见于器质性心脏病,如冠心病、心力衰竭、先心病、肺心病等,尤其左心房明显扩大者;在非器质性心脏病也可发生,如甲状腺功能亢进症、酒精及洋地黄中毒等;另有少数房颤找不到明确病因,称为孤立性(或特发性)房颤。房颤的发生率随年龄增大而增加,40 岁为 0.3%,60~80 岁为 5%~9%,80 岁以上老年人约为 10%。房颤对临床的主要危害是增加血栓栓塞的危险,房颤患者与非房颤患者比较,脑卒中的发生率增加 5 倍,病死率增加 2 倍。

(一)诊断标准

1.临床表现

患者常有心悸、胸闷、乏力或气短等症状。无器质性心脏病患者,如心室率不快可无明显症状。但若房颤发生在有器质性心脏病患者,尤其是心室率快而心功能差者,可使心排血量明显降低、冠状动脉及脑部血供减少,导致急性心力衰竭、休克、晕厥或心绞痛发作。重要的是房颤易引起心房内血栓形成,若血栓脱落可引起体循环动脉栓塞,临床上以脑栓塞最常见,常导致死亡及病残。

体检时特征性的发现为第一心音强弱不一、心律绝对不整及脉搏短绌。

2.辅助检查

心电图:①P 波消失,代之以小而不规则的 f 波;②f 波频率 350~600 次/分钟;③心室率绝对不规则;④QRS 波形态正常或畸形(差传)。

3.鉴别诊断

本病需与心房扑动鉴别。

(二)治疗原则

1.去除病因

去除病因,如风湿性心脏病二尖瓣狭窄行球囊扩张、治疗甲状腺功能亢进等。

2.转复及维持窦性心律

(1)电复律:当房颤导致血流动力学障碍,如急性心力衰竭、低血压、心绞痛恶化、心室率过快时应立即电复律。

(2)药物复律:常用 I_a、I_c 及Ⅲ类抗心律失常药物转复并预防复发。① I_a 类药物:近年来已很少应用;② I_c 类药物:如普罗帕酮,但冠心病,尤其是心肌梗死及心力衰竭患者不适合用此类药物;③Ⅲ类药物:主要有胺碘酮及索他洛尔,胺碘酮对有器质性心脏病者来说是安全的。

3.控制心室率

对于血流动力学稳定、病程较长的慢性房颤、左心房明显扩大或基础病因难去除者,应首选控制心室率治疗。

心室率控制的目标一般认为休息时在 60～80 次/分钟,日常中等体力活动在 90～115 次/分钟。常用药物包括洋地黄类、β受体阻滞剂及钙拮抗剂。

4.抗凝治疗

房颤最严重、危害最大的并发症是血栓栓塞,是房颤致死及致残的最主要原因之一,是房颤治疗的主要目标。

高龄(大于或等于 75 岁)、合并高血压、糖尿病、既往有过血栓栓塞或一过性脑缺血史及心力衰竭患者,需要抗凝治疗。

目前常用华法林,一般 3～6 mg/d,口服,3 d 后抗凝水平达到稳定,根据 INR 值调整剂量,使 INR 维持在 2.0～3.0 之间。对于无上述危险因素的慢性或阵发性房颤者可用阿司匹林 325 mg/d;有以上危险因素,但不适应抗凝药物或顺应性差或具有一定出血倾向者也可用阿司匹林。华法林与阿司匹林合用并无必要,且可增加出血等不良反应。

5.安装起搏器

对于房颤时或房颤转为窦性心律时出现明显心跳长间歇患者,或结合患者有明显心悸、头晕、乏力、胸闷甚至昏厥等症状时,则应安装永久心脏起搏器治疗。

第四节　房室交界区性心律失常

一、房室交界区性期前收缩

房室交界区性期前收缩指起源于房室交界区的异位起搏点的期前收缩,又称房室交界区性期前收缩,病因与房性期前收缩类似,其发生频率比室性期前收缩和房性期前收缩都低。

（一）诊断标准

1.临床表现

该病通常不引起自觉症状,偶可感心悸。

2.心电图

（1）提前出现的 QRS-T 波,其前面无窦性 P 波。

（2）逆行 P'波（在 Ⅱ、Ⅲ、aVF 导联倒置,aVR 导联直立）可位于 QRS 波之前（P'-R 间期<0.12 s）、之中或之后（R-P'间期<0.20 s）。

（3）QRS 波形可正常或变形。

（4）多数情况下为完全性代偿间歇。

3.鉴别诊断

本病需与房性期前收缩鉴别。

（二）治疗原则

治疗原则为治疗病因和去除诱因,无须抗心律失常药物。

二、房室交界区性逸搏与逸搏心律

室上性激动在一定时间内不能下传到心室时,交界区起搏点便被动地发放 1~2 次激动,形成房室交界区逸搏,交界区逸搏连续出现 3 次或 3 次以上,称为房室交界区性逸搏心律。

（一）诊断标准

1.临床表现

临床表现取决于原发病的临床表现,如病窦综合征、房室传导阻滞。

2.心电图

（1）延迟出现的 QRS 波群形态为室上性。

（2）逆行 P'波（在 Ⅱ、Ⅲ、aVF 导联倒置,aVR 导联直立）可位于 QRS 波之前（P'-R 间期<0.12 s）、之中或之后（R-P'间期<0.20 s）。

（3）逸搏周期 1.0~1.5 s,交界性逸搏心律的心室率为 40~60 次/分钟,通常节律整齐。

3.鉴别诊断

房室交界区性逸搏应与房室交界区期前收缩鉴别,房室交界区性逸搏心律应与窦性心动过缓和室性逸搏鉴别。

（二）治疗原则

治疗原则取决于病因和基本心律。

（1）由于迷走神经张力增高,一过性窦性心动过缓引起的交界区逸搏及逸搏心律无重要的临床意义。

（2）药物引起者停用相关药物。

（3）持续的交界区逸搏心律提示有器质性心脏病,如显著心动过缓者应安装起搏器。

三、非阵发性房室交界区性心动过速

非阵发性房室交界区性心动过速又称加速的交界区逸搏心律,是常见的主动性交界区心律失常。加速的交界区逸搏心律几乎总是发生在器质性心脏病患者,常见于洋地黄中毒,也可见于急性心肌梗死、心肌炎、心肌病、慢性肺源性心脏病,尤其合并感染、缺氧、低血钾等情况。

（一）诊断标准

1.临床表现

血流动力学无明显变化,多为暂时性,也不会引起心房颤动或心室颤动,属良性心律失常。

2.辅助检查

心电图:①QRS 波群形态正常,其前面无窦性 P 波;②逆行 P′波(Ⅱ、Ⅲ、aVF 导联倒置,aVR 导联直立)可位于 QRS 波之前(P′-R 间期<0.12 s)、之中或之后(R-P′间期<0.20 s);③心室率 60～100 次/分钟,通常节律整齐;④与窦性心律并存时可出现干扰性或阻滞性房室脱节。

3.鉴别诊断

本病需与房室交界区性逸搏心律鉴别。

（二）治疗原则

治疗主要针对原发疾病,洋地黄中毒者停用洋地黄;纠正缺氧、低血钾等。

四、与房室交界区相关的折返性心动过速

当异位兴奋灶自律性进一步增高或连续的折返激动时,突然发生连续 3 个或 3 个以上的期前收缩,称为阵发性心动过速,按激动的起源部位可分为室上性和室性阵发性心动过速。室上性阵发性心动过速 90％以上为房室结折返性心动过速和房室折返性心动过速,因为此两种心动过速的折返环依赖于房室交界区的参与,故又称房室交界区相关的折返性心动过速。

（一）诊断标准

1.临床表现

该病多见于无器质性心脏病者,也可见于各种心脏病、甲亢、洋地黄中毒等患者。可因情绪激动、疲劳、突然用力、寒冷等刺激诱发,但亦可无明显诱因而突然发病。本病呈阵发性发作,突发突止。发作时有心悸、焦虑、乏力,但在原有器质性心脏病者可诱发心绞痛、心功能不全、昏厥或休克。

2.辅助检查

(1)心电图:①突发突止;②发作时心室率 150～250 次/分钟,节律整齐;③QRS 波形态多正常,少数情况下也可宽大畸形;④无窦性 P 波,可见或不可见到逆行的 P′波。

(2)心内电生理检查:可以用来明确室上性心动过速的发生机制,指导导管消融治疗,并可评价室上性心动过速的预后。

3.鉴别诊断

本病需与房性心动过速相鉴别;如为房室旁路前传或伴束支传导阻滞时 QRS 波可增宽,此时应与室性心动过速鉴别。

（二）治疗原则

1.发作时护理

发作时立即休息,刺激迷走神经的方法如按摩一侧颈动脉窦、用力屏气等常能迅速终止发作。

2.抗心律失常药物治疗

Ⅰ～Ⅳ类抗心律失常药物均可选用,常用药物有腺苷或 ATP、异搏定、心律平、β受体阻滞剂等。

3.食管起搏

如药物治疗无效或在射频消融术前停用抗心律失常药后发作室上性心动过速,可以用食管起搏的方法来终止。

4.电复律

对伴有严重血流动力学障碍(如昏厥等)者应立即电复律,对于药物或其他方法治疗无效者也可以使用电复律。

5.射频消融术

射频消融术目前是阵发性室上性心动过速的首选治疗方法。绝大部分阵发性室上性心动过速患者可以通过射频消融术得到根治。

五、预激综合征

预激综合征指室上性激动在下传过程中,通过旁路预先激动部分心室的综合征,又称 W-P-W 综合征。该病多见于无其他心脏异常者,少数人伴有器质性心脏病。

(一)诊断标准

1.临床表现

单纯预激不引起症状和体征。但该病常可伴发多种心律失常,其中以合并房室折返性心动过速最为常见;预激合并房颤或房扑时,房颤或房扑波沿旁路下传可引起极快的心室率,可引起低血压、昏厥甚至室颤。

2.辅助检查

心电图:①P-R 间期<0.12 s;②QRS 波起始部位粗钝波(delta 波),终末部分正常;③继发性 ST-T 改变;④部分旁路无前传功能,仅有逆传功能,此时 P-R 间期正常,QRS 波起始部无 delta 波,但可反复发作室上性心动过速,此类旁路称为隐匿旁路。

(二)治疗原则

(1)如不合并其他心律失常无须治疗。

(2)合并房室折返性心动过速时可用药物复律(如维拉帕米、普罗帕酮)。

(3)合并房扑或房颤时常有极快的心室率而导致血流动力学障碍,此时应立即电复律。

(4)经导管射频消融旁路是最佳治疗方法,根治率大于 95%。

第五节 室性心律失常

一、室性期前收缩

室性期前收缩又叫室性早搏,是心室提前除极引起的心脏搏动。室性期前收缩是临床最常见的一种心律失常,既见于器质性心脏病患者,亦可见于无器质性心脏病的健康人,正常人发生室性期前收缩的机会随年龄的增长而增加。动态心电图监测发现,在大于 25 岁的健康人群中,50%的人可检出室性期前收缩;大于 60 岁的健康人群中,发生率高达 100%。

（一）诊断标准

1. 临床表现

患者可感到心悸不适，期前收缩后有较长的停歇，桡动脉搏动减弱或消失。如患者已有左室功能减退，室性期前收缩频繁发作可引起昏厥；频发室性期前收缩发作持续时间过长，可引起心绞痛与低血压。心脏听诊时，室早的第一心音增强，第二心音减弱或消失，其后有一较长间歇。

2. 辅助检查

（1）心电图：①提前出现的 QRS-T 波群前无相关 P 波；②提前出现的 QRS 波宽大畸形，时限＞0.12 s；③T 波方向与 QRS 主波方向相反；④常为完全性代偿间歇。也可以用 Holter 记录协助诊断，并指导治疗。

（2）特殊检查：心内电生理检查，可以用来确定室性期前收缩起源部位、指导射频消融治疗。

3. 鉴别诊断

本病需与房性期前收缩、交界性期前收缩及室性逸搏鉴别。

（二）治疗原则

（1）无器质性心脏病且无明显症状者不必使用抗心律失常药物治疗。如有明显症状应予治疗，首先是去除诱发因素，也可适当给予镇静剂；去除诱因仍然有明显症状者可首选 β 受体阻滞剂，或口服美西律或普罗帕酮。应避免使用胺碘酮等。

（2）有器质性心脏病者首先应重视对原发疾病的治疗，同时要去除诱发因素，如感染、电解质紊乱及酸碱平衡失调、紧张、过度疲劳、过度烟酒、浓茶及咖啡等。药物治疗主要有 β 受体阻滞剂（多数情况下可作为起始治疗药物）和胺碘酮，急性心肌梗死后早期使用 β 受体阻滞剂可明显减少致命性心律失常的发生率，但不主张常规预防性使用利多卡因。射频消融可用于治疗室性期前收缩。

（3）近年来强调根据病史、室性期前收缩的复杂程度、左心室功能，并参考信号平均心电图及心率变异性等进行危险分层，心脏性猝死高危的患者要加强治疗。

二、室性心动过速

连续 3 个或 3 个以上的室性期前收缩称为室性心动过速，简称室速。如果室速持续时间超过 30 s 或伴血流动力学障碍则称为持续性室速。

器质性心脏病是室速发生的最常见原因，尤其是缺血性心脏病、心肌病、心肌炎、二尖瓣脱垂综合征、先天性心脏病等。

室速也可见于其他各种原因引起的心脏损害和药物中毒、电解质紊乱，极少数患者可为无明显器质性心脏病的"正常人"，称为特发性室速，约占室速的 10%。

（一）诊断标准

1. 临床表现

临床表现取决于发作时的心室率快慢、持续时间、心功能及伴随疾病，如室速的心室率较慢，且持续时间较短，可自行终止，则患者的症状较轻，仅感心悸，甚至完全无症状；反之可出现血压下降，头晕或昏厥，甚至可发展为心力衰竭、肺水肿或休克、心室颤动，如不及时治疗有生命危险。

2.辅助检查

(1)心电图：①发作时心室率 100～250 次/分钟；②QRS 波宽大畸形,时限＞0.12 s,形态可一致(单形性室速)或不一致(多形性室速)；③P－R 间期无固定关系(房室分离)；④可有室性融合波。Holter 可用于捕捉短暂的室速发作。

(2)特殊检查：心内电生理检查,可以用来明确室速的诊断及发生机制、筛选抗心律失常药物及评价治疗效果、确定室速的起源部位并指导射频消融治疗,并可评价室速的预后。

3.鉴别诊断

本病需与阵发性室上性心动过速伴束支传导阻滞或旁路前传相鉴别,此时心电图 QRS 波是增宽的。

(二)治疗原则

1.去除诱因,治疗原发病

及时治疗原发病(如急性心肌梗死、心力衰竭)和去除诱因(如洋地黄中毒、电解质紊乱)是成功终止室速及防止再次发作的关键。

2.电复律

因持续性室速常伴明显的血流动力学障碍,故应积极处理,患者危重及伴低血压、休克、肺水肿者应首选电转复。洋地黄中毒所致室速不宜用电复律,可用苯妥英钠、利多卡因。

3.药物治疗

血流动力学稳定的非持续性室速可首先使用药物复律并预防复发。Ⅲ类抗心律失常药物是最强的抗室性心律失常药物,以胺碘酮最为常用,该药在合并器质性心脏病及急性心肌梗死的患者中是安全的。

此外,β受体阻滞剂对于缺血性心脏病伴发的室性心律失常,不论室性异位性节律是否减少,均可使猝死率明显降低,尤其是对心肌梗死后的二级预防有良好的效果。

4.导管消融及外科手术治疗

导管消融治疗某些室速,尤其是特发性室速取得了良好的临床疗效,因此对于特发性室速应首选导管消融。而对器质性心脏病合并室速者导管消融成功率较低,复发率较高,目前不主张作为首选。外科治疗主要用于那些由缺血性心脏病引起的,经药物治疗无效及反复发作的持续性室速,这类患者常有心肌梗死史及室壁瘤形成,手术的目的在于切除室壁瘤及其周边组织,打断折返环路而使室速消失。

5.植入型心脏转复除颤器(ICD)

ICD 在室速的治疗中具有极其重要的价值,不仅能在室速发作时立即有效地终止,对于心脏性猝死的高危人群是降低心脏性猝死率最有效的手段。

三、尖端扭转型室性心动过速

尖端扭转型室性心动过速是一种严重的室性心律失常,属于多形性室速的一种类型,发作时的特征性表现为增宽的 QRS 波群振幅和方向每隔 3～10 个心搏转至相反方向,似乎是在围绕等电位线扭转。发作持续时间一般不长,常在十几秒内转为窦性心律或恶化为室颤,但较易复发。

常见原因为先天性或后天获得性心脏病、电解质紊乱、服用某些Ⅰₐ和Ⅰ꜀药物、心动过缓等致 Q-T 间期延长。

（一）诊断标准

1.临床表现

患者常伴严重的血流动力学障碍,表现为反复发作的心源性昏厥或阿—斯综合征。

2.辅助检查

心电图:①发作时 QRS 波群的振幅和波峰每隔3～10 个心搏围绕着等电位线扭转而呈周期性改变;②常见 Q-T 间期显著延长>0.5 s,U 波显著;③常见 R—on-T 现象或长—短周期序列而诱发。

（二）治疗原则

1.去除诱因

需尽快寻找和消除致 Q-T 间期延长的原因,如纠正电解质紊乱、停用有关药物。

2.电复律

伴明显的血流动力学障碍时应紧急电转复。

3.药物治疗

静脉使用硫酸镁:对基本心律过缓者可用阿托品及异丙肾上腺素;对先天性长 Q-T 综合征应用大剂量 β 受体阻滞剂;不宜用 I_a、I_c 及Ⅲ类等延长 Q-T 间期的药物。

四、心室扑动与心室颤动

心室扑动(室扑)及心室颤动(室颤)是极为严重的心律失常,室扑是极快而规则的心室收缩;室颤是极快而不规则的、不同步的心室收缩,二者将导致心室完全丧失收缩能力,其血流动力学效应与心室停搏相同,见于多数心搏骤停及心脏性猝死的患者,也可以为各种疾病临终前的心律,极个别见于健康的"正常人",称为特发性室颤。

（一）诊断标准

1.临床表现

患者多伴有意识丧失、抽搐、呼吸停止、血压测不出、听诊心音消失并不能触及大动脉搏动,如不能及时有效地抢救迅即死亡。

2.辅助检查

心电图:①室扑发作时 QRS-T 波不能分辨,代之以连续快速的大幅正弦波图形,频率200～250 次/分钟,常在短时间内蜕变为室颤;②室颤表现为 QRS-T 波完全消失,代之以波形、振幅与频率极不规则的细小颤动波。

（二）治疗原则

(1)非同步直流电复律。一旦发生应立即进行非同步电复律,能量选择单向波 360 J,双向波200 J。同时准备好心肺复苏相关药物及仪器。电击开始时间越早,成功率越高,因此应争分夺秒。

(2)保持呼吸道通畅及人工心外按压。

(3)肾上腺素是心肺复苏最重要的药物之一,可使细颤转为粗颤,从而提高电复律的成功率。

(4)抗心律失常药物利多卡因或胺碘酮静脉注射,有效后予维持量。如是洋地黄中毒引起的室颤,可用苯妥英钠静脉注射。

(5)纠正酸碱平衡失调及电解质紊乱。

（6）复律后应积极治疗原发病及诱发因素，如原发病不能治愈则应考虑安装植入式自动复律除颤器（ICD）。

第六节　心脏传导阻滞

一、房室传导阻滞

房室传导阻滞指由于房室交界区不应期延长引起的房室间传导减慢或中断的现象，根据严重程度将房室传导阻滞分为一度、二度（Ⅰ型、Ⅱ型）、三度。

房室传导阻滞大多见于病理情况，如冠心病、心肌炎、心肌病、中毒、电解质紊乱、原发性传导束退化等；Ⅰ度和Ⅱ度Ⅰ型房室传导阻滞偶尔也见于正常人，此时多与迷走神经张力增高有关。

（一）诊断标准

1. 临床表现

患者可有一度房室传导阻滞，常无症状；二度房室传导阻滞可有心悸与心搏脱漏；高度和Ⅲ度房室传导阻滞的症状取决于心室率的快慢，常有心悸、乏力、心功能不全、心绞痛等，如心室率过慢可有昏厥甚至猝死。查体Ⅰ度房室传导阻滞可有第一心音减弱；二度房室传导阻滞可有第一心音减弱及心搏脱漏；三度房室传导阻滞患者第一心音强度经常变动，可听到大炮音（响亮的第一心音）及颈静脉巨 a 波。

2. 心电图

（1）一度房室传导阻滞：①窦性 P 波规律出现；②P-R 间期>0.20 s；③每个窦性 P 波后均有 ORS 波。

（2）二度Ⅰ型房室传导阻滞：①窦性 P 波规律出现；②P-R 间期渐长，直至一个 P 波后 QRS 波脱漏；③R-R 间期渐短；④长 R-R 间期小于正常窦性 P-P 间期的两倍。

二度Ⅱ型房室传导阻滞：①窦性 P 波规律出现；②间歇性 P 波后 QRS 波脱漏；③P-R 间期保持固定（可以正常或延长）。

（3）三度房室传导阻滞：①P 波与 QRS 波各自有自身的节律，互不相关；②P 波频率快于 QRS 波频率，心室率缓慢；③起搏点在阻滞部位下方，QRS 可正常或畸形。

（二）治疗原则

（1）治疗原发疾病，去除诱因。导致房室传导阻滞的常见药物有 β 受体阻滞剂、维拉帕米、胺碘酮等。

（2）一度房室传导阻滞和二度Ⅰ型房室传导阻滞心室率不慢者，不需治疗。

（3）二度Ⅱ型房室传导阻滞和三度房室传导阻滞可试用 β 受体兴奋剂、M 受体拮抗剂。

（4）二度Ⅱ型房室传导阻滞和三度房室传导阻滞如药物无效或症状明显、心室缓慢者，应行心脏起搏治疗。

二、束支传导阻滞

束支传导阻滞指希氏束分叉以下部位的传导阻滞,如心室内束支、束支分支及心肌广泛病变引起的传导阻滞,包括了右束支、左束支、左前分支和左后分支阻滞。右束支传导阻滞可见于器质性心脏病或正常人,左束支传导阻滞多见于器质性心脏病,有的患者可同时合并多支传导阻滞。

(一)诊断标准

1.临床表现

患者本身多无明显症状,主要以原发病的临床表现为主,但严重的三分支阻滞和双侧束支阻滞可因心室停搏而出现头晕,甚至昏厥。

2.心电图是主要诊断依据

(1)右束支传导阻滞:①V_1 或 V_2 导联呈 RsR′ 或 M 形;②I、V_6 导联 S 波宽深;③QRS 时限≥0.12 s(完全性右束支传导阻滞)或<0.12 s(不完全性右束支传导阻滞);④继发 ST-T 改变。

(2)左束支传导阻滞:①I、V_6 导联 R 波宽大,顶部有切迹或粗钝;②V_1、V_2 导联呈 QS 或 rS 波型,$S_{V2}>S_{V1}$;③QRS 时限≥0.12 s(完全性左束支传导阻滞)或<0.12 s(不完全性左束支传导阻滞);④继发 ST-T 改变。

(二)治疗原则

(1)慢性束支传导阻滞如无症状,不需治疗。

(2)双分支与不完全性三分支阻滞有可能进展为完全性房室传导阻滞而需要安装起搏器。

三、室内传导阻滞

室内传导阻滞指心室内传导阻滞的部位弥散,心电图上 QRS 时间延长,但又不完全符合左束支或右束支传导阻滞的特点。见于扩张性心肌病、心力衰竭全心扩大等。

(一)诊断标准

1.临床表现

临床表现取决于原发病。

2.心电图

①QRS 时限延长>0.12 s;②既不符合左束支传导阻滞又不符合右束支传导阻滞。

(二)治疗原则

治疗原则以治疗原发病为主。

第七节　长 Q-T 间期综合征

长 Q-T 间期综合征(LQTS)是以心电图上 Q-T 间期延长、临床上以室性心律失常、昏厥和猝死为主要表现的一组临床综合征。特发性长 Q-T 间期综合征属遗传性离子通道疾病,是由于编码心肌细胞膜上的钠离子或钾离子通道蛋白基因突变所致,比较常见的为 LQTS1、LQTS2 和 LQTS3 型。而获得性者常有心肌缺血、电解质紊乱或使用药物等诱因。

一、诊断标准

1. 临床表现

患者主要表现为恶性室性心律失常引起的反复昏厥和猝死,特发性长 Q-T 间期综合征常于 40 岁前出现症状,90％以上的发作由交感神经兴奋诱发,患者家族中常有早发心脏性猝死者。

2. 辅助检查

(1)心电图主要表现为 Q-T 间期延长,Q-Tc 男性超过 440 ms,女性超过 460 ms 应考虑诊断。

(2)基因分型诊断可明确突变基因及所累及的离子通道。

二、治疗原则

(1)对于获得性长 Q-T 间期综合征应去除引起 Q-T 间期延长的因素。

(2)对于特发性长 Q-T 间期综合征,ICD 治疗是目前防止猝死发生的最有效方法。对于 LQTS1 和 LQTS2 可口服 β 受体阻滞剂,如诊断 LQTS3 则不用 β 受体阻滞剂。

第八节 Brugada 综合征

Brugada 综合征是一种与心脏性猝死密切相关的离子通道疾病,常染色体显性遗传,患者常无明显诱因反复发作恶性心律失常(如多形性室速)而导致昏厥,甚至因室颤而猝死,而这些患者的心脏结构和功能是正常的。

一、诊断标准

1. 临床表现

本病男性多见,多在 30～40 岁之间发病,以反复发作的恶性心律失常、晕厥为主要表现,部分患者以猝死为首发症状。

2. 辅助检查

心电图:①间歇性或持续性右束支传导阻滞;②胸前导联 $V_1 \sim V_3$ 导联 S-T 段下斜形或马鞍形抬高。

二、治疗原则

(1)ICD 是唯一能够预防 Brugada 综合征猝死的方法。

(2)药物治疗能够减少室速和室颤的诱发,从而减少 ICD 的放电次数。

第九节　心搏骤停

心搏骤停是指突然出现的心脏机械活动停止,大动脉搏动消失,进而意识丧失,呼吸停止的临床综合征。

一、病因

1.心脏性病因

①冠心病;②心肌病;③电生理异常;④重型先天性心脏病,主要有法洛四联征、大血管移位、肺动脉高压等;⑤瓣膜性心脏病、严重主动脉瓣狭窄伴胸痛、昏厥及二尖瓣脱垂伴室性心律失常和心功能不全猝死危险性较高;⑥其他,如急性心肌炎、主动脉夹层、主动脉窦瘤破裂、急性心脏压塞、心内血栓或肿瘤阻塞、感染性心内膜炎等。

2.非心脏性病因

(1)任何原因所致的呼吸停止。

(2)电解质与酸碱平衡失调,如严重的高血钾、低血钾和酸中毒。

(3)药物中毒和过敏:锑剂、奎尼丁、普鲁卡因胺、洋地黄类药物均可引起心肌损害,特别是伴有低血钾时更易发生心室颤动;静脉应用普萘洛尔、苯妥英钠、利多卡因、氨茶碱及钙剂等速度过快也可引起心搏骤停;青霉素、链霉素、碘造影剂、血清制剂可引起过敏而出现心搏骤停。

(4)某些诊断和治疗操作:各种心导管检查与治疗、颈动脉窦按压不当、起搏器故障、电转复意外、输入大量库存血、为缺氧及二氧化碳潴留的肺心病患者吸痰或气管插管等均有可能引起心搏骤停。

(5)手术和麻醉意外。

(6)电击、雷击和溺水。

二、诊断标准

1.临床表现

心搏骤停常表现为:①心音及大动脉搏动消失,血压测不出;②意识突然丧失,四肢抽搐;③叹息样呼吸或呼吸停止;④瞳孔散大、固定、对光反射消失;⑤皮肤发绀或苍白,伤口不出血。

一般而言,心搏骤停即刻出现心音及脉搏消失,5~10 s昏厥倒地、意识随之丧失;15 s即可出现阿—斯综合征;20 s后出现叹息样呼吸;30~60 s自主呼吸停止;约45 s瞳孔开始散大;1~2 min后瞳孔固定,对光反射消失。

2.心电图

主要有三种形式:①心室扑动或颤动,占80%以上,表现为QRS波消失,代之以规则心室扑动波或不规则的心室颤动波;②电—机械分离,约占15%,表现为缓慢、宽大、低幅的QRS波群,但不产生有效的心室机械性收缩;③心室停搏,约占5%,因心室电活动停止,心电图呈一直线或尚有心房波。

三、治疗原则

心肺复苏术是指抢救心脏呼吸骤停及保护和恢复大脑功能的复苏技术,主要用于复苏后能维持较好心肺脑功能及能较长时间生存的患者。实施心肺复苏术的目的是防止和救治突然的意外死亡,而不是延长无意义的生命。

目前认为完整的心肺复苏技术包括基础生命支持(BLS),高级生命支持(ACLS)和延续生命支持(PLS)三部分。

BLS 的主要目标是向心、脑及全身其他重要脏器供血和供氧,包括开放气道(airway,A)、人工通气(breathing,B)、胸外按压(circulation,C)、除颤(deflbrillation,D)4 个步骤;ACLS 的主要目标是在 BLS 基础上应用辅助设备、特殊技术及药物等保持自主呼吸和循环;PLS 的主要目标是脑保护、脑复苏及其他复苏后并发症的防治。

第十节　心律失常的射频消融治疗

心律失常的射频消融术主要包括基础临床心电生理检查和射频消融术这两个方面,前者主要包括术前准备、血管穿刺技术及电极导管的到位、各种电刺激程序的应用和整个过程电信号的记录和分析等;后者主要包括心律失常的标测定位、射频大头导管的到位、射频能量释放治疗心律失常的过程和术后观察等步骤,两方面并不可能完全分开。目前,已用于临床或正在进行临床试验的经导管消融的能源包括:①直流电消融;②化学消融;③微波消融;④射频消融;⑤激光消融;⑥冷冻消融;⑦超声消融。这些消融能源中,经导管直流电消融曾是首先应用的方法,但现在大多数已被射频消融所取代。经冠脉化学消融由于直接受消融部位冠状动脉分布的影响,因而其应用受到限制。激光、冷凝和超声消融仍处于临床试验阶段。因此,射频消融仍是目前临床广泛使用的经导管消融的主要能源。

一、适应证

各种快速型心律失常包括:不适宜的窦性心动过速、房性期前收缩、房性心动过速、心房扑动、心房颤动、房室结折返性心动过速、房室旁道所致的房室折返性心动过速、室性期前收缩、特发性室性心动过速,预激综合征合并的快速心律失常等。

二、相对和绝对禁忌证

对局麻药过敏者,精神异常者,存在致快速型心律失常的可逆性因素,如药物、内分泌因素等,有凝血功能异常者,有血管畸形者。

三、并发症

(一)心脏损伤并发症

(1)心脏压塞。

(2)瓣膜损伤。

(3)急性冠状动脉缺血及心肌梗死。

(4)穿刺点血肿、大血管内膜损伤、冠状窦穿孔。

(二)心律失常并发症

(1)房室传导阻滞。

（2）室性心动过缓。

（3）心室颤动。

（三）血管损伤并发症

（1）锁骨下动脉损伤。

（2）血栓栓塞。

（3）股动静脉瘘和假性动脉瘤。

（四）其他并发症

其他并发症如气胸、拔管综合征、颈部和纵隔血肿等。

第十一节　起搏器治疗心律失常

一、适应证

（一）病态窦房结综合征

1. Ⅰ类适应证

（1）记录到有症状的窦房结功能障碍，包括经常出现引起症状的窦性停搏。

（2）有症状的变时性功能不良。

（3）由于某些疾病必须使用某类药物，而这类药物又可引起窦性心动过缓并产生症状者。

2. Ⅱa类适应证

（1）自发或药物导致的窦房结功能障碍，心率＜40 次/分钟，症状与心动过缓之间存在明确的证据，无论是否记录到心动过缓（即：医师听到或数脉搏心率＜40 次/分钟，但心电没有记录到）。

（2）不明原因昏厥，临床上发现或电生理检查诱发窦房结功能不良者。

3. Ⅱb类适应证

清醒状态下心率＜40 次/分钟，但症状轻微者。

4. Ⅲ类适应证

（1）无症状的患者，包括长期应用药物所致的窦性心动过缓（心率＜40 次/分钟）。

（2）有类似心动过缓的症状，但证实该症状是与心动过缓无关的窦房结功能不良所致。

（3）非必须应用的药物治疗引起的症状性心动过缓的窦房结功能不良。

（二）成年人获得性房室传导阻滞的起搏治疗

1. Ⅰ类适应证

（1）任何阻滞部位的三度和高度房室传导阻滞，并发有症状的心动过缓（包括心力衰竭）或有继发于房室传导阻滞的室性心律失常。

（2）需要长期服用药物治疗其他心律失常或其他疾病，而所用药物可导致任何阻滞部位的三度和高度房室传导阻滞，并发有症状的心动过缓。

（3）清醒状态时任何阻滞部位的三度和高度房室传导阻滞且无症状的患者，被记录到心室停搏＞3.0 s 或更长的心脏停搏,或逸搏心律＜40 次/分钟,或逸搏心律起源点在房室结以下者。

(4)清醒状态下任何阻滞部位的二度和高度房室传导阻滞,无症状的心房颤动和心动过缓者有一个或更多至少 5 s 的长间歇。

(5)射频消融房室结后出现的任何阻滞部位的三度和高度房室传导阻滞。

(6)心脏外科手术后发生的不可逆性的任何阻滞部位的三度和高度房室传导阻滞。

(7)神经肌源性疾病伴发的任何阻滞部位的三度和高度房室传导阻滞,无论是否有症状。

(8)任何阻滞部位和类型的二度房室传导阻滞产生的有症状的心动过缓。

(9)任何阻滞部位的无症状的三度房室传导阻滞平均心室率＜40 次/分钟,或＞40 次/分钟但伴有心脏增大或左心室功能异常。

(10)无心肌缺血情况下,运动时出现的二度或三度房室传导阻滞。

2.Ⅱa 类适应证

(1)成年人无症状的持续性三度房室传导阻滞,逸搏心律＜40 次/分钟且不伴有心脏增大。

(2)电生理检查发现在希氏束内或以下水平的无症状性二度Ⅱ型房室传导阻滞。

(3)一度或二度房室传导阻滞伴有类似起搏器综合征的血流动力学表现。

(4)无症状的二度Ⅱ型房室传导阻滞,且为窄 QRS 波者。当二度Ⅱ型房室传导阻滞伴有宽 QRS 波者,包括右束支传导阻滞,则适应证升级为一类。

3.Ⅱb 类适应证

(1)神经肌源性疾病伴发的任何程度的房室传导阻滞,无论是否有症状。

(2)某种药物或药物中毒导致的房室传导阻滞,但停药后可改善者。

4.Ⅲ类适应证

(1)无症状的一度房室传导阻滞。

(2)无症状的,发生于希氏束以上的二度Ⅰ型房室传导阻滞。

(3)预期可以恢复且不再复发的房室传导阻滞(如药物中毒等),或无缺氧症状的睡眠呼吸暂停综合征。

(三)慢性双分支和三分支传导阻滞的起搏治疗

1.Ⅰ类适应证

(1)伴有高度房室传导阻滞或间歇性三度房室传导阻滞。

(2)二度Ⅱ型房室传导阻滞。

(3)交替性束支传导阻滞。

2.Ⅱa 类适应证

(1)虽未证实昏厥是由慢性房室传导阻滞引起,但可排除由于其他原因引起的晕厥,尤其是室性心动过速引起的昏厥。

(2)无临床症状的双分支或三分支传导阻滞,但电生理检查发现 HV 间期≥100 ms。

(3)电生理检查时,由心房起搏诱发的希氏束以下非生理性传导阻滞。

3.Ⅱb 类适应证

神经肌源性疾病伴发任何程度的分支传导阻滞,无论是否有症状,因为传导阻滞随时会加重。

4.Ⅲ类适应证

(1)不伴有房室传导阻滞或症状的分支传导阻滞。

(2)无症状的伴有一度房室传导阻滞的分支传导阻滞。

(四)与急性心肌梗死相关的房室传导阻滞的起搏治疗

1.Ⅰ类适应证

(1)S-T段抬高型心肌梗死后持续存在希氏—浦肯野系统内的二度房室传导阻滞伴交替性束支传导阻滞或希氏束系统内或以下三度房室传导阻滞。

(2)房室结以下暂时性二度或三度房室传导阻滞伴束支传导阻滞。如果阻滞部位不清楚则应进行电生理检查。

(3)持续和有症状的二度或三度房室传导阻滞。

2.Ⅱa类适应证

无。

3.Ⅱb类适应证

没有症状的房室结水平的持续性二度或三度房室传导阻滞。

4.Ⅲ类适应证

(1)不伴心室内传导阻滞的短暂性房室传导阻滞。

(2)伴左前分支传导阻滞的短暂性房室传导阻滞。

(3)获得性分支或束支传导阻滞不伴房室传导阻滞。

(4)持续性一度房室传导阻滞伴有慢性或发病时间不明的束支传导阻滞。

(五)颈动脉窦过敏综合征及神经介导性昏厥的起搏治疗

1.Ⅰ类适应证

Ⅰ类适应证为反复发作的颈动脉窦刺激和按压导致的>3 s的心室停搏所致的昏厥。

2.Ⅱa类适应证

Ⅱa类适应证为无明确颈动脉窦刺激事件,但存在高敏感的颈动脉窦心脏抑制反应引起的心脏停搏≥3 s。

3.Ⅱb类适应证

Ⅱb类适应证为有明显症状的神经心源性昏厥,伴有自发的或直立倾斜试验时出现明显的心动过缓。

4.Ⅲ类适应证

(1)颈动脉窦刺激引起的高敏性心脏抑制反射,但无明显症状或仅有迷走刺激症状,如头晕、眩晕。

(2)反复发作昏厥、眩晕或头晕,而缺乏颈动脉窦刺激引起的高敏的心脏抑制反射。

(3)场景性血管迷走性昏厥,回避场景刺激昏厥不再发生。

(六)儿童、青少年和先天性心脏病患者的起搏治疗

1.Ⅰ类适应证

(1)二度、三度房室传导阻滞合并有症状的心动过缓,心功能不全或低心排出量。

(2)窦房结功能不良的症状表现与年龄不相称的心动过缓。

(3)心脏手术后二度、三度房室传导阻滞,预计不能恢复,或持续时间>7 d。

(4)先天性三度房室传导阻滞合并宽 QRS 逸搏心律,复杂室性期前收缩或心功能不全。

(5)先天性三度房室传导阻滞患儿心室率<55 次/分钟,或合并先天性心脏疾病且心室率<70 次/分钟。

2.Ⅱa 类适应证

(1)合并窦性心动过缓的先天性心脏病患者可置入起搏器,以预防房内折返性心动过速反复发作;窦房结功能不全可固有或继发于抗心律失常的治疗。

(2)1 岁后的先天性三度房室传导阻滞,若平均心率<50 次/分钟,或突然心室停搏,周长是基础心率的 2 倍或 3 倍,或有与变时功能不良相关的症状。

(3)复杂先天性心脏病合并窦性心动过缓,若静息心室率<40 次/分钟或心室停搏时间长于 3 s。

(4)由于窦性心动过缓或房室失同步出现血流动力学异常的先天性心脏病。

(5)先天性心脏病患者外科术后发生的不明原因的昏厥,合并一过性完全性心脏传导阻滞,除外其他原因。

3.Ⅱb 类适应证

(1)先天性心脏病手术后一过性三度房室传导阻滞,恢复窦性心律后残留双分支传导阻滞。

(2)先天性三度房室传导阻滞婴儿和青少年患者无症状,其心率可接受,窄 QRS 波,心功能正常。

(3)先天性心脏病修复后的窦性心动过缓,静息时心率<40 次/分钟或有>3 s 的长间歇但患者无症状。

4.Ⅲ 类适应证

(1)先天性心脏病手术后暂时性房室传导阻滞,其传导已恢复。

(2)先天性心脏病手术后出现伴或不伴一度房室传导阻滞的、无症状的双分支阻滞,但无一过性完全性房室传导阻滞。

(3)无症状的一度房室传导阻滞。

(4)无症状的窦性心动过缓,最长间歇<3 s,或最小心率>40 次/分钟。

(七)预防心动过速的起搏治疗

1.Ⅰ 类适应证

伴或不伴有长 Q-T 间期的长间歇依赖性的持续性室性心动过速的患者,也已证实起搏治疗有效。

2.Ⅱa 类适应证

先天性长 Q-T 间期综合征的高危患者。

3.Ⅱb 类适应证

药物治疗无效的反复发作的有症状的房颤,伴有窦房结功能减低。

4.Ⅲ 类适应证

(1)频发或复杂室性异位激动,不伴持续性室速,无长 Q-T 间期综合征。

(2)可逆转的尖端扭转型室速

(八)肥厚梗阻型心肌病的起搏治疗

1.Ⅰ 类适应证

窦房结功能不良和(或)房室阻滞中的Ⅰ类适应证的各种情况。

2. Ⅱa类适应证

无。

3. Ⅱb类适应证

Ⅱb类适应证:药物治疗困难伴有症状的肥厚型心肌病,在静息或应激情况下有明显流出道梗阻者。

4. Ⅲ类适应证

(1)无症状或经药物治疗可以控制。

(2)虽有症状但无左心室流出通梗阻的证据。

二、绝对和相对禁忌证

对局麻药过敏者、精神异常者、有凝血功能异常、有血管畸形者。通常Ⅱa类适应证可以理解为相对禁忌证,而Ⅲ类适应证即为绝对禁忌证。

三、并发症

1. 置入术中并发症

①麻醉意外;②穿刺损伤,如气胸、血气胸、空气栓塞、锁骨下静脉血栓形成;③导线置入并发症,如心律失常、冠状静脉窦损伤或穿孔、心包渗出及心脏压塞、电极导线损伤、脉冲发生器与导线连接不严或接错。

2. 置入术后早期并发症

①出血及血肿;②导线脱位;③术后起搏阈值增高;④膈肌刺激征。

3. 置入术后晚期并发症

①囊袋破溃及起搏系统感染;②导线断裂;③静脉血栓及阻塞;④起搏故障;⑤起搏器综合征,如起搏器介导的心动过速、抑郁症等。

第二章　心力衰竭

第一节　急性左心功能衰竭

急性心力衰竭（AHF）是临床医生面临的最常见的心脏急症之一。许多国家随着人口老龄化及急性心肌梗死患者存活率的升高,慢性心力衰竭患者的数量快速增长,同时也增加了心功能失代偿的患者的数量。AHF 中 60%～70%是由冠心病所致,尤其是在老年人。在年轻患者,AHF 的原因更多见于扩张型心肌病、心律失常、先天性或瓣膜性心脏病、心肌炎等。

AHF 患者预后不良。急性心肌梗死伴有严重心力衰竭患者病死率非常高,12 个月的病死率 30%。据报道,急性肺水肿院内病死率为 12%,1 年病死率约为 40%。

2008 年欧洲心脏病学会更新了急性和慢性心力衰竭指南。2010 年中华医学会心血管病分会公布了我国急性心力衰竭诊断和治疗指南。

一、急性心力衰竭的临床表现

AHF 是指由于心脏功能异常而出现的急性临床发作。无论既往有无心脏病病史,均可发生。心功能异常可以是收缩功能异常,亦可为舒张功能异常,还可以是心律失常或心脏前负荷和后负荷失调。它通常是致命的,需要紧急治疗。

急性心力衰竭可以在既往没有心功能异常者首次发病,也可以是慢性心力衰竭（CHF）的急性失代偿。

（一）基础心血管疾病的病史和表现

大多数患者有各种心脏病的病史,存在引起急性心力衰竭的各种病因。老年人中的主要病因为冠心病、高血压和老年性退行性心瓣膜病,而在年轻人中多由风湿性心瓣膜病、扩张型心肌病、急性重症心肌炎等所致。

（二）诱发因素

常见的诱因有:慢性心力衰竭药物治疗缺乏依从性;心脏容量超负荷;严重感染,尤其肺炎和败血症;严重颅脑损害或剧烈的精神心理紧张与波动;大手术后;肾功能减退;急性心律失常,如室性心动过速（室速）、心室颤动（室颤）、心房颤动（房颤）或心房扑动（房扑）伴快速心室率、室上性心动过速以及严重的心动过缓等;支气管哮喘发作;肺栓塞;高心排出量综合征,如甲状腺功能亢进危象、严重贫血等;应用负性肌力药物如维拉帕米、β 受体阻断药等;应用非甾体抗炎药;心肌缺血;老年急性舒张功能减退;吸毒;酗酒;嗜铬细胞瘤。这些诱因使心功能原来尚可代偿的患者骤发心力衰竭,或者使已有心力衰竭的患者病情加重。

（三）早期表现

原来心功能正常的患者出现急性失代偿的心力衰竭（首发或慢性心力衰竭急性失代偿）伴有急性心力衰竭的症状和体征,出现原因不明的疲乏或运动耐力明显降低以及心率增加 15～20 次/分钟,可能是左心功能降低的最早期征兆。继续发展可出现劳力性呼吸困难、夜间阵发性呼吸困难、睡觉需用枕头抬高头部等,检查可发现左心室增大、闻及舒张早期或中期奔马律、肺动脉第二音亢进、两肺尤其肺底部有细湿性啰音,还可有干性啰音或哮鸣音,提示已有左心功能障碍。

(四)急性肺水肿

急性肺水肿起病急骤,病情可迅速发展至危重状态。突发的严重呼吸困难、端坐呼吸喘息不止、烦躁不安并有恐惧感,呼吸频率可达 30～50 次/分钟;频繁咳嗽并咯出大量粉红色泡沫样血痰;听诊心率快,心尖部常可闻及奔马律;双肺满布湿性啰音和哮鸣音。

(五)心源性休克

心源性休克主要表现为以下几方面。

(1)持续低血压,收缩压降至 90 mmHg[①] 以下,或原有高血压的患者收缩压降幅≥60 mmHg,且持续 30 min 以上。

(2)组织低灌注状态,可有:①皮肤湿冷、苍白和发绀,出现紫色条纹;②心动过速>110 次/分钟;③尿量显著减少(<20 mL/h),甚至无尿;④意识障碍,常有烦躁不安、激动焦虑、恐惧和濒死感;收缩压低于 70 mmHg,可出现抑制状态如神志恍惚、表情淡漠、反应迟钝,逐渐发展至意识模糊甚至昏迷。

(3)血流动力学障碍:肺毛细血管楔压(PCWP)≥18 mmHg,心排血指数(CI)≤2.2 L/(min·m²)≤36.7 mL/(s·m²)[②]。

(4)低氧血症和代谢性酸中毒。

二、急性左心衰竭严重程度

急性左心衰竭严重程度的主要分级有 Killip 法、Forrester 法和临床程度分级三种。Killip法主要用于急性心肌梗死患者,分级依据临床表现和胸部 X 线的结果。

(一)急性心肌梗死的 Killip 法分级

Ⅰ级:无心力衰竭。

Ⅱ级:有心力衰竭,两肺中下部有湿啰音占肺野下 1/2,可闻及奔马律。胸部 X 线有肺淤血。

Ⅲ级:严重心力衰竭,有肺水肿,细湿啰音遍布两肺(超过肺野下 1/2)。

Ⅳ级:心源性休克、低血压(收缩压<90 mmHg)、发绀、出汗、少尿。

(二)急性左心衰竭的 Forrester 法分级

Ⅰ级:PCWP≤18 mmHg,CI>36.7 mL/(s·m²),无肺淤血。无组织灌注不良。

Ⅱ级:PCWP>18 mmHg,CI>36.7 mL/(s·m²),有肺淤血。

Ⅲ级:PCWP<18 mmHg,CI≤36.7 mL/(s·m²),无肺淤血,有组织灌注不良。

Ⅳ级:PCWP>18 mmHg,CI≤36.7 mL/(s·m²),有肺淤血,有组织灌注不良。

(三)急性左心衰竭的临床程度分级

Ⅰ级皮肤干、暖,无肺部啰音。

Ⅱ级皮肤湿、暖,有肺部啰音。

---

① 临床上仍习惯用毫米汞柱(mmHg)作为某些压力单位,1 kPa=7.5 mmHg。

② CI 法定单位(L/(min·m²))与旧制单位(mL/(s·m²))的换算系数为 16.67。

Ⅲ级皮肤干、冷，无/有肺部啰音。

Ⅳ级皮肤湿、冷，有肺部啰音。

Forrester 分级依据临床表现和血流动力学指标，可用于急性心肌梗死后 AHF，最适用于首次发作的急性心力衰竭。临床程度的分类法适用于心肌病患者，它主要依据临床发现，最适用于慢性失代偿性心力衰竭。

三、急性心力衰竭的诊断

AHF 的诊断主要依据症状和临床表现，同时辅以相应的实验室检查，例如 ECG、胸片、生化标志物、多普勒超声心动图等。

在急性心力衰竭患者，需要系统地评估外周循环、静脉充盈、肢端体温。

在心力衰竭失代偿时，右心室充盈压通常可通过中心静脉压评估。AHF 时中心静脉压升高应谨慎分析，因为在静脉顺应性下降合并右室顺应性下降时，即便右室充盈压很低也会出现中心静脉压的升高。

左室充盈压可通过肺部听诊评估，肺部存在湿啰音常提示左室充盈压升高。进一步的确诊、严重程度的分级及随后可出现的肺淤血、胸腔积液应进行胸片检查。左室充盈压的临床评估常被迅速变化的临床征象所误导。应进行心脏的触诊和听诊，了解有无室性和房性奔马律（S_3，S_4）。

四、实验室检查及辅助检查

（一）心电图（ECG）

急性心力衰竭时 ECG 多有异常改变。ECG 可以辨别节律，可以帮助确定 AHF 的病因及了解心室的负荷情况。这在急性冠脉综合征中尤为重要。ECG 还可了解左右心室/心房的劳损情况、有无心包炎以及既往存在的病变如左右心室的肥大。心律失常时应分析 12 导联心电图，同时应进行连续的 ECG 监测。

（二）胸片及影像学检查

对于所有 AHF 的患者，胸片和其他影像学检查宜尽早完成，以便及时评估已经存在的肺部和心脏病变（心脏的大小及形状）及肺淤血的程度。它不但可以用于明确诊断，还可用于了解随后的治疗效果。胸片还可用作左心衰竭的鉴别诊断，除外肺部炎症或感染性疾病。胸部 CT 或放射性核素扫描可用于判断肺部疾病和诊断大的肺栓塞。CT、经食管超声心动图可用于诊断主动脉夹层。

（三）实验室检查

AHF 时应进行一些实验室检查。动脉血气分析可以评估氧合情况（氧分压 PaO_2）、通气情况（二氧化碳分压 $PaCO_2$）、酸碱平衡（pH）和碱缺失，在所有严重 AHF 患者应进行此项检查。脉搏血氧测定及潮气末 CO_2 测定等无创性检测方法可以替代动脉血气分析，但不适用于低心排出量及血管收缩性休克状态。静脉血氧饱和度（如颈静脉内）的测定对于评价全身的氧供需平衡很有价值。

血浆脑钠尿肽（B 型钠尿肽，BNP）是在心室室壁张力增加和容量负荷过重时由心室释放的，现在已用于急诊室呼吸困难的患者作为排除或确立心力衰竭诊断的指标。BNP 对于排除心力衰竭有着很高的阴性预测价值。如果心力衰竭的诊断已经明确，升高的血浆 BNP 和 N

末端脑钠尿肽前体(NT-proBNP)可以预测预后。

(四)超声心动图

超声心动图对于评价基础心脏病变及与AHF相关的心脏结构和功能改变是极其重要的,同时对急性冠脉综合征也有重要的评估值。

多普勒超声心动图应用于评估左右心室的局部或全心功能改变、瓣膜结构和功能、心包病变、急性心肌梗死的机械性并发症和比较少见的占位性病变。通过多普勒超声心动图测定主动脉或肺动脉的血流时速曲线可以估测心排出量。多普勒超声心动图还可估计肺动脉压力(三尖瓣反流射速),同时可监测左室前负荷。

(五)其他检查

在涉及与冠状动脉相关的病变,如不稳定型心绞痛或心肌梗死时,血管造影是非常重要的,现已明确血运重建能够改善预后。

五、急性心力衰竭患者的监护

急性心力衰竭患者应在进入急诊室后尽快地开始监护,同时给予相应的诊断性检查以明确基础病因。

(一)无创性监护

在所有的危重患者,必须监测的项目有血压、体温、心率、呼吸、心电图。有些实验室检查应重复做,例如电解质、肌酐、血糖及有关感染和代谢障碍的指标。必须纠正低钾或高钾血症。如果患者情况恶化,这些指标的监测频率也应增加。

1.心电监测

在急性失代偿阶段ECG的监测是必需的(监测心律失常和S-T段变化),尤其是心肌缺血或心律失常是导致急性心力衰竭的主要原因时。

2.血压监测

开始治疗时维持正常的血压很重要,其后也应定时测量(例如每5 min测量一次),直到血管活性药、利尿药、正性肌力药剂量稳定时。在并无强烈的血管收缩和不伴有极快心率时,无创性自动袖带血压测量是可靠的。

3.血氧饱和度监测

脉搏血氧计是测量动脉氧与血红蛋白结合饱和度即血氧饱和度(SaO_2)的无创性装置。通常从联合血氧计测得的SaO_2的误差在2%之内,除非患者处于心源性休克状态。

4.心排出量和前负荷

心排出量和前负荷可应用多普勒超声的方法监测。

(二)有创性监测

1.动脉置管

置入动脉导管的指征是因血流动力学不稳定需要连续监测动脉血压或需进行多次动脉血气分析。

2.中心静脉置管

中心静脉置管联通了中心静脉循环,所以可用于输注液体和药物,也可监测中心静脉压(CVP)及静脉氧饱和度(SvO_2)(上腔静脉或右心房处),后者用以评估氧的运输情况。

在分析右房压力时应谨慎,避免过分注重右房压力,因为右房压力几乎与左房压力无关,因此也与 AHF 时的左室充盈压无关。CVP 也会受到重度三尖瓣关闭不全及呼气末正压通气（PEEP）的影响。

3. 肺动脉导管

肺动脉导管（PAC）是一种漂浮导管，用于测量上腔静脉（SVC）、右房、右室、肺动脉压力、肺毛细血管楔压以及心排出量。现代导管能够半连续性地测量心排出量以及混合静脉血氧饱和度、右室舒张末容积和射血分数。

虽然置入肺动脉导管用于急性左心衰竭的诊断通常不是必需的，但对于伴发有复杂心肺疾病的患者，它可以用来鉴别是心源性机制还是非心源性机制。对于二尖瓣狭窄、主动脉关闭不全、高气道压或左室僵硬（如左室肥厚、糖尿病、纤维化、使用正性肌力药、肥胖、缺血）的患者，肺毛细血管楔压并不能真实反映左室舒张末压。

建议 PAC 用于对传统治疗未产生预期疗效的血流动力学不稳定的患者，以及合并淤血和低灌注的患者。在这些情况下，置入肺动脉导管以保证左室最恰当的液体负荷量，并指导血管活性药物和正性肌力药的使用。

六、急性心力衰竭的治疗

（一）临床评估

对患者均应根据上述各种检查方法以及病情变化作出临床评估，包括：①基础心血管疾病；②急性心力衰竭发生的诱因；③病情的严重程度和分级，并估计预后；④治疗的效果。此种评估应多次和动态进行，以调整治疗方案。

（二）治疗目标

（1）控制基础病因和矫治引起心力衰竭的诱因：应用静脉和（或）口服降压药物以控制高血压；选择有效抗生素控制感染；积极治疗各种影响血流动力学的快速性或缓慢性心律失常；应用硝酸酯类药物改善心肌缺血。糖尿病伴血糖升高者应有效控制血糖水平，又要防止出现低血糖。对血红蛋白低于 60 g/L 的严重贫血者，可输注浓缩红细胞悬液或全血。

（2）缓解各种严重症状：①低氧血症和呼吸困难：采用不同方式的吸氧，包括鼻导管吸氧、面罩吸氧以及无创或气管插管的呼吸机辅助通气治疗；②胸痛和焦虑：应用吗啡；③呼吸道痉挛：应用支气管解痉药物；④淤血症状：利尿药有助于减轻肺淤血和肺水肿，亦可缓解呼吸困难。

（3）稳定血流动力学状态，维持收缩压≥90 mmHg，纠正和防止低血压可应用各种正性肌力药物。血压过高者的降压治疗可选择血管扩张药物。

（4）纠正水、电解质紊乱和维持酸碱平衡。

（5）保护重要脏器如肺、肾、肝和大脑，防止功能损害。

（6）降低死亡危险，改善近期和远期预后。

（三）急性左心衰竭的处理流程

1. 急性左心衰竭的一般处理

（1）体位：静息时明显呼吸困难者应半卧位或端坐位，双腿下垂以减少回心血量，降低心脏前负荷。

（2）四肢交换加压：四肢轮流绑扎止血带或血压计袖带，通常同一时间只绑扎三肢，每隔 15～20 min 轮流放松一肢。血压计袖带的充气压力应较舒张压低 10 mmHg，使动脉血流仍可顺利通过,而静脉血回流受阻。此法可降低前负荷,减轻肺淤血和肺水肿。

(3)吸氧:适用于低氧血症和呼吸困难明显(尤其指端血氧饱和度<90%)的患者。应尽早采用,使患者SaO_2≥95%(伴COPD者SaO_2>90%)。可采用不同的方式:①鼻导管吸氧:低氧流量(1~2 L/min)开始,如仅为低氧血症,动脉血气分析未见CO_2潴留,可采用高流量给氧6~8 L/min。酒精吸氧可使肺泡内的泡沫表面张力降低而破裂,改善肺泡的通气。方法是在氧气通过的湿化瓶中加50%~70%酒精或有机硅消泡剂,用于肺水肿患者;②面罩吸氧:适用于伴呼吸性碱中毒患者。必要时还可采用无创性或气管插管呼吸机辅助通气治疗。

(4)做好救治的准备工作:至少开放2条静脉通道,并保持通畅。必要时可采用深静脉穿刺置管,以随时满足用药的需要。血管活性药物一般应用微量泵泵入,以维持稳定的速度和准确的剂量。固定和维护好漂浮导管、深静脉置管、心电监护的电极和导联线、鼻导管或面罩、导尿管以及指端无创血氧仪测定电极等。保持室内适宜的温度、湿度,灯光柔和,环境幽静。

(5)饮食:进易消化食物,避免一次大量进食,在总量控制下,可少量多餐(6~8次/天)。应用袢利尿药情况下不要过分限制钠盐摄入量,以避免低钠血症,导致低血压。利尿药应用时间较长的患者要补充多种维生素和微量元素。

(6)出入量管理:肺淤血、体循环淤血及水肿明显者应严格限制饮水量和静脉输液速度,对无明显低血容量因素(大出血、严重脱水、大汗淋漓等)者的每天摄入液体量一般宜在1 500 mL以内,不要超过2 000 mL,保持每天水出入量负平衡约500 mL/d,严重肺水肿者的水负平衡为1 000~2 000 mL/d,甚至可达3000~5 000 mL/d,以减少水钠潴留和缓解症状。3~5 d后,如淤血、水肿明显消退,应减少水负平衡量,逐渐过渡到出入水量大体平衡。在水负平衡下应注意防止发生低血容量、低血钾和低血钠等。

2.药物治疗

(1)AHF时吗啡及其类似物的使用:吗啡一般用于严重AHF的早期阶段,特别是患者不安和呼吸困难时。吗啡能够使静脉扩张,也能使动脉轻度扩张,并降低心率。应密切观察疗效和呼吸抑制的不良反应。伴明显和持续低血压、休克、意识障碍、COPD等患者禁忌使用。老年患者慎用或减量。亦可应用哌替啶50~100 mg肌内注射。

(2)AHF治疗中血管扩张药的使用:对大多数AHF患者,血管扩张药常作为一线药,它可以用来开放外周循环,降低前及(或)后负荷。

1)硝酸酯类药物:急性心力衰竭时此类药在不减少每搏心排出量和不增加心肌氧耗情况下能减轻肺淤血,特别适用于急性冠状动脉综合征伴心力衰竭的患者。临床研究已证实,硝酸酯类静脉制剂与呋塞米合用治疗急性心力衰竭有效;应用大剂量硝酸酯类药物联合小剂量呋塞米的疗效优于单纯大剂量的利尿药。静脉应用硝酸酯类药物应十分小心滴定剂量,经常测量血压,防止血压过度下降。硝酸甘油静脉滴注起始剂量5~10 μg/min,每5~10 min递增5~10 μg/min,最大剂量100~200 μg/min;亦可每10~15 min喷雾一次(400 μg),或舌下含服0.3~0.6毫克/次。硝酸异山梨酯静脉滴注剂量5~10 mg/h,亦可舌下含服2.5毫克/次。

2)硝普钠(SNP):适用于严重心力衰竭。临床应用宜从小剂量10 μg/min开始,可酌情逐渐增加剂量至50~250 μg/min。由于其强效降压作用,应用过程中要密切监测血压,根据血压调整合适的维持剂量。长期使用时其代谢产物(硫代氰化物和氰化物)会产生毒性反应,特别是在严重肝肾衰竭的患者应避免使用。减量时,硝普钠应该缓慢减量,并加用口服血管扩张药,以避免反跳。AHF时硝普钠的使用尚缺乏对照试验,而且在AMI时使用,病死率增高。

在急性冠脉综合征所致的心力衰竭患者,因为 SNP 可引起冠脉窃血,故在此类患者中硝酸酯类的使用优于硝普钠。

3)奈西立肽:这是一类新的血管扩张药肽类,近期被用以治疗 AHF。它是人脑钠尿肽(BNP)的重组体,是一种内源性激素物质。它能够扩张静脉、动脉、冠状动脉,由此降低前负荷和后负荷,在无直接正性肌力的情况下增加心排出量。慢性心力衰竭患者输注奈西立肽对血流动力学产生有益的作用,可以增加钠排泄,抑制肾素-血管紧张素-醛固酮和交感神经系统。它和静脉使用硝酸甘油相比,能更有效地促进血流动力学改善,并且不良反应更少。该药临床试验的结果尚不一致。近期的两项研究(VMAC 和 PROACTION)表明,该药的应用可以带来临床和血流动力学的改善,推荐应用于急性失代偿性心力衰竭。国内一项 II 期临床研究提示,该药较硝酸甘油静脉制剂能够更显著降低 PCWP,缓解患者的呼吸困难。应用方法:先给予负荷剂量 1.500 $\mu g/kg$,静脉缓慢推注,继以 0.0 075~0.0 150 $\mu g/(kg \cdot min)$静脉滴注;也可不用负荷剂量而直接静脉滴注。疗程一般 3 d,不建议超过 7 d。

4)乌拉地尔:该药具有外周和中枢双重扩血管作用,可有效降低血管阻力,降低后负荷,增加心排出量,但不影响心率,从而减少心肌耗氧量。适用于高血压心脏病、缺血性心肌病(包括急性心肌梗死)和扩张型心肌病引起的急性左心衰竭;可用于 CO 降低、PCWP>18 mmHg 的患者。通常静脉滴注 100~400 $\mu g/min$,可逐渐增加剂量,并根据血压和临床状况予以调整。伴严重高血压者可缓慢静脉注射 12.5~25.0 mg。

应用血管扩张药的注意事项:下列情况下禁用血管扩张药物:①收缩压<90 mmHg,或持续低血压并伴症状尤其有肾功能不全的患者,以避免重要脏器灌注减少;②严重阻塞性心瓣膜疾病患者,例如主动脉瓣狭窄、二尖瓣狭窄患者,有可能出现显著的低血压,应慎用;③梗阻性肥厚型心肌病。

(3)急性心力衰竭时血管紧张素转化酶抑制剂(ACEI)的使用:ACEI 在急性心力衰竭中的应用仍存在诸多争议。急性心力衰竭的急性期、病情尚未稳定的患者不宜应用。急性心肌梗死后的急性心力衰竭可以试用,但须避免静脉应用,口服起始剂量宜小。在急性期病情稳定48 h 后逐渐加量,疗程至少 6 周,不能耐受 ACEI 者可以应用 ARB。

在心排出量处于边缘状况时,ACE 抑制剂应谨慎使用,因为它可以明显降低肾小球滤过率。当联合使用非甾体抗炎药,以及出现双侧肾动脉狭窄时,不能耐受 ACE 抑制剂的风险增加。

(4)利尿药。

1)适应证:AHF 和失代偿心力衰竭的急性发作,伴有液体潴留是应用利尿药的指征。利尿药缓解症状的益处及其在临床上被广泛认可,无需再进行大规模的随机临床试验来评估。

2)作用效应:静脉使用襻利尿药也有扩张血管效应,在使用早期(5~30 min)它降低肺阻抗的同时也降低右房压和肺毛细血管楔压。如果快速静脉注射大剂量(>1 mg/kg)时,就有反射性血管收缩的可能。它与慢性心力衰竭时使用利尿药不同,在严重失代偿性心力衰竭使用利尿药能使容量负荷恢复正常,可以在短期内减少神经内分泌系统的激活。特别是在急性冠脉综合征的患者,应使用低剂量的利尿药,最好已给予扩血管治疗。

3)实际应用:静脉使用襻利尿药(呋塞米、托拉塞米),它有强效快速的利尿效果,在 AHF 患者优先考虑使用。在入院以前就可安全使用,应根据利尿效果和淤血症状的缓解情况来选择剂量。开始使用负荷剂量,然后继续静脉滴注呋塞米或托拉塞米,静脉滴注比一次性静脉注射更有效。噻嗪类和螺内酯可以联合襻利尿药使用,低剂量联合使用比高剂量使用一种药更有效,而且继发反应也更少。将襻利尿药和多巴酚丁胺、多巴胺或硝酸盐联合使用也是一种治疗方法,它比仅仅增加利尿药更有效,不良反应也更少。

4)不良反应、药物的相互作用:虽然利尿药可安全地用于大多数患者,但它的不良反应也很常见,甚至可威胁生命。它们包括:神经内分泌系统的激活,特别是肾素-血管紧张素-醛固酮系统和交感神经系统的激活;低血钾、低血镁和低氯性碱中毒可能导致严重的心律失常;可以产生肾毒性以及加剧肾衰竭。过度利尿可过分降低静脉压、肺毛细血管楔压以及舒张期灌注,由此导致每搏输出量和心排出量下降,特别见于严重心力衰竭和以舒张功能不全为主的心力衰竭或缺血所致的右室功能障碍。

(5)β受体阻断药。

1)适应证和基本原理:目前尚无应用β受体阻断药治疗 AHF,改善症状的研究。相反,在 AHF 时是禁止使用β受体阻断药的。急性心肌梗死后早期肺部啰音超过基底部的患者,以及低血压患者均被排除在应用β受体阻断药的临床试验之外。急性心肌梗死患者没有明显心力衰竭或低血压,使用β受体阻断药能限制心肌梗死范围,减少致命性心律失常,并缓解疼痛。

当患者出现缺血性胸痛对阿片制剂无效、反复发生缺血、高血压、心动过速或心律失常时,可考虑静脉使用β受体阻断药。在 Gothenburg 美托洛尔研究中,急性心肌梗死后早期静脉使用美托洛尔或安慰剂,接着口服治疗 3 个月。美托洛尔组发展为心力衰竭的患者明显减少。如果患者有肺底部啰音的肺淤血征象,联合使用呋塞米,美托洛尔治疗可产生更好的疗效,降低病死率和并发症。

2)实际应用:当患者伴有明显急性心力衰竭,肺部啰音超过基底部时,应慎用β受体阻断药。对出现进行性心肌缺血和心动过速的患者,可以考虑静脉使用美托洛尔。

但是,对急性心肌梗死伴发急性心力衰竭患者,病情稳定后,应早期使用β受体阻断药。对于慢性心力衰竭患者,在急性发作稳定后(通常 4 d 后),应早期使用β受体阻断药。

在大规模临床试验中,比索洛尔、卡维地洛或美托洛尔的初始剂量很小,然后逐渐缓慢增加到目标剂量。应个体化增加剂量。β受体阻断药可能过度降低血压,减慢心率。一般原则是,在服用β受体阻断药的患者由于心力衰竭加重而住院,除非必须用正性肌力药物维持,否则应继续服用β受体阻断药。但如果疑为β受体阻断药剂量过大(如有心动过缓和低血压)时,可减量继续用药。

(6)正性肌力药:此类药物适用于低心排出量综合征,如伴症状性低血压或 CO 降低伴有循环淤血的患者,可缓解组织低灌注所致的症状,保证重要脏器的血液供应。血压较低和对血管扩张药物及利尿药不耐受或反应不佳的患者尤其有效。使用正性肌力药有潜在的危害性,因为它能增加耗氧量、增加钙负荷,所以应谨慎使用。

对于失代偿的慢性心力衰竭患者,其症状、临床过程和预后很大程度上取决于血流动力学是否稳定。所以,改善血流动力学参数成为治疗的目的。在这种情况下,正性肌力药可能有效,甚至挽救生命。但它改善血流动力学参数的益处,部分被它增加心律失常的危险抵消了。而且在某些病例,由于过度增加能量消耗引起心肌缺血和心力衰竭的慢性进展。但正性肌力药的利弊比率,不同的药并不相同。对于那些兴奋 β_1 受体的药物,可以增加心肌细胞胞内钙的浓度,可能有更高的危险性。有关正性肌力药用于急性心力衰竭治疗的对照试验研究较少,特别对预后的远期效应的评估更少。

1）洋地黄类：此类药物能轻度增加 CO 和降低左心室充盈压；对急性左心衰竭患者的治疗有一定帮助。一般应用毛花苷 C $0.2\sim0.4$ mg 缓慢静脉注射，$2\sim4$ h 后可以再用 0.2 mg，伴快速心室率的房颤患者可酌情适当增加剂量。

2）多巴胺：小剂量 <2 $\mu g/(kg\cdot min)$ 的多巴胺仅作用于外周多巴胺受体，直接或间接降低外周阻力。在此剂量下，对于肾脏低灌注和肾衰竭的患者，它能增加肾血流量、肾小球滤过率、利尿和增加钠的排泄，并增强对利尿药的反应。大剂量 >2 $\mu g/(kg\cdot min)$ 的多巴胺直接或间接刺激 β 受体，增加心肌的收缩力和心排出量。当剂量 >5 $\mu g/(kg\cdot min)$ 时，作用于 α 受体，增加外周血管阻力。此时，虽然它对低血压患者很有效，但对 AHF 患者可能有害，因为它增加左室后负荷，增加肺动脉压和肺阻力。

多巴胺可以作为正性肌力药（>2 $\mu g/(kg\cdot min)$）用于 AHF 伴有低血压的患者。当静脉滴注低剂量 $2\sim3$ $\mu g/(kg\cdot min)$ 时，可以使失代偿性心力衰竭伴有低血压和尿量减少的患者增加肾血流量，增加尿量。但如果无反应，则应停止使用。

3）多巴酚丁胺：多巴酚丁胺的主要作用在于，通过刺激 β_1 受体和 β_2 受体产生剂量依赖性的正性变时、正性变力作用，并反射性地降低交感张力和血管阻力，其最终结果依个体而不同。小剂量时，多巴酚丁胺能产生轻度的血管扩张反应，通过降低后负荷而增加射血量。大剂量时，它可以引起血管收缩。心率通常呈剂量依赖性增加，但增加的程度弱于其他儿茶酚胺类药物。但在房颤的患者，心率可能增加到难以预料的水平，因为它可以加速房室传导。全身收缩压通常轻度增加，但也可能不变或降低。心力衰竭患者静脉滴注多巴酚丁胺后，观察到尿量增多，这可能是它提高心排出量而增加肾血流量的结果。

多巴酚丁胺用于外周低灌注（低血压，肾功能下降）伴或不伴有淤血或肺水肿、使用最佳剂量的利尿药和扩血管剂无效时。

多巴酚丁胺常用来增加心排出量。它的起始静脉滴注速度为 $2\sim3$ $\mu g/(kg\cdot min)$，可以逐渐增加到 20 $\mu g/(kg\cdot min)$。无需负荷量。静脉滴注速度根据症状、尿量反应或血流动力学监测结果来调整。它的血流动力学作用和剂量成正比，在静脉滴注停止后，它的清除也很快。

在接受 β 受体阻断药治疗的患者，需要增加多巴酚丁胺的剂量，才能恢复它的正性肌力作用。

单从血流动力学看，多巴酚丁胺的正性肌力作用增加了磷酸二酯酶抑制剂（PDEI）作用。PDEI 和多巴酚丁胺的联合使用能产生比单一用药更强的正性肌力作用。

长时间地持续静脉滴注多巴酚丁胺（$24\sim48$ h 或更长）会出现耐药，部分血流动力学效应消失。长时间应用应逐渐减量。

静脉滴注多巴酚丁胺常伴有心律失常发生率的增加，可来源于心室和心房。这种影响呈剂量依赖性，可能比使用 PDEI 时更明显。在使用利尿药时应及时补钾。心动过速时使用多巴酚丁胺要慎重，多巴酚丁胺静脉滴注可以促发冠心病患者的胸痛。现在还没有关于 AHF 患者使用多巴酚丁胺的对照试验，一些试验显示它增加不利的心血管事件。

4）磷酸二酯酶抑制剂：米力农和依诺昔酮是两种临床上使用的 Ⅲ 型磷酸二酶酶抑制剂（PDEI）。在 AHF 时，它们能产生明显的正性肌力、松弛性以及外周扩血管效应，由此增加心排出量和搏出量，同时伴随有肺动脉压、肺毛细血管楔压的下降，全身和肺血管阻力下降。它在血流动力学方面，介于纯粹的扩血管剂（如硝普钠）和正性肌力药（如多巴酚丁胺）之间。因为它们的作用部位远离 β 受体,所以在使用 β 受体阻断药的同时,PDEI 仍能够保留其效应。

Ⅲ 型 PDEI 用于低灌注伴或不伴有淤血,使用最佳剂量的利尿药和扩血管剂无效时应用。

当患者在使用 β 受体阻断药时,和(或)对多巴酚丁胺没有足够的反应时,Ⅲ 型 PDEIs 可能优于多巴酚丁胺。

由于其过度的外周扩血管效应可引起低血压,静脉推注较静脉滴注时更常见。有关 PDEI 治疗对 AHF 患者的远期疗效目前数据尚不充分,但人们已提高了对其安全性的重视,特别是在缺血性心脏病心力衰竭患者。

5)左西孟旦:这是一种钙增敏剂,通过结合于心肌细胞上的肌钙蛋白 C 促进心肌收缩,还通过介导 ATP 敏感的钾通道而发挥血管舒张作用和轻度抑制磷酸二酯酶的效应。其正性肌力作用独立于 β 肾上腺素能刺激,可用于正接受 β 受体阻断药治疗的患者。左西孟旦的乙酰化代谢产物,仍然具有药理活性,半衰期约 80 h,停药后作用可持续 48 h。

临床研究表明,急性心力衰竭患者应用本药静脉滴注可明显增加 CO 和每搏输出量,降低 PCWP,全身血管阻力和肺血管阻力;冠心病患者不会增加病死率。用法:首剂 $12 \sim 24$ μg/kg 静脉注射(大于 10 min),继以 0.1 μg/(kg·min)静脉滴注,可酌情减半或加倍。对于收缩压 <100 mmHg 的患者,不需要负荷剂量,可直接用维持剂量,以防止发生低血压。

在比较左西孟旦和多巴酚丁胺的随机对照试验中,已显示左西孟旦能改善呼吸困难和疲劳等症状,并产生很好的结果。不同于多巴酚丁胺的是,当联合使用 β 受体阻断药时,左西孟旦的血流动力学效应不会减弱,甚至会更强。

在大剂量使用左西孟旦静脉滴注时,可能会出现心动过速、低血压,对收缩压低于 85 mmHg 的患者不推荐使用。在与其他安慰剂或多巴酚丁胺比较的对照试验中显示,左西孟旦并没有增加恶性心律失常的发生率。

3.非药物治疗

(1)IABP:临床研究表明,主动脉内球囊反搏(IABP)是一种有效改善心肌灌注同时又降低心肌耗氧量和增加 CO 的治疗手段。

IABP 的适应证:①急性心肌梗死或严重心肌缺血并发心源性休克,且不能由药物治疗纠正;②伴血流动力学障碍的严重冠心病(如急性心肌梗死伴机械并发症);③心肌缺血伴顽固性肺水肿。

IABP 的禁忌证:①存在严重的外周血管疾病;②主动脉瘤;③主动脉瓣关闭不全。④活动性出血或其他抗凝禁忌证;⑤严重血小板缺乏。

(2)机械通气。急性心力衰竭者行机械通气的指征:①出现心跳呼吸骤停而进行心肺复苏时;②合并 Ⅰ 型或 Ⅱ 型呼吸衰竭。机械通气的方式有下列两种。

1)无创呼吸机辅助通气:这是一种无需气管插管经口/鼻面罩给患者供氧、由患者自主呼吸触发的机械通气治疗。分为持续气道正压通气(CPAP)和双相间歇气道正压通气(BiPAP)两种模式。

作用机制:通过气道正压通气可改善患者的通气状况,减轻肺水肿,纠正缺氧和 CO_2 潴留,从而缓解 Ⅰ 型或 Ⅱ 型呼吸衰竭。

适用对象:Ⅰ 型或 Ⅱ 型呼吸衰竭患者经常规吸氧和药物治疗仍不能纠正时应及早应用。主要用于呼吸频率≤25 次/分钟、能配合呼吸机通气的早期呼吸衰竭患者。在下列情况下应用受限:不能耐受和合作的患者、有严重认知障碍和焦虑的患者、呼吸急促(频率>25 次/分钟）、呼吸微弱和呼吸道分泌物多的患者。

2）气道插管和人工机械通气：应用指征为心肺复苏时、严重呼吸衰竭经常规治疗不能改善者，尤其是出现明显的呼吸性和代谢性酸中毒并影响到意识状态的患者。

（3）血液净化治疗。

1）机制：此法不仅可维持水、电解质和酸碱平衡，稳定内环境，还可清除尿毒症毒素（肌酐、尿素、尿酸等）、细胞因子、炎症介质以及心脏抑制因子等。治疗中的物质交换可通过血液滤过（超滤）、血液透析、连续血液净化和血液灌流等来完成。

2）适应证：本法对急性心力衰竭有益，但并非常规应用的手段。出现下列情况之一时可以考虑采用：①高容量负荷如肺水肿或严重的外周组织水肿，且对襻利尿药和噻嗪类利尿药抵抗；②低钠血症（血钠＜110 mmol/L）且有相应的临床症状，如神志障碍、肌张力减退、腱反射减弱或消失、呕吐以及肺水肿等，在上述两种情况应用单纯血液滤过即可；③肾功能进行性减退，血肌酐＞500 μmol/L 或符合急性血液透析指征的其他情况。

3）不良反应和处理：建立体外循环的血液净化均存在与体外循环相关的不良反应，如生物不相容、出血、凝血、血管通路相关并发症、感染、机器相关并发症等。应避免出现新的内环境紊乱，连续血液净化治疗时应注意热量及蛋白的丢失。

（4）心室机械辅助装置：急性心力衰竭经常规药物治疗无明显改善时，有条件的可应用此种技术。此类装置有体外膜式氧合（ECMO）、心室辅助泵（如可置入式电动左心辅助泵、全人工心脏）。根据急性心力衰竭的不同类型，可选择应用心室辅助装置，在积极纠治基础心脏病的前提下，短期辅助心脏功能，可作为心脏移植或心肺移植的过渡。ECMO 可以部分或全部代替心肺功能。临床研究表明，短期循环呼吸支持（如应用 ECMO）可以明显改善预后。

第二节　急性右心功能衰竭

急性右心功能衰竭又称急性右心功能不全，它是由于某些原因使患者的心脏在短时间内发生急性功能障碍，同时其代偿功能不能满足实际需要而导致的以急性右心排出量减低和体循环淤血为主要表现的临床综合征。该病很少单独出现，多见于急性大面积肺栓塞、急性右室心肌梗死等，或继发于急性左心衰竭以及慢性右心功能不全者由于各种诱因病情加重所致。因临床较为多见，若处理不及时亦可威胁生命，故需引起临床医生特别是心血管病专科医生的足够重视。

一、病因

（一）急性肺栓塞

在急性右心功能不全的病因中，急性肺栓塞占有十分重要的地位。患者由于下肢静脉曲张、长时间卧床、机体高凝状态以及手术、创伤、肿瘤甚至矛盾性栓塞等原因，使右心或周围静脉系统内栓子（矛盾性栓塞除外）脱落，回心后突然阻塞主肺动脉或左右肺动脉主干，造成肺循环阻力急剧升高，心排出量显著降低，引起右心室迅速扩张，一般认为栓塞造成肺血流减少＞50％时临床上即可发生急性右心衰竭。

(二)急性右室心肌梗死

在急性心肌梗死累及右室时,可造成右心排出量下降,右室充盈压升高,容量负荷增大。上述变化发生迅速,右心室尚无代偿能力,易出现急性右心衰竭。

(三)特发性肺动脉高压

特发性肺动脉高压的基本病变是致丛性肺动脉病,即由动脉中层肥厚、细胞性内膜增生、向心性板层性内膜纤维化、扩张性病变类纤维素坏死和丛状病变形成等构成的疾病,迄今其病因不明。该病存在广泛的肺肌型动脉和细动脉管腔狭窄和阻塞,导致肺循环阻力明显增加,可超过正常的 12～18 倍,由于右心室后负荷增加,右室肥厚和扩张,当心室代偿功能低下时,右心室舒张末期压和右房压明显升高,心排出量逐渐下降,病情加重时即可出现急性右心功能不全。

(四)慢性肺源性心脏病急性加重

慢性阻塞性肺疾病(COPD)由于低氧性肺血管收缩,继发性红细胞增多、肺血管慢性炎症重构及血管床的破坏等原因可造成肺动脉高压,加重右室后负荷,造成右室肥大及扩张,形成肺源性心脏病。当存在感染、右室容量负荷过重等诱因时,即可出现急性右心功能不全。

(五)瓣膜性心脏病

肺动脉瓣狭窄等造成右室流出道受阻的疾病可增加右室收缩阻力;三尖瓣大量反流增加右室前负荷并造成体循环淤血;二尖瓣或主动脉病变使肺静脉压增高,间接增加肺血管阻力,加重右心后负荷。

上述原因均可导致右心功能不全,严重时出现急性右心衰竭。

(六)继发于左心系统疾病

左心系统疾病,如冠心病急性心肌梗死、扩张型心肌病、急性心肌炎等疾病,由于左室收缩功能障碍,造成不同程度的肺淤血,使肺静脉压升高,晚期可引起不同程度的肺动脉高压,形成急性右心功能不全。

(七)心脏移植术后急性右心衰竭

急性右心衰竭是当前困扰心脏移植手术的一大难题。据报道,移植术前肺动脉高压是移植的高危因素,因此术前需常规经 Swan-Ganz 导管测定血流动力学参数。肺血管阻力大于 4 WU($32×10^3$ Pa·s/L),肺血管阻力指数大于 6 WU/m^2[48×10^3Pa·s/(L·m^2)],肺动脉峰压值大于 60 mmHg(1 mmHg=0.1333 kPa)或跨肺压力差大于 15 mmHg 均是肯定的高危人群,而有不可逆肺血管阻力升高者其术后病死率较可逆者高 4 倍。术前正常的肺血管阻力并不绝对预示术后不发生右心衰竭。因为离体心脏的损伤,体外循环对心肌、肺血管的影响等,也可引起植入心脏不适应绝对或相对的肺动脉高压、肺血管高阻力而发生右心衰竭。右心衰竭所致心腔扩大,心肌缺血、肺循环血量减少及向左偏移的室间隔等又能干扰左心回血,从而诱发全心衰竭。

二、病理生理

正常肺循环包括右心室、肺动脉、毛细血管及肺静脉,其主要功能是进行气体交换,血流动力学有以下四个特点:第一,压力低,肺动脉压力约为正常主动脉压力的 1/10～1/7;第二,阻力小,正常人肺血管阻力为体循环阻力的 1/10～1/5;第三,流速快,肺脏接受心脏搏出的全部血液,但其流程远较体循环为短,故流速快;第四,容量大,肺血管床面积大,可容纳 900 mL 血液,约占全血量的 9%。由于肺血管有适应其生理需要的不同于体循环的自身特点,所以其血管的组织结构功能也与体循环血管不同。此外,右心室室壁较薄,心腔较小,心室顺应性良好,其解剖结构特点有利于右室射血;适应高容量及低压力的肺循环系统,却不耐受高压力。

同时右心室与左心室拥有共同的室间隔和心包,其过度扩张会改变室间隔的位置及心腔构形,影响左心室的容积和压力,从而使左心室回心血量及射血能力发生变化,因此左、右心室在功能上是相互依赖的。

当各种原因造成体循环重度淤血,右心室前/后负荷迅速增加,或原有的异常负荷在某种诱因下突然加重,以及右心室急性缺血功能障碍时,均可出现急性右心功能不全。临床常见如前负荷增加的急性钠水潴留、三尖瓣大量反流,后负荷增加的急性肺栓塞、慢性肺动脉高压急性加重,急性左心衰竭致肺循环阻力明显升高,及右心功能受损的急性右室心肌梗死等。

急性右心衰竭发生时肺毛细血管楔压和左房压可正常或升高,多数出现右室肥厚和扩张,当超出心室代偿功能时(右室心肌梗死则为右室本身功能下降),右室舒张末期压和右房压明显升高,表现为体循环淤血的体征,扩大的右室还可压迫左室造成心排出量逐渐下降,重症患者常低于正常的 50% 以下,同时体循环血压下降,收缩压常降至 90~100 mmHg 或更低,脉压变窄,组织灌注不良,甚至会出现周围性发绀。

对于心脏移植的患者,术前均存在严重的心力衰竭,肺动脉压力可有一定程度的升高,受体心脏(尤其是右心室)已对其产生了部分代偿能力,而供体是一个完全正常的心脏,当开始工作时右室对增加的后负荷无任何适应性,加之离体心脏的损伤,体外循环对心肌、肺血管的影响等,也可引起植入心脏不适应绝对或相对的肺动脉高压、肺血管高阻力而发生右心衰竭。

三、临床表现

(一)症状

1. 胸闷气短,活动耐量下降

胸闷气短,活动耐量下降可由于肺通气/血流比例失调,低氧血症造成,多见于急性肺栓塞、肺心病等。

2. 上腹部胀痛

上腹部胀痛是右心衰竭较早的症状,常伴有食欲缺乏、恶心、呕吐,多由于肝、脾及胃肠道淤血所引起,腹痛严重时可被误诊为急腹症。

3. 神经系统症状

神经系统症状可有神经过敏、失眠、嗜睡等,重者可发生精神错乱。此可能由于脑淤血、缺氧或电解质紊乱等原因引起。

4. 不同原发病各自的症状

不同原发病有各自的症状,如急性肺栓塞可有呼吸困难、胸痛、咯血、血压下降;右室心肌梗死可有胸痛;慢性肺心病可有咳嗽、咳痰、发热;瓣膜病可有活动耐力下降等。

(二)体征

1. 皮肤及巩膜黄染

长期慢性肝淤血缺氧,可引起肝细胞变性、坏死,最终发展为心源性肝硬化,肝功能不正常,胆红素异常升高并出现黄疸。

2.颈静脉怒张

颈静脉怒张是右心衰竭的一个较明显征象。其出现常较皮下水肿或肝肿大为早,同时可见舌下、手臂等浅表静脉异常充盈,压迫充血肿大的肝脏时,颈静脉怒张更加明显,此称肝—颈静脉回流征阳性。

3.心脏体征

心脏体征主要为原有心脏病表现,由于右心衰竭常继发于左心衰竭,因而左、右心均可扩大。右心室扩大引起三尖瓣关闭不全时,在三尖瓣听诊可听到吹风样收缩期杂音,剑突下可有收缩期抬举性搏动。在肺动脉压升高时可出现肺动脉瓣区第二心音增强及分裂,有响亮收缩期喷射性杂音伴震颤,可有舒张期杂音,心前区奔马律,可有阵发性心动过速,心房扑动或颤动等心律失常。由左心衰竭引起的肺淤血症状和肺动脉瓣区第二心音亢进,可因右心衰竭的出现而减轻。

4.胸腹腔积液

急性右心衰竭时,由于静脉压的急剧升高,常出现胸腔及腹腔积液,一般为漏出液。胸腔积液可同时见于左、右两侧胸腔,但以右侧较多,其原因不甚明了。由于壁层胸膜静脉回流至腔静脉,脏层胸膜静脉回流至肺静脉,因而胸腔积液多见于全心衰竭者。腹腔积液大多发生于晚期,由于心源性肝硬化所致。

胸腹腔积液可有单侧或双侧下肺呼吸音减低,叩诊呈浊音;腹腔积液征可为阳性。

5.肝脾大

患者肝大、质硬并有压痛。若有三尖瓣关闭不全并存,触诊肝脏可感到有扩张性搏动。

6.外周水肿

右心衰竭早期,由于体内先有钠、水潴留,故在水肿出现前先有体重的增加,随后可出现双下肢、会阴及腰骶部等下垂部位的凹陷性水肿,重症者可波及全身。

7.发绀

右心衰竭者可有不同程度的发绀,最早见于指端、口唇和耳廓,较左心衰竭者为明显。其原因除血液中血红蛋白在肺部氧合不全外,常因血流缓慢,组织从毛细血管中摄取较多的氧而使血液中还原血红蛋白增加有关(周围型发绀)。严重贫血者发绀可不明显。

四、实验室检查

1.血常规

血常规缺乏特异性。长期缺氧者可有红细胞、血红蛋白升高,白细胞及血小板可正常或增高。

2.血生化

血清丙氨酸转氨酶及胆红素常升高,乳酸脱氢酶、肌酸激酶亦可增高,常伴有低蛋白血症、电解质紊乱等。

3.凝血指标

血液多处于高凝状态,国际标准化比值(INR)可正常或缩短,急性肺栓塞时 D-二聚体明显升高。

4.血气分析

动脉血氧分压、氧饱和度多降低,二氧化碳分压在急性肺栓塞时降低,在肺心病、先天性心脏病时可升高。

五、辅助检查

1.心电图

心电图多显示右心房、室的增大或肥厚。此外还可见肺型 P 波、电轴右偏、右束支传导阻滞和 Ⅱ、Ⅲ、aVF 及右胸前导联 ST-T 改变。急性肺栓塞时心电图变化由急性右心室扩张所致,常示电轴显著右偏,极度顺钟向转位。Ⅰ 导联 S 波深、S-T 段呈 J 点压低,Ⅲ 导联 Q 波显著和 T 波倒置,呈 $S_1Q_{\text{Ⅲ}}T_{\text{Ⅲ}}$ 波形。aVF 和 Ⅲ 导联相似,aVR 导联 R 波常增高,右胸导联 R 波增高、T 波倒置。可出现房性或室性心律失常。急性右室心肌梗死时右胸导联可有 S-T 段抬高。

2.胸部 X 线

急性右心功能不全 X 线表现的特异性不强,可具有各自基础病的特征。肺动脉高压时可有肺动脉段突出(>3 mm),右下肺动脉横径增宽(>15 mm),肺门动脉扩张与外围纹理纤细形成鲜明的对比或呈"残根状";右心房、室扩大,心胸比例增加,右心回流障碍致奇静脉和上腔静脉扩张。肺栓塞在起病 $12\sim36$ h 后肺部可出现下叶卵圆形或三角形浸润阴影,底部常与胸膜相连;亦可有肋膈角模糊或胸腔积液阴影;膈肌提升及呼吸幅度减弱。

3.超声心动图

急性右心功能不全时,UCG 检查可发现右心室收缩期和舒张期超负荷,表现为右室壁增厚及运动异常,右心排出量减少,右心室增大(右室舒张末面积/左室舒张末面积比值>0.6),室间隔运动障碍,三尖瓣反流和肺动脉高压。常见的肺动脉高压征象有:右室肥厚和扩大,中心肺动脉扩张,肺动脉壁顺应性随压力的增加而下降,三尖瓣和肺动脉瓣反流。右室心肌梗死除右心室腔增大外,常出现左心室后壁或下壁运动异常。心脏瓣膜病或扩张型心肌病引起慢性左心室扩张时,不能通过测定心室舒张面积比率评价右心室扩张程度。某些基础心脏病,如先心病、瓣膜病等心脏结构的异常,亦可经超声心动图明确诊断。

4.其他

肺部放射性核素通气/灌注扫描显示不匹配以及肺血管增强 CT 对肺栓塞的诊断有指导意义。CT 检查亦可帮助鉴别心肌炎、心肌病、COPD 等疾病,是临床常用的检查方法。做选择性肺动脉造影可准确地了解栓塞所在部位和范围,但此检查属有创伤性,存在一定的危险,只宜在有条件的医院及考虑手术治疗的患者中做术前检查。

六、鉴别诊断

急性右心功能不全是一组较为常见的临床综合征,包括腹胀、肝脾大、胸腹腔积液、下肢水肿等。由于病因不同,其主要表现存在一定的差异。除急性右心衰竭表现外,如突然发病、呼吸困难、窒息、心悸、发绀、剧烈胸痛、昏厥和休克,尤其是发生于长期卧床或手术后的患者,应考虑大块肺动脉栓塞引起急性肺源性心脏病的可能;如胸骨后呈压榨性或窒息性疼痛并放射至左肩、臂,一般无咯血,心电图有右心导联 ST-T 特征性改变,伴心肌酶学或特异性标志物的升高,应考虑急性右室心肌梗死;如既往有慢性支气管炎、肺气肿病史,此次为各种诱因病情加重,应考虑慢性肺心病急性发作;如结合体格检查及超声心动图资料,发现有先天性心脏病或瓣膜病证据,应考虑为原有基础心脏病所致。限制型心肌病或缩窄性心包炎等疾病由于心室舒张功能下降或心室充盈受限,使得静脉回流障碍,在肺静脉压升高的同时体循环重度淤血,某些诱因下(如入量过多或出量不足)即出现肝脾大、下肢水肿等,亦应与急性右心功能不全相鉴别。

七、治疗

(一)一般治疗

患者应卧床休息及吸氧,并严格限制入液量。若急性心肌梗死或肺栓塞剧烈胸痛时,可给予吗啡 3～5 mg 静脉推注或罂粟碱 30～60 mg 皮下或肌内注射以止痛及解痉。存在低蛋白血症时应静脉输入清蛋白治疗,同时注意纠正电解质及酸碱平衡紊乱。

(二)强心治疗

患者出现心力衰竭时应使用直接加强心肌收缩力的洋地黄类药物,如快速作用的去乙酰毛花苷注射液 0.4 mg 加入 5% 的葡萄糖溶液 20 mL 中,缓慢静脉注射,必要时 2～4 h 再给 0.2～0.4 mg;同时可给予地高辛 0.125～0.25 mg,每天 1 次治疗。

(三)抗休克治疗

患者出现心源性休克时可应用直接兴奋心脏 β 肾上腺素受体,增强心肌收缩力和心搏量的药物,如多巴胺 20～40 mg 加入 200 mL 5% 葡萄糖溶液中静脉滴注,或 2～10 μg/(kg·min)以微量泵静脉维持输入,依血压情况逐渐调整剂量;亦可用多巴酚丁胺 2.5～15 μg/(kg·min)微量泵静脉输入或滴注。

(四)利尿治疗

急性期多应用襻利尿药,如呋塞米 20～80 mg,布美他尼(丁尿胺)1～3 mg,托拉塞米(特苏尼)20～60 mg 等静脉推注以减轻前负荷,并每日口服上述药物辅助利尿。同时可服用有醛固酮拮抗作用的保钾利尿药,如螺内酯(安体舒通)20 mg,每天 3 次,以加强利尿效果,减少电解质紊乱。症状稳定后可应用噻嗪类利尿药,如氢氯噻嗪 50～100 mg 与上述襻利尿药隔日交替口服,减少耐药性。

(五)扩血管治疗

应从小剂量起谨慎应用,以免引起低血压。若合并左心衰竭可应用硝普钠 6.25 μg/min 起微量泵静脉维持输入,依病情及血压数值逐渐调整剂量,起到同时扩张小动脉和静脉的作用,有效地减低心室前、后负荷;合并急性心肌梗死可应用硝酸甘油 5～10 μg/min 或硝酸异山梨酯 50～100 μg/min 静脉滴注或微量泵维持输入,以扩张静脉系统,降低心脏前负荷。口服硝酸酯类或 ACEI 类等药物亦可根据病情适当加用,剂量依个体调整。

(六)保肝治疗

对于肝脏淤血肿大,肝功能异常伴黄疸或腹腔积液的患者,可应用还原型谷胱甘肽 600 mg 加入 250 mL 5% 葡萄糖溶液中每日 2 次静脉滴注,或多烯磷脂酰胆碱(易善复)465 mg (10 mL)加入 250 mL 5% 葡萄糖溶液中每日 1～2 次静脉滴注,可同时静脉注射维生素 C 5～10 g,每天 1 次,并辅以口服葡醛内酯(肝太乐)、肌苷等药物,加强肝脏保护作用,逆传肝细胞损害。

(七)针对原发病的治疗

由于引起急性右心功能不全的原发疾病各不相同,治疗时需有一定的针对性。如急性肺栓塞应考虑 rt-PA 或尿激酶溶栓及抗凝治疗,必要时行急诊介入或外科手术;特发性肺动脉高压应考虑前列环素、内皮素-1 受体拮抗剂、磷酸二酯酶抑制剂、一氧化氮吸入等针对性降低肺动脉压及扩血管治疗；急性右室心肌梗死应考虑急诊介入或 rt-PA、尿激酶溶栓治疗；慢性肺源性心脏病急性发作应考虑抗感染及改善通气、稀释痰液等治疗；先心病、瓣膜性心脏病应考虑在心力衰竭症状改善后进一步外科手术治疗；心脏移植患者,术前应严格评价血流的动力学参数,判断肺血管阻力及经扩血管治疗的可逆性,并要求术前肺血管处于最大限度的舒张状态,术后长时间应用血管活性药物,如前列环素等。

总之,随着诊断及治疗水平的提高,急性右心功能不全已在临床工作中得到广泛认识,且治疗效果明显改善,对患者整体病情的控制起到了一定的帮助。

第三节 难治性心力衰竭

部分心力衰竭患者虽经内科优化治疗,但休息时仍有症状,有心源性恶病质,且需长期、反复住院,即为难治性心力衰竭或顽固性心力衰竭。在做该诊断前,必须确定诊断的正确性,有无其他参与作用的因素,治疗措施是否恰当等。难治性心力衰竭常需要持续静脉给药和(或)特殊非药物治疗。

一、病因或诱因

难治性心力衰竭原因也有很多。

(一)心脏并发症

(1)慢性风湿性心脏瓣膜病患者并发风湿活动。

(2)并发感染性心内膜炎。

(3)冠心病并发乳头肌功能不全及心肌梗死并发房室间隔穿孔。

(4)二尖瓣脱垂综合征并发腱索断裂。

(5)各种心律失常。

(二)肺部感染

严重心力衰竭以及老年心力衰竭患者合并肺部感染常见,且多呈不典型表现

(三)电解质紊乱与酸碱平衡失调

(1)低钾、低镁多见,低钾、低镁可导致室性心律失常,尤其在应用洋地黄患者中,可使心力衰竭加重、难治。

(2)低钠血症,是利尿药抵抗的常见原因,使心力衰竭加重或持续。

(3)酸中毒时心肌收缩力进一步抑制并对各种强心药和血管活性药物的反应性减低,使心力衰竭加重或持续。

(四)贫血及营养不良

(1)贫血:NYHA Ⅳ级患者贫血发生率高达 79%,是心力衰竭死亡的一个独立危险因素。纠正贫血,可改善患者临床症状,降低住院率、病死率,提高生活质量。

(2)维生素缺乏:尤其是 B 族维生素缺乏,本身就是心力衰竭的致病因素。

(3)心力衰竭恶病质:多发生在终末心力衰竭。

(五)甲状腺功能异常

(1)甲状腺功能减退症,可发生心肌间质黏液水肿、心肌变性、心包积液。

(2)甲状腺功能亢进症,则引发高动力循环样变化,从而使心力衰竭恶化或治疗失效。

(3)原有甲状腺疾病的心力衰竭患者和老年心力衰竭患者,心力衰竭治疗无效或心功能进行性恶化时应排除甲状腺功能异常(常为甲状腺功能减退症)所产生的影响。

(六)肾功能不全或心肾综合征

肾功能不全是心力衰竭患者一项可靠的预后独立预测指标,可加重心力衰竭,故应积极治疗;后者强调心脏和肾功能不全的相互影响。

(七)睡眠障碍和睡眠呼吸障碍

(1)高达 1/3 的心力衰竭患者的睡眠呼吸暂停可引起间歇性低氧血症、高碳酸血症和交感神经激活。

(2)梗阻性睡眠呼吸暂停还可引发胸内负压反复发作和 LV 后负荷增高。

(3)诊断需要多导睡眠监测。

(4)夜间吸氧、连续气道正压通气双层气道正压通气和自动适配服务通气可用于治疗夜间低氧血症。

(八)抑郁症

(1)抑郁症使心力衰竭患者症状加重和预后不良,还可引起患者依从性差和社交孤立。

(2)选择性 5-羟色胺再摄取抑制药被认为是安全的,而三环类抗抑郁药可引起低血压、心力衰竭恶化和心律失常。

难治性心力衰竭常见于大面积心肌丢失、严重先天性心血管畸形、心瓣膜病等具有严重器质性心脏病患者。

1)多次发生心肌梗死或大面积心肌梗死,严重心肌重构的冠心病、心肌纤维化和乳头肌功能不全者。

2)心肌病,尤其是扩张型心肌病患者。

3)严重或恶性高血压心脏病患者,伴有严重的肾或脑血管病变及风湿性多瓣膜病,伴有严重肺动脉高压者。

4)失去手术时机的心血管病变,病程逐渐恶化者。

二、临床表现及诊断

难治性心力衰竭是指通过一般治疗,包括卧床休息、控制饮食、经强心药及利尿药治疗而无明显疗效的状态。临床表现为休息时即有严重左或右心衰竭,心功能分级常为Ⅳ级,心率增快,尤以心房颤动的心室率难以减慢,高度水肿,各浆膜腔内积液、尿少、四肢厥冷、发绀、明显低血压、收缩压常<85 mmHg,脉压差小,在洋地黄未达到治疗量时即出现中毒症状。

此时辅助检查常提示:X 线检查可见心脏明显扩大,心胸比值(CTR)>0.55。超声心动图测定心室收缩末内径明显扩大,LVEF 低于 35%。血清钠持续<130 mmol/L,伴肾功能损害。血去甲肾上腺素持续增高。心脏指数持续<2.0 L/(min·m²),最大耗氧量持续<14 mL/(kg·min),肺毛细血管楔压持续>25 mmHg,右房压明显增高,肺血管阻力增高,中至重度肺动脉高压,以及心肌代谢异常,冠状静脉窦氧含量显著降低。

难治性心力衰竭不同于治疗措施不力或方法不当所致的严重心力衰竭,有进行性结构性心脏病,是严重器质性心脏病终末期的表现,虽经内科治疗,通过休息、限钠、限水,给予利尿药和强心药后,心力衰竭仍难以控制,仍需应用扩张血管药、ACEI、非洋地黄类正性肌力药物及改善心肌顺应性、不能安全出院、反复住院、等待心脏移植、应用心脏机械辅助装置来控制心力衰竭者,也包括部分 NYHA Ⅳ级心功能患者,预后极差。

三、治疗

用于心力衰竭的各阶段的常规治疗措施,均能用于难治性心力衰竭,应注意处理各种并发症,包括睡眠障碍、抑郁、贫血、肾功能不全等。另外,还需特殊治疗手段,包括心脏移植、左室辅助装置、静脉持续滴注正性肌力药以缓解症状,如果肾功不全,出现难治性水肿,可用超滤法或血液透析。

评价治疗方案需要从以下几个方面恰当地考虑:强心药、利尿药、血管扩张药的应用是否恰当、是否存在抑制心肌收缩的药物或者增加心脏负荷的药物、是否存在药物的相互作用而减少药物的疗效。

(一)一般治疗

1.去除诱发因素

预防、识别与治疗引起或加重心力衰竭的因素,特别是感染;控制心律失常、纠正电解质紊乱及酸碱失衡;处理或纠正贫血、肾功能损害等其他临床合并疾病。

2.调整生活方式

限钠,轻度心力衰竭患者 2～3 g/d,中到重度心力衰竭患者＜2 g/d;限水,低钠血症,血钠＜130 mmol/L,液体摄入量＜2 L/d;营养和饮食,低脂饮食,戒烟,肥胖症患者应减轻体重;心性恶病质者,给予营养支持如人血清蛋白;休息和适度运动。

3.生活方式干预

除运动锻炼及参与多学科健康管理外,大部分生活干预措施不能被证实其改善心力衰竭患者的发病率和病死率。

(二)控制体液潴留

患者的症状常与水、钠潴留有关,治疗的关键是控制体液潴留(Ⅰ类,B 级)。呋塞米用量可加大,或联用多巴酚丁胺或多巴胺,有引起氮质血症的可能。如果出现严重肾功能不全、难治性水肿,可用超滤法或血液透析,患者有望恢复对利尿药的敏感性。

超滤的适应证:包括药物治疗无效的顽固性心力衰竭;若所有利尿药均无效可考虑超滤治疗。快速单超脱水比常规血透超滤具有更好的耐受性。

超滤无绝对禁忌证,但存在严重低血压、致命性心律失常及存在血栓栓塞疾病高度风险的患者慎用。注意超滤容易引起滤器破膜漏血、滤器和管路凝血、出血及低血压等并发症。

(三)神经内分泌抑制药的应用

患者耐受性差,对 ACEI 和 β 受体阻滞药应从极小剂量开始使用,ACEI 易致低血压、肾功能不全,β 受体阻滞药易导致心力衰竭恶化,当收缩压＜80 mmHg 时,则二药均不能使用。当有显著体液潴留时,近期曾应用正性肌力药者,则不用 β 受体阻滞药。ARB 是否与 ACEI 同样有效,还需证据,但也易引起低血压和肾功能不全。醛固酮受体拮抗药限于肾功能正常的患者。高钾血症有引起肾功能受损的危险。

1. ACEI 应用方法

采用临床试验中所规定的目标剂量,若不能耐受,可应用中等剂量或患者能耐受的最大剂量。极小剂量开始,能耐受每隔 1～2 周剂量加倍。滴定剂量及过程需个体化,一旦达到最大耐受剂量即可长期维持应用。

起始治疗后 1～2 周,应监测血压、血钾和肾功能,以后定期复查。若肌酐增高<30%,为预期反应,不需特殊处理,但应加强监测。若肌酐增高 30%～50%,为异常反应,ACEI 应减量或停用。应用 ACEI 时不必同时加用钾盐,或保钾利尿药。合用醛固酮受体拮抗药时,ACEI 应减量,并立即应用襻利尿药。如血钾>5.5 mmol/L 停用 ACEI。

2. β受体阻滞药应用方法

慢性收缩性心力衰竭,NYHA Ⅱ、Ⅲ级病情稳定患者,以及阶段 B、无症状性心力衰竭或 NYHA Ⅰ级的患者(LVEF<40%),除非有禁忌证或不能耐受的患者外均需无限期终生服用 β受体阻滞药。

NYHA Ⅳ级心力衰竭患者,需等病情稳定后(4 d 内为静脉用药,已无液体潴留并体重稳定),在严密监护下由专科医师指导应用。应在 ACEI 和利尿药基础上加用 β受体阻滞药。此时的起始治疗前患者应无明显液体潴留、体重稳定,利尿药维持在最适剂量。

3. 醛固酮受体拮抗药应用方法

适用于 NYHA Ⅲ～Ⅳ级患者,AMI 后并发心力衰竭且 LVEF<40%患者亦可应用。

螺内酯起始剂量 10 mg/d,最大剂量为 20 mg/d,可隔日给予;依普利酮起始剂量 25 mg/d,逐渐加量至 50 mg/d,醛固酮受体拮抗药与 ACEI、ARB 联用的疗效和安全性证据尚不足,不推荐三药联用。

(四)静脉应用正性肌力药或血管扩张药

静脉滴注正性肌力药(如多巴酚丁胺、米力农)和血管扩张药(如硝酸甘油、硝普钠),可作为姑息疗法,短期(3～5 d)应用以缓解症状(Ⅱb 类,C 级)。一旦情况稳定,即应改换为口服方案。能中断应用静脉正性肌力药者,不推荐常规间歇静脉滴注正性肌力药(Ⅱ类,B 级)。若患者无法中断静脉治疗,可持续静脉输注多巴酚丁胺、米力农,静脉治疗通常应用于等待心脏移植的患者。

第四节　终末期心力衰竭

由于国内目前现状,指南无法提供意见,参考美国 AHA《2012 心力衰竭诊疗进展科学决策声明》,可能会对我们带来一点帮助,但国情不一样,要因地制宜。

美国 AHA 将心力衰竭持续的终末期称为 D 阶段,或难治性心力衰竭终末期。欧洲 ESC 关于晚期心力衰竭标准也定为 NYHA Ⅲ或Ⅳ级,有急性心力衰竭发作或住院,严重心功能不全客观指标及体能严重受损指标等。

一、终末期心力衰竭处理决策的制订

制订医学决策需符合伦理和法律要求。决策制订在医疗护理的选择上是复杂的权衡过程,需充分告知患者治疗的风险和受益。在实施过程中,医师和患者应共同对多种合理的医疗护理进行选择,确保患者的价值观、目的和意愿并告知决策对每个患者是正确的。干预措施实施前需签署知情同意书,强调医师有责任保证患者对诊断和预后的知情权,了解供选干预措施的本质和利弊,并保证患者与医疗保健团队进行有效的讨论。

终末期心力衰竭的管理决策应包括以下几个方面。

(1)通过决策制订医师和患者共享信息和共同决策,选择与患者的价值观、目的和意愿一致的治疗策略。

(2)对于晚期心力衰竭患者,决策制订具有挑战性和重要性,因疾病持续时间的延长以及治疗的可选择性也在增加。

(3)艰难的讨论将简化未来困难的决策的制订。

(4)决策制订是一个反复的过程,因为患者的疾病和生活质量随着时间而改变,决策需修正。

(5)关注临床过程,标定预期目标及时指引决策,但预后的不确定性不可避免,应与患者和医护人员进行讨论。

(6)与患者进行年心力衰竭回顾评论,包括当前的讨论和对预料和不能预料的可能事件给予的治疗。

(7)讨论应包括存活以外的预后,包括主要的不良事件、症状、功能限制、自主性丧失、生活质量以及医护人员的义务。

(8)当预期临终到来,医师应有责任开始着手制订与患者的价值观、意愿和目标一致的临终关怀计划。

(9)评估和综合患者和家庭的情绪状态对有效的沟通至关重要。

对晚期心力衰竭患者决策制订的重要性,在面临患者、家属和护理者时不能过度给予复杂多种的治疗选择。已经提供了一个路线,何时和如何与患者对话以支持分享决策的制订。这种过程发生在预后不确定性,存在多种矛盾的结果以及沟通障碍的背景下。我们应该尝试提供指导原则和简单工具以帮助制订未来预期的决策,并促进有效的对话。共识推出口号"行动起来",不仅要求社区医师直接负责推动决策的制订,而且要求在国家水平上改革和重建健康保健医疗系统。

二、预后的评估

心力衰竭临床过程各异,预后存在不确定性。在病情相对稳定阶段可能发生致死性心律失常而猝死,或由于充血症状进展到肾衰竭死亡。因此,对临床过程频繁的再评估可帮助判断预后,指导沟通以及选择合理的决策。100多个变量与心力衰竭的病死率和再住院率有关。预后因素包括人口统计学数据(年龄、性别、种族、保险状况),运动耐力(峰氧摄量、6 min 步行),心脏结构和功能(心脏大小、射血分数),充盈压估计,生物标志(钠尿肽、炎性标志),肾和肝功能不全,并发症(糖尿病、肺部疾病),临床事件(ICD 放电及近期住院),心理社会因素(压抑、孤独)以及行为因素。目前已有预测出院后病死率和生活质量的预后模型。健康信息技术的应用增加了从电子病历自动获取健康档案的可能性。预后估计不仅是死亡危险,还包括症状恶化的可能性,体能的限制,丧失自主性,生活质量下降和委托护理者增多。

三、主要干预手段

终末期心力衰竭包括高危心脏手术(冠状动脉、瓣膜和心包疾病),经皮介入治疗(冠状动脉、瓣膜),起搏器(CRT 和(或)ICD),短期机械循环支持,正性肌力药,肾替代治疗,心脏移植和机械循环支持等。必须权衡各种干预的利弊。多数晚期心力衰竭患者手术难以达到改善心功能的目的,手术本身及相关并发症可导致长期致残,甚至死亡。晚期心力衰竭患者介入治疗可能发生造影剂肾病,急性卒中;瓣膜介入术后因心脏扩大致相对性二尖瓣关闭不全对未来预后的不良影响。必须向安置 CRT-D 的患者介绍 CRT 的同步化和 ICD 的除颤功能并告知 ICD 监测的必要性,可能有不适当放电机会造成痛苦,也有感染、导线或起搏器失常的危险。短期机械循环支持只用于急性血流动力学不稳定疾病如暴发性心肌炎或 AMI,也可用于等待心脏移植或持久性循环支持患者。静脉正性肌力药普遍用于急性血流动力学不稳定时为了改善器官灌注,应短期应用。心脏移植可根本改变患者的心力衰竭临床过程,但需要承受可能带来的危险和负担。心脏移植术后面临器官排异和免疫抑制药治疗及其不良反应。永久性植入机械循环装置导致患者的依赖性,有发生感染、卒中并发症的危险。

四、生命终末期的医疗护理

医师应着手制订符合患者价值观、意愿和目的的终末期医疗护理计划。例如关闭 ICD 以避免患者不适当放电疼痛,停止机械循环辅助等。为预期死亡的患者做准备,在停止生命支持前,医师应和患者及家属讨论患者的近况和预后,停止治疗后的处理,停止后会迅速死亡,心室辅助装置(LVAD)停后平均 20 min 死亡,故停用前必须认真讨论和谨慎计划。如果患者有多种装置支持生命,如肾替代治疗、胃管、心脏起搏器、ICD、LVAD 和机械通气,需要同时停止所有支持治疗。当患者已经接近生命终末期,一般存活时间≤6 个月时可选择临终关怀医院接受医疗护理,患者和家属可得到支援服务,可保证患者死于所期望的环境。临终关怀医院服务改善了患者和家属对医疗护理的满意度。

第五节 高排出量性心力衰竭

高排出量性心力衰竭是一种较常见的临床综合征。正常心脏对运动的反应为增加排出量4～6 倍而不表现肺静脉淤血症状,然而,受严重心肌、瓣膜和心包疾病影响的心脏,不能代偿心排出量增加的需要。在其他方面无症状的患者中,持续超过正常心排出量需要的情况可引起充血性心力衰竭的症状。有充血性心力衰竭症状,血流动力学检查时心排出量正常或升高的患者,可能出现高排出量性心力衰竭。引起高排出量性心力衰竭常见的原因有体循环动静脉瘘、贫血性心脏病、脚气性心脏病、甲状腺功能亢进性心脏病等。

一、临床表现

(一)症状

高排出量性心力衰竭常表现为乏力、水肿、活动时气短和心悸。因为这些症状在其他类型的心力衰竭中也很常见,单独出现上述症状不足于鉴别为何种心脏综合征。高排出量性心力衰竭的具有鉴别意义的是导致其发生的病因特征,如甲亢的症状和维生素 B_1 缺乏导致的神经病变等。

(二)体征

高排出量的各种病因都有其独特的体检发现。但下列表现在所有高排出量性心力衰竭中均较常见。心率加快、脉压增大或正常;心脏体检时可以发现心尖的高动力冲动,短促、清脆的第一心音,主动脉瓣和肺动脉瓣区可闻及收缩中期血流杂音;在心尖和胸骨左下缘部可闻及舒张期杂音,提示通过房室瓣的血流增加;四肢温暖和潮红。

二、诊断

高排出量性心力衰竭的确诊需右心导管检查,可发现静息状态下右心压力正常或轻度升高,肺毛细血管楔压升高,高心排出量,低体循环阻力以及静息状态下心动过速等。

三、治疗

针对导致高排出量性心力衰竭的不同病因,治疗方法也不同。下面将引起高排出量性心力衰竭的常见原因分别介绍如下。

(一)体循环动静脉瘘

动静脉瘘是指动静脉之间出现不经过毛细血管网的异常通道,血液由高压力动脉流向低压力静脉,常伴有动脉瘤的形成,因此也有动静脉瘤之称。它是引起高排出量性心力衰竭的重要病因之一。

1.病因与病理解剖

动静脉瘘是指无毛细血管床介于其间的动静脉间的连接。体循环动静脉瘘有先天性和后天性之分,先天性动静脉瘘是由于血管发育畸形,导致动静脉之间有异常交通;后天性动静脉瘘大多由外伤或有创性操作造成,比较常见,早期容易漏诊。梅毒性主动脉瘤破裂时,如穿破上腔静脉、肺动脉、右心房或右心室,其所产生的血流动力学改变与动静脉瘘相同。先天性动脉导管未闭实际上也是动静脉瘘的一种。病理解剖显示动静脉瘘近端的动脉发生扩张,动脉壁变薄,有时可形成动脉瘤。动静脉瘘的静脉也因压力的升高而发生扩张,静脉壁有增厚现象。

2.病理生理

由于较大的动静脉间(体循环)有直接通道,所以部分动脉血流(20%～50%)就从动脉通过此短路直接进入静脉而不经过毛细血管,使周围血管阻力下降,静脉回流增加,心排出量增加,循环血容量多有增加,循环时间正常或缩短,继发心脏扩大,心力衰竭。病理生理改变明显与否取决于体循环动静脉瘘管口径的大小和瘘口离心脏的距离;瘘口愈大、离心脏愈近,则其病理生理改变愈为明显。心脏扩大和心力衰竭出现与否亦与上述两个因素有关,但可能也与动静脉瘘存在的时期有关。

3.临床表现

在动静脉瘘处可闻及连续性、机器样杂音,在收缩期更为明显,多伴有震颤。动静脉瘘处可发生动脉瘤。

收缩压正常或略为升高,舒张压降低,脉压增宽。此外,水冲脉、毛细血管搏动等周围循环体征也多有出现,脉搏多明显增速。因此,临床上如发现明显的脉压增宽现象而无主动脉瓣关闭不全或其他病因可找,应仔细寻找体循环动静脉瘘的存在,特别在有创伤或外科手术的时候。如用手压瘘使瘘管关闭,则舒张压可立即升高 1.33～1.99 kPa,脉搏立即缓慢,减慢 10～30 次/分钟,心排出量也立即降低(心动过缓反射)。这个反应只持续几分钟,血压升高是因为瘘管被阻塞,血液不能通过瘘管而必须通过微血管,因而周围阻力增加。脉搏频率降低是由于主动脉压的升高刺激了主动脉壁的神经(阿托品可使心动过缓反射消失)。

心脏增大是一种普遍性发现,增大的程度与动脉的大小、瘘孔的口径及瘘的存在时期有关。心脏增大主要是心脏扩张所致,心脏肥厚因素所占地位并不重要,因为瘘管结扎后,增大的心脏可在短期内有明显的缩小。心脏增大的原理是由于静脉回流量增加使心脏的舒张期容积增加,从而引起心脏扩张和肥厚。长期及较大的动静脉瘘患者,可以发生高排出量性心力衰竭。

瘘的近段静脉的压力多不升高,其血液的含氧量可较一般静脉为高。瘘的远段肢体往往有缺血表现,如局部溃疡,甚至局部组织坏死。但因侧支循环的形成与心排出量的增加,肢体的血液供给可以恢复正常,有时可较对侧肢体的血液供应为多,以致有瘘管的肢体的皮肤温度可比对侧为高。

先天性动静脉瘘,也称为蔓状血管瘤,可累及全身各个部位,以下肢最为常见,而且大都是多发性的。

4.诊断

动静脉瘘的诊断除了上述典型的临床表现以外,主要依赖于各种影像学检查。它的影像学诊断手段主要包括:①胸部 X 线片:是最常用的初筛本病的检查方法;②超声心动图:其敏感性高于胸部 X 线片;③胸部 CT:它对小病灶的检出能力较高,增强 CT 是诊断本病最方便、有效的方法,有助于确诊;④磁共振血管造影;⑤选择性数字减影血管造影:它是诊断的"金标准",但为有创性检查,并受一定的条件限制。以上这些诊断技术相结合,可以更为准确地判断病变的大小、部位、数量、形态,血管壁及管腔内血流的情况,以及血流动力学特点。

5.治疗

介入放射学、栓塞技术及材料的发展,进一步提高了本病治疗的技术成功率和临床远期疗效。目前,治疗动静脉瘘的方法有:经导管动脉介入栓塞术、经皮穿刺瘤腔内药物硬化治疗、手术切除。其中,经导管动脉介入栓塞术是治疗该病的主要方法,常用的栓塞材料有固体和液体之分,如吸收性明胶海绵、聚乙烯醇泡沫微粒、微弹簧圈及球囊、氰基丙烯酸正丁酯、无水酒精、平阳霉素碘油乳剂等;对于局限型先天性动静脉瘘患者应首选手术切除,但手术时必须尽可能保持动脉的完整(静脉部分可以结扎之);而对于病变无法彻底清除或难以手术的患者,可首选经皮穿刺瘤腔内药物硬化治疗。另外,体循环动静脉瘘管易于发生细菌性动脉内膜炎,因此在必要时应采取预防细菌性动脉炎的措施。

(二)贫血性心脏病

贫血性心脏病是由于长期中度以上(血红蛋白低于 70 g/L)贫血引起心脏扩大和(或)心力衰竭等一系列心血管系统的病变。

1.病理生理

贫血患者会出现血液载氧量的减少,当血液的载氧量降低到一定的限度(血红蛋白低于 70 g/L)并持续一定的时间,可以引起血液循环系统明显的改变。长期严重的慢性贫血可导致贫血性心脏病。严重贫血可以从下列三方面影响心脏：①可引起心排出量增加，外周血管阻力下降，即高排出量型血液循环，从而增加心脏负荷，导致心脏扩大和心肌肥厚，最终进展为充血性心力衰竭；②可诱发心绞痛或导致其他冠状动脉血液供应不足；③可因心肌长期缺血而引起心肌脂肪变性等改变，以致心肌异常松弛，心肌收缩力下降。

2.临床表现

当血红蛋白为 $65\sim75$ g/L 时，患者除了一般贫血的症状之外，常伴有循环系统的表现，可有气急、疲倦、心悸等症状，有时可出现心绞痛。体格检查可发现窦性心动过速，心尖搏动强烈，周围血管扩张，皮肤温暖，水冲脉，脉压增大以及周围血管征。心尖区可闻及收缩期吹风样杂音，是循环血量增加、心脏扩大导致二尖瓣相对性关闭不全所致；心尖区轻度低音调舒张中期杂音，是通过二尖瓣口血流的速度增加所致；或胸骨左缘有轻度高音调、吹风样舒张期杂音，是由于主动脉瓣环扩张所产生。当血红蛋白低于 30 g/L 时，心脏明显增大，并可出现充血性心力衰竭，特别在心脏有额外负荷时，如体力劳动、发热、妊娠等，表现为体循环淤血的征象，包括颈静脉怒张、肝大（偶尔可达脐水平）和压痛、腹腔积液、肺底啰音等。

但必须指出，当贫血患者有充血性心力衰竭表现时，首先应考虑到其他器质性心脏病的合并存在，如风湿性心脏病、脚气性心脏病等，因单纯贫血所引起的充血性心力衰竭甚为少见。

3.实验室检查

中度以上的慢性贫血患者 X 线检查大多有心脏轻至中度增大。当血红蛋白低于 30 g/L 时，心脏可明显扩大，且可以出现肺淤血、肺水肿等征象。心电图可显示低电压、S-T 段压低、窦性心动过速、左心前区导联上 T 波平坦或倒置。血常规和外周血涂片检查可用于确定是否存在贫血以及贫血的程度。骨髓检查有助于明确病因。

以上所述的心血管方面改变均是可逆性现象，贫血纠正后，心脏改变可有不同程度的恢复。

4.治疗

无心力衰竭的贫血性心脏病，心功能处于代偿期，主要是针对贫血进行病因治疗，根据情况补充铁剂、叶酸或维生素 B_{12} 等。

重度贫血性心脏病发生心力衰竭时，除了一般治疗心力衰竭的措施外，还要积极治疗贫血。输血是最主要的治疗手段，应少量多次输血或输入浓缩红细胞混悬液，同时配合使用利尿药，以减少血容量，预防肺水肿。由于属于高排出量型心力衰竭，因此治疗心力衰竭时以利尿和扩血管为主。应用洋地黄类和非洋地黄类正性肌力药物可促进或加重心力衰竭，所以只有当利尿药、血管扩张药以及输血治疗无效时才小剂量应用，一般使用快速起效制剂。

（三）脚气性心脏病

维生素 B_1（硫胺）缺乏症也称脚气病，常累及神经系统和心血管系统。脚气性心脏病是由于严重的维生素 B_1 缺乏持续 3 个月以上，出现以心血管系统病变为主，以及充血性心力衰竭的心脏病，又称湿型脚气病。

1.病理解剖

病理改变可因脚气病的严重程度而有差异。可表现为心肌细胞水肿、变性、坏死；心肌间质水肿；心脏明显增大，尤以右心室的扩张肥大突出。

2.病理生理

维生素 B_1 是糖类代谢过程中所必需的酶系统的主要成分，是丙酮酸氧化所必需的酶。维生素 B₁ 缺乏时,糖类的氧化作用即在丙酮酸阶段停顿,血液内积聚过多的酸性物质,如丙酮酸和乳酸,发生代谢性酸中毒,影响心肌的能量代谢,造成心肌能量供应不足。

维生素 B₁ 的缺乏对机体产生以下两种影响:①血液中丙酮酸和乳酸浓度的增加使周围小动脉扩张,周围阻力降低,静脉回流量增多,因而心排出量及心脏工作量都有增加;②心脏的代谢功能衰竭,主要是由于心肌对乳酸盐、丙酮酸盐与氧的利用率降低。因此维生素 B₁ 的缺乏影响了心脏本身及周围循环。脚气性心脏病属于高动力循环性心脏病。

3.临床表现

先驱症状有活动后心悸、气促、端坐呼吸,心前区疼痛,心动过速与水肿。病情较重时可突然发生急性心力衰竭,出现烦躁不安、恶心、呕吐、上腹闷胀、发绀、阵发性呼吸困难或急性肺水肿、胸腔积液、皮下水肿、颈静脉怒张、肝脏肿胀、休克等。体检发现心脏向两侧增大、心前区可闻及收缩期吹风样杂音、第一心音减弱(第一心音减弱加上心动过速可引起胎样心音)、右心室性舒张期奔马律及肺动脉瓣区第二心音亢进、脉压因舒张压降低而增大、大动脉上有枪击音、水冲脉与毛细血管搏动等体征。静脉压显著升高。

心电图检查除窦性心动过速外,常显示 T 波平坦或倒置、低电压、Q－T 间期延长等。心功能测定显示高排出量性心力衰竭。

4.诊断

本病的主要诊断依据是:有 3 个月以上的维生素 B₁ 缺乏史,伴或不伴有周围神经炎征象;急骤出现的高排出量性心力衰竭;心脏增大,心律规则,无其他原因可查;维生素 B₁ 治疗后症状明显改善。

5.治疗

主要是补充足量的维生素 B₁,轻症者可口服(每次 5～10 mg,每日 3 次)或肌内注射(每次 50～100 mg,每日 1 次),重症者应给予缓慢静脉注射(50～100 mg 加入 50％ 葡萄糖中)。有心力衰竭的患者要积极治疗心力衰竭,同时还要纠正导致本病的饮食因素。

(四)甲状腺功能亢进性心脏病

甲状腺功能亢进(甲亢)性心脏病是指由于多种原因导致甲状腺激素分泌过多,引起以心血管系统为主要表现的临床综合征。甲亢大多发生于 20～40 岁的女性,男女之比约为 1:5。甲亢性心脏病的患者则多在 40 岁以上,男女比例约为 1:2。

1.发病机制

甲亢性心脏病的发病机制尚未完全明确。主要是由于甲状腺激素对心肌蛋白的合成、心肌代谢、心肌酶、心肌收缩性、血流动力学和心脏电生理等均有直接作用,以及交感神经系统兴奋性增加和迷走神经兴奋能力障碍,使得甲亢患者的心脏,特别是有基础心脏病的患者,不能承受甲亢时高动力状态的额外负担,也不能满足机体代谢增加的需要,最终导致了甲亢性心脏病的发生。

2.病理解剖

甲亢患者的心脏一般没有明显的病理变化。有甲亢性心脏病者一般皆有心脏肥厚及扩张,在心力衰竭的病例中尤为显著。

3.病理生理

甲状腺激素增加心肌细胞的蛋白合成,使心肌肥厚,但心肌含水量和胶原都没有增加。甲状腺激素对心肌收缩性的作用是增加心肌收缩功能,同时也使每搏输出量增高,故心排出量可有明显的增加。一般认为,甲状腺激素使心肌收缩力增加的主要原因是由于钙离子－磷酸蛋白质复合物形成增多,使肌凝蛋白钙离子激活 ATP 酶活性增高,从而导致肌质网钙离子转运增加而引起的。同时,也与甲状腺激素能增加心肌细胞膜上的肾上腺素能 β 受体的数量有关。以上变化均使左、右心室做功增加,心肌氧耗量增多。较长时间的甲状腺激素分泌过多可导致心脏储备能力下降。

甲亢时,外周血管阻力下降。心排出量增加的原因至少部分与此有关。外周血管扩张是继发于甲亢所致的组织代谢率增高以及热量产生和代谢产物的增加。心排出量增加和外周血管阻力下降使患者的收缩压增大,舒张压下降,因而脉压增大。同时循环时间缩短,血容量增加。

甲状腺激素增加心率,造成心动过速。剂量－效应试验表明,过多的甲状腺激素并不能改变心血管系统组织对儿茶酚胺的敏感性。甲亢患者的心率增快可能是甲状腺激素的毒性作用和交感神经系统兴奋性增高共同作用的结果。为此,普萘洛尔等 β 受体阻断药可以降低甲亢患者的心率,但不能使之恢复正常。此外,有证据表明,甲亢患者的心动过速也与迷走神经兴奋性受损有关。

过多的甲状腺激素分泌所引起的上述变化使心脏功能下降。心脏每次收缩所消耗的能量较正常为多,而效率却极低,逐渐不胜负担,终于导致心力衰竭。甲亢患者出现心力衰竭时,心排出量下降,但其绝对值仍较正常为高,故属高排出量性心力衰竭。有时,病情很严重时,心排出量可降至正常范围之内或低于正常。

心房颤动的发生机制可能是甲状腺激素直接作用于心肌,使心房肌兴奋性增加,不应期缩短而造成。动物实验中,甲状腺激素可以增加心房率,舒张期去极化率并缩短窦房结细胞动作电位时间。

4.临床表现

甲亢的心脏方面的症状有心悸,呼吸困难和心前区疼痛。心悸常伴有心动过速,有时在颈部也有冲击感。心悸的程度有轻有重,轻者可仅为患者自觉心脏在搏动,重者可为剧烈的心脏冲撞,一般是在情绪激动或进食后出现,但也有一些患者在静息状态下出现。据研究,和正常人相比,甲亢患者的氧耗量较大而肺活量较低,所以在轻度或中度活动后可出现呼吸困难,这与因心力衰竭而发生者不同。心前区疼痛常甚轻微,一般是一种沉重的痛感,但有时可出现典型的心绞痛,常是发作性心律失常所引起,也可以是甲亢增加了原来已有冠状动脉粥样硬化的心脏的负荷所致。这两种疼痛皆常在甲亢治愈后消失。以上几种症状中,以心悸为最多,呼吸困难次之,心前区疼痛远较少见。

心房颤动是甲亢的心血管方面的一个重要表现,为产生心力衰竭的重要因素。发作性房颤常提示甲亢的存在,尤以年轻的患者中更是如此。房颤在毒性结节性甲状腺肿中远较为多见。它在 45 岁以下的患者中较少发生,30 岁以下中更少,在男性中比较多见。甲亢病程愈长,房颤的发病率愈高,而与甲亢的严重程度无一定的关系。如不治疗甲亢,对发作性及持久性房颤使用洋地黄或奎尼丁皆不利于控制心室率或消除房颤。满意地控制甲亢后,一般不会再发生阵发性房颤。其他不常见的心律失常有期前收缩、心房扑动、阵发性房性心动过速,甚或阵发性室性心动过速等。

甲亢的心脏体征有:心尖搏动强烈,故极易查得。有时搏动的震动极为强烈,扩散于胸壁,扪之有如收缩期震颤。单纯的甲亢心脏不增大,但心音响亮且具有冲击性。第一心音常明显亢进,易与二尖瓣狭窄的第一心音的特征相混淆。心底部的心音也增强。整个心前区常可闻及Ⅱ~Ⅲ级收缩期杂音,在肺动脉瓣区最为显著。收缩期血压升高,舒张压则略降低,以致脉压增大。少数患者的脉压极大,故可见明显的颈动脉搏动、水冲脉、枪击声、毛细血管搏动等周围血管征。心率通常每分钟 $100\sim120$ 次,有时可达 $120\sim140$ 次,但当达到 $180\sim200$ 次时易发生甲状腺危象。心率在活动或情绪激动时显著加快,睡眠和休息时虽有所降低,但仍高于正常。在颈部肿大的甲状腺上,常可听到连续性的血管杂音,提示有动静脉沟通。

单纯的甲亢很少引起心力衰竭,尤以在 40 岁以下的患者中更为少见;伴有其他病因性心脏病者的心力衰竭发生率大为增加,可高达 25%。发生房颤后心力衰竭的发生率显著增加。甲亢治愈前,通常的心力衰竭的治疗常不见效。心力衰竭的发生率随着甲亢病程的加长而增高,而与后者的严重程度无明显相关。因甲亢时肺动脉及右心室压力均有增高,故甲亢患者的心力衰竭主要表现为右心衰竭。

除心血管方面外,甲亢的主要表现如典型的突眼、凝视姿态、皮肤湿热、甲状腺增大、肌肉震颤等,对诊断皆甚为重要,但在甲亢性心脏病中有时可不甚明显,甚至无甲状腺肿大或眼部体征。这种隐匿性甲亢如有心力衰竭,可因未能发现甲亢而仅对心力衰竭进行治疗,以致收效不大。

X 线检查常示心脏的大小正常,心脏搏动有力。本病导致血流加速致使肺动脉明显扩张。如有长期的房颤或心力衰竭,则可见心影增大。严重心力衰竭时,心影向两侧增大。

心电图常无特殊改变,可见窦性心动过速、心房颤动或其他较为少见的心律失常。有时可见 P 波振幅增加及高而圆的 T 波,这是交感神经张力增加的表现。有心脏病变时,可出现 S-T 段压低与 T 波平坦或倒置。

5.诊断

甲亢性心脏病的诊断依据,除有甲亢的佐证外,同时有:①阵发性或持久性心房颤动、心房扑动、心脏增大或心力衰竭者;②排除其他原因的心脏病;③甲亢治愈后,心脏病表现随之消失。

不典型甲状腺功能亢进者,可能仅有心血管疾病方面的表现。因此,凡遇到以下情况应考虑甲亢的可能:①原因不明的阵发性或持久性心房颤动,心室率快而不易被洋地黄类药物控制;②非克山病流行区发生的原因不明的右心衰竭;或有循环时间不延长的心力衰竭,但患者没有贫血、发热或脚气病等,洋地黄疗效不佳;③无法解释的心动过速;④血压波动而脉压增大者;⑤患有器质性心脏病患者发生心力衰竭,常规治疗疗效不佳者,也应想到甲亢。

因心力衰竭本身有时可增加基础代谢率,甚至可高达 40% 以上,故要证实有无甲亢,除仔细搜寻临床表现外,尚需进行血清游离 T_4 和 T_3、促甲状腺激素(TSH)等的测定。

6.治疗

甲亢性心脏病的治疗基础是控制甲亢本身。不然,心脏病的一般处理对它难以获得满意的疗效。对甲亢合并心力衰竭者,应该是在用洋地黄和利尿药等处理心力衰竭的同时,使用抗甲状腺药物积极治疗甲亢。有心房颤动者,在甲亢未控制前,用电击复律和奎尼丁治疗甚难恢复窦性心律。如药物治疗甲亢已有 1 个月左右或甲状腺切除后已有 2 周,甲亢已满意控制而心房颤动未自动复律,则可试行电击复律或奎尼丁治疗来恢复窦性心律。甲状腺手术前患者有心脏病表现并不是手术禁忌证,对心房颤动也是如此。如有心力衰竭,它在被控制后经过 1 个月左右,即可进行手术。

对甲亢本身的治疗可分为一般支持疗法和减少甲状腺激素分泌治疗。前者包括精神因素的去除,对患者的关怀和安慰、足够的休息、适量的镇静剂、高热量饮食和足够维生素。后者包括抗甲状腺药物、甲状腺次全切除术和放射性碘治疗。

7.病程及预后

甲亢性心脏病可治愈。即使已发生心力衰竭,在获得确实诊断后及时处理也能使患者恢复健康。如未能及时发现,因而治疗未能针对病因,则可使心力衰竭恶化。伴有其他病因心脏病的甲亢,及时治疗甲亢甚为重要,因如将后者治愈即可避免或延缓心力衰竭的发生,如已有心力衰竭,则也可使对心力衰竭的治疗收效。

第六节　收缩性心力衰竭

慢性收缩性心力衰竭,传统称之为充血性心力衰竭,是指心脏由于收缩和舒张功能严重低下或负荷过重,使泵血明显减少,不能满足全身代谢需要而产生的临床综合征,出现动脉系统供血不足和静脉系统淤血甚至水肿,伴有神经内分泌系统激活的表现。

心力衰竭根据其产生机制可分为收缩功能(心室泵血功能)衰竭和舒张功能(心室充盈功能)衰竭两大类;根据病变的解剖部位可分为左心衰竭、右心衰竭和全心衰竭;根据心排出量(CO)高低可分为低心排出量心力衰竭和高心排出量心力衰竭;根据发病情况可分为急性心力衰竭和慢性心力衰竭。临床上为了评价心力衰竭的程度和疗效,将心功能分为四级,即纽约心脏病协会(NYHA)心功能分级。

Ⅰ级:体力活动不受限制。日常活动不引起过度乏力、呼吸困难和心悸。

Ⅱ级:体力活动轻度受限。休息时无症状,日常活动即引起乏力、心悸、呼吸困难。

Ⅲ级:体力活动明显受限。休息时无症状,轻微日常活动即可引起上述症状。

Ⅳ级:体力活动完全受限。不能从事任何体力活动,休息时亦有症状,稍有体力活动即加重。

其中,心功能Ⅱ、Ⅲ、Ⅳ级临床上分别代表轻、中、重度心力衰竭,而心功能Ⅰ级可见于心脏疾病所致左心室收缩功能低下(LVEF≤40%)而临床无症状者,也可以是心功能完全正常的健康人。

一、左心衰竭

左心衰竭是指由于左心室心肌病变或负荷增加引起的心力衰竭。通常是由于大面积心肌急慢性损伤、缺血和(或)梗死产生心室重塑致左心室进行性扩张伴收缩功能进行性(或急性)降低所致,临床以动脉系统供血不足和肺淤血甚至肺水肿为主要表现。心功能代偿时,症状较轻,可慢性起病,急性失代偿时症状明显加重,通常起病急骤,在有(或无)慢性心力衰竭基础上突发急性左心衰竭肺水肿。

病理生理和血流动力学特点为每搏输出量(SV)和心排出量(CO)明显降低,肺毛细血管楔压(PCWP)或左心室舒张末压(LVEDP)异常升高(≥25 mmHg),伴交感神经系统和肾素—

血管紧张素－醛固酮系统(RAAS)为代表的神经内分泌系统的激活。高心排出量心力衰竭时SV、CO不降低。

(一)病因

(1)冠状动脉粥样硬化性心脏病(简称冠心病),大面积心肌缺血、梗死或顿抑,或反复多次小面积缺血、梗死或顿抑,或慢性心肌缺血冬眠时。

(2)高血压性心脏病。

(3)中、晚期心肌病。

(4)重症心肌炎。

(5)中、重度心脏瓣膜病,如主动脉瓣或(和)二尖瓣的狭窄或(和)关闭不全。

(6)中、大量心室或大动脉水平分流的先天性或后天性心脏病,如室间隔缺损、破裂、穿孔、主肺动脉间隔缺损、动脉导管未闭(PDA)和主动脉窦瘤破裂。

(7)高动力性心脏病,如甲亢、贫血、脚气病和动静脉瘘。

(8)急性肾小球肾炎和输液过量等。

(9)大量心包积液心脏压塞时(属"极度"的舒张性心力衰竭范畴)。

(10)严重肺动脉高压或合并急性肺栓塞,右室压迫左室致左室充盈受阻时(也属"极度"舒张性心力衰竭范畴)。

(二)临床表现

1.症状

呼吸困难是左心衰竭的主要症状,是由于肺淤血或肺水肿所致。程度由轻至重表现为:轻度时活动中气短乏力,不能平卧或平卧后咳嗽,咳白色泡沫痰,坐起可减轻或缓解;重度时夜间阵发性呼吸困难、端坐呼吸、心源性哮喘和急性肺水肿。

急性肺水肿时多伴咳粉红色泡沫痰或咯血(二尖瓣狭窄时),易致低氧血症和CO_2潴留而并发呼衰,同时伴随心悸、头晕、嗜睡(CO_2潴留时)或烦躁等体循环动脉供血不足的症状,严重时可发生休克、昏厥甚至猝死。

2.体征

轻中度时,高枕卧位。出汗多、面色苍白、呼吸增快、血压升高、心率增快(≥100 次/分钟)、心脏扩大,第一心音减弱、心尖部可闻及 S_3 奔马律,肺动脉瓣区第二心音亢进,若有瓣膜病变可闻及二尖瓣、主动脉瓣和三尖瓣区的收缩期或舒张期杂音。两肺底或满肺野可闻及细湿啰音或水泡音;吸气时明显,呼气时可伴哮鸣音(心源性哮喘时)。慢性左心衰竭患者可伴有单侧或双侧胸腔积液和双下肢水肿。脉细速,可有交替脉,严重缺氧时肢端可有发绀。严重急性失代偿左心衰竭时端坐呼吸、大汗淋漓、焦虑不安、呼吸急促(>30 次/分钟);两肺满布粗湿啰音或水泡音(肺水肿时)伴口吐鼻喷粉红色泡沫痰,初起时常伴有哮鸣音,甚至有哮喘(心源性哮喘时)存在。血压升高或降低甚至休克,此时病情非常危重,只有紧急抢救才有望成功。稍有耽搁,患者就可能随时死亡。

(三)实验室检查

1.心电图(ECG)

窦性心动过速,可见二尖瓣型 P 波、V_1 导联 P 波终末电势增大和左室肥大劳损等反映左心房、室肥厚、扩大以及与所患心脏病相应的变化;可有左、右束支阻滞和室内阻滞;急性、陈旧性梗死或心肌大面积严重缺血,以及多种室性或室上性心律失常等表现。少数情况下,上述

ECG 表现可不特异。

2.胸部 X 线

心影增大,心胸比例增加,左心房、室或全心扩大,尤其是肺淤血、间质性肺水肿(Kerley B 线、叶间裂积液)和肺泡性肺水肿,是诊断左心衰竭的重要依据。慢性心力衰竭时可有上、下腔静脉影增宽,以及胸腔积液等表现。

3.超声多普勒心动图

可见左心房、室扩大或全心扩大,或有左心室室壁瘤存在;左心室整体或节段性收缩运动严重低下,左室射血分数(LVEF)严重降低(≤40%);左心室壁厚度可变薄或增厚,有病因诊断价值;重度心力衰竭时,反映 SV 的主动脉瓣区的血流频谱也降低;也可发现二尖瓣或主动脉瓣严重狭窄或反流,或在心室或大动脉水平的心内分流,或大量心包积液,或严重肺动脉高压巨大右室压迫左室等左心衰竭时的解剖和病理生理基础,对左心衰竭有重要的诊断和鉴别诊断价值。

4.血气分析

早期可有低氧血症伴呼吸性碱中毒(过度通气),后期可伴呼吸性酸中毒(CO_2 潴留)。血常规、生化全套和心肌酶学可有明显异常,或正常范围。

(四)诊断和鉴别诊断

依据临床症状、体征、结合胸部 X 线有典型肺淤血和肺水肿的征象伴心影增大,以及超声心动图左室扩大(内径≥55 mm)和 LVEF 降低(<40%)典型改变,诊断慢性左心衰竭和急性左心衰竭肺水肿并不难;难的是对慢性左心衰竭的病因诊断,特别是对"扩张型"心肌病的病因诊断,需确定原发性、缺血性、高血压性、酒精性、围生期、心动过速性、药物性、应激性、心肌致密化不全和右室致心律失常性心肌病等病因。

通过结合病史、ECG、超声心动图、核素心肌显像、心脏 CT 和磁共振成像(MRI)等影像检查综合分析和判断,多能够鉴别。心内膜心肌活检对此帮助不大。同时,也可确定或除外"肥厚型"和"限制型"心肌病的诊断。

心源性哮喘与肺源性哮喘的鉴别十分重要,不可回避。根据肺内"水"与"气"的差别,可在肺部叩诊、胸部 X 线和湿啰音"有或无"上充分显现,加上病史不同,可得以鉴别。

(五)治疗

急性左心衰竭通常起病急骤,病情危重而变化迅速,需给予紧急处理。治疗目标是迅速纠正低氧和异常血流动力学状态;消除肺淤血、肺水肿;增加 SV、CO,从而增加动脉系统供血。治疗原则为加压给纯氧、静脉给予吗啡、利尿、扩血管(包括连续舌下含服硝酸甘油 2~3 次)和强心药。

经过急救处理,多数患者病情能迅速有效控制,并在半小时左右渐渐平稳,呼吸困难减轻,增快的心率渐减慢,升高的血压缓缓降至正常范围,两肺湿啰音渐减少或消失,血气分析恢复正常范围,直到 30 min 左右可排尿 500~1 000 mL。

病情平稳后,治疗诱因,防止反弹,继续维持上述治疗并调整口服药(参照慢性左心衰竭的治疗方案),继续心电、血压和血氧饱和度监测,必要时选用抗生素预防肺部感染。最终应治疗基础心脏病。

慢性左心衰竭的治疗参见全心衰竭治疗。

二、右心衰竭

右心衰竭是由于右心室病变或负荷增加引起的心力衰竭。以肺动脉血流减少和体循环淤血或水肿为表现。

大多数右心衰竭是由左侧心力衰竭发展而来，两者共同形成全心衰竭。其病理生理和血流动力学特点为右室心排出量降低，右室舒张末压或右房压异常升高。

（一）病因

(1)各种原因的左心衰竭。

(2)急、慢性肺动脉栓塞。

(3)慢性支气管炎、肺气肿并发慢性肺源性心脏病。

(4)原发性肺动脉高压。

(5)先天性心脏病包括肺动脉狭窄（PS）、法洛四联症、三尖瓣下移畸形、房室间隔缺损和艾森门格综合征。

(6)右心室扩张型、肥厚型和限制型或闭塞型心肌病。

(7)右心室心肌梗死。

(8)三尖瓣狭窄或关闭不全。

(9)大量心包积液。

(10)缩窄性心包炎。

（二）临床表现

1.症状

主要是由于体循环和腹部脏器淤血引起的症状，如食欲缺乏、恶心、呕吐、腹胀、腹泻、右上腹痛等，伴有心悸、气短、乏力等心脏病和原发病的症状。

2.体检

颈静脉充盈、怒张，肝大伴压痛、肝颈静脉反流征（＋），双下肢或腰骶部水肿、腹腔积液或胸腔积液，可有周围性发绀和黄疸。

心率快，可闻及与原发病有关的心脏杂音，P_2可亢进或降低（如肺动脉狭窄或法洛四联症），若不伴左心衰竭和慢性阻塞性肺疾病合并肺部感染时，通常两肺呼吸音清晰或无干、湿性啰音。

（三）实验室检查

1.ECG

显示 P 波高尖、心电轴右偏、aVR 导联 R 波为主，V_1 导联 R/S>1，右束支阻滞等右心房、室肥厚扩大以及与所患心脏病相应的变化，可有多种形式的房、室性心律失常，传导阻滞和室内阻滞，可有 QRS 波群低电压。有肺气肿时可出现顺钟向转位。

2.胸部 X 线检查

显示右心房、室扩大和肺动脉段凸（有肺动脉高压时）或凹（如肺动脉狭窄或法洛四联症）等与所患心脏病相关的形态变化；可见上、下腔静脉增宽和胸腔积液征；若无左心衰竭存在，则无肺淤血或肺水肿征象。

3.超声多普勒心动图

可见右心房、室扩大或增厚，肺动脉增宽和高压，心内解剖异常，三尖瓣和肺动脉瓣狭窄或关闭不全以及心包积液等与所患心脏病有关的解剖和病理生理的变化。

4.心导管检查

必要时做心导管检查,显示中心静脉压增高(>15 cmH$_2$O[①])。

(四)诊断与鉴别诊断

依据体循环淤血的临床表现,结合胸片肺血正常或减少伴右心房室影增大和超声心动图右心房室扩张或右室肥厚伴或不伴肺动脉压升高的典型征象,诊断不难。病因诊断的鉴别需要结合临床和多种影像学检查综合判断而定。

(五)治疗

(1)右心衰竭的治疗关键是原发病和基础心脏病的治疗。

(2)抗心力衰竭的治疗参见全心衰竭部分。

三、全心衰竭

全心衰竭是指左、右心衰竭同时存在的心力衰竭,传统被称之为充血性心力衰竭。全心衰竭几乎都是由左心衰竭缓慢发展而来,即先有左心衰竭,然后出现右心衰竭;也不除外极少数情况下是由于左、右心室病变同时或先后导致左、右心衰竭并存之可能。一般来说,全心衰竭的病程多属慢性。其病理生理和血流动力学特点为左、右室心排出量均降低,体、肺循环均淤血或水肿伴神经内分泌系统激活。

(一)病因

(1)同左心衰竭(参见左心衰竭)。

(2)不除外极少数情况下有右心衰竭的病因(参见右心衰竭)并存。

(二)临床表现

1.症状

先有左心衰竭的症状(见左心衰竭),随后逐渐出现右心衰竭的症状(见右心衰竭);由于右心衰竭时,右心排出量下降能减轻肺淤血或肺水肿,故左心衰竭症状可随右心衰竭症状的出现而减轻。

2.体检

既有左心衰竭的体征(见左心衰竭),又有右心衰竭的体征(见右心衰竭)。全心衰竭时,由于右心衰竭存在,左心衰竭的体征可因肺淤血或水肿的减轻而减轻。

(三)检查

1.ECG

显示左心房、室肥厚扩大为主或左右房室均肥厚扩大(见左、右心衰竭)和所患心脏病的相应变化,以及多种形式的房、室性心律失常,房室传导阻滞、束支阻滞和室内阻滞图形。可有QRS波群低电压。

2.胸部 X 线检查

心影普大或以左心房、室增大为主,以及与所患心脏病相关的形态变化;可见肺淤血、肺水肿(左心衰竭),上、下腔静脉增宽和胸腔积液(右心衰竭)。

---

① 临床上仍习惯用 cmH$_2$O 作为中心静脉压单位。1 kPa＝10.20 cmH$_2$O,全书同。

3.超声多普勒心动图

可见左、右心房、室均增大或以左心房、室扩大为主,左室整体和节段收缩功能低下,LVEF 降低(<40%),并可显示与所患心肌、瓣膜和心包疾病相关的解剖和病理生理的特征性改变。

4.心导管检查(必要时)

肺毛细血管楔压(左心衰竭时)和中心静脉压(右心衰竭)均增高,分别大于 18 mmHg 和 15 cmH$_2$O。

(四)诊断和鉴别诊断

同左、右心衰竭。

(五)治疗

和左心衰竭一样,全心衰竭治疗的基本目标是减轻或消除体、肺循环淤血或水肿,增加 SV 和 CO,改善心功能;最终目标不仅要改善症状,提高生活质量,而且要阻止心室重塑和心力衰竭进展,提高生存率。这不仅需要改善心力衰竭的血流动力学,而且也要阻断神经内分泌异常激活不良效应。治疗原则为利尿、扩血管、强心并使用神经内分泌阻滞药。治疗措施如下。

1.诱因

去除心力衰竭诱因。

2.休息

体力和精神休息。

3.严格控制入量

严格控制静脉和口服液体入量,适当(无需严格)限制钠盐摄入(应用利尿药者可放宽限制),低钠患者还应给予适量咸菜或直接补充氯化钠治疗纠正。

4.急性失代偿期

急性失代偿时,给予呼吸机加压吸纯氧和静脉缓慢推注吗啡 3 mg(必要时可重复 1~2 次)。

5.利尿药

利尿药能减轻或消除体、肺循环淤血或水肿,同时可降低心脏前负荷,改善心功能。可选用噻嗪类如氢氯噻嗪 25~50 mg,每天 1 次;襻利尿药,如呋塞米 20~40 mg,每天 1 次;利尿效果不好者可选用布美他尼(丁尿胺)1~2 mg,每天 1 次;或托拉塞米(伊迈格)20~40 mg,每天1 次;也可选择以上两种利尿药,每两天交替使用,待心力衰竭完全纠正后,可酌情减量并维持。利尿必须补钾,可给缓释钾 1.0 g,每天 2~3 次,与传统保钾利尿药合用,如螺内酯 20~40 mg,每天 1 次;或氨苯蝶啶 25~50 mg,每天 1 次;也应注意低钠低氯血症的预防(不必过分严格限盐),利尿期间仍应严格控制入量直至心力衰竭得到纠正时。螺内酯 20~40 mg,每天 1 次,作为醛固酮拮抗剂,除有上述保钾作用外,更有拮抗肾素-血管紧张素-醛固酮系统(RAAS)的心脏毒性和间质增生作用,能作为神经内分泌拮抗剂阻滞心室重塑,延缓心力衰竭进展。RALES 研究显示,螺内酯能使中重度心力衰竭患者的病死率在血管紧张素转化酶抑制剂(ACEI)和 β 受体阻断药基础上再降低 27%,因此,已成为心力衰竭治疗的必用药。需特别注意的是,螺内酯若与 ACEI 合用时,潴钾作用较强,为预防高钾血症发生,口服补钾量应酌减或减半,并监测血钾水平和肾功能。螺内酯特有的不良反应是男性乳房发育症,伴有疼痛感,停药后可消失。

6.血管扩张药

首选血管紧张素转化酶抑制剂(ACEI),除扩血管作用外,还能拮抗心力衰竭时肾素－血管紧张素－醛固酮系统(RAS)激活的心脏毒性作用,延缓心室重塑和心力衰竭的进展,降低心力衰竭患者的病死率,是慢性心力衰竭患者的首选药,可选用卡托普利、依那普利、贝那普利、赖那普利和雷米普利等,从小剂量开始渐加至目标剂量,如卡托普利6.25~50 mg,每天3次;依那普利 2.5~10 mg,每天 2 次。

不良反应除降低血压外,还有剧烈咳嗽。若因咳嗽不能耐受时,可换用血管紧张素Ⅱ受体(AT-1)拮抗剂,如氯沙坦 12.5~50 mg,每天 2 次,或缬沙坦 40~160 mg,每天 1 次。若缺血性心力衰竭有心肌缺血发作时,可加用硝酸酯类,如亚硝酸异山梨酯 10~20 mg,6 h 1 次,或单硝酸异山梨醇 10~20 mg,每天 2~3 次;若合并高血压和脑卒中史可加用钙通道阻滞药如氨氯地平 2.5~10 mg,每天 1 次。历史上使用的小动脉扩张剂如肼屈嗪,α_1 受体阻断药如哌唑嗪不再用于治疗心力衰竭。服药期间,应密切观察血压变化,并根据血压水平来调整用药剂量。

中、重度心力衰竭时可同时应用硝普钠或酚妥拉明或乌拉地尔静脉滴注,心力衰竭好转后停用并酌情增加口服血管扩张药的用量。

7.正性肌力药

轻度心力衰竭患者,可给予地高辛 0.125~0.25 mg,每天 1 次,口服维持,对中、重度心力衰竭患者,可短期加用正性肌力药物,如静脉内给去乙酰毛花苷注射液、多巴酚丁胺、多巴胺和磷酸二酯酶抑制剂,如氨力农或米力农等。

8.β受体阻断药

β受体阻断药能拮抗和阻断心力衰竭时的交感神经系统异常激活的心脏毒性作用,从而延缓心室重塑和心力衰竭的进展。大规模临床试验显示,β受体阻断药能使心力衰竭患者的病死率降低 35%~65%,故也是治疗心力衰竭之必选,只是应在心力衰竭血流动力学异常得到纠正并稳定后使用,应从小剂量开始,渐渐(每周或每 2 周加量 1 次)加量至所能耐受的最大剂量,即目标剂量。可选用卡维地洛 3.125~25 mg,每天 2 次,或美托洛尔 6.25~50 mg,每天 2 次,或比索洛尔 1.25~10 mg,每天 1 次。不良反应有低血压、窦性心动过缓、房室传导阻滞和心功能恶化,故用药期间应密切观察血压、心率、节律和病情变化。

9.支气管解痉药

对伴有支气管痉挛或喘鸣的患者,应用酚间羟异丙肾上腺素(酚丙喘啶)2.5~7.5 mg 或氨茶碱 0.1 g,每天 3 次。

10.按难治性心力衰竭处理

经过上述治疗一段时间(1~2 周)后,临床效果不明显甚至出现恶化者,应按难治性心力衰竭处理。

第七节 舒张性心力衰竭

心力衰竭是一个包括多种病因和发病机制的临床综合征。其中,舒张性心力衰竭(diastolic heart failure,DHF)是近 20 年才得到研究和认识的一类心力衰竭。其主要特点是,有典型的心力衰竭的临床症状、体征和实验室检查证据(如胸部 X 线检查肺淤血表现),而超声心动图等影像检查显示左心室射血分数(LVEF)正常,并除外了瓣膜病和单纯右心衰竭。研究发现,DHF 患者约占所有心力衰竭患者的 50%。与收缩性心力衰竭(SHF)比较,DHF 有更长的生存期,而且两者的治疗措施不尽相同。

一、舒张性心力衰竭的临床特点

(一)病因特点

DHF 通常发生于年龄较大的患者,女性比男性发病率和患病率更高。最常发生于高血压患者,特别是有严重心肌肥厚的患者。冠心病也是常见病因,特别是由一过性缺血发作造成的可逆性损伤以及急性心肌梗死早期,心肌顺应性急剧下降,左室舒张功能损害。DHF 还见于肥厚型心肌病、糖尿病性心肌病、心内膜弹力纤维增生症、浸润型心肌病(如心肌淀粉样变性)等。DHF 急性发生常由血压短期内急性升高和快速心室率的心房颤动发作引起。DHF 与SHF 可以合并存在,这种情况见于冠心病心力衰竭,既可以因心肌梗死造成的心肌丧失或急性缺血发作导致心肌收缩力急剧下降而致 SHF,也可以由非扩张性的纤维瘢痕替代了正常的可舒张心肌组织,心室的顺应性下降而引起 DHF。长期慢性 DHF 的患者,如同 SHF 患者一样,逐渐出现劳动耐力、生活质量下降。瓣膜性心脏病同样会引起左心室舒张功能异常,特别是在瓣膜病的早期,表现为舒张时间延长,心肌僵硬度增加,甚至换瓣术后的部分患者,舒张功能不全也会持续数年之久,即使此刻患者的收缩功能正常。通常所说的 DHF 是不包括瓣膜性心脏病等的单纯 DHF。

(二)病理生理特点

心脏的舒张功能取决于心室肌的主动松弛和被动舒张的特性。被动舒张特性的异常通常是由心脏的质量增加和心肌内的胶原网络变化共同导致的,心肌主动松弛性的异常与各种原因造成的细胞内钙离子调节异常有关。其结果是心肌的顺应性下降,左心室充盈时间变化,左心室舒张末压增加,表现为左心室舒张末压力与容量的关系曲线变得更加陡直。在这种情况下,中心血容量、静脉张力或心房僵硬度的轻度增加,或它们共同增加即可导致左心房或肺静脉压力骤然增加,甚至引起急性肺水肿。

心率对舒张功能有明显影响,心率增快时心肌耗氧量增加,同时使冠状动脉灌注时间缩短,即使在没有冠心病的情况下,也可引起缺血性舒张功能不全。心率过快时舒张期缩短,使心肌松弛不完全,心室充盈压升高,产生舒张功能不全。

舒张功能不全时的血流动力学改变和代偿机制:舒张功能不全时舒张中晚期左心室内压力升高,左室充盈受限,虽然射血分数正常,但每搏输出量降低,心排出量减少。左心房代偿性收缩增强,以增加左室充盈。长期代偿结果是左房内压力增加,左心房逐渐扩大,到一定程度时发生心房颤动。在前、后负荷突然增加,急性应激,快速房颤等使左室充盈压突然升高时,发生急性失代偿心力衰竭,出现急性肺淤血、水肿,表现出急性心力衰竭的症状和体征。

舒张功能不全的患者,不论有无严重的心力衰竭临床表现,其劳动耐力均是下降的,主要有两个原因:一是左心室舒张压和肺静脉压升高,导致肺的顺应性下降,这可引起呼吸做功增加或呼吸困难的症状;二是运动时心排出量不能充分代偿性增加,结果导致下肢和辅助呼吸肌的显著乏力。这一机制解释了较低的运动耐力和肺毛细血管楔压(PCWP)变化之间的关系。

(三)临床表现

舒张性心力衰竭的临床表现与收缩性心力衰竭近似,主要为肺循环淤血和体循环淤血的症状和体征,如劳动耐力下降,劳力性呼吸困难,夜间阵发性呼吸困难,颈静脉怒张,淤血性肝肿大和下肢水肿等。胸部 X 线可显示肺淤血,甚至肺水肿的改变。超声心动图显示 LVEF 大于 50%和左心室舒张功能减低的证据。

(四)诊断

对于有典型的心力衰竭的临床表现,而超声心动图显示左心室射血分数正常(LVEF＞50%)或近乎正常(LVEF40%～50%)的患者,在除外了瓣膜性心脏病、各种先天性心脏病、各种原因的肺心病、高动力状态的心力衰竭(严重贫血、甲状腺功能亢进、动静脉瘘等)、心脏肿瘤、心包缩窄或填塞等疾病后,可初步诊断为舒张性心力衰竭,并在进一步检查获得左室舒张功能不全的证据后,确定舒张性心力衰竭的诊断。

超声心动图在心力衰竭的诊断中起着重要的作用,因为物理检查、心电图、胸部 X 线等都不能够提供用于鉴别收缩或舒张功能不全的证据。超声心动图所测的左心室射血分数正常(LVEF＞50%)或近乎正常(LVEF40%～50%)是诊断 DHF 的必需条件。超声心动图能够简便、快速地用于鉴别诊断,如明确是否有急性二尖瓣、主动脉瓣反流或缩窄性心包炎等。

多普勒超声能够测量心内的血流速度,这有助于评价心脏的舒张功能。在正常窦性心律条件下,穿过二尖瓣的血流频谱从左心房到左心室有两个波形,E 波:反映左心室舒张早期充盈;A 波:反映舒张晚期心房的收缩。因为跨二尖瓣的血流速度有赖于二尖瓣的跨瓣压差,E 波的速率受到左心室早期舒张和左心房压力的影响。而且,研究发现,仅在轻度舒张功能不全时可以看出 E/A＜1,一旦患者的舒张功能达到中度或严重损害,则由于左心房压的显著升高,其超声的表现仍为 E/A＞1,近似于正常的图像。由此也可以看出,二尖瓣标准的血流模式对容量状态(特别是左心房压)极度敏感,但是这一速率的变化图像还是能够部分反映左心室的舒张功能(特别是在轻度左心室舒张功能减低时)。其他评价舒张功能的无创检测方法有:多普勒超声评价由肺静脉到左心房的血流状态,组织多普勒显像能够直接测定心肌长度的变化速率。而对于缺血性心脏病患者,心导管技术则可以反映左心室充盈压的增高,在实际应用中,更适合于由心绞痛发作诱发的心力衰竭患者的评价。

DHF 的诊断标准目前还不完全统一。美国心脏病学会和美国心脏病协会(ACC/AHA)建议的诊断标准是:有典型的心力衰竭症状和体征,同时超声心动图显示患者没有心脏瓣膜异常,左心室射血分数正常。欧洲心脏病学会建议 DHF 的诊断应当符合下面 3 个条件:①有心力衰竭的证据;②左心室收缩功能正常或轻度异常;③左心室松弛、充盈、舒张性或舒张僵硬度异常的证据。欧洲心力衰竭工作组和 ACC/AHA 使用的术语"舒张性心力衰竭"有别于广义的"有正常射血分数的心力衰竭",后者包括了急性二尖瓣反流和其他原因的循环充血状态。

在实际工作中,临床医生诊断 DHF 时常常面临挑战。主要是要取得心力衰竭的临床证据,其中,胸片在肺水肿的诊断中有很高的价值。血浆 BNP 和 NT-proBNP 的检测也有重要诊断价值,心源性呼吸困难患者的血浆 BNP 水平升高,尽管有资料显示,DHF 患者的 BNP 水平增加不如 SHF 患者的增加显著。

二、舒张性心力衰竭的治疗

DHF 的治疗目的同其他各种心力衰竭,即缓解心力衰竭的症状,减少住院次数,增加运动耐量,改善生活质量和预后。治疗措施也同其他心力衰竭,包括三方面的内容:①对症治疗,缓解肺循环和体循环淤血的症状和体征;②针对病因和诱因的治疗,即积极治疗导致 DHF 的危险因素或原发病,如高血压、左心室肥厚、冠心病、心肌缺血、糖尿病等,以及心动过速等,对阻止或延缓 DHF 的进展至关重要;③针对病理生理机制的治疗。在具体的治疗方法上 DHF 有其自己的特点。

(一)急性期治疗的特点

在急性肺水肿时,可以给予氧疗(鼻导管或面罩吸氧)、吗啡、静脉用利尿药和硝酸甘油。需要注意的是,对于 DHF 患者过度利尿可能会导致严重的低血压,因为 DHF 时左心室舒张压与容量的关系呈一个陡直的曲线。如果有严重的高血压,则有必要使用硝普钠等血管活性药物。如果有缺血发作,则使用硝酸甘油和相关的药物治疗。心动过速能够导致心肌耗氧量增加和降低冠状动脉的灌注时间,容易导致心肌缺血,即使在非冠心病患者;还可因缩短了舒张时间而使左心室的充盈受损,所以,在舒张功能不全的患者,快心室率的心房颤动常常会导致肺水肿和低血压,在一些病例中需要进行紧急心脏电复律。

预防心动过速的发生或降低患者的心率,可以积极应用 β 受体阻断药(如比索洛尔、美托洛尔和卡维地洛)或非二氢吡啶类钙通道阻滞药如地尔硫䓬,剂量依据患者的心率和血压调整,这点与 SHF 时不同,因为 SHF 时 β 受体阻断药要谨慎应用、逐渐加量,并禁用非二氢吡啶类钙通道阻滞药。对大多数 DHF 患者,无论在急性期与慢性期都不能从正性肌力药物治疗中获益。重组人脑钠尿肽(rh-BNP)是近年来用于治疗急性心力衰竭疗效显著的药物,它具有排钠利尿和扩张血管的作用,对那些急性发作或加重的 SHF 的临床应用收到了肯定的疗效。但对 DHF 的临床研究尚不多。从药理作用上看,它有促进心肌早期舒张的作用,加上排钠利尿、减轻肺淤血的作用,对 DHF 的急性发作可收到显著效果。

(二)长期药物治疗的特点

1. 血管紧张素转化酶抑制剂(ACEI)和血管紧张素 II 受体阻断药(ARB)

不但可降低血压,而且对心肌局部的 RAAS 也有直接的作用,可减轻左心室肥厚,改善心肌松弛性。非常适合用于治疗高血压合并的 DHF,在血压降低程度相同时,ACEI 和 ARB 减轻心肌肥厚的程度优于其他抗高血压药物。

2. β 受体阻断药

β 受体阻断药具有降低心率和负性肌力作用。对左心室舒张功能障碍有益的机制可能是:①降低心率可使舒张期延长,改善左心室充盈,增加舒张期末容积;②负性肌力作用可降低耗氧量,改善心肌缺血及心肌活动的异常非均一性;③抑制交感神经的血管收缩作用,降低心脏后负荷,也可改善冠状动脉的灌注;④能阻止通过儿茶酚胺引起的心肌损害和灶性坏死。已有研究证明,此类药物可使左心室容积-压力曲线下移,具有改善左心室舒张功能的作用。

目前认为,β 受体阻断药对改善舒张功能最主要的作用来自减慢心率和延长舒张期。在具体应用时可以根据患者的具体情况选择较大的初始剂量和较快地增加剂量。这与 SHF 有明显的不同。在 SHF 患者,β 受体阻断药的机制是长期应用后上调 β 受体,改善心肌重塑,应从小剂量开始,剂量调整常需要 2～4 周。应用 β 受体阻断药时一般将基础心率维持在60～70 次/分钟。

3.钙通道阻滞药

钙通道阻滞药可减低细胞质内钙浓度,改善心肌的舒张和舒张期充盈,并能减轻后负荷和心肌肥厚,在扩张血管降低血压的同时可改善心肌缺血,维拉帕米和地尔硫䓬等还可通过减慢心率而改善心肌的舒张功能。因此在 DHF 的治疗中,钙通道阻滞药发挥着重要的作用。这与 SHF 不同,由于钙通道阻滞药有一定程度的负性肌力作用而不宜应用于 SHF 的治疗。

4.利尿药

通过利尿能减轻水钠潴留,减少循环血量,降低肺及体循环静脉压力,改善心力衰竭症状。当舒张性心力衰竭为代偿期时,左心房及肺静脉压增高虽为舒张功能障碍的结果,但同时也是其重要的代偿机制,可以缓解因心室舒张期充盈不足所致的舒张期末容积不足和心排出量的减少,从而保证全身各组织的基本血液供应。如此时过量使用利尿药,可能加重已存在的舒张功能不全,使其由代偿转为失代偿。当 DHF 患者出现明显充血性心力衰竭的临床表现并发生肺水肿时,利尿药则可通过减少部分血容量使症状得以缓解。

5.血管扩张药

由于静脉血管扩张药能扩张静脉,使回心血量及左室舒张期末容积减小,故对代偿期 DHF 可能进一步降低心排出量;而对容量负荷显著增加的失代偿期患者,可减轻肺循环、体循环压力,缓解充血症状。动脉血管扩张药能有效地降低心脏后负荷,对周围血管阻力增加的患者(如高血压心脏病)可能有效改善心室舒张功能,但对左心室流出道梗阻的肥厚型心肌病患者可能加重梗阻,使心排出量进一步减少。因此,扩张剂的应用应结合实际病情慎重应用。

6.正性肌力药物

由于单纯 DHF 患者的左心室射血分数通常正常,因而正性肌力药物没有应用的指征,而且有使舒张性心功能不全恶化的危险,尤其是在老年急性失代偿 DHF 患者中。例如,洋地黄类药物通过抑制 Na^+-K^+-ATP 酶,并通过 Na^+-Ca^{2+} 交换的机制增加细胞内钙离子浓度,在心脏收缩期增加能量需求,而在心脏舒张期增加钙负荷,可能会促进舒张功能不全的恶化。DIG(digitalis investigators group)研究的数据也显示,在使用地高辛过程中,与心肌缺血及室性心律失常相关的终点事件增加。对于那些伴有快室率房颤的 DHF 患者,应用洋地黄是有指征也有益处的。因为可以通过控制心室率改善肺充血及心排出量。

7.抗心律失常药物

心律失常,特别是快速性心律失常对 DHF 患者的血流动力学常产生很大影响,故预防心律失常的发生对 DHF 患者有重要意义:①快速性心律失常增加心肌氧耗,减少冠状动脉供血时间,从而可诱发心肌缺血,加重 DHF,在左心室肥厚者尤为重要;②舒张期缩短使心肌舒张不完全,导致舒张期心室内容量相对增加;③DHF 患者,左心室舒张速度和心率呈相对平坦甚至负性关系,当心率增加时,舒张速度不增加甚至减慢,从而引起舒张末期压力增加。因此当 DHF 患者伴有心律失常时,应根据其不同的病因和病情特点来选用抗心律失常药物。

8.其他药物

抑制心肌收缩的药物如丙吡胺,具有较强的负性肌力作用,可用于左室流出道梗阻的肥厚型心肌病。此药缩短射血时间,增加心排出量,降低左室舒张期末压。多数患者长期服用此药有效。丙吡胺的另一个作用是抗心律失常,而严重肥厚型心肌病患者,尤其是静息时有流出道梗阻者,常有心律失常,此时用丙吡胺可达到一举两得的效果。

目前,我们尚无充分的随机临床试验来评价不同药物对 CHF 或其他心血管事件的疗效,也没有充分的证据说明某一单药或某一组药物比其他的优越。已经建议,将那些有生物学效应的药物用于 DHF 的治疗,治疗心动过速和心肌缺血,如 β 受体阻断药或非二氢吡啶类钙通道阻滞药;逆转左心室重塑,如利尿药和血管紧张素转化酶抑制剂;减轻心肌纤维化,如螺内酯;阻断肾素－血管紧张素－醛固酮系统的药物能够产生这样一些生物学效应,还需要更多的资料来说明这些生物学效应能够降低心力衰竭的危险。

总之,在现阶段,对于 DHF 的发病机制、病理生理、直到诊断和治疗还需要有更多的临床试验和实验证据来不断完善。

第三章 动脉粥样硬化和冠状动脉粥样硬化性心脏病

第一节 动脉粥样硬化

动脉粥样硬化是动脉硬化中常见而最重要的一种类型。由于其发生在动脉内膜病变所积聚的脂质外观呈黄色粥样,因此称为动脉粥样硬化。

一、病因

本病病因不完全明确,目前认为是由于多种因素作用于不同环节所致,这些因素自然为易患因素或危险因素。主要有以下几点。

1.年龄、性别和遗传因素

本病多见于 40 岁以上的中老年人。男性多见,男女比例约为 2:1。家族中有在年轻时患本病者,其近亲得病的机会可 5 倍于无这种病征的家庭。目前认为这 3 种因素是不可逆危险因素。

2.高脂血症

血总胆固醇、低密度脂蛋白(LDL)、三酰甘油、极低密度脂蛋白(VLDL)、载脂蛋白 B、脂蛋白(A)增高,高密度脂蛋白(HDL)、载脂蛋白 A I 、II 降低,均属易患因素。

3.高血压

血压增高与本病关系密切,高血压患者患本病较血压正常者高 4 倍。

4.吸烟

据统计学资料证实,每天吸 1 包香烟的男性和不吸烟者相比,动脉粥样硬化危险性增加 3~4 倍。吸烟不仅是动脉粥样硬化的一个重要危险因素,而且当减少吸烟或完全戒烟后,也是减轻动脉粥样硬化发展的一个因素。

5.糖尿病

糖尿病患者动脉粥样硬化的发生率较无糖尿病者高 2 倍。

6.其他

常进食较高热量,较多的动物性脂肪、胆固醇、糖和盐者易患本病。A 型性格、肥胖以及铬、锰、锌、钒、硒等微量元素不足和铅、铬、钴过多者也易患本病。从事体力劳动过少、脑力劳动紧张者亦易患本病。此外,新近提出的易患因素还有食物中缺少抗氧化剂如维生素 E、A、存在胰岛素抵抗引起的高胰岛素血症、血同型半胱氨酸增高等。

二、病理

动脉粥样硬化主要侵犯大型弹力型动脉和中型肌弹力型动脉。最常累及主动脉、冠状动脉和脑动脉,其次是肾动脉、脾动脉和下肢动脉等。早期的病理变化是动脉内膜中有脂质沉积,继而内膜纤维结缔组织增生,引起内膜的局限性增厚,形成纤维斑块,以后在其深部发生崩溃、软化而形成粥样物质。其病变的发展可使管腔逐渐变窄甚至完全闭塞。

三、诊断要点

1.临床表现

动脉粥样硬化累及全身重要器官的动脉血管,导致组织缺血和坏死,产生致残或致死的后果,如脑卒中、一过性脑缺血(TIA)、心肌梗死、缺血性心肌病、心脏性猝死、动脉粥样硬化性肾病、间歇性跛行等。

根据病变的发展过程,大致可分为无症状期和有症状期。有症状期根据动脉粥样硬化病变发生的部位不同而引起相应的临床表现。

(1)血管壁硬化致血压升高,可出现头晕、头痛、眼花、耳鸣、失眠、乏力等症状。长期持续的血压升高可致心脏肥厚扩大和发生心力衰竭,表现为活动后心悸、气短、四肢水肿等。

(2)内脏或四肢动脉狭窄或闭塞导致血液供应障碍,产生缺血或坏死病变的症状,如冠状动脉粥样硬化引起心肌缺血可出现心绞痛,严重持久的心肌缺血将导致心肌坏死(即心肌梗死)。

脑动脉硬化可引起头晕、头痛和短暂意识丧失等症状。肾动脉受损可引起顽固性高血压、肾功能不全,甚至尿毒症。下肢动脉粥样硬化可致下肢发凉、麻木和间歇性跛行。

(3)动脉壁因粥样硬化的破坏,弹性减弱、脆性增加,在血压波动时易破裂出血。常见于脑动脉破裂致脑出血和主动脉瘤破裂。

2.实验室和特殊检查

本病尚缺乏敏感而特异性的早期诊断方法。

(1)患者多有脂质代谢异常,主要表现为血总胆固醇、LDL、三酰甘油、载脂蛋白 B、脂蛋白(A)增高,HDL、载脂蛋白 A 降低,90%以上的患者表现为Ⅱ或Ⅳ型高脂蛋白血症。

(2)选择性或电子计算机减影动脉造影可显示冠状动脉、脑动脉、肾动脉、肠系膜动脉和四肢动脉粥样硬化所造成的管腔狭窄,以及病变的范围和程度。

(3)放射性核素检查有助于了解心、脑、肾组织的血供情况。

(4)心电图检查及其负荷试验特征性改变可帮助诊断冠状动脉粥样硬化。

(5)多普勒超声检查可帮助判断四肢动脉、肾动脉的血流情况。

(6)血管内超声和血管镜检查可直接窥见动脉腔内粥样硬化病变。

本病早期患者常无不适的感觉,因此早期诊断十分困难。但发展到出现明显脏器受累的表现时,大多已处于中、晚期,失去了治疗的最佳时机。现在主张对本病应早期发现,早期诊断和治疗,强调定期体检,借助一些化验、器械检查对本病做出早期诊断。

四、治疗

1.一般防治措施

(1)合理膳食:饮食结构要合理,忌暴饮、暴食,提倡饮食清淡,不饮烈性酒,少饮低度酒。40 岁以上者即使血脂不高,也应避免食用过多的动物性脂肪和含胆固醇较高的食物。

(2)合理安排工作和生活:做到工作有计划,生活有规律,劳逸结合,保持情绪乐观。

(3)适当进行体力劳动和体育运动:一定的活动量对提高心脏和血管的储备功能,调整血脂代谢、预防肥胖有益,被认为是预防本病的一项积极措施。但其运动方式和运动量大小需因人而异,活动量的增加亦应循序渐进。

(4)控制危险因素、积极治疗与本病相关的疾病:如提倡不吸烟,积极治疗糖尿病、高血压、肥胖症等。

2.药物治疗

(1)调整血脂药物：对于血脂增高的患者，若通过饮食调节和一定的体力活动血脂仍不能降至正常者，可选用一些降脂药物，如辛伐他汀、氟伐他汀、普伐他汀、阿托伐他汀、洛伐他汀、非诺贝特、苯扎贝特、烟酸、必降脂、脂必妥等。中药如首乌、山植、麦芽、泽泻、虎杖、三七、灵芝等均具有一定的降血脂作用。调整血脂药物多需长期服用，由于在发挥降血脂作用的同时还有一些不良反应，因此必须掌握好用药的剂量，并根据其降血脂的作用和不良反应，选择适合患者的降脂药物。

(2)扩张血管药物：常用的血管扩张剂有钙拮抗剂和硝酸酯类药物。通过扩张血管，增加血流量，维持或改善器官组织的供血。血管紧张素转换酶抑制剂既有治疗作用，对动脉粥样硬化又有重要预防作用。

(3)抗凝和溶栓治疗：发生动脉粥样硬化的血管会因血小板聚集形成血栓致管腔闭塞而引起严重的并发症。为预防血栓形成，可选用阿司匹林 $50\sim100$ mg，1 次/日，餐后服用；或噻氯匹定 250 mg，1 次/日；或氯吡格雷 75 mg，1 次/日。若血栓已形成，则可用溶解血栓药物，如尿激酶、链激酶、组织型纤溶酶原激活剂等。

3.手术治疗

如患者病变严重，已有明显的管腔狭窄或闭塞，上述治疗措施疗效不理想时可采取手术治疗。目前常用的有经皮腔内球囊血管成形术、血管重建或旁路移植术。

五、预后

本病预后随病变部位、程度、血管狭窄发展速度、受累器官受损情况和有无并发症而不同。脑、心、肾的动脉病变导致发生脑血管意外、心肌梗死或肾衰竭者，预后不佳。

第二节　冠状动脉粥样硬化性心脏病

冠状动脉粥样硬化性心脏病简称冠状动脉性心脏病或冠心病，有时又被称为冠状动脉病或缺血性心脏病，指由于冠状动脉粥样硬化使管腔狭窄或阻塞导致心肌缺血、缺氧而引起的心脏病，为动脉粥样硬化导致器官病变的最常见类型。

一、病因

本病 $95\%\sim99\%$ 是由于动脉粥样硬化所致，其病因见"动脉粥样硬化"。有极少数患者亦可由于冠脉畸形、川崎病、梅毒性心血管病、结缔组织病等引起。

二、病理

粥样硬化可单独或同时累及不同的冠状动脉。其中以左前降支受累最为常见，病变亦较重。然后依次为右冠状动脉、左回旋支和左冠状动脉主干。冠状动脉粥样硬化发展到管腔重度狭窄时（75%～90%），则对心肌的供血明显减少，心肌发生缺血。心脏长期供血不足可引起心肌萎缩、变性、纤维组织增生,心脏扩大,病变发展迅速、堵塞管腔或粥样斑块出血或破裂、冠状动脉持续痉挛或病变的动脉内血栓而致管腔严重狭窄或堵塞时,均可引起心肌急性缺血、损伤、坏死。

三、分型

根据冠心病的临床特点,本病分为以下五种临床类型。

(1)隐匿型或无症状型冠心病。

(2)心绞痛。

(3)心肌梗死。

(4)缺血性心肌病。

(5)冠心病猝死(原发性心搏骤停)。

第三节　心绞痛

心绞痛是冠状动脉供血不足,心肌急剧的、暂时的缺血与缺氧所引起的临床综合征。

一、病因

心绞痛绝大多数是由于冠状动脉粥样硬化所致,少数可由非冠状动脉心脏病所致,如严重主动脉瓣狭窄或关闭不全、肥厚型心肌病、先天性冠状动脉畸形、梅毒性冠状动脉炎。

二、病理

病理解剖检查显示心绞痛患者至少有一支冠状动脉的主支管腔显著狭窄达横切面的75%以上。有侧支循环形成者,其冠状动脉的阻塞病变则更为严重。但冠脉造影发现5%~10%的心绞痛患者冠状动脉的主要分支并无明显病变,分析心绞痛可能是由于冠状动脉痉挛、冠状循环小动脉病变等所致。在冠状动脉狭窄或部分分支闭塞者,一旦心脏负荷骤然增加而致心肌耗氧量增加时,心肌对血液的需求增加,或当冠状动脉发生痉挛时,冠状动脉血流量进一步减少,心肌血液供应不足,遂引起心绞痛。

三、诊断要点

1.临床表现

(1)症状:心绞痛主要特征性的症状是疼痛。

1)部位:典型的疼痛部位在胸骨后上段或中段,也有在心前区或腹上区者,常放射至左肩、左臂内侧达无名指和小指,或至颈、咽或下颌部。范围约手掌大小,有的横贯前胸。

2)性质:胸痛常为压迫、发闷或紧缩感。重者可伴出汗、濒死感。针刺样或触电样锐痛不似心绞痛。

3)持续时间:一般为 3~5 min,重度发作可达 10~15 min,超过 30 min 者少见。

4)诱因:发作常为体力活动引起,情绪激动(如愤怒、过度兴奋等)、寒冷、饱餐、吸烟等皆可诱发。疼痛发作于体力活动的当时,而不是在其后。

5)缓解方式:发生心绞痛时如停止体力活动原位站立或坐数分钟即可缓解。舌下含服硝酸甘油可使心绞痛在 $1\sim3$ min 内迅速缓解,如用药后超过 $5\sim10$ min 才奏效者,则不一定就是硝酸甘油的作用。

(2)体征:平时一般无异常体征。心绞痛发作时常有心率增快、血压升高、表情焦虑、皮肤冷或出汗,有时出现第 4 或第 3 心音奔马律。可有暂时性心尖区收缩期杂音。

2.特殊检查

(1)心电图检查:心绞痛发作时,绝大多数患者可有缺血性 ST-T 改变,S-T 段压低 >0.1 mV(1 mm),有时 T 波倒置或假性正常化。变异型心绞痛发作时相关导联的 S-T 段抬高。缺血性 ST-T 改变在发作后数分钟内逐渐恢复。动态心电图监测能及时捕捉到心绞痛发作时的心电图改变,由于导联有限,反映情况不能很全面。心绞痛发作不典型、心电图无改变或意义不明确时,可进行次级量心电图活动平板(或踏车)试验,如运动中或运动后在以 R 波为主的导联中出现 S-T 段水平型或下斜型下移 $\geqslant0.1$ mV 和 T 波倒置,提示心肌缺血改变;S-T 段抬高,U 波倒置也认为是缺血表现。非心电图标准有:运动时发生胸痛;运动时血压下降 $\geqslant1.33$ kPa。判断运动心电图试验阳性标准应结合心电图和非心电图指标,以提高诊断的准确性。

(2)冠状动脉造影:有条件者应常规行冠状动脉造影检查。选择性冠状动脉造影能显示病变的部位、范围和程度。一支冠状动脉狭窄 $\geqslant50\%$ 时即可确诊。

(3)运动放射性核素心肌灌注显像和心室造影:心绞痛患者安静状态 ^{201}TI、^{99m}Tc-MIBI 心肌显像呈均匀分布,在运动诱发心肌缺血时,缺血区可出现灌注稀疏或缺损。心肌梗死后瘢痕部位则静息时亦显示灌注稀疏或缺损,且灌注缺损区持续存在。锝(^{99m}Tc)焦磷酸盐心室造影在运动诱发心肌缺血时可使左室射血分数下降,如下降超过 5% 为有意义之改变。运动后缺血区室壁可出现运动异常,阳性指标为室壁运动低下、不运动或反向运动。

心绞痛的诊断主要依靠临床症状,有典型心绞痛发作者诊断即可成立,但需排除其他原因引起的心绞痛。心电图和冠状动脉造影可为冠状动脉供血不足提供重要的客观依据。

四、分型

世界卫生组织分型。

(一)劳力型心绞痛

1.初发劳力型心绞痛

既往无心绞痛病史,在 1 个月内出现劳力性心绞痛。以后多数患者显示为稳定型心绞痛,但也可能发展为恶化型心绞痛,甚至心肌梗死。

2.稳定劳力型心绞痛

心绞痛在 1 个月以上,发作的诱因(体力活动强度)、疼痛严重程度、发作次数、硝酸甘油服用量稳定不变者。

3.恶化劳力型心绞痛

原为稳定性劳力型心绞痛,近期内症状加重,心绞痛阈值显著下降,轻度活动甚至休息状态下也可出现心绞痛。心绞痛发作次数增加、程度加重、持续时间延长、含服硝酸甘油增多,但心电图及血清心肌酶检查不支持急性心肌梗死。

（二）自发型心绞痛

自发型心绞痛是由于冠状动脉痉挛（冠状动脉动力性狭窄），冠脉供血减少导致心肌缺血。心绞痛发作与心肌需氧量的增加无明显关系。

与劳力型心绞痛相比，这种心绞痛一般持续时间较长、程度较重且不易为硝酸甘油所缓解，包括以下四种类型。

1. 卧位型心绞痛

卧位型心绞痛亦称休息时心绞痛，指在休息时或熟睡时发生心绞痛，其发作时间较长，症状也较重，发作与体力活动或情绪激动无明显关系，常发生在半夜，偶尔在午睡或休息时发作。本型心绞痛可由稳定型心绞痛、初发型心绞痛或恶化型心绞痛发展而来，病情加重，预后甚差，可发展为急性心肌梗死或严重心律失常。

2. 变异型心绞痛

本型患者心绞痛的性质与卧位型心绞痛相似，也常在夜间发作，但发作时心电图表现不同，显示有关导联的 S-T 段抬高，而与之相对应的导联中则 S-T 段压低（其他类型心绞痛则除 aVR 及 V_1 外各导联 S-T 段普遍压低）。

3. 中间综合征

中间综合征亦称冠状动脉功能不全，指心肌缺血引起的心绞痛发作历时较长，达 30 min 至 1 h 以上，发作常在休息时或睡眠中发生，但心电图、放射性核素、血清酶学检查无心肌坏死的表现。本型疼痛性质介于心绞痛与心肌梗死之间，常是心肌梗死的前奏。

4. 梗死后心绞痛

在急性心肌梗死后不久或数周后发生的心绞痛。由于供血的冠状动脉阻塞，发生心肌梗死，但心肌尚未完全坏死，一部分未坏死的心肌由于严重缺血状态下又发生疼痛，梗死后心绞痛常易使梗死延展或近期出现再次急性心肌梗死。

（三）混合型心绞痛

劳力型和自发型心绞痛混合出现，由于冠状动脉的病变使冠状动脉血流储备减少，同时又发生短暂的再减损所致，兼有劳力型和自发型心绞痛的临床表现。

近年临床上较为广泛地应用不稳定型心绞痛一词，指介于稳定型心绞痛与急性心肌梗死和猝死之间的临床状态，包括了初发型、恶化劳力型心绞痛和各型自发性心绞痛。

五、鉴别诊断

1. 急性心肌梗死

疼痛部位与心绞痛相似，但性质更剧烈、持续时间可达数小时，常伴冷汗、恶心、呕吐，可出现休克、心律失常及心力衰竭，含服硝酸甘油不能缓解。特异性的心电图改变和心肌标志物含量增高可资鉴别。

2. 其他疾病

其他疾病引起的心绞痛，如主动脉瓣狭窄或关闭不全、梅毒性主动脉炎致冠状动脉口狭窄或闭塞、肥厚型心肌病、X 综合征等。

3. 肋间神经痛

疼痛常累及 1～2 个肋间，呈刺痛或灼痛，多为持续性疼痛，沿神经行经处有压痛。咳嗽、用力呼吸、手臂上举时可使疼痛加剧。

4. Tietze 综合征

触诊时胸肋可有压痛，局部注射普鲁卡因或皮质激素可减轻疼痛。

5. 带状疱疹

患者出疹前可出现胸痛，但疼痛发生在沿带状疱疹的神经径路部位，伴有发热等全身性症状。疱疹出现后诊断可明确。

6. 胆道与上消化道疾病

如胆绞痛、食管裂孔疝、反流性食管炎、弥散性食管痉挛、胃及十二指肠球部溃疡等。它们有各自的消化道症状，除病史外，可通过 X 线、超声波或内镜检查进行诊断。

六、治疗

1. 中止发作

（1）休息：心绞痛发作时立即停止活动，安静休息。

（2）硝酸酯制剂

1）硝酸甘油 0.3～0.6 mg 舌下含化，1～3 min 见效。

2）硝酸异山梨醇酯 5～10 mg 舌下含化，2～5 min 见效。

3）硝酸甘油或硝酸异山梨醇酯喷雾剂每次喷 1～2 次，喷入口腔，其起效时间更快。

（3）在应用硝酸酯制剂的同时，可考虑用镇静剂。

2. 缓解期治疗

（1）药物治疗

1）硝酸酯制剂

①硝酸甘油舌下含化后作用可持续半小时，对稳定型心绞痛患者在心绞痛发作前给予。0.3～0.6 mg 舌下含化可预防心绞痛发作；硝酸甘油缓释片，2.5 mg，每 12 h 1 次；硝酸甘油膜片（TTS），每片含硝酸甘油 25 mg（或 50 mg），贴于左胸前区作用可维持 12～24 h，24 h 释放量 5 mg（或 10 mg）；②硝酸异山梨醇酯 5～10 mg，3 次/日；单硝酸异山梨醇酯 20～40 mg，2 次/日；硝酸异山梨醇酯皮肤喷雾剂，每喷 1 次含硝酸异山梨醇酯 30 mg，1 次/日，左胸前区皮肤喷雾，每次喷雾 1 次，最多给予每次 2 喷射剂量。

2）β受体阻滞剂：普萘洛尔 10～20 mg，3～4 次/日；美托洛尔 25～100 mg，2 次/日；阿替洛尔 12.5～50 mg，2 次/日；纳多洛尔 40～80 mg，1 次/日；氧烯洛尔 20～40 mg，3 次/日；吲哚洛尔 5～20 mg，3 次/日；巴索洛尔 5 mg，1 次/日。

注意点：①β受体阻滞剂与硝酸酯制剂有协同作用，因而两药合用时剂量应偏小；②停用β受体阻滞剂时应逐渐减量，突然停用可使心绞痛恶化和诱发心肌梗死可能；③有心功能不全、支气管哮喘以及心动过缓和 AVB 者不宜用。

新一代β受体阻滞剂中赛利洛尔有心脏选择性β受体阻滞作用，同时部分地激动β受体，因而心率减慢较轻，也少引起支气管哮喘。剂量为 200～400 mg，1 次/日。

3）钙拮抗剂：地尔硫䓬 30～90 mg，3 次/日，缓释剂 90～180 mg，1 次/日；维拉帕米 80～120 mg，3 次/日，缓释剂 240～480 mg，1 次/日；氨氯地平 5～10 mg，1 次/日。

注意点：①变异型心绞痛以钙拮抗剂疗效最好；②停药前应逐渐减量，以免发生冠脉痉挛；③维拉帕米和地尔硫䓬与β受体阻滞剂合用时对心脏有过度抑制的危险。

4）抗血小板治疗：阿司匹林 75～150 mg，1 次/日，餐后服用；噻氯匹定（抵克立得）

250 mg,1 次/日;氯吡格雷 75 mg,1 次/日。

　　5)中医中药治疗:根据祖国医学采用辨证论治。常用的中成药有复方丹参片 3～5 片,3 次/日;复方丹参滴丸 10 粒,3 次/日;冠心苏合九 0.25～0.5 g,3 次/日;舒心片 5 片,3 次/日;救心丸 1～2 丸,3 次/日。

　　(2)经皮冠状动脉介入干预(PCI):参见冠心病的介入治疗。

　　(3)冠状动脉旁路移植术(CABG):适用于:①左冠状动脉主干病变;②稳定型心绞痛对内科治疗效果不佳,影响工作和生活;③恶化型心绞痛;④变异型心绞痛;⑤中间综合征;⑥梗死后心绞痛患者。冠状动脉狭窄程度在管腔阻塞 70%以上,狭窄远端管腔通畅和左室功能较好。其中左冠状动脉主干病变或右冠状动脉完全阻塞兼有左冠状动脉前降支 70%以上阻塞的患者手术指征最强。尤其糖尿病和左室射血分数下降的患者应首选 CABG。

七、预后

　　大多数心绞痛患者从发病后可多年保持从事一般职业性工作的劳动力,约 1/4 的患者在本病进程中发生急性心肌梗死,少数患者发生猝死。稳定型心绞痛年病死率为 4%。不稳定型心绞痛与稳定型心绞痛相比预后较差。Gazes 等对 140 名不稳定型心绞痛患者长期随诊结果:5 年病死率为 39%,10 年病死率为 52%。变异型心绞痛发作 6～12 个月后可转入无症状期,在此期间有 20%发生心肌梗死。10%因心律失常死亡。心绞痛的预后可因有效的治疗而得以改善。

第四节　心肌梗死

　　心肌梗死是指冠状动脉突然发生完全闭塞或近乎堵塞,血流急剧减少或中断,使相应的心肌严重而持久地急性缺血致心肌缺血性坏死。临床上产生剧烈而持久的胸痛和对组织坏死的一些全身性反应,血清心肌酶活力增高和心肌急性损伤与坏死的心电图进行性演变变化,并可发生严重心律失常和急性循环衰竭。

　　心肌梗死累及心室壁全层或大部分者称透壁性心肌梗死。若仅累及心室壁内层,不到心室壁厚度的一半者,称为心内膜下心肌梗死。

一、病因

　　基本病因为冠状动脉粥样硬化。诱因以剧烈体力活动、精神紧张或情绪激动最为多见,其次饱餐、上呼吸道感染或其他感染、用力排便或心动过速,少数为手术大出血或其他原因的低血压、休克等。气候寒冷、气温变化大亦可诱发。

二、病理

　　急性心肌梗死(AMI)时,冠状动脉内常有粥样斑块破溃、出血和继发性血栓形成。急性期心肌呈大片灶性凝固性坏死、心肌间质充血、水肿,伴有大量炎性细胞浸润,以后坏死的心肌纤维逐渐溶解吸收形成肌溶灶,随后逐渐出现肉芽组织形成。坏死组织在梗死后 1～2 周开始吸收,并逐渐纤维化,在 6～8 周形成瘢痕而愈合,称为陈旧性心肌梗死。

三、诊断要点

(一)临床表现

1.症状

胸痛特征同心绞痛,但疼痛程度较重,范围较广,持续时间可长达数 10 分钟至数小时以上,休息或含化硝酸甘油片多不能缓解。伴出汗、烦躁不安和濒死感。发病早期多伴有恶心、呕吐和上腹胀等症状,75%～95% 的患者伴有心律失常,严重者合并心力衰竭、休克。

2.体征

可完全正常,也可有心尖区第 1 心音减弱、第 3 或第 4 心音奔马律。有 10%～20% 的患者发病后 2～3 日出现心包摩擦音,多在 1～2 日内消失。乳头肌功能不全时可有收缩期杂音,心力衰竭或休克者有相关体征。

(二)实验室检查

(1)血清肌酸磷酸激酶(CK 或 CPK)和肌酸磷酸激酶同工酶(CK-MB)于发病 6 h 内升高,12～24 h 达高峰,48～72 h 后消失。天门冬氨酸氨基转移酶(AST 或 GOT)发病后 6～12 h 升高。24～48 h 达高峰,3～6 d 后恢复正常。乳酸脱氢酶(LDH)发病后 8～12 h 升高,2～3 日达高峰,1～2 周才恢复正常。LDH_2 在 AMI 后数小时总乳酸脱氢酶尚未升高前就已出现,可持续 10 d。

(2)血肌钙蛋白测定:肌钙蛋白 T(cTnT)和 I(cTnI)测定是诊断心肌梗死最敏感指标,可反映微型梗死。正常情况下周围血液中无 cTnT 或 cTnI(亦有报道其正常值 cTnT≤0.2 ng/mL,cTnI<7 μg/mL),发生 AMI 时,两者均在 3 h 后升高,其中 cTnT 持续 10～14 d,cTnI 持续 7～10 d。

(3)其他实验室检查:发病 1 周内白细胞计数可增至(10～20)×10^9/L,中性粒细胞比例多在 75%～90%,嗜酸性粒细胞减少或消失,血沉增快,可持续 1～3 周。尿肌红蛋白在梗死后 5～40 h开始排泄,平均持续 83 h。血清肌红蛋白升高在 4 h 左右出现,24 h 内恢复正常。

(三)特殊检查

1.心电图

心电图特征性改变包括病理性 Q 波、S-T 段呈弓背向上型抬高和 T 波倒置。最早改变为异常高大两肢不对称的 T 波,数小时后 S-T 段明显抬高,弓背向上,与直立的 T 波连接形成单向曲线,并出现病理性 Q 波,同时 R 波减低或消失。发病后数日至 2 周左右,S-T 段逐渐恢复到基线水平,T 波变为平坦或显著倒置。发病后数周至数月,T 波呈"V"形倒置,两肢对称,波谷尖锐。T 波倒置可永久存在,也有可能在数月至数年内恢复,而异常 Q 波者有 70%～80% 永久存在。

2.放射性核素心肌显像

用锝(^{99m}Tc)焦磷酸盐进行心肌热点显像,多数患者坏死心肌摄取率在 49～72 h 内增高,6～7 d 后减少。用 ^{99m}Tc-MIBI 或 ^{201}Tl 做心肌冷点显像,分别在发病后 30～80 min 和 6 h 内进行时阳性率达 100%。^{99m}Tc 标记红细胞或清蛋白行门电路控制的核素心肌血池显像,可观察心室壁的运动和左心室的射血分数,有助于判断心室功能、诊断梗死后造成的室壁运动异常和室壁瘤。

心肌梗死的诊断主要依据临床症状、心电图改变与演变规律、血清酶增高的演变规律,这三项指标具备两项可确诊 AMI。

四、鉴别诊断

1.心绞痛

见"心绞痛"。

2.主动脉夹层

胸痛常呈撕裂样,迅速达高峰且常放射至背部、腹部、腰部和下肢。两上肢血压和脉搏可有明显差别,可有下肢暂时性瘫痪、偏瘫和主动脉关闭不全的表现。无 AMI 心电图的特征性改变及血清酶学改变。二维超声心动图检查有助于诊断。CT 和 MRI 可确诊。

3.急性心包炎

急性心包炎特别是急性非特异性心包炎亦可有严重而持久的胸痛及 S-T 段抬高,但胸痛与发热同时出现,呼吸和咳嗽时加重。早期可听到心包摩擦音。心电图改变常为普遍导联 S-T 段弓背向上抬高,无 AMI 心电图的演变过程,亦无血清酶学改变。

4.肺动脉栓塞

肺动脉栓塞可引起胸痛、咯血、呼吸困难、休克等表现,但有右心负荷急剧增加表现,如发绀、肺动脉瓣区第 2 音亢进、颈静脉充盈、肝大、下肢水肿等。心电图示电轴右偏,Ⅰ导联 S 波加深,Ⅲ导联出现 Q 波和 T 波倒置,胸导联过渡区左移,右胸导联 T 波倒置等改变。与 AMI 心电图的演变迥然不同,可资鉴别。

5.急腹症

胃或十二指肠溃疡穿孔、急性胰腺炎、急性胆囊炎、胆石症等。常有典型急腹症的体征,心电图及酶学检查可协助鉴别。

6.其他疾病

如自发性气胸、急性胸膜炎、胸部带状疱疹等。

五、治疗

1.一般治疗

(1)起病 3 d 内应绝对卧床休息,保持安静环境,给予镇静剂,保持排便通畅和避免用力排便。

(2)吸氧:最初几天内间断或持续鼻导管或面罩吸氧。

(3)监护:心电、血压和呼吸监测,必要时监测血流动力学变化。

2.镇痛治疗

吗啡 5～10 mg 皮下注射,最好与阿托品合用;或哌替啶(杜冷丁)50～100 mg 肌内注射。

3.限制梗死面积

(1)硝酸甘油:早期应用可能缩小梗死面积,而且对控制胸痛有肯定作用。静脉滴注 5～10 μg /min开始,每 5～10 min 递增 5～10 μg /min。低血压、低血容量或心动过速时慎用。

(2)β受体阻滞剂

1)适应证:①高动力状态患者(窦性心动过速、高血压而无心力衰竭或支气管痉挛证据);②持续反复缺血性胸痛;③快速心律失常,如快速房颤;④血清心肌酶再次升高提示有梗死延展;⑤疼痛发作 12 h 以内无论接受溶栓与否,无 β 受体阻滞剂禁忌证者。

2)禁忌证:①<60 次/分钟;②收缩压<13.3 kPa;③轻到重度左心衰竭;④P-R 间期>0.22 s或二度、三度 AVB;⑤严重慢性阻塞性肺部疾病。

3)给药方法:美托洛尔 12.5 mg,2 次/日开始,可逐渐增量至 25～50 mg,2 次/日;普萘洛尔 5 mg,3 次/日,逐渐增量至 10～20 mg,3 次/日。对于血流动力学不稳定或老年患者,尤其是下壁心肌梗死者,不主张早期应用(1 周内)。

(3)血管紧张素转换酶抑制剂(ACEI):大规模临床随机试验研究已确定 AMI 早期使用 ACEI 能降低病死率,尤其是前 6 周的病死率降低最显著,而前壁心肌梗死伴有左心室功能不全的患者获益最大。

1)禁忌证:① AMI 急性期收缩压 < 12 kPa;② 临床出现严重肾衰竭(血肌酐>256 μmol/L);③有双侧肾动脉狭窄病史者;④对 ACEI 制剂过敏者;⑤妊娠、哺乳期妇女等。

2)给药方法:在无禁忌证的情况下,溶栓治疗后血压稳定即可开始使用 ACEI。ACEI 使用的剂量和时限应视患者情况而定,一般来说,AMI 早期 ACEI 应从小剂量开始逐渐增加剂量,例如初始给予卡托普利 6.25 mg 作为试验剂量,一天内可加至 12.5 mg 或 25 mg,次日加至 12.5～25 mg,每日 2 次或每日 3 次。对于 4～6 周后无并发症和无左心室功能障碍的 AMI 患者,可停服 ACEI 制剂。若 AMI 特别是前壁心肌梗死合并左心功能不全,ACEI 治疗期应延长。

(4)钙拮抗剂:钙拮抗剂不作为 AMI 的常规用药。其适应证有:①梗死后心绞痛发作与冠状动脉痉挛有关;②非 Q 波心肌梗死无用钙拮抗剂禁忌证,可在发病后 4 h 开始应用;③PTCA后,预防冠状动脉痉挛;④短效或中效硝苯地平不适用于 AMI 的治疗。

(5)溶栓治疗

1)适应证:①发病 6 h 内,含化或静脉滴注硝酸甘油胸痛持续不缓解,心电图至少相邻两个导联 S-T 段抬高≥0.1 mV,年龄<70 岁;②发病虽超过 6 h(6～18 h 之间),但胸痛持续不缓解,S-T 段仍持续抬高者;③年龄虽>70 岁,但一般情况好且无溶栓禁忌证者。

2)禁忌证

A. 绝对禁忌证:①活动性内出血和出血倾向;②怀疑主动脉夹层;③长时间或创伤性心肺复苏;④ 近期脑外伤和出血性脑血管意外;⑤ 孕妇;⑥ 活动性消化性溃疡;⑦ 血压>26.7/16 kPa(200/120 mmHg);⑧糖尿病出血性视网膜病或其他出血性眼疾病。

B. 相对禁忌证:①近期有外伤史或 2 周内有手术史;②有慢性严重的高血压病史;③脑血管意外史;④严重的肝肾疾病。

3)常用药物及用法

尿激酶(UK):静脉给药,100 万～150 万单位,30 min 至 1 h 滴注完,或以 50 万单位静脉推注,然后 100 万单位静脉滴注,90 min 滴注完;冠状动脉内给药,3 万单位冠状动脉内注入。继以 4 000～8 000 U/min 滴注,每 10～15 min 造影 1 次。如血管已再通,减半给药再维持30 min 至 1 h。

链激酶(SK):静脉给药,100 万～150 万单位,1 h 滴注完,同时给予地塞米松 5 mg 静脉注射,预防过敏反应;冠状动脉内给药,3 万单位冠状动脉内注入,继以 3 000～4 000 U/min 滴注,血管再通后再维持 30 min 至 1 h。

重组组织型纤溶酶原激活剂(rt－PA)：静脉给药，先推注 15 mg，继而 50 mg 30 min 滴完，再 35 mg 1 h 滴完；冠状动脉内给药，10 mg 冠状动脉内注入，继以 40 mg 于 30 min 滴注，最后 1 h 再滴注 50 mg。

单链尿激酶型纤溶酶原激活剂(SCUPA)：1 次静脉滴注 30 mg。

甲氧苯基化纤溶原链激酶复合物(APSAC)：1 次静脉滴注 30 mg。

新制剂还有 RPA、nPA、TNK-tPA、SAK(葡激酶)等。

溶栓治疗初期通过导管经冠状动脉内注入溶栓剂常用，由于发病至心导管到插管所需时间过长，相反延误了溶栓的时间，现已少用或基本废弃冠状动脉内溶栓而采用静脉溶栓治疗。

4)冠状动脉再通指标：①胸痛 2 h 内迅速缓解或消失；②2 h 内抬高的 S-T 段迅速回降＞50％或恢复至等电位；③血清心肌酶 CK-MB 峰值提前至发病后 14 h 以内；④2 h 内出现再灌注心律失常(室性心律失常或传导阻滞等)；⑤冠状动脉造影证实原来闭塞的血管恢复前向血流(限于冠状动脉内溶栓治疗者)。

(6)经皮冠状动脉介入干预(PCI)

1)直接 PCI：在 AMI 早期，通过 PCI 直接扩张闭塞的相关冠状动脉，作为血管再通的治疗措施。

2)急救 PCI：AMI 合并心源性休克时，病死率大于 80％，由于其预后极差，在有条件的医院应予首选急诊 PCI，以挽救患者的生命。

3)补救性 PCI：在发病 24 h 内，静脉溶栓治疗失败，患者胸痛症状不缓解时，行急诊 PCI 以挽救存活心肌，限制梗死面积进一步扩大。

AMI 的 PCI 是 PCI 发展的又一重要阶段，PCI 在 AMI 急性期的技术成功率高达 95％以上，能提高 AMI 早期再灌注，减少梗死面积，改善左室功能及降低病死率。但 AMI 时进行直接或急诊 PCI 需要更娴熟的技术及丰富的经验。必要时，还需在主动脉内球囊反搏装置(IABP)或心肺旁路支持(CPS)辅助下进行。

(7)外科再灌注：急诊外科冠状动脉重建方法已成为减少梗死范围的一种措施。由于 AMI 发病后多数患者不能及时到达医院，以及临床检查、血管造影、术前准备等需耗费很长时间，因而不能作为 AMI 的常规治疗方法。以下情况可考虑冠状动脉旁路移植术(CABG)。

1)心导管术或 PCI 术中发生的冠状动脉急性闭塞，导致 AMI 时应立即施行 CABG。

2)溶栓治疗后多支血管病变者，CABG 可使早期和远期预后得到改善。

3)溶栓治疗后患者仍有严重的持续心肌缺血以及血流动力学不稳定状态，急诊 CABG 有益。

4.抗凝及抗血小板治疗

(1)肝素：所有未接受溶栓治疗的重症 AMI 患者如无禁忌证，入院时先给予 5 000 U 静脉滴注，以后以 600～800 U/h 静脉滴注 3 d；低分子肝素钙 50～75 mg(5 000～7 500 U)，每12 h 1 次，使凝血时间保持在正常对照的 2 倍左右。溶栓治疗者，尿激酶溶栓后 2 h，链激酶溶栓后 12 h 即开始以 600～800 U/h 静脉滴注或肝素钙 50～75 mg 皮下注射，每 12 h 1 次。

(2)阿司匹林：无论是否接受溶栓治疗，入院时即给予阿司匹林 75～325 mg/d 治疗，首次用量可为 325 mg，凡能耐受者应长期服用。

(3)噻氯匹定和氯吡格雷：噻氯匹定主要抑制 ADP 诱导的血小板聚集。该药起效慢，口服 24～48 h 起作用，3～5 d 达高峰，故不适合急需抗血小板的临床情况。多用于对阿司匹林禁忌的患者或阿司匹林联合用于支架植入的 AMI 患者。开始服用剂量 250 mg,每日 2 次,1～2 周后改为 250 mg,每日 1 次维持。其主要的不良反应是中性粒细胞及血小板减少。氯吡格雷是新一代 ADP 受体拮抗剂,起效快,不良反应少,已成为噻氯匹定的替代药物,首剂 300 mg,以后 75 mg/d 维持。急诊 PCI 术前氯吡格雷 600 mg,可以更快起效。

(4)GPⅡb/Ⅲa 受体拮抗剂:该受体拮抗剂的出现使抗血小板治疗得到进一步加强,它阻断了血小板的活化、黏附、聚集的最后通路,是目前最强的抗血小板药物。临床研究显示,静脉使用 GPⅡb/Ⅲa 受体拮抗剂用于非 S-T 段抬高 AMI 抗栓治疗及 PCI 抗血小板治疗均有确切的疗效。常用的药物有以下几种:①阿昔单抗:首剂 0.25 mg/kg,静脉注射,然后以 10 μg/min 的速度静脉滴注,持续 12～24 h;②替罗非班:用生理盐水或 5% 葡萄糖溶液稀释为 50 μg/mL 浓度的液体,开始以每分钟 0.1 μg/(kg·min),连续使用 2～5 d;③埃替非巴肽首剂 18 μg/kg,静脉注射,然后以 2 μg/(kg·min) 的速度持续静脉滴注,可连续使用 3 d。此类药物常见的不良反应为出血,与阿司匹林、肝素或溶栓药物合用时,应注意监测活化部分凝血活酶时间(APTT)和活化凝血时间(ACT)。

5.消除心律失常

(1)室性心律失常

1)室性前期收缩(VPB):急性心肌梗死偶发室性期前收缩对血流动力学无明显影响,一般不需治疗。对于 VPB>5 次/分钟、多源性 VPB、RonT 型 VPB、成对 VPB 和短阵室速(>3 个而连续的 VPB)应予以抗心律失常药物治疗。β 受体阻滞剂治疗室性期前收缩和预防室颤十分有效,无禁忌症的患者应早期应用。

2)室性心动过速:心室率<150 次/分钟,不伴血流动力学异常时,选用利多卡因或胺碘酮治疗,无效时应同步电复律。①利多卡因 50～100 mg 静脉注射,每 5～10 min 重复 1 次,至 VPB 消失或总量达 300 mg,继以 1～3 mg/min 的速度静脉滴注。VPB 消失后逐渐减量维持至停用;②胺碘酮:负荷量 75～150 mg,维持量 0.5～1.0 mg/min,持续静脉点滴。心室率>150 次/分钟和(或)动脉血压下降时,应立即同步电复律。

3)心室颤动:立即给予非同步电除颤(200～360 J)。

(2)严重窦缓(心率<50 次/分钟):阿托品 0.3～0.5 mg 静脉注射,每 10～30 min 1 次(总量不超过 2 mg),使心率上升至 60～70 次/分钟。阿托品无效时安装临时起搏器治疗。应用临时起搏器的适应证如下所示。

1)窦性心动过缓用阿托品治疗后仍有低血压、室性异位节律、心绞痛、左心衰竭或昏厥。

2)长的窦性停搏。

3)二度Ⅰ型 AVB 伴心动过缓和低血压。

4)二度Ⅰ型或二度Ⅱ型 AVB。

5)LBBB。

六、预后

预后与梗死范围大小、心功能状态、侧支循环产生的情况以及治疗是否及时有关。急性期住院病死率一般为 30% 左右,采用监护治疗后降至 15% 左右,采用溶栓疗法后进一步下降至 10% 以下。主要直接死亡原因有严重心律失常、休克或心力衰竭、心脏破裂。病死率与年龄显著相关,年龄在 60 岁以上者病死率较 60 岁以下者高 1 倍,年龄在 70 岁以上者则更高。大多数对急性期的预后因素也影响远期预后,如老年、心功能等。急性早期的原发性心室颤动经急救复苏存活者对远期预后无明显影响。无 Q 波的心肌梗死即使预后虽佳,但长期预后仍较差,可由于冠状动脉完全阻塞或再度阻塞以致再梗死或猝死。晚期及以后反复出现复杂性室性早搏(VPB)者、心脏增大或有室壁瘤以及休息时左室射血分数<40%者,都属预后不良。

第五节　急性冠脉综合征

急性冠脉综合征(ACS)是一组冠状动脉粥样硬化斑块破裂、血栓形成或血管痉挛而致急性或亚急性心肌缺血的临床综合征。包括 S-T 段抬高的急性心肌梗死(STEMI)和非 S-T 段抬高心肌梗死(NSTEMI)与不稳定型心绞痛(UAP)。ACS 约占冠心患者的 30%~40%,是心源性死亡的主要原因。以往以有无 Q 波来对 AMI 进行分类不利于早期诊断与治疗,因为出现 Q 波已是结局性的观察,现在以 S-T 段有无抬高对 AMI 进行分类对治疗有重要的指导价值。

一、病因

基本病因为冠状动脉粥样硬化,而不稳定斑块破裂、出血继发血栓形成是引起急性冠脉综合征的始动原因。此外,极少数 ACS 亦可由非冠状动脉粥样硬化引起,如冠状动脉炎症、创伤或栓塞等罕见情况。

二、病理与病理生理

病理基础为粥样斑块不稳定和破裂。不稳定斑块又称易损斑块,其特点为富含脂质,脂质核心大,纤维帽薄,所含平滑肌细胞较大或过度凋亡,且有大量单核巨噬细胞浸润。用分泌基质金属蛋白酶降解纤维帽中的结构性基质,均使粥样斑块易于破裂可形成裂隙。再加上炎症活动、细胞因子的释放、血管痉挛及血管外机械应力的作用均促进了此过程,诱发血栓形成,临床表现为 ACS。UAP 与 NSTEMI 常为血管不全阻塞,而 STEMI 常为斑块深部损伤形成全阻塞性血栓。从冠脉血管镜可见 UAP 的血栓为白色或灰色血栓,主要成分为血小板,纤维蛋白原较少而 STEMI 却为红色血栓,主要成分为红细胞和纤维蛋白原。ACS 实际上代表着从心肌缺血的可逆性损伤、微小心肌坏死到大面积心肌坏死的病理变化。

三、诊断

WHO 新提出的 ACS 的诊断标准为:①相应的临床表现;②心电图特异性改变;③生化标志物的出现。以上三条标准具备两条即可诊断 ACS。

1.S-T 段抬高的 ACS 诊断标准

(1)缺血性胸痛≥30 min,含服硝酸甘油多不能缓解。

(2)心电图至少两个肢体导联或相邻两个以上的胸前导联 S-T 段抬高≥0.1 mV。

2.非 S-T 段抬高的 ACS 诊断标准

根据 ACC/AHA 有关的 UAP 和 NSTEMI 的治疗指南,UAP 主要包括以下几种临床表现。

(1)初发心绞痛:按加拿大心血管病学会(CCS)分级新近发生的心绞痛在Ⅲ级或以上者。

(2)恶化型心绞痛:曾经诊断的心绞痛,近来出现发作次数增多,每次发作时间延长或引起心绞痛发作的阈值降低导致 CCS 分级增加 1 级以上或达到 CCS 分级Ⅲ级或以上者。

(3)静息心绞痛:心绞痛在休息发作,持续时间长,常在 20 min 以上。

根据 CK-MB 诊断标准,若 CK-MB 大于或等于正常上限的 2 倍,则无 S-T 段抬高的 ACS 即为 NSTEMI,反之则为 UAP;若以肌钙蛋白为诊断标准,则 S-T 段不抬高的 ACS 中肌钙蛋白阳性的则为 NSTEMI,肌钙蛋白阴性的则为 UAP。对部分出现 CK-MB 并不增高,而肌钙蛋白超过正常上限 99% 可信区间的无 S-T 段抬高的 ACS 患者,即称之为微小心肌损伤,近来 ESC/ACC 支持 AMI 的诊断,它实际上属于 NSTEMI,UAP 与 NSTEMI 的病因、发病机制和临床表现基本相似,只是心肌缺血损伤程度不一致。ACC/ACS 新的 ACS 治疗指南中强调应对非 S-T 段抬高的 ACS 进行危险分层,并根据不同的危险分层选择相应的治疗对策。

四、心肌标志物

1. 血清心肌酶检测

CK-MB 是 CK 的同工酶,在心肌中含量最多,其敏感性和特异性均较高,目前仍被认为是判断心肌坏死的金标准。此酶往往在梗死后 4~6 h 才有诊断意义的增高,因此,对于 MI 的早期诊断价值不大,而对梗死范围与时间的帮助更大。CK-MB 峰值提前出现则意味着再灌注的成功。此外,CK-MB 还可用于对病情预后的判断。CK-MB 增高也可见于心肌炎和心包炎。

2. 血清心肌结构蛋白检测

(1)肌红蛋白(MG):MG 并非心肌的特异性物质,可来自心肌和骨骼肌,肾衰竭时亦可增高,因而其特异性并不高,其优点是在心肌损伤时很快释放出来,在 MI 者出现胸痛后 1.5 h,即可进入血液循环,其高峰时间在 AMI 后 4~5 h 出现,在 AMI 后的 1~3 h 血清中测出的敏感性可达 62%~100%。MG 阴性对除外 MI 的价值很大,若胸痛 3 h 后仍为阴性者可除外 MI-MG,若在 2 h 内不成倍增高或比基线增加未超过 100 μg/L 则无 MI 可能。

(2)cTnT 和 cTnI:cTnT 和 cTnI 为心肌特异性的肌钙蛋白,它不受骨骼肌病变的影响,其敏感性和特异性比 CK-MB 高。肌钙蛋白的测定是目前开展的高灵敏、高特异性的反映心肌损伤的血清标志物检查,对 UAP、AMI 和小灶性心肌梗死的诊断、病情监测危险分层和预后判断都具有重要的临床意义。MI 后 3 h 开始增高,18~24 h 达峰值,可持续 7~10 d。能检出酶学检查不能检出的微小心肌坏死,故对 UAP 和 NSTEMI 的鉴别有十分重要的价值。若胸痛后 4 h 或达 6 h 这两种肌钙蛋白还呈阴性,就可排除 MI。肌钙蛋白虽然用于 UAP 和 NSTEMI 的诊断很敏感,因其增高的时间在冠状动脉阻塞后 3~6 h,因此,用于诊断 STEMI 的价值与 CK-MB 相同。

五、鉴别诊断

1. 急性主动脉夹层

胸痛常呈撕裂样,迅速达高峰且常放射至背部、腹部、腰部和下肢。两上肢血压和脉搏可有明显差别,可有下肢暂时性瘫痪、偏瘫和主动脉瓣关闭不全的表现。无 AMI 的特征性改变及血清酶学改变。偶尔可累及冠状动脉,甚至引起心肌梗死。二维超声心动图及 MRI 检查有助诊断。

2.急性心包炎

急性心包炎尤其在心包炎早期,可有心前区和胸骨后疼痛,胸痛与呼吸、咳嗽及体位变动有关。早期有心包摩擦音。心外膜下心肌炎产生损伤电流引起的 S-T 段和 T 波改变常位于除 aVR 以外的所有导联,S-T 段抬高呈弓背向下,可有心包压塞症状和体征,心脏超声可确诊。

3.急性肺动脉栓塞

急性大面积肺栓塞可引起胸痛、呼吸困难、昏厥和休克,伴发绀、冷汗及濒死感。但患者的体征、心电图和胸部 X 线片常有急性肺动脉高压或者急性右心功能不全的表现,如心电图上可有肺性 P 波,右束支传导阻滞或者较特异的 $S_I Q_{III} T_{III}$ 等表现。胸部 X 线片显示肺动脉段凸出,一侧或某区域肺血管纹理显著稀疏、纤细、走行异常。常见有肺浸润或肺梗死阴影呈楔形、带形或球形。心脏超声发现右室搏动减弱,肺动脉压力增高;必要时行肺动脉造影以确诊。

4.胸部病变

常见有肋软骨炎、肋间神经痛及带状疱疹等,多为刺痛或灼痛,临床症状和体征可资鉴别。

5.上消化道疾病

如反流性食管炎、消化性溃疡或穿孔、急性胰腺炎或化脓性胆管炎等急腹症。

六、治疗

1.S-T 段抬高的 ACS 的治疗对策

(1)尽早、充分和持续开通梗死相关血管,挽救心肌,是治疗 STEMI 成功的关键。如在起病 1 h 内开通梗死相关血管,可能免于发生不可逆性心肌坏死。即强调早期静脉溶栓、PCI 和合理使用支架。如能将溶栓治疗的快速性与直接 PCI 的高效性有机地结合起来,即可实现心肌梗死最佳的再灌注。

(2)不论溶栓还是 PCI,均要进行辅助抗栓治疗,包括抗血小板和抗凝治疗。

1)抗血小板治疗:①阿司匹林口服生物利用度为 70% 左右,1~2 h 内血浆浓度达高峰。AMI 急性期使用剂量应在 150~300 mg,首次服用时应选择水溶性阿司匹林或肠溶阿司匹林嚼服以达到迅速吸收的目的;②噻氯匹定和氯吡格雷的作用机制不同于阿司匹林,主要抑制 ADP 诱导的血小板聚集。尤其是氯吡格雷为新型 ADP 受体拮抗剂,口服后起效快,不良反应明显低于噻氯匹定,在抗栓治疗中氯吡格雷的地位进一步提高,现已成为噻氯匹定替代药物。初始剂量 300 mg,以后剂量 75 mg/d 维持。

2)抗凝治疗:低分子肝素为普通肝素的一个片段,从预防血栓形成的总效应方面低分子肝素优于普通肝素,且有应用方便,不需监测凝血时间、出血并发症低的优点,建议可用低分子肝素替代普通肝素。

(3)另外,在 S-T 段抬高的 ACS 中,急性期用 β 受体阻滞剂和 ACEI 类药物可缩小梗死面积和降低病死率。

2.非 S-T 段抬高的 ACS 的治疗对策

UAP 和 NSTEMI 治疗原则相同,以药物为主,抗栓不溶栓,部分症状不能控制的患者需做 PCI 治疗。由于 UAP 和 NSTEMI 在病理上存在非纤维蛋白性血栓,以血小板的聚集为主(即血栓多富含血小板的白灰色血栓)。

所以不主张用溶栓治疗。溶栓可能引发出血等不良反应和增加死亡风险,非但无益,反而有害。抗栓包括抗血小板和抗凝,阿司匹林＋氯吡格雷＋肝素的"三联疗法"是目前实用的抗栓方案。根据非 S-T 段抬高的 ACS 危险分层不同,相应治疗略有不同。

(1)低危和中危组患者的治疗:首先药物治疗,观察 24～48 h,若仍有静息心绞痛发作,在有条件的医院应尽快行冠脉造影,决定是否 PCI 或 CABG。若在观察期内无静息心绞痛发作,继续药物治疗,等病待病情稳定后,行运动负荷试验,根据心肌缺血程度决定是否进行冠脉造影和 PCI。

1)抗栓治疗:一经确诊,立即给阿司匹林 150～300 mg/d 口服。氯吡格雷需 2～3 d 才能发挥最大作用,用量 75 mg/d。抗凝治疗选用依诺肝素为佳,其抗凝作用更为稳定、安全、有效,出血并发症与普通肝素相当。

2)抗心肌缺血治疗:硝酸酯类、β 受体阻滞剂以及钙离子拮抗剂的应用。

3)他汀类药物:他汀类药物对冠心病的一级与二级预防都十分有效。在 ACS 的早期应用能稳定斑块、抗感染和改善血管内皮功能作用。在减少冠状动脉不良事件、降低冠心病患者的致残率与致死率方面都具有不可替代的价值。根据 ATP Ⅲ 指南,以降 LDL-C 为目标,积极控制 LDL-C<1.0 g/L。

(2)高危组患者的治疗:对于高危的非 S-T 段抬高的 ACS 早期 PCI 效果明显好于药物治疗组。目前对于高危患者主张尽早施行 PCI。因此,在条件好的医院对这类患者应首选 PCI,次选药物治疗;对条件较差的医院仍是先药物治疗然后根据冠脉造影结果选择 PCI 或 CABG。

七、预后

UAP/NSTEMI 的临床危险性随疾病的发展及其相应的治疗而有所变化。心肌梗死溶栓试验(TIMI)研究小组分析入选 TIMI-11B 试验的 UAP/NSTEMI 患者的临床变量及其与死亡、非致死性心肌梗死或严重缺血需血运重建的复合终点事件的关系,建立了简单实用的床旁 TIMI 危险评分系统,对 ACS 进行不良事件预后判断。这 7 项临床预测变量包括:①年龄>60 岁;②3 个或以上的危险因素;③冠状动脉狭窄≥50%;④S-T 段变化;⑤24 h 内有 2 次心绞痛发作;⑥近一周内服用过阿司匹林;⑦心肌损伤标志物增高。每一变量计一分,最多为 7 分。用此评分能很好地预测 14 d 内发生终点事件的危险性大小,随评分值的递增(从 1 分至 7 分),复合终点事件(死亡、非致死亡心肌梗死、严重缺血发作)发生率也逐渐增加(从 7.7% 至 30.5%)。此评分系统对患者的危险评价及预后判断有重要的指导意义,但尚有一定的局限,未包括左心室功能状况等因素,且属于非动态观察。远期预后见"心绞痛"和"心肌梗死"。

第六节　缺血性心肌病

缺血性心肌病是指由于冠状动脉粥样硬化所致长期心肌缺血引起的以弥散性纤维化为主的心肌病变,亦称为心肌硬化或心肌纤维化。缺血性心肌病者冠状动脉粥样硬化严重,多为多支病变,心脏逐渐扩大,左室功能明显受损,左室射血分数多≤35%。临床主要表现为心律失常和心力衰竭,因此也称心律失常型和心力衰竭型冠心病。

一、病因

本病大多数属冠状动脉严重粥样硬化性病变,偶为冠状动脉痉挛、冠状动脉栓塞、先天性冠状动脉畸形或冠状动脉炎症所引起。

二、病理

心脏增大,重量增加,可达 450～830 g,心室壁厚度与心脏增大不成比例,厚、薄交错不均匀。心腔以左心室扩大为主,严重者双心室均扩大,心脏外形呈球状。冠状动脉多呈广泛而严重的粥样硬化。组织学检查见心肌弥散性纤维化伴有肥大、萎缩的心肌细胞,电镜检查显示心肌有较广泛的损害,在毛细血管和心肌细胞之间有线粒体损害、肌原纤维断裂、分离和较多胶原沉着。

三、诊断要点

1.临床表现

(1)症状:此病的临床特点是以心力衰竭和心律失常为主要临床表现。患者有心绞痛或心肌梗死的病史,常伴有高血压。部分患者可有明显的心绞痛或心肌梗死病史。心力衰竭的表现多逐渐发生,大多先出现左心衰竭,随着病情的发展,继而发生右心衰竭,患者则出现呼吸困难、水肿等相应的症状。此类患者可出现各种心律失常,心律失常一旦出现,常持续存在,其中以期前收缩(室性或房性)、心房颤动、病态窦房结综合征、房室传导致阻滞多见,阵发性心动过速亦时有发生。

(2)体征:心脏增大为本病的重要体征。心脏逐渐增大,以左心室增大为主,后期则两侧心脏均明显增大。心力衰竭和心律失常则出现相应的体征。

2.特殊检查

(1)心电图:部分患者可见陈旧性心肌梗死图形,冠状动脉供血不足的变化常见,包括 S-T 段下降,T 波平坦或倒置等。可见各种心律失常,其中以期前收缩(室性和房性)、心房颤动、病态窦房结综合征、房室传导阻滞和束支传导阻滞多见。

(2)胸部 X 线检查:可见心影增大和不同程度的肺血增多,胸部 X 线检查发现冠状动脉钙化,则提示有缺血性心肌病的可能。

(3)超声心动图:可明确心脏扩大的某些原因,以期除外冠心病并发症(室壁瘤、室间隔穿孔和乳头肌功能不全等),以及其他心脏病或其他原因引起的心脏扩大和心力衰竭。二维超声心动图显示局部室壁运动异常,呈节段运动减弱,对缺血性心肌病的诊断有重要价值。

(4)放射性核素心肌显影:[201]TI 心肌显像示灌注缺损,如发现固定性灌注缺损超过左室壁的 40%,高度提示缺血性心肌病。

(5)选择性冠状动脉造影:可确立对本病的诊断。它即可判断冠状动脉狭窄的程度和受损的部位,也可明确有否其他冠状动脉疾患。

3.诊断标准

根据典型临床表现(心脏扩大、心力衰竭和心绞痛)和明确的冠心病史,排除其他引起心脏扩大、心力衰竭和心律失常的原因,诊断本病并不困难。选择性冠状动脉造影可帮助确诊。

（1）Yatteau 等于 1974 年提出缺血性心肌病诊断标准如下。

1）心室造影提示左室收缩功能普遍性降低，LVEF<25％，排除心室局部疾病和室壁瘤。

2）主要冠状动脉一支或多支显著粥样硬化。

3）无并存的其他疾病。

（2）张放于 1989 年提出如下缺血性心肌病的临床诊断必须具备三个肯定条件和两个否定条件。

1）肯定条件：①明确的冠状动脉疾病证据（心绞痛、心肌梗死、冠状动脉造影阳性）；②明显心脏扩大；③顽固性心力衰竭。

2）否定条件：①除外冠心病并发症（室壁瘤、室间隔穿孔、乳头肌功能不全等）；②除外其他心脏病或其他原因引起的心脏扩大和心力衰竭。

四、鉴别诊断

1.扩张型心肌病。

2.缺血性心肌病

尚需与心肌炎、高血压性心脏病、内分泌性心脏病等进行鉴别。

五、治疗

治疗目的是改善冠状动脉供血和心肌的营养，控制心力衰竭和心律失常，缓解症状，提高生活质量及延长寿命。

1.药物治疗

一般治疗包括限制体力活动和钠盐的摄入。充血性心力衰竭患者可使用小剂量洋地黄（如地高辛 0.125～0.25 mg/d）和利尿剂。硝酸异山梨酯和肼屈嗪联合使用可改善心力衰竭患者的预后，延长其存活期。最近临床试验表明，血管紧张素转换酶抑制剂可长期改善患者的症状和血流动力学，且可延长患者的寿命。

β受体阻滞剂的主要不良反应是减弱心肌收缩力，对存在心肌缺血、难以控制的窦性心动过速和快速心室率的心房颤动患者，在同时使用洋地黄和利尿剂的基础上应用小剂量β受体阻滞剂（如阿替洛尔 6.25～12.5 mg，2 次/日或美托洛尔 12.2～25 mg，2 次/日）可能对改善症状有益，合并心房颤动的患者应长期抗凝治疗。病态窦房结综合征和房室传导阻滞有阿—斯综合征发作者，须尽早安置永久性人工心脏起搏器。此类患者的 PTCA 治疗尚未肯定，因患者多为累及多支血管的弥散性病变，并且左室功能差，如需急诊手术，风险极大，大多数患者不宜接受 PCI 治疗。

2.外科治疗

CABG 可明显改善心绞痛患者术后的症状。对充血性心力衰竭患者手术对症状的改善作用不大。因此，该手术适于以缺血心绞痛症状为主的患者。有的患者虽无明显的心绞痛发作，但有无症状心肌缺血亦同样适于冠状动脉旁路手术治疗。

对于难以用药物控制的晚期心力衰竭患者，而无其他严重的全身性疾病和器宫损害者可考虑心脏移植。

六、预后

缺血性心肌病的预后取决于冠状动脉病变范围和左室功能，后者较前者更为重要。总的

5 年和 7 年存活率分别为 45％和 34％。主要死因为进行性心力衰竭、心肌梗死、心律失常和猝死,有报道心力衰竭患者的 50％死于猝死及致命性室性心律失常(室速、室颤)。

第七节　冠心病猝死

猝死是指自然发生、出乎意料的突然死亡。世界卫生组织定为发病后 6 h 内死亡者为猝死,多数作者主张定为 1 小时,但也有人将发病后 24 h 内死亡者归于猝死之列。

一、病因

猝死以心脏病引起者居大多数,称之为心源性猝死。在心源性猝死中以冠心病所引起者最为常见。Munck 分析 500 例心源性猝死病例,79％有冠状动脉粥样硬化,其中 20％合并有心肌梗死。可见冠心病是引起猝死的重要因素。

二、病理与病理生理

冠心病发生猝死者大多为两支或三支冠状动脉有直径≥70％以上的严重狭窄。部分患者在此基础上并发血栓形成或斑块破裂、出血,加重了冠状动脉的狭窄或堵塞。目前认为本型患者是由于在冠状动脉粥样硬化的基础上,内源性儿茶酚胺分泌增加,促进血栓形成(尤其是微循环内形成微血栓堵塞微循环),同时产生大量的血管活性物质,导致血管痉挛,引起心肌急性缺血,造成局部电生理紊乱,引起暂时的严重心律失常(绝大多数为心室颤动)所致。

三、诊断要点

冠心病猝死者半数生前无症状。有些患者平素“健康”,往往死于夜间睡眠之中。对死亡患者发病前短时间内有无先兆症状难以了解,而且多数患者在院外死亡,若死亡时无旁人见证,尚很难确定患者死亡的准确时间,临床主要根据有无冠心病史或证据推断死因。

1.心搏骤停的临床识别

(1)心音消失。

(2)脉搏扪不到,血压测不出。

(3)意识突然丧失或伴有抽搐(多发生于心脏停搏后 10 s 内),有时伴眼球偏斜。

(4)呼吸断续,呈叹息样,以后即停止。多发生于心脏停搏后 20～30 s 内。

(5)昏迷,多发生于心脏停搏 30 s 后。

(6)瞳孔散大,多在心脏停搏后 30～60 s 出现。

心搏骤停较早,而可靠的临床征象是意识突然丧失伴以大动脉(如颈动脉和股动脉)搏动消失,有这两个征象存在,心搏骤停的诊断即可成立。

2.诊断标准

冠心病猝死目前尚无统一的诊断标准,以下几点供参考。

(1)过去曾经诊断为冠心病或可疑冠心病突然死亡者。

(2)突发心绞痛或心源性休克,心电图示急性心肌梗死或梗死先兆在 6 h 内死亡者。

（3）突发心绞痛或心源性休克、来不及或无条件做心电图检查，于发病后 6 h 内死亡不能以其他原因解释者。

（4）发病后迅即死亡不能以其他原因解释者。

（5）睡眠中死亡不能以其他原因解释者。

（6）猝死后经尸检证实有明显的冠状动脉粥样硬化者。

四、鉴别诊断

冠心病猝死应与其他心源性猝死（如心肌病、心脏瓣膜病、先心病等）相鉴别，还应与心脏病以外的病因（如蛛网膜下隙出血、脑干出血、急性出血性胰腺炎等）进行鉴别。

五、治疗

1. 冠心病猝死的现场抢救

一旦发现心搏骤停应立即就地抢救，对挽救患者的生命有重大意义。如在医院外发生的心搏骤停又无复苏医疗设备的情况下应采取通畅气道、人工呼吸和人工胸外按压措施施救，即简称 ABC 三步曲。在医院内发生的心搏骤停则根据患者的具体病情进行抢救，特别是对心室颤动的电除颤，可以得到很高的复苏成功率。

2. 室颤的预防

室颤通常为猝死的即刻原因，因此冠心病猝死的预防应针对室颤的预防。

（1）β 受体阻滞剂：急性心肌梗死后无 β 受体阻滞剂禁忌证的患者，应坚持服用 β 受体阻滞剂 2 年以上，β 受体阻滞剂可降低梗死后室颤、室速及频发室性期前收缩者的猝死率。β 受体阻滞剂尤其适用于有心绞痛或室性心律失常者。近年来亦有研究初步表明，小剂量胺碘酮可能降低梗死后有频发复杂室性期前收缩患者的猝死率。

（2）体内埋藏式心脏转复除颤器：该装置可在室颤或室速发生后，感知心律失常，立即放电进行心脏转复或除颤，而且可在需要时自动起搏。它的临床应用可望改善猝死高危患者的预后。

3. CABG 和介入治疗

CABG 或 PCI 等介入治疗通过改善冠状动脉血流减少猝死的发生。

六、预后

冠心病猝死的预后主要取决于抢救是否及时、心功能状态和心电活动的类型。如在心搏骤停后 4～6 min 内未能及时进行心脏复苏，其预后差。若在后 8 min 内未予以复苏者，则会无存活，如心搏骤停继发于显著的左室功能减退者，其预后差，复苏的成功率低。即使复苏成功，其心室颤动的复发率亦很高。由于严重的血流动力学障碍继发的心室停搏、心动过缓及电—机械分离，对心脏复苏措施的反应差。急性心肌梗死早期的原发性心室颤动，并非由血流动力学异常引起，经及时除颤易获复律成功。

第八节　无症状性心肌缺血

无症状性心肌缺血或称静息性心肌缺血是指冠心病患者有心肌缺血的客观证据,如心电图典型的缺血性 S-T 段改变,放射性核素检查或超声心动图显示缺血心肌灌注异常或室壁运动异常、冠脉循环血流动力学异常等,而临床无心绞痛或心绞痛等同症状。

无症状性心肌缺血广泛存在于各种类型冠心病的病程中,Cohn 将其分为 3 种类型:Ⅰ型:临床完全无症状和冠心病病史的心肌缺血;Ⅱ型:急性心肌梗死后的无症状心肌缺血;Ⅲ型:心绞痛患者伴有的无症状心肌缺血发作。

一、病因

无症状性心肌缺血系冠状动脉粥样硬化造成冠状动脉狭窄和心肌供血不足。无症状性心肌缺血的发作与冠状动脉痉挛有密切的关系。

二、诊断要点

无症状性心肌缺血因无症状,故诊断必须依靠下述特殊检查。

1. 运动心电图试验

诊断冠心病心肌缺血的敏感性为 47%~81%,特异性为 69%~96%,运动心电图的典型变化可提示诊断。

2. 动态心电图

动态心电图是研究日常生活中心肌缺血唯一的方法。国内一组对经冠脉造影证实的冠心病患者进行动态心电图检测,发现其诊断冠心病心肌缺血的敏感性为 55%,特异性为 76.9%,其中 53.1% 的心绞痛患者和 54% 的心肌梗死患者可监测到无症状心肌缺血发作。诊断标准为 S-T 段呈水平型或下斜型压低≥1 mm,持续时间≥1 min,相邻两次 S-T 段改变间隔时间≥1 min,又无心绞痛及等同症状者。

3. 运动核素心肌显像

临床常用运动^{201}TI 心肌断层显像或运动^{99m}Tc-MIBI 是诊断心肌缺血较为敏感的方法。国外报道其诊断冠心病的敏感性为 70%~100%,特异性 75%~100%。运动心肌显像诊断冠心病心肌缺血的价值优于运动心电图试验及动态心电图检查,可提高无症状性心肌缺血的检出率。无症状性心肌缺血缺乏临床表现,需要依靠辅助检查来做出诊断。可是上述方法诊断无症状性心肌缺血均有一定的假阴性和假阳性,反映心肌缺血的价值有一定的差异。因此,应结合临床其他情况(如冠心病危险因素)进行综合分析。上述几种方法可以相互补充印证,有利于确诊。特别是对临床完全无症状或"正常健康"人诊断无症状心肌缺血,需结合冠状动脉造影确诊。

三、鉴别诊断

1. 自主神经功能失调

此类患者有肾上腺素能 β 受体兴奋性增高,心电图可出现 S-T 段压低和 T 波倒置等改变。服普萘洛尔 10~20 mg 后 2 h,再做心电图检查,可见 S-T 段和 T 波恢复正常,有助于鉴别。

2.其他

心肌炎、心肌病、其他心脏病、电解质紊乱及药物作用等引起的 S-T 段和 T 波改变,根据其各自的临床表现不难做出鉴别。

四、治疗

1.对完全无症状心肌缺血(Ⅰ型)

一般采用消除危险因素,避免导致心肌缺血的诱因,采用抗心肌缺血药物(硝酸酯类、β 受体阻滞剂)和阿司匹林进行预防性治疗。对多支冠脉病变或左主干病变,特别是伴有左室功能不全者,应采用 PCI 和冠状动脉旁路手术治疗。

2.心肌梗死后无症状性心肌缺血(Ⅱ型)

β 受体阻滞剂有心肌保护作用,抗心肌缺血药物和阿司匹林也有一定效果,可延长运动时间,减轻运动时发生的无症状左室功能异常及无症状心肌缺血。有手术指征者宜采用 PCI 或冠状动脉旁路手术治疗。

3.无症状性心肌缺血(Ⅲ型)

应积极采用抗心肌缺血药物治疗,控制心绞痛症状。由于无症状心肌缺血发作与冠脉痉挛有密切关系,因此药物治疗宜首选钙拮抗剂。根据患者冠脉造影结果和具体病情选用 PCI 和外科手术治疗。

五、预后

无症状性心肌缺血与心绞痛发作有同样的预后意义。同样可发生严重心律失常、心肌梗死以至猝死。由于无症状性心肌缺血不被患者察觉,又易被临床医师所疏漏,影响了冠心病的发现与治疗,预后甚至更为不良。

第九节 X 综合征

X 综合征系指以劳力型心绞痛发作为突出症状,心电图运动试验阳性,冠状动脉造影正常,而又无冠状动脉痉挛现象的一类病征。缺血性胸痛和冠状动脉造影正常是 X 综合征的两个主要特征。

一、病因及发病机制

有关 X 综合征的病因及发病机制有很多假设,但确切的病因迄今尚未明了。综合文献报道可能与下列因素有关。

1.微血管病变

由于患者有心绞痛症状,而无肉眼可见的冠状动脉狭窄或痉挛,故有人认为引起心肌缺血的原因可能是冠脉分支的微血管病变,位于运输动脉与小动脉之间的管径在 $100 \sim 400 \ \mu m$ 的前小动脉,由于局部缺乏血管介导的内皮衍生敏感而出现呈片状分布的异常收缩,远端局部心肌组织内因缺血而释放腺苷增多。腺苷是一种致痛性物质,作用于传入神经而引起胸痛(心绞痛),同时使受代谢调节的小动脉扩张,管腔内压降低,前小动脉与小动脉分支进一步缩窄,心肌组织间隙腺苷浓度进一步升高,从而导致持续性胸痛。

2.冠状动脉功能缺陷

冠状动脉功能缺陷如冠状动脉紧张度调节障碍,心外膜下冠状动脉和冠状动脉微血管内皮细胞功能不全。

3.痛觉感知异常

X综合征患者在行心导管检查或心内电生理试验、心腔内快速注射生理盐水和快于基础心率起搏心室5次都可出现胸痛症状。因此,推测胸痛与患者心肌疼痛受体对一般生物化学刺激的反应性增高、痛觉感知异常有关。但这种设想不能解释患者疼痛时出现的心电图ST-T波变化。

4.血液因素异常

由于血液因素异常引起心肌血液灌注不足如血黏滞度增高和血小板聚集性增强。

5.心肌血液灌注不足

心肌血液灌注不足使心肌能量产生减少及交感神经系统过度激活(活性增高)。

二、诊断要点

1.临床表现

本征以前胸痛为突出的临床症状,女性多见,心绞痛发作多与劳力和情绪因素有关。疼痛可向肩部和左上肢放射,胸痛可因舌下含服硝酸甘油而缓解。但患者心绞痛的疼痛性质和程度通常不像冠心病心绞痛那样典型,疼痛持续时间多较长,可超过30 min,甚至达1 h以上,心绞痛发作无明显诱因,对硝酸甘油疗效不明显。

2.特殊检查

(1)心电图检查

1)静息时心电图:部分患者心绞痛发作时可呈现缺血性ST-T改变。

2)心电图负荷试验:心电图运动试验阳性,运动后出现心绞痛和心电图S-T段压低≥1 mm。

3)动态心电图监测:24~48 h动态心电图监测至少1次S-T段压低幅度达1 mm或1 mm以上。

(2)冠状动脉造影:冠状动脉造影正常,且无自发和麦角新碱诱发的冠状动脉痉挛现象发生。

3.诊断标准

(1)有劳力型心绞痛症状。

(2)心电图运动试验阳性,或24~48 h动态心电图监测出现至少1次S-T段压低达到或大于1 mm。

(3)冠状动脉造影和左室功能正常。无自发性或诱发(冠脉内麦角新碱激发试验阴性)冠脉痉挛表现。

三、鉴别诊断

1.冠心病心绞痛

一般劳力型心绞痛常有明显诱因,胸痛持续时间多在几分钟以内,舌下含服硝酸甘油后常迅即缓解。冠状动脉造影能显示动脉的狭窄性病变以及病变的范围和程度。

2.急性心肌梗死

急性心肌梗死患者胸痛程度较重,持续时间较长,可达数小时或数天。患者可出现烦躁不安、出汗、恐惧或濒死感。部分患者有频繁恶心、呕吐和上腹痛等胃肠道症状。严重者可发生心力衰竭或休克。血清心肌酶含量增高以及特征性的心电图和心电向量图改变,可资鉴别。

3.其他

X综合征应与胸壁、肺、胃肠及食管病变等引起的非心源性胸痛相鉴别,以及与心脏瓣膜病、心肌病、心包炎等明确病因的心源性疾病进行鉴别。

四、治疗

X综合征目前尚无公认、有效的治疗方法,主要是对症治疗。硝酸酯类药物、β受体阻滞剂和钙拮抗剂可使部分患者心绞痛发作次数减少或疼痛减轻,但疗效均不肯定。最近有人报告腺苷拮抗剂氨茶碱和茶碱对此症有较好疗效,可使患者症状明显减轻,且使心电图 ST-T 波变化得以纠正。

五、预后

X综合征患者一般预后良好。有人对本病追踪观察了 5~10 年,结果发现虽然心绞痛反复发作,可左心室功能一直良好,许多患者的心绞痛发作随着时间的推移而消失。即使持久反复发作心绞痛,亦未见引起心肌梗死和严重心律失常,绝大多数未丧失劳动能力。另一组对 30 例 X 综合征患者进行了 5.4~20.4 年随访,在此期间每半年进行 1 次健康状况评估,定期进行运动试验、24 h 动态心电图及超声心动图评估。所有患者均无严重的冠脉事件或心功能受损的情况发生,但有个别报道发现,少数病例在随访中出现心功能恶化。

第十节　冠心病的介入诊断与治疗

一、冠状动脉造影术

冠状动脉造影术是利用导管对冠状动脉解剖进行放射影像学检查的一种介入性诊断技术。其目的在于检查冠状动脉血管树的全部分支,了解其解剖的详细情况,包括冠状动脉起源和分布的变异、解剖和功能的异常以及冠状动脉间和冠状动脉内的侧支交通情况,从而为冠心病诊断提供可靠的解剖学和功能学信息,为介入治疗或冠状动脉搭桥术方案的选择奠定科学依据。目前冠状动脉造影术已成为冠心病诊断金标准。

(一)冠状动脉造影术的适应证

1.诊断性冠状动脉造影

(1)患者胸痛不适或胸闷,与劳累等因素无关,不能随硝酸酯类制剂或休息等措施所缓解。

(2)上腹部症状,无食管、胃与肝胆道疾病,或经治疗不能缓解,需与心绞痛鉴别。

(3)有缺血性心绞痛症状,但运动试验或核素心肌断层显像无缺血客观指征者。

（4）Holter 动态心电图或运动试验有心肌缺血客观指征,但无临床症状者。

（5）高通气综合征(过度换气综合征)患者有心肌缺血指征者。

（6）T 波异常或非特异性 ST-T 改变需排除冠心病者。

（7）为安全或职业特殊需要,需除外冠心病者,如飞行员或高空作业人员有胸部不适者。

2.指导治疗的冠状动脉造影

（1）择期冠状动脉造影:对有典型心绞痛症状,各种无创性检查证实有心肌缺血的冠心病患者,冠状动脉造影可提供确切的冠状动脉病变和范围以及左心室功能情况,为进一步制订治疗方案提供客观依据。

（2）急诊冠状动脉造影

①非 S-T 段抬高型 ACS:高危患者可能出现心力衰竭、严重心律失常、心源性猝死、致命性心肌梗死或非致命性心肌梗死,这些情况往往对单纯的内科保守治疗效果较差,需要早期行冠状动脉造影,并指导下一步介入治疗方案。

②S-T 段抬高型 ACS:S-T 段抬高型急性冠脉综合征的治疗原则应是尽快、持续、充分开通梗死相关血管,有条件的医院应强调尽早进行冠状动脉造影并行 PCI 治疗。一般对于发病时间<3 h 的 STEMI 溶栓和 PCI 在缩小梗死面积和降低病死率方面效果相近,但是随着时间的进一步延长,溶栓的作用逐渐减弱而 PCI 的效果却相对稳定。如果溶栓 1 h 后,仍没有起效,应尽早行冠状动脉造影并 PCI 手术,这是确保冠状动脉迅速开通的有效方法。

3.明确病因诊断的冠状动脉造影

冠脉造影还可应用于原因不明的心脏扩大,心功能不全和心律失常患者以明确病因诊断,除外冠心病的可能性。此类患者需同时进行左心室造影和左心室舒张末压测定外,还应同时应做右心导管检查,测定右心房、室的压力指标,必要时还需进行肺动脉造影或右心室造影,疑为心肌病者必要时可进行心内膜心肌活检术

4.非冠状动脉、重大疾病手术前的冠状动脉造影

（1）无创检查提示有心肌缺血或心前区不适患者,需要接受外科瓣膜手术、二尖瓣分离术或先天性心脏病手术。

（2）虽然患者没有胸痛等不适,但由于高龄或具有其他多种冠心病易患因素,需要进行外科心脏瓣膜手术者。

（3）先天性心脏病行矫正术前,尤其是法洛四联症、大血管转位等可能合并先天性冠状动脉畸形者。

（4）感染性心内膜炎患者,伴有冠状动脉内血栓或栓塞形成的证据者。

（5）其他非心血管疾病,肿瘤或胸腹部大手术前,需排除冠心病。

（二)冠状动脉造影术的禁忌证

对于冠状动脉造影的禁忌证,ACC/AHA(美国心脏病学会和美国心胜病协会)没有明确规定。

随着临床技术的不断提高和临床经验的积累,加上器械的不断改进配合各种辅助装置的应用(如主动脉内球囊反搏术、起搏器及心肺分流等技术),使许多急性心肌梗死、心力衰竭或心源性休克及顽固性室性心律失常的患者,也能很好地耐受冠状动脉造影检查。绝对禁忌证只是相对于意识清醒、神志正常、有民事行为能力和责任能力的人而不愿意接受手术而言。

但是冠状动脉造影有一定的相对禁忌证主要是指有可能增加手术并发症的相关疾病或状

态,并有可能通过治疗而得到稳定和改善。主要有以下几点。

(1)未控制的严重充血性心力衰竭或急性左心衰竭。

(2)严重的肾功能不全伴少尿或无尿,已经或准备行透析治疗者除外。

(3)活动性出血或严重的出血倾向及凝血功能障碍。

(4)急性心肌炎或主动脉瓣心内膜炎。

(5)尚未控制的严重感染性疾病伴发热者。

(6)严重的碘造影剂过敏者。

(7)严重的躯体疾病已到晚期者,冠状动脉造影或 PCI 手术已没有治疗意义。

(三)造影结果判断

冠脉病变的分析和评价是选择治疗方法和判断预后的主要依据,必须对每一主支、分支和逐个血管段进行仔细分析和评价。

1.狭窄程度的诊断标准

(1)计算机辅助的定量分析法(QCA):以造影导管为参考(通常选用 6 F 造影导管,1 F=0.33 cm),通过电视密度法由计算机辅助测定参考血管直径、病变节段直径狭窄百分数和病变长度,推算面积狭窄百分数。

(2)目测法:以造影导管为参考(通常选用 6 F 造影导管,1 F=0.33 cm),估测参考血管直径和病变节段直径狭窄程度,此种方法比较方便,临床经验丰富的医生判断较为准确,因而临床上最常用。

2.狭窄的临床意义

一般认为 50% 以下的固定狭窄为轻微病变,不会引起缺血症状,不作为诊断冠心病的标准,除非在此基础上发生冠状动脉痉挛或血栓而引起临床症状。冠状动脉主支血管狭窄 50% 以上,可确诊为冠心病。一般而言,50%~70% 狭窄可用药物治疗。70%~99% 为重症狭窄,不仅可导致严重出血,还可以引起该血管供血区心肌功能不全。目前国际上仅对 ≥70% 的狭窄进行血管成形术。

3.病史特征分析

病变特征对冠状动脉搭桥术并非十分重要,然而对于冠状动脉的介入性治疗却是至关重要,因其对手术的成功可能和危险性、介入治疗方案的制订和器械的选择、并发症和再狭窄等都有直接影响。

对病变特征的分析包括:病变部位(血管近、中、远端或分叉处)、长度、向心性或偏心性、累及大分支、边缘规则与否、成角病变的度数、病变近端血管弯曲情况、钙化程度、溃疡、血栓、侧支循环情况等。血管情况亦应注意,如血管壁的僵硬感、收缩时的"折断"感、血管严重迂曲延长犹如松开的弹簧状、血管纤细等都是动脉硬化的表现。

二、冠心病的介入治疗

(一)概述

1.冠心病介入治疗的概念

冠心病经皮冠状动脉介入治疗(PCI)是指经皮穿刺周围动脉(股动脉或桡动脉等),沿动脉向心脏方向送入球囊导管和(或)支架等介入治疗器械至冠状动脉目标部位,对其狭窄或闭塞病变进行扩张、疏通,从而改善心肌的血流灌注的心导管治疗技术。

2.冠心病介入治界的适应证

(1)慢性稳定型冠心病

①有较大范围心肌缺血的客观证据。

②自体冠状动脉的原发病变常规置入支架。

③静脉旁路血管的原发病变常规置入支架。

④慢性完全闭塞性病变。

⑤外科手术高风险患者。

⑥多支血管病变无糖尿病,病变适合 PCI。

⑦多支病变合并糖尿病。

⑧经选择的无保护左主干病变。

(2)非 S-T 段抬高 ACS 患者

①对极高危患者紧急行 PCI(2 h 内)。

②对早期中、高危患者行 PCI(72 h 内)。

③对低危患者不推荐常规 PCI。

④对 PCI 患者常规支架置入。

(3)STEMI 患者直接 PCI

①所有 STEMI 发病 12 h 内,D-to-B 时间 90 min 以内,由有经验术者和团队换作。

②溶栓禁忌证患者。

③发病>3 h 更趋首选 PCI。

④心源性休克年龄<75 岁,MI 发病<36 h,休克<18 h;有选择的年龄>75 岁,心源性休克 MI 发病<36 h,休克<18 h,权衡利弊后可考虑 PCI。

⑤发病 12～24 h 仍有缺血证据,或有心功能障碍或血流动力学不稳定或严重的心律失常。

⑥血流动力学稳定患者不推荐行直接 PCI 干预非梗死相关动脉。

⑦发病>12 h 无症状,血流动力学和心电稳定患者不推荐行直接 PCI。

⑧常规支架置入。

(4)STEMI 补救性 PCI

①溶栓 45～60 min 后仍有待续心肌缺血症状或表现。

②合并心源性休克,年龄<75 岁,发病<36 h,休克<18 h,发病 12 h 合并心力衰竭或肺水肿。

③年龄>75 岁,心源性休克,MI 发病<36 h,休克<18 h,权衡利弊后可行补救性 PCI。

④血流动力学不稳定或电不稳定。

(5)STEMI 择期 PCI

①病变适宜 PCI 且有再发 MI 的表现。

②病变适宜 PCI 且有发或诱发缺血表现。

③病变适宜 PCI 且心源性休克或血流动力学不稳定。

④LVEF<40% 心力衰竭,严重室性心律失常,常规行 PCI。

⑤对无自发或诱发缺血的梗死相关动脉(IRA)严重狭窄,发病 24 h 后行 PCI。

⑥IRA 完全闭塞。无症状的 1～2 支血管病变,无严重缺血表现,血流动力学和心电稳

定,不推荐发病 24 h 后常规行 PCI。

3.经皮冠状动脉腔内成形术(PTCA)

(1)单纯普通球囊扩张术:经皮穿刺周围动脉将带球囊的导管送入冠状动脉到达狭窄节段,扩张球囊使狭窄管腔扩大,其主要作用机制为球囊扩张时:①斑块被压缩回管壁;②斑块局部表面破裂;③偏心性斑块处的无病变血管壁伸展。在此过程中内皮细胞被剥脱,它的再生需 1 周左右,此时中膜平滑肌细胞增生并向内膜游移,使撕裂的斑块表面内膜得到修复。在冠心病介入治疗的初始阶段,主要是采取球囊扩张以治疗冠状动脉狭窄性病变,在一定程度上缓解了患者的心绞痛症状,但单纯的球囊扩张的主要局限性是由于血管的弹性回缩、血管负性重塑、平滑肌细胞增生所致的血管再狭窄问题。

早期的 PTCA,术后 6 个月内,再狭窄发生率高达 30%～50%,严重限制了 PTCA 的进一步发展。此外尚存在较多潜在的危险因素如出现夹层撕裂,甚至急性闭塞,导致急性心肌梗死发生及 CABG 的需求增多。

目前该技术仍然是用于支架置入术前的预扩张以及支架置入术的后扩张。球囊技术的发展主要集中在减小球囊外径,使球囊更容易通过迂曲的血管和发展非顺应性球囊,可使其扩张时压力>20 个大气压而不引起过度扩张甚至破裂。

(2)药物涂层球囊(DCB)扩张术:DCB 预防和治疗再狭窄是通过携带药物抑制内膜增生。DCB 分为西罗莫司药物涂层球囊和紫杉醇药物涂层球囊两种。一个 DCB 在同一台手术中不能反复使用,最多使用 2 次,因为有药物丢失。

4.冠状动脉内裸金属支架(BMS)

冠状动脉内裸支架置入术将以不锈钢或合金材料刻制或绕制成管状而其管壁呈网带有间隙的支架(裸支架)置入冠状动脉内已经或未经 PTCA 扩张的狭窄节段支撑血管壁,维持血流畅通,是弥补 PTCA 的不足,特别是减少术后再狭窄发生率的 PCI。其作用机制是当支架置入后,将所有支架的网状管壁完全紧贴血管壁,支架管腔均匀地扩张,血流畅通,可减少 PTCA 后的血管壁弹性回缩,并封闭 PTCA 时可能产生的夹层,使术后残余狭窄程度降低到 20%以下。术后支架逐渐被包埋在增厚的动脉内膜之中,并在 1～8 周被新生的内皮细胞所覆盖。支架管壁下的中膜变薄和纤维化。冠状动脉内裸金属支架置入技术的应用是冠心病介入治疗的第 2 个里程碑。

1987 年世界首例裸金属支架置入成功,这应该是介入心脏病学一个重要进展。BMS 的应用,有效解决了冠状动脉弹性回缩的问题,避免了血管急性闭塞,使得即刻手术成功率大幅提高。早期 PCI 仅限于稳定型心绞痛、冠状动脉单支单处病变、A 型病变等。随着介入治疗器械的不断改进和技术的日趋成熟,冠状动脉介入治疗的手术成功率日益提高,并发症显著减少,PCI 适应证不断扩展,目前应用范围包括不稳定型心绞痛,急性心肌梗死,多支病变及 B、C 型病变。

左心室功能不全或伴肺水肿,心源性休克等因其创伤小、痛苦少、恢复快,且明显优于药物治疗,因而受到广大冠心病患者的欢迎。尽管初期的试验结果是出色的但是术后再狭窄仍然较高成为阻碍这项新技术发展的全球性问题。

虽然支架置入可防止血管的弹性回缩和血管负性重塑,但难以限制血管平滑肌的增生,随之出现了支架内再狭窄(ISR),ISR 主要是由内膜增生引起的再狭窄成了冠状动脉内裸支架置入术的主要问题。

5.药物洗脱支架(DES)

药物洗脱支架又称为药物涂层支架,是在金属支架表面涂上了不同的药膜,此种支架置入后,平滑肌细胞的增生被抑制使再狭窄率大大降低,因此药物洗脱支架的出现是冠心病介入性治疗的又一重要里程碑。用于支架涂层的药物:主要有雷帕霉素和紫杉醇。目前大规模使用的 DES 主要有雷帕霉素洗脱支架(SES)和紫杉醇洗脱支架(PES)。循证医学证据证明,DES 能够有效预防支架术后再狭窄,降低患者术后 6 个月甚至更长时间的主要不良心脏事件的发生率。

6.冠状动脉旋切术

冠状动脉旋切术是指移除而不是单纯地挤压阻塞的动脉粥样斑块。通过移除斑块改善斑块所在处的血管顺应性,使腔径较单纯球囊扩张术后更大,冠状动脉旋切术可分为冠状动脉旋磨术和冠状动脉内定向旋切术两种。

目前由于支架置入技术的成熟,斑块旋切术主要用于严重钙化斑块、无弹性或不能扩张病变、偏心性斑块和广泛性病变旋切术的并发症包括远端栓塞(其间接征象是"血流减慢")及形成冠脉管壁游离瓣和管壁穿孔。因此,旋切术在临床上主要用于提高某些不适合进行球囊扩张的冠状动脉病变患者急诊手术的成功率,包括严重钙化的血管、坚硬而不能扩张的狭窄、主动脉或分支血管开口病变或血管分叉处狭窄等。

(二)急性 S-T 段抬高型心肌梗死的介入治疗

急性 S-T 段抬高型心肌梗死(STEMI)的发病是由于冠脉内斑块破裂,继而血栓形成阻塞血管而引起的。对 STEMI 患者进行介入治疗,开通梗死相关血管(IRA)是挽救心肌,挽救生命的重要治疗手段。

1.直接 PCI

急性心肌梗死(AMI)时,心肌坏死从心内膜向心外膜逐步进展,通常需 6 h 以上方发生全层透壁性坏死。动物实验及临床研究均已证实如果在该时间窗内开通闭塞冠状动脉,可明显缩小心肌梗死面积,改善心功能。所以在急性心肌梗死的治疗中,时间就是心肌,时间就是生命,应该及早进行再灌注治疗,开通梗死相关血管。

再灌注治疗的方式主要包括溶栓治疗、介入治疗及冠状动脉旁路移植术。大量的循证医学证据表明,直接 PCI 能有效降低 STEMI 患者的总体病死率,但患者发病时间、梗死部位和心功能状况所构成的总体危险度、患者年龄及合并疾病情况、患者用药情况、Door-to-Ballon (D-to-B)时间、医师经验等因素同样对预后有着重要的影响。

2.溶栓治疗后立刻或尽快进行常规 PCI

虽然直接 PCI 显示出相对于溶栓治疗的优势,但其对医疗设备和医疗人员的要求均较高,一般只有较大规模医院才具备施行直接 PCI 的条件,所以溶栓治疗依然是应用最广泛的再灌注治疗手段,如何提高溶栓治疗的疗效则一直是备受关注的问题,溶栓治疗后的常规 PCI 术是否可以进一步提高疗效也一直在受到争议。

3.补救性 PCI

补救性 PCI 是指溶栓后梗死相关血管未再通,TIMI 血流<2 级,为弥补溶栓的失败,挽救心肌而即刻进行的 PCI 治疗。

4.易化性 PCI

易化性 PCI 是指发病 12 h 内拟行 PCI 的患者于 PCI 前使用血栓溶解药物,以期缩短开通

IRA 时间,使药物治疗和 PCI 更有机结合。易化性 PCI 一般使用溶栓剂或血小板糖蛋白Ⅱb/Ⅲa 受体拮抗药或它们的不同组合。尽管理论上存在获益的可能性,但目前临床试验尚未证实。以 ASSENT-4 为代表的临床研究结果表明,易化性 PCI 结果劣于直接 PCI。因此,目前已完全否定了应用全量溶栓剂后立即行易化性 PCI 的策略(Ⅲ类推荐,证据水平 B)。而对出血风险很低的中、高危的 STEMI 患者 90 min 内不能立即 PCI 时可考虑应用,这也仅属可考虑的下策(Ⅱb 类推荐,证据水平 C)。然而非全量溶栓剂和(或)其他抗栓药物及不同组合的易化性 PCI 研究仍正在进行中。

5.早期溶栓成功或未溶栓患者择期(>24 h)PCI

PCI 这类患者差别较大,有的梗死相关血管(IRA)已开通,有的 IRA 仍处闭塞状态,在后期进一步的干预方案上也有较大的差别,因此对这类患者要进行详细的临床评估。

(三)非 S-T 段抬高型急性冠状动脉综合征的介入治疗

急性冠脉综合征(ACS)是在冠状动脉粥样硬化斑块破溃的基础上,继发完全或不完全闭塞性血栓而形成的一组临床综合征,根据心电图可将其分为两类 S-T 段抬高型 ACS(STE-ACS)及非 S-T 段抬高型 ACS(NSTE-ACS),后者又包括不稳定型心绞痛(UA)和非 S-T 段抬高型心肌梗死(NSTEMI)。

NSTE-ACS 的主要病理生理机制为冠脉内斑块破溃发生的非阻塞型血栓,冠脉痉挛或冠脉内严重狭窄所导致的心肌供氧和需氧间的失衡。其治疗的主要目的为即刻缓解缺血。预防严重不良后果(死亡/心肌梗死),治疗措施包括抗缺血治疗、抗血小板治疗、抗凝治疗和血运重建治疗(PCI/CABG)。

NSTE-ACS 患者入院后的治疗策略分为早期介入治疗与早期保守治疗。早期介入治疗包括早期冠状动脉造影及根据冠脉造影结果决定是否需要进一步行 PCI 或 CABG 治疗。早期保守治疗则是指在强化药物治疗无效或通过无创检查证实有缺血证据后再行 PCI 治疗。

(四)稳定型冠心病的介入治疗

稳定型冠心病主要指无症状心肌缺血或加拿大心血管学会(CCS)心绞痛严重度分级Ⅰ级或Ⅱ级的患者,其临床表现多为稳定型心绞痛。对于此类患者而言,PCI 是缓解症状的最有效手段但 PCI 是否能减少稳定型冠心病患者的病死率一直存在争议。

(五)PCI 术的药物治疗

无论是否行 PCI,药物治疗都是冠心病治疗和二级预防的基石。PCI 可改善心肌缺血并减少由此引发的急性和慢性不良事件风险,但 PCI 术中对病变斑块的挤压、促凝组织的暴露以及支架等器械置入等可促进血小板激活、血栓形成而导致 PCI 围术期不良心血管事件。PCI 术后由于基础疾病进展,PCI 局部病变处再狭窄或血栓形成等,发生不良心血管事件和再次入院治疗的风险仍较正常人群高。近年大量循证医学的证据表明,合理应用抗血小板,抗凝、他汀类、β 受体阻滞药及血管紧张素转化酶抑制药(ACEI)等药物能够明显降低 PCI 围术期及术后长期不良心血管事件风险,对达到 PCI 预期效果和改善患者预后具有重要意义。

1.围术期用药

(1)血管扩张药物:①PCI 术中为了正确测量真实血管直径并减少血管痉挛反应,建议常规冠状动脉内注射硝酸甘油,可根据患者血压在术中或手术结束时重复注射。少数对硝酸甘油无反应的患者可用维拉帕米代替;②对无或慢性复流现象,可用腺苷、维拉帕米和硝普钠。

(2)抗血小板药物

阿司匹林：①术前已经接受长期阿司匹林治疗的患者应在 PCI 前服用 100～300 mg；②以往未服用阿司匹林的患者应在 PCI 术前至少 2 h，最好 24 h 前给予 300 mg，口服；③PCI 术后，对于无阿司匹林过敏或高出血风险的患者，口服 100～300 mg/d，置入金属裸支架（BMS）者至少服用 1 个月，置入雷帕霉素洗脱支架者服用 3 个月，置入紫杉醇洗脱支架者服用 6 个月，之后改为 100 mg/d 长期服用；④对于担心出血风险者，可在支架术后的初始阶段给予 75～100 mg/d 的低剂量阿司匹林治疗。

氯吡格雷：①PCI 术前应当给予负荷剂量氯吡格雷，术前 6 h 或更早服用者，通常给予 300 mg 负荷剂量；急性心肌梗死行急诊 PCI 或术前 6 h 以内服用者，为更快达到高水平的血小板抑制，可给予 600 mg 负荷剂量；对溶栓治疗 12～24 h 行 PCI 者，可口服 300 mg 负荷剂量的氯吡格雷；②置入药物洗脱支架（DES）的患者，如无高出血风险，PCI 术后应服用氯吡格雷 75 mg/d 至少 12 个月。接受 BMS 治疗的患者，服用氯吡格雷 75 mg/d 至少 1 个月，最好 12 个月（如患者出血风险增高，最少应用 2 周）；③对阿司匹林禁忌的患者，应在 PCI 术前 6 h 至少给予 300 mg 负荷剂量的氯吡格雷和（或）PCI 时加用血小板糖蛋白Ⅱb/Ⅲa 受体拮抗药。④置入 DES 的患者，可考虑将氯吡格雷服用时间延至 1 年以上。

血小板糖蛋白Ⅱb/Ⅲa 受体拮抗药：①不稳定型心绞痛/非 S-T 段抬高型心肌梗死患者行 PCI 时，如未服用氯吡格雷，应给予一种血小板糖蛋白Ⅱb/Ⅲa 受体拮抗药。在实施诊断性 CAG 前或 PCI 术前即刻给药均可；②UA/NSTEMI 行 PCI 的患者，如已服用氯吡格雷，可同时给予一种血小板糖蛋白Ⅱb/Ⅲa 受体拮抗药；③STEMI 行 PCI 的患者，可尽早应用血小板糖蛋白Ⅱb/Ⅲa 受体拮抗药；④接受择期 PCI 并置入支架的高危患者或高危病变（如 ACS、近期 MI、桥血管狭窄、冠状动脉慢性闭塞病变及血栓负荷较重的病变等）可应用血小板糖蛋白Ⅱb/Ⅲa受体拮抗药，但应充分权衡出血与获益风险。

（3）抗凝药物

普通肝素：①行 PCI 的患者应该使用普通肝素；②UA/NSTEMI 拟行早期侵入性检查或治疗的患者，建议优先选用普通肝素（与血小板糖蛋白Ⅱb/Ⅲa 受体拮抗药合用）；③STEMI 行直接 PCI 者应使用普通肝素；④PCI 术前用过普通肝素者，PCI 术中必要时追加普通肝素，并考虑是否应用血小板糖蛋白Ⅱb/Ⅲa 受体拮抗药；⑤应用普通肝素剂量的建议：与血小板糖蛋白Ⅱb/Ⅲa 受体拮抗剂合用者，围术期普通肝素剂量应为 50～70 U/kg，使 ACT＞200 s，如未与血小板糖蛋白Ⅱb/Ⅲa 受体拮抗药合用围术期普通肝素剂量应为60～1 100 U/kg，使 ACT 达到 250～350 s，当 ACT 降至 150～180 s 以下时，可拔除鞘管。⑥对于非复杂性 PCI 者，术后不应常规应用普通肝素。⑦严重肾功能障碍患者（肌酐清除率＜30 mL/min）建议优先选用普通肝素。

低分子肝素：①UA/NSTEMI 接受早期保守治疗或延迟 PCI 者建议使用低分子肝素；②如 PCI 术前已用低分子肝素抗凝，建议在 PCI 术中继续使用低分子肝素：如 PCI 术前 8～12 h 接受过标准剂量依诺肝素皮下注射，应于 PCI 前静脉追加 0.3 mg/kg 的依诺肝素，如 PCI 术 8 h 内接受过标准剂量依诺肝素皮下注射，则无须追加依诺肝素。但应注意防止鞘管内血栓发生，必要时增加抗凝药的使用；③不推荐普通肝素与低分子肝素混用及不同低分子肝素之间交叉使用；④因低分子肝素对 ACT 影响较小，故 PCI 术中使用低分子肝素者无须常规监测 ACT，术后亦不应将 ACT 作为拔除鞘管的依据。出血高危患者必要时可监测 Xa 因子活性；⑤严重肾功能障碍患者（肌酐清除率＜30 mL/min）如需使用低分子肝素抗凝，其用量应减少 50%;⑥术前使用磺达肝癸钠者,PCI 术中需补充普通肝素。

直接凝血酶抑制药(DTI):共有 3 种 DTI。水蛭素、比伐卢定和阿加曲班,在 PCI 术中可做为肝素替代物其适应证为:发生肝素诱导血小板减少症(HIT)时替代肝素。

2.PCI 后二级预防药物治疗

冠心病 PCI 后二级预防治疗与介入治疗成败和远期疗效息息相关是冠心病防治的重要环节,预防目标是降低 PCI 后人群的病死率并减少不良心血管事件的复发。包括抗血小板/抗凝治疗,血压、血糖、血脂的控制等。

(1)抗高血压治疗:初始治疗使用 β 受体阻滞药和(或)ACEI,必要时加用其他降压药物,以使血压达标<140/90 mmHg,对冠心病患者最好能将血压控制在 130/80 mmHg,但舒张压不宜<70 mmHg。慢性肾病或糖尿病患者应<130/80 mmHg。

(2)调脂治疗:使用他汀类药物达到以下目标:①LDL-C<2.66 mmol/L;②极高危患者(如 ACS,糖尿病)者 LDL-C<2.08 mmol/L。

(3)糖尿病治疗:进行生活方式调整和药物治疗以使 HbAlc<6.5%。

(4)抗血小板/抗凝治疗。

阿司匹林:无过敏及出血风险增加的支架术后患者,应长期服用阿司匹林 100 mg/d。

氯吡格雷:①置入 DES 者,无高出血风险时应服用 75 mg/d 至术后至少 12 个月,置入血管内支架(EMS)者,应服用 75 mg/d 至少 1 个月,最好 12 个月(出血风险增高者最少 2 周);②所有接受 PCI 但未置入支架 STEMI 患者,氯吡格雷应至少持续 14 d;③未行再灌注治疗的 STEMI 和 NSTEMI 患者择期 PCI 后可长期(1 年)口服氯吡格雷 75 mg/d;④阿司匹林过敏或不能耐受者可用氯吡格雷替代。

华法林和阿司匹林长期合用:①华法林联用阿司匹林和(或)氯吡格雷时可增加出血风险,应尽最选用 BMS,且术后应密切观察出血情况;②PCI 后需用华法林、氯吡格雷和阿司匹林时,建议 INR 应控制在 2.0~2.51,阿司匹林采用低剂量(75 mg/d),氯吡格雷予 75 mg/d。

(5)ACEI:除非有禁忌证,所有 LVEF≤40% 及高血压、糖尿病或慢性肾脏疾病的患者均应开始并长期服用 ACEI。

(6)血管紧张素 Ⅱ 受体拮抗药:①建议用于不能耐受 ACEI 的患者,以及心力衰竭或 MI 后 LVEF≥40% 的患者;②用于不能耐受 ACEI 的高血压患者。

(7)醛固酮拮抗药:建议用于 MI 后无明显肾功能障碍或高钾血症,且已接受治疗剂量 ACEI 和 β 受体阻滞药、LVEF≤40%、合并糖尿病或心力衰竭的患者。

(8)β 受体阻滞药:除非有禁忌,对 MI 后、ACS、左心室功能障碍(无论有无心力衰竭症状)的患者均应长期应用。

(六)PCI 并发症及处理

1.急性冠状动脉闭塞

急性冠状动脉闭塞指 PCI 时或 PCI 后靶血管急性闭塞或血流减慢至 TIMI 0~2 级。急性冠状动脉闭塞常由冠状动脉夹层、痉挛或血栓形成所致。某些临床情况、冠状动脉解剖和 PCI 操作技术因素可增加急性冠状动脉闭塞发生的危险性。明确潜在夹层存在、及时应用支架置入术通常是处理急性冠状动脉闭塞的关键。

高危患者(病变)PCI 前和术中应用血小板糖蛋白 Ⅱ b/Ⅲ a 受体拮抗药有助于预防血栓形成导致的急性冠状动脉闭塞。

2.慢血流或无复流

慢血流或无复流指冠状动脉狭窄解除,但远端前向血流明显减慢(TIMI 2级,慢血流)或丧失(TIMI 0~1级,无复流)。多见于急性心肌梗死、血栓性病变,退行性大隐静脉旁路血管PCI,斑块旋磨或旋切术或将空气误推入冠状动脉时。

目前认为无复流的治疗包括冠状动脉内注射硝酸甘油、钙通道阻滞药维拉帕米或地尔硫䓬、腺苷、硝普钠、肾上腺素等,必要时循环支持(包括多巴胺和主动脉内球囊反搏)以维持血流动力学稳定。

若为气栓所致,则自指引导管内注入动脉血,以增快微小气栓的清除。大隐静脉旁路血管PCI时,应用远端保护装置可有效预防无复流的发生,改善临床预后。对慢血流或无复流的处理原则应是预防重于治疗。

3.冠状动脉穿孔

冠状动脉穿孔可引起心包积血,严重时产生心脏压塞。慢性完全闭塞性病变PCI时使用中度、硬度导引钢丝或亲水涂层导引钢丝,钙化病变PCI时高压扩张,球囊(支架)直径与血管大小不匹配等都可能增加冠状动脉穿孔、破裂的危险。

一旦发生冠状动脉穿孔先用球囊于穿孔处长时间低压扩张封堵破口,必要时应用适量鱼精蛋白中和肝素,这些对堵塞小穿孔常有效。对破口大、出血快、心脏压塞者,应立即行心包穿刺引流,置入冠状动脉带膜支架(大血管)或栓塞剂(小血管或血管末梢)。必要时行紧急外科手术。

4.支架内血栓形成

支架内血栓形成为一种少见但极为严重的并发症,常伴MI或死亡。一旦发生支架血栓形成,应立即行CAG,对血栓负荷大者,可用血栓抽吸导管做负压抽吸。PCI时常选用软头导引钢丝跨越血栓性阻塞病变,并行球囊扩张至残余狭窄<20%,必要时可再次置入支架,通常在PCI同时静脉应用血小板糖蛋白Ⅱb/Ⅲa受体拮抗药。对反复、难治性支架血栓形成者,则需外科手术治疗。

5.支架脱落

较少发生,多见于病变未经充分预扩张(或直接支架术);近端血管扭曲(或已置入支架);支架跨越狭窄或钙化病变阻力过大且推送支架过于用力时;支架置入失败,回撤支架至导引导管时,因管腔内径小、支架与导引导管同轴性不佳、支架与球囊装载不牢,导致支架脱落。仔细选择器械和严格操作规范,可预防支架脱落,一旦发生支架脱落,可操作取出,但需防止原位冠状动脉撕裂。也可沿引导钢丝送入小剖面球囊将支架原位扩张或置入另一支架将其在原位贴壁。

6.周围血管并发症

(1)经股动脉途径

1)血栓形成或栓塞:导引钢丝或导管损伤血管内膜或斑块脱落,可引起动脉血栓栓塞。压迫动脉穿刺部位方法不当可导致股动脉血栓形成。

2)出血和血肿形成:少量出血或小血肿且无症状时可不予处理。血肿大、出血过多且血压下降时,应加压1h,并适当补液或输血。PCI术后短时间内发生低血压(伴或不伴腹痛或局部血肿形成),应怀疑腹膜后出血,必要时行超声或CT检查,并及时补充血容量。

3)假性动脉瘤:多普勒超声检查可明确诊断,通常局部加压包扎,减少下肢活动,动脉瘤多可闭合。对不能压迫治愈的较大假性动脉瘤,可在超声指导下瘤体内注射小剂量凝血酶或巴曲酶(立止血)1 U 静脉注射或肌内注射治疗。少数需外科手术治疗。

4)动静脉瘘:表现为局部连续性杂音,搏动性包块可自行闭合,也可做局部压迫,但常需外科修补术口。

(2)经桡动脉途径

1)桡动脉闭塞:PCI 后桡动脉闭塞发生率为 2%～10%,但约 40% 在 30 d 内自发性开通。术前常规行 Allen 试验检查桡动脉与尺动脉之间的交通循环情况(必要时行超声、血流多普勒、血氧测定、体积描记法),术中充分抗凝,术后及时解除包扎,可预防桡动脉血栓性闭塞和 PCI 后手部缺血的发生。

2)桡动脉痉挛:为最常见并发症。女性、糖尿病、吸烟者容易发生桡动脉粥样硬化、扭曲、细小,PCI 时麻醉不充分、器械粗硬或操作时进入分支可增加痉挛的发生。严重桡动脉痉挛时,切忌强行拔出导管,而应经动脉鞘内注入硝酸甘油 200～400 μg,维拉帕米 200～400 μg 等(必要时反复给药),直至痉挛解除。

3)前臂血肿:常因导引钢丝误入桡动脉分支血管引发穿孔所致。亲水涂层导引钢丝更易进入小的分支动脉,此时如强行送入指引导管则可使血管撕脱,导致前臂出血、血肿。

桡动脉迂曲或使用血小板糖蛋白 II b/III a 受体拮抗药时,前臂血肿发生率增高。

预防的方法是,在透视下推送导引钢丝或导管,如遇到阻力时,不能强行推送,必要时应做桡动脉造影前臂血肿的识别至关重要,处理包括用弹力绷带或血压计袖带进行压迫 1 h、抬高患肢、外敷冰袋,当血肿进展迅速发生骨筋膜室综合征时,应尽快外科手术,切开减压。

5)局部出血:经桡动脉途径 PCI 局部出血并发症较股动脉途径明显降低。

由于桡动脉穿刺点远端有来自掌弓侧支循环的逆向供血,因此桡动脉止血时应对穿刺点近端和远端同时进行压迫止血。一旦发生少量出血,应马上调整压迫位置,并适当延长压迫时间,一般疗效良好。

第十一节　冠心病防治的最新进展和展望

一、冠心病的预防

冠心病(CHD)是一种慢性、进展性、隐匿性病变,第一次冠心病事件后约有 1/3 患者死亡。对这些患者来讲,冠心病的二级预防太迟了,因此必须强调冠心病的一级预防,应早期识别并控制改变冠心病的危险因素。在冠心病的危险因素中,年龄、性别、家族史不能改变,但高血压、高血糖、高血脂、不良生活方式、缺少运动和吸烟是 CHD 的可改变的主要危险因素,对于已知 CHD 者干预其高血压、高血脂、高血糖以及戒烟,心血管病的患病率和病死率均明显减少。

据 FoRd. SR 等 2007 年的研究,在影响工业化国家冠心病病死率下降的诸因素中治疗(尤其是 ACS 治疗)的进步占 30%～40%,而冠心病一级和二级预防的进步占到大部分

40％～60％,这对我国不断增加的冠心病发病率和病死率来说值得借鉴,建议对高危人群评估常见的 CHD 危险因素,计算 CHD 的绝对危险水平,对 CHD 高危患者进行积极的一级预防,必将极大减少我国冠心病的发病率和病死率。

此外,近年来他汀类药在冠心病的一级预防中获得了进一步的进展,已有临床试验如 JupitoR 评价瑞舒伐他汀的干预性研究,是他汀类用于一级预防的证明,结果表明即便在胆固醇不高而仅仅高敏 C 反应蛋白高的健康人群中,便用他汀类药依然可以降低主要心血管终点事件 44％,为人类预防冠心病带来新的理念。

二、冠心病的诊断

在有关冠心病诊断方面的进展,由于心脏在不停地跳动,CT 扫描一直以来不能建立稳定清晰的冠状动脉图像,近年来发展起来的多层螺旋 CT 很好地解决了心脏冠状动脉成像问题,特别是 64,256 排或更多排 CT 检查,几乎可以与冠状动脉造影相媲美,大大减少了冠脉造影的阴性率,减少了患者的痛苦,有望成为冠心病高危人群的常规筛查检查。

尽管冠状动脉造影目前仍是评价冠脉病变的金标准,近年来发展起来的血管内超声(IVUS)成像,可显示管壁及斑块的组织形态学特征,精确地测量血管腔径及截面积,发现冠状动脉造影不能显示的血管早期病变,可显示动脉夹层、内膜撕裂及血栓等,特别适用于观察分叉处或因血管重叠致血管造影图像模糊的病变。同时,IVUS 成像还可以指导各种冠状动脉介入性治疗及效果评价。光学相干断层成像(OCT)技术以其独特的优势,引起心血管治疗领域的重视。

OCT 可清晰显示内膜下的病变或斑块,识别易损斑块、稳定斑块、血栓、钙化、夹层、支架及支架表面的内膜增生和支架内再狭窄,能通过钙化层,对钙化后的组织清晰显像,因此,在易损斑块、介入治疗、再狭窄机制临床研究和疗效评价方面,具有重要的应用价值。冠状动脉血流储备分数(FFR)是利用特殊的压力导丝精确测定冠状动脉内某一段的血压和流量,可做为冠脉血流的功能性评价指标,FFR 可以从功能的角度对狭窄病变进行评价,可以给介入医师提供多角度的信息以便更好地处理病变。

目前的循证证据也肯定了 FFR 在处理冠脉病变中的地位。FFR 操作并不复杂,且 FFR 导丝几乎可以当作普通的冠状动脉介入导丝使用,因此并不会在 PCI 中额外增加过多的手术时间和难度。可以相信 FFR 在今后将有广泛的应用前景。

三、冠心病的药物治疗

新型的抗血小板药物不断出现,有望改善冠心病的预后。普拉格雷属第 3 代噻氯匹定类抗血小板药物,可以直接阻断 P2Y12 受体,具有较强的抗血小板活性,是氯吡格雷的 10～100 倍,且受代谢影响较小。

TRITON-TIMI 38 对 ACS 行 PCI 的患者进行了普拉格雷与氯吡格雷的对比研究,结果显示出普拉格雷比氯吡格雷具有更好的抗血小板效果,尤其是那些对后者反应不佳的患者,服用此药后疗效也很可靠,且人群差异较小。

替卡格雷(AZD6140)是一种环戊三唑吡啶类药物,能够直接作用于 ADP 受体不需经过肝代谢,不受体内代谢的影响,其疗效优于氯吡格雷,而且其对 ADP 受体为可逆性,故不增加出血风险。

新近公布的 PLATO 研究,对 18 624 例 ACS 患者进行了替卡格雷与氯吡格雷的对比研究,结果显示替卡格雷抗血小板疗效肯定,能够降低各种心血管事件的发生率和病死率,且不伴出血事件的增加,普拉格雷和替卡格雷都是口服制剂。另外一种新药坎格雷洛为静脉注射抗血小板药物,也是 P2Y12 受体直接阻滞药,坎格雷洛结构与 ATP 类似,能够有效阻断 ADP 诱导的血小板聚集。

CHAMPI-ON PLATFORM 研究人选 5 362 例支架置入的患者,随机分为术中静脉应用坎格雷洛和安慰剂组,术后均口服 600 mg 氯吡格雷。结果显示,坎格雷洛治疗组未能降低主要终点事件(联合终点事件包括 PCI 后 48 h 内的死亡、再梗死、紧急血运重建)的发生率(7%vs8.0%,P=0.17),但对于肌钙蛋白没有升高的患者,坎格雷洛组主要终点事件的发生率低于安慰剂组(4.6%vs7.2%,P=0.03)。此外,坎格雷洛治疗组的全因病死率由 0.7% 降至0.2%(P=0.03),降低了 71%;急性支架血栓的发生率由 0.6% 降至 0.2%(P=0.02),降低了 67%。

经过 10 多年的许多临床研究表明,他汀类药通过降低 LDL-C,轻度升高 HDL-C 以及改善血管内皮细胞功能、抑制炎症、稳定斑块、抗栓等调脂以外的作用,极大地改善了冠心病的预后,应已成为抗动脉粥样硬化的基础药物,目前强调早期、长期、强化他汀类药调脂治疗,已成为冠心病防治的核心药物。近年来新的他汀类药不断涌现,目前强效调脂药物瑞舒伐他汀的临床试验,如 ASTEROID 提示,应将 LDL-C 降至足够低的水平。

通过 IVUS 观察到冠状动脉内斑块的逆转,令人鼓舞,尤其值得一提的是最近发表的COS-MOS 研究,在亚洲人群当中使用常规剂量的瑞舒伐他汀 2.5~20 mg,平均 16.9 mg 经过长达 76 周的治疗,通过 IVUS 也观察到了冠状动脉内斑块的逆转,这对国人来说是个大好消息。相信通过长期服用他汀治疗有可能逆转已形成的动脉粥样斑块,为防治冠心病带来福音。

目前,一种新型的他汀类药物——匹伐他汀已在我国上市。该产品疗效与阿托伐他汀相当或优于阿托伐他汀,具有极少的药物相互作用,能为患者提供一种新的治疗选择。

根据日本的一项 264 例高胆固醇血症患者应用匹伐他汀治疗研究,剂量分别为 1 mg/d、2 mg/d 和 4 mg/d,12 周后,分别降低 LDL-C 达 34%、42% 和 47%;韩国的一项为期 8 周的临床研究,也证实匹伐他汀 2 mg 的疗效相当于 20 mg 辛伐他汀。

欧洲入选 821 例高胆固醇血症或混合型血脂异常患者,证实 2 mg、4 mg 匹伐他汀疗效相当于 10 mg 和 20 mg 阿托伐他汀。匹伐他汀尚能轻度升高 HDL-C 和脂蛋白(apo)A-1 水平,且优于阿托伐他汀。

根据日本 2008 年公布的 LIVES 研究,针对 200 000 名患者的大规模、前瞻性研究,证实匹伐他汀对肌肉和肝的安全性与其他他汀类药物数据相似或更低。当然,人们也已经注意到了冠心病其他风险的问题,即经过了积极地治疗仍然有不少的冠心病患者死亡。近年来,有关升高 HDL-C 的药物治疗,比如胆固醇酯转运蛋白(CETP)抑制药虽然能明显升高 HDL-C,但临床试验显示并未取得令人满意的优势,反而增加了病死率。因此,有关升高 HDL-C 的治疗尚未取得突破,仍在不断探索中。

四、冠心病的介入治疗

冠脉介入治疗是冠心病治疗史上的一个里程碑,其特点是创伤小,给患者带来的痛苦少、恢复快,受到广大患者的欢迎,它极大地改变了冠心病的治疗模式,改善了冠心病患者的预后。

从 20 世纪 20 年代开始,冠脉介入技术一直在以极高的速度发展,包括越来越多的经桡动脉途径,更小直径的指引导管,更多的新技术以及更新介入器具的出现,使冠脉介入手术越来越成熟,对许多过去只能通过开胸手术治疗的复杂冠心病实施治疗,替代了许多冠脉搭桥手术。

现在接受冠脉介入治疗的患者也在逐年增多,在可预见的将来,随着技术的进一步发展,如放射影像以及超声影像技术的迅速发展、技术设备的改进、生物可降解支架的应用,心脏介入治疗的适应证将越来越宽广。对于许多心血管疾病,有望取代外科,且达到手术治疗的效果。

五、冠心病干细胞移植

干细胞移植是治疗冠心病的新方法,通过改善微循环、促进细胞因子释放、增加心肌支持结构、对抗心肌细胞凋亡、挽救冬眠心肌细胞,修复受损心肌、有利于保存心脏功能。在移植的细胞中导入某些特异性的功能基因或细胞因子,调节植入细胞的存活和功能,是国内外研究的热点。

中医药方法以其独特的优势展现了极大的应用前景,在细胞诱导、动员、存活、抗凋亡等方面均有应用成功的报道,值得我国学者进一步深入探索。目前,国内外已有多个临床研究证实,干细胞移植治疗具有中等程度的疗效。研究显示干细胞移植能够改善 LVEF,减少左心室收缩末容积及心肌损伤面积。

虽然干细胞移植还面临诸多问题,其横向分化的分子及细胞学机制还不清楚,植入后微环境影响机制及效果还不明确,现有的人体干细胞移植治疗没有统一的方法和标准,大部分临床试验的细胞源、细胞数及移植方法和时机都不相同,试验规模较小等。但我们相信在不久的将来,干细胞移植方法必将使冠心病的治疗手段发生重大改变。

第四章 心肌病和心内膜炎

第一节 限制型心肌病

限制型心肌病(restrictive cardiomyopathy,RCM)是以心内膜及心内膜下心肌纤维化并增生,附壁血栓形成,心腔缩小,甚至闭塞,心室充盈障碍及顺应性下降,心脏舒张功能严重受损,而收缩功能保持正常或轻度受损的原因不明心肌病。在三类原因不明的心肌病中,限制型心肌病较扩张型心肌病(DCM)和肥厚型心肌病少见。本病主要是指在热带地区发生的心内膜心肌纤维化(EMF)和温带地区多见的嗜酸性粒细胞增多性心肌病及 Becker 氏心血管胶原病,有学者将原发性心肌病中的心内膜弹力纤维增生症(endocardial fibroelastosis,EFE)也列入限制型心肌病范畴。Schoznfeld MH(Circulation,1987)等学者认为心内膜心肌纤维化与 Loeffler's 心肌病可能是同一疾病的不同发展阶段,早期临床表现两者有所不同,但到晚期均出现全身阻塞性充血,病理改变两者基本一致。限制型心肌病多发于非洲、中美洲、南美洲和东南亚地区,散发于我国及欧洲各国。

一、流行病学

本病在原发性心肌病中,较扩张型和肥厚型心肌病明显少见。本病呈世界性分布,大多为散发性,确切发病率未明。日本 Miura 等报道发病率为 0.2/10 万。Ammash 等报道其年病死率约 10%,其中 1/3 为猝死或心律失常。有报道指出在儿童病死率更高,2 年生存率不足 50%。有心力衰竭症状的患者、左房直径扩大到 60 mm 以上的患者、肺淤血患者的预后更差。限制型心肌病诊断较困难,就其猝死的情况期待进一步的研究。

本病多发生于热带和温带地区,如非洲的乌干达、尼日利亚、科特迪瓦等,印度南部和拉丁美洲的一些地区,发病率高。以乌干达为例,死于心力衰竭的患者中 14% 被诊断为心内膜心肌纤维化,尼日利亚的为 10%。在赤道非洲,因限制型心肌病导致死亡的可达 15%~20%。

我国有散发的病例报道,大多数在云南、广西等南方地区。

二、病因及发病机制

病因尚不明确,可能与下列因素有关。

1.感染

心内膜病毒感染或寄生虫感染,累及心内膜下心肌,继而形成纤维化。

2.嗜酸性粒胞增多

嗜酸性粒胞增多可能是部分心内膜心肌病的原因,这种嗜酸性粒细胞具有空泡和脱颗粒现象,嗜酸性粒胞向心肌内浸润和脱颗粒现象的机制不清,有学者认为某些特殊致病因子可能与心肌组织具有相同的抗原决定簇,诱发机体自身免疫反应,通过嗜酸性粒细胞颗粒对心内膜或心内膜下心肌的毒性作用而向心肌内浸润,引发限制型心肌病。Katritsis D(J Am Coll Cardiol,1991)等学者的临床和基础研究表明,嗜酸性粒细胞颗粒溶解,氧化代谢增高,释放出具有细胞毒性的蛋白,主要为阳离子蛋白,可损伤心肌细胞,并作用于肌浆膜和线粒体呼吸链中的相关酶,心内膜心肌损伤程度取决于嗜酸性粒细胞向心内膜心肌浸润的严重程度和持续时间;此外,这种脱颗粒释放的阳离子蛋白还可影响凝血系统,易形成附壁血栓;可损伤内皮细胞,抑制内皮细胞生长,嗜酸性粒细胞浸润心肌引起心肌炎,炎症的分布主要局限于内层,影响心肌内微循环。开始为坏死和血栓形成期,最终进入愈合和纤维化期。

3. 营养与饮食

营养不良及富含 5-羟色胺食物的过量摄入可能与疾病的发生有关。

4. 自身免疫损伤

51%～71%的心内膜心肌纤维化患者抗心肌自身抗体阳性,88% 有 IgG 和 IgM 混合型冷球蛋白,故有学者认为心内膜心肌纤维化可能是心脏对链球菌、丝虫、疟原虫及其他某些毒素或过敏原作用而发生自身免疫性损伤的结果。

三、病理和病理生理

(一)病理改变

可见一侧心腔受累或两侧心腔同时受累,多数为两侧心室受累(50%～70%),左心室受累为 10%～40%,右心室受累为 10%～30%,晚期可发生心腔闭塞。心内膜及心内膜下心肌纤维化且增厚,心内膜层常为 5～10 倍于正常人,厚 4～5 mm,几乎充满了整个心室腔,使心尖部及流入道接近闭塞,很少累及流出道。心肌常不肥厚,心房扩大明显,心室也可见增大。有附壁血栓形成。心内膜心肌纤维化是限制型心肌病的晚期病变,增厚的纤维组织向心肌内延伸和浸润仅局限于心肌的内 1/3 层。心内膜表层为玻璃样变的纤维组织,中层为胶原纤维,下层为纤维化的心肌,间有钙化灶。心内膜上血栓厚度不一,进一步加重了心腔的狭小。腱索、乳头肌、二尖瓣和三尖瓣常为纤维组织所侵犯,有严重的二尖瓣和(或)三尖瓣反流。

本病病理改变可分为四个阶段:

1. 初始期(坏死期或急性期)

表现为急性心肌炎,心肌有淋巴细胞、浆细胞及嗜酸性细胞浸润伴片状心肌坏死。心肌间质小动脉炎及小动脉周围炎。此期持续 5～6 周。

2. 附壁血栓期

明显的心内膜纤维化增厚,在心内膜上有厚层血栓伴嗜酸性细胞浸润。此期约持续 10 个月。

3. 血栓机化期(纤维化期)

在心内膜上覆以胶原纤维,有纤维蛋白沉积、肉芽组织及炎性细胞浸润,小血管扩张明显。心肌纤维化并在心肌细胞间形成纤维隔。心内膜上可有新的血栓形成。此期持续约 2 年。纤维化在心尖部最明显,心房很少受累。由于乳头肌及腱索也受侵犯,故常有二尖瓣及三尖瓣关闭不全。

4. 晚期

在增厚的心内膜上有显著的透明纤维组织层,心肌纤维化改变更明显,纤维隔可由心内膜延伸到心内膜下,此期仍有新的附壁血栓形成。

国内有学者将限制型心肌病的病变过程分为三期。

(1)坏死期:即急性期。可见有明显的血管周围嗜酸性细胞浸润及心肌细胞溶解,成纤维细胞增生。

(2)血栓期:有明显的心内膜纤维化增厚,其上有血栓形成。

(3)纤维化期:心内膜及内层心肌由厚的纤维组织所取代,此期约持续 2 年。病变主要累及左心室时为左室型(占 10%～38%),主要累及右心室时为右室型(占 11%～30%),双侧心室均受累时为混合型(占 50%～70%)。

(二)病理生理改变

限制型心肌病早期常无明显的病理生理学改变,随着心内膜及心内膜下心肌的纤维组织形成,心室顺应性明显下降,舒张受限。舒张早期心室充盈迅速,但很快到达心室舒张的限度,心室内舒张压迅速升高,血液回流受阻。心室的收缩功能多不受影响。随着瘢痕组织的收缩及心内膜血栓的不断形成和机化,使心室腔越来越小,近于闭塞,排血极少。病变发展到晚期,心脏呈轻度到中度增大,心室腔并不扩大。病变可局限于一侧心室,亦可双侧心室先后受累。心内膜增厚大多分布在左右室的流入道及心尖部。增厚的心内膜可达 4～5 mm,且心内膜中有钙化。重度的心内膜纤维化,往往波及二尖瓣后瓣或三尖瓣后瓣及间隔瓣,亦可波及乳头肌及腱索,导致严重的二尖瓣或(和)三尖瓣关闭不全,左或(和)右房扩大。

心内膜增厚和心内膜下心肌纤维化,使心室舒张顺应性下降。舒张阻力增高,其结果是心房贮血上升和心室腔充盈下降,继而出现心排出量下降。左室舒张压高于右室,所以左房压也常较右房高。

(1)单纯左室心内膜心肌纤维化者,左室舒张末压升高,二尖瓣反流及肺动脉高压严重。

(2)单纯右室心内膜心肌纤维化者,右室舒张末压升高,三尖瓣反流严重,肺动脉压正常,右室与肺动脉之间常存在舒张压差,导致舒张期右室血液跨瓣流向肺动脉。

(3)双心室病变者,表现左、右室心内膜心肌纤维化的混合征象,但常以右室病变所致的血流动力学改变为主。

四、临床表现

(1)心内膜心肌纤维化患者发病年龄早,14～20 岁多见,性别无差异;Loeffler 氏心肌病发病年龄较晚,26～40 岁多见,男性居多。

(2)疾病早期(代偿期)可无症状或仅有头晕、乏力和劳累后心悸等,失代偿期则表现为严重的舒张功能障碍。右室型和双室型患者,常以右心衰竭为主,出现颈静脉怒张、下肢水肿、肝肿大及腹腔积液等;左室型患者常以呼吸困难、咳嗽及肺部啰音为主,但呼吸困难常不十分严重。心绞痛少见。

(3)体检:颈静脉怒张,心尖搏动弱,心浊音界增大,心音低钝,心率快;常在心尖部闻及第三心音奔马律,二尖瓣或三尖瓣反流的收缩期杂音常可闻及且响亮,P2 亢进;血压偏低,脉压小,可有奇脉;移动性浊音,肝肿大且质硬,下肢凹陷性水肿;可有发绀及体/肺动脉栓塞的体征;可有各种心律失常,房颤多见,可高达 74%。以上体检所见酷似缩窄性心包炎,故有学者称之为"缩窄性心内膜炎"。

五、实验室检查

1.X 线检查

60%～78%患者心脏轻、中度扩大,以两心房增大或右房、右室增大为主。心房扩大时心影为球形,少数患者可见心室内膜线状钙化影。可有心包积液或胸腔积液。

2.超声心动图

本病的超声心动图检查以心腔狭小为特征,可见心室舒张末期内径和容量减小,心内膜超声反射增强,少数可有钙化点。严重者心尖呈闭塞状,LVEF 及心腔短轴缩短率明显减低,可探及附壁血栓。室间隔和左室后壁厚度对称性增加,运动幅度明显减小。心房扩大,房室瓣关闭不全,二尖瓣叶呈多层反射或瓣尖气球样改变。50%～70%患者可见心包积液。

3.心电图

心电图可有窦性心动过速、心房肥大、T 波低平或倒置、右室肥大、S-T 段压低、右束支传导阻滞等改变。少数患者可见异常 Q 波或左室肥大。房颤、室速等心律失常较多见。

4.心导管检查和造影

舒张功能严重受损的压力曲线改变,舒张期心室压力曲线呈现早期下陷,晚期高原波型,与缩窄性心包炎相似。限制型心肌病患者左、右两侧心脏血流动力学改变不完全平行,左房平均压增高超过右房,左室舒张末压多高于右室,肺动脉压增高明显。在舒张早期心室压力常不能降至零。左室造影可见心内膜肥厚及心室腔缩小,多呈闭塞状,心尖部钝角化,可见二尖瓣反流。流入道狭小,流出道反而扩张。

5.放射性核素检查

限制型心肌病患者,放射性核素心血池造影可见心室腔缩小或不扩大,心室舒张功能及收缩功能减退。

6.CT 和核磁共振成像检查

目前认为这两项检查是鉴别限制型心肌病和缩窄性心包炎最为精确的无创性检查方法。限制型心肌病心包不增厚,如发现心包增厚则倾向于缩窄性心包炎的诊断。核磁共振成像对缩窄性心包炎的诊断准确率高达 92%,能较精确地反映心包的结构改变。但必须注意某些特殊患者心包厚度正常,但有心包缩窄;而另一些患者可同时存在心包增厚和限制型心肌病。

7.心内膜活检

本病进行心内膜活检,90%可以确诊,主要特征是心内膜增厚和心内膜下心肌纤维化。活检镜检可见:心内膜炎症、坏死、肉芽肿;纤维化增生改变;下层心肌细胞损伤、坏死、间质纤维化;可见血栓附着于心内膜上,部分患者血栓内有嗜酸性粒细胞。限制型心肌病患者心肌活检结果正常者罕见。但如病变属散在而呈局灶性或病变主要累及左心室而在右心室活检,则可能取不到典型的病变组织,检出率则很低。此外,活体组织检查时有可能使附壁血栓脱落,造成肺或体循环栓塞,应高度注意,予以防止。

六、诊断与鉴别诊断

限制型心肌病的早期诊断比较困难。当患者出现易疲乏、呼吸困难、腹腔积液、周围水肿等类似心脏压塞表现,心脏正常或轻度增大,听诊有第三心音或第四心音,或心尖区有轻度收缩期杂音时,应考虑本病。如原先有嗜酸性细胞增多症病史(发热、咳嗽、心悸、血常规嗜酸性细胞增多等),更有助于诊断。结合实验室检查,如心电图示心室肥厚、心房增大、束支传导阻滞;超声心动图示心内膜增厚和心尖部闭塞,可确立临床诊断;而心内膜心肌活检则有助于确定病理诊断。热带地区凡遇有原因不明的心力衰竭患者,均应考虑本病。本病晚期,由于心脏的症状和体征都很明显,结合实验室检查,很少误诊。

限制型心肌病表现为缓慢发展的右心衰竭,以肝大、腹腔积液、双下肢水肿及静脉压明显增高为特征,应与肝硬化和缩窄性心包炎相鉴别。限制型心肌病有收缩期杂音和全身淤血性表现,应与风心病二尖瓣关闭不全、肥厚型心肌病及扩张型心肌病相鉴别。应排除继发性限制型心肌病,如淀粉样变性、糖原蓄积症、血色素沉着病及脂肪代谢障碍所致的心肌病等。

七、治疗

1.肾上腺皮质激素

肾上腺皮质激素对限制型心肌病早期活动性炎症期有一定疗效,但对激素能否阻止或延缓限制型心肌病进展,尚无定论。激素治疗限制型心肌病的机制为:减轻心肌炎症,改善心功能,使心脏缩小;减轻对心内膜的压力,改善心肌营养;减少心内膜炎症;减少心肌坏死组织或毒素对心肌的进一步损伤;减弱心肌自身免疫反应。但 Furtuin NJ(1987)认为皮质类固醇治疗对限制型心肌病无益。

2.洋地黄

限制型心肌病心内膜增厚,主要影响舒张功能,洋地黄对控制心力衰竭作用不大,但如出现快速室率房颤,则洋地黄有较好疗效。

3.限钠与利尿

对伴有腹腔积液和水肿的患者,宜限钠及控制水分摄入,并用利尿剂治疗(安体舒通尤佳)。必要的左室充盈压升高对维持适当的心排出量是有益的,所以禁止过度利尿和扩血管。

4.抗凝

患者可预防性使用抗凝药物,对于栓塞者则用溶栓剂治疗。

5.外科手术

目前主张一般不行瓣膜置换术,但当二尖瓣重度关闭不全而心腔闭塞不明显时,可行二尖瓣置换术。心内膜剥离术及瓣膜置换术对治疗限制型心肌病的即时疗效较满意,可延长生命,但长期疗效尚不肯定。限制型心肌病伴心源性肝硬化及疾病的活动期不宜行剥离术。

外科手术的效果较好,手术病死率约 20%,5 年存活率约 60%,在存活者中 70%～80%的心功能可得以改善。1971 年 Dubost 报告外科手术治疗限制型心肌病者 20 例,手术死亡 3 例,手术并发症包括低心排出量、肾功能不全和心包积血等,7 例需安装永久性心脏起搏器。在随访的 1～7 年中,有 4 例远期死亡,其余病例未见疾病复发。有学者认为外科手术后限制型心肌病的难治性心力衰竭可显著好转,术后随访 2～7 年未见纤维化病变复发。剥离术最简单方式是切除二尖瓣装置,并切开二尖瓣环部位的纤维化组织,直至纤维化组织与其下方心内膜之间的裂隙面。大量复发性心包积液、疾病活动期(嗜酸性细胞增多)、心源性肝硬化者不适合手术。有学者提倡尽量早期手术,如能保留患者自身二尖瓣和三尖瓣可提高手术的成功率。对于限制型心肌病伴有顽固性心力衰竭者可考虑心脏移植。

八、预后

本病预后较差,栓塞并发症多见。心力衰竭程度和出现时间迟早与预后有关,年龄越小,出现症状越早,预后则越差。限制型心肌病如能早期检出,早期积极治疗,有时预后尚好,有存活 10 年以上的报道,有 1 例患者发现心房扩大 10 年才有心力衰竭出现。右室病变预后差,左室病变预后相对较好。住院病死率为 25%～37%。

本病病程长短不一,视心脏压塞发展的快慢而不同。如能早期诊断和早期治疗,则预后较好。患者可有 10 余年的病史,有报告存活长者可达 25 年。心肌心内膜已纤维化者,手术治疗也能取得较满意的效果。一般来说,一旦出现心力衰竭,则预后较差,自然病程约为 1～4 年,9％的患者猝死于心力衰竭和(或)肺栓塞,但也有存活达 15 年者。晚期纤维化患者的外科治疗也可延长生命。患者多在 10～39 岁间出现症状,入院时平均已有 4～6 年的症状,并多已出现明显的慢性充血性心力衰竭。

第二节　应激性心肌病

急性扩张型心肌病临床上较为少见,但是常可引起危及生命的心血管事件。其临床表现呈多样性,包括心源性休克、室性心律失常、类似急性心肌梗死的胸痛。早期诊断时应该注意排除一些潜在的、可逆的病因,包括心脏毒性物质(大量酒精、可卡因、抗病毒制剂);营养(B 族维生素、硒、肉碱)缺乏;内分泌紊乱(甲状腺功能减退或亢进);莱姆心肌炎(Iyme carditis);超敏反应(hypersensitivity reactions);围生期疾病;心动过速性心肌病等。新近有学者发现一种新的急性扩张型心肌病,即应激性心肌病(stress cardiomyopathy)。

应激性心肌病有以下主要特点:①患者以中老年女性居多;②在发病前有强烈的心理或躯体应激状态;③症状和心电图表现类似急性心肌梗死,但是绝大多数患者冠状动脉无明显狭窄;④在急性期,患者心脏收缩功能低下,但心功能常可在短时间内恢复。

一、命名和诱因

1991 年日本学者 Hikaru Sato 教授等报道心理或躯体应激状态可以诱发一过性左心室功能不全,患者左心室造影呈现一种特殊的心肌运动不协调,左心室心尖和前壁下段运动减弱或消失,而基底部心肌运动代偿性增强。由于在收缩末期左心室造影呈底部圆隆、颈部狭小(round bottom and narrow neck)的"短颈圆瓶"样图像,类似日本古代捕章鱼的篓子,而被命名为"Tako-Tsubo(章鱼篓)心肌病"。Tako-Tsubo 综合征指伴有胸痛的一过性可逆性左心室功能障碍,心电图改变和轻度心肌酶升高类似急性心肌梗死。随后结合其发病早期独有的心尖部收缩功能障碍,故又将其命名为"左心室心尖部气球样变综合征(left ventricular apical ballooning syndrome)"。近年来,对该综合征有多种命名,包括"可逆性应激性心肌病(reversibe stress cardiomyopathy)""破碎心脏综合征(broken heartsyndrome)""Ampulla 综合征"和"应激诱发的心肌顿抑(stress induced stunning)"等。应激是这一综合征的关键性诱因。患者的经典描述是在症状发生之前即刻有应激性事件,包括情感刺激、激烈运动或精神心理应激等。

Sharkey SW 及其同事以及 Wittstein 等学者结合该病患者发病前恒定有一个明显的心理或躯体应激情况存在,且发病时患者血浆儿茶酚胺等应激性物质水平明显升高,认为应将该病命名为"应激性心肌病"。"Tako-Tsubo 心肌病"最初的病例报告主要集中在日本,曾被认为是一种特发于日本的地区性或种族性疾病。1997 年法国的心脏病学家 Dominique Pavin 报道了 2 例类似的病例,指出应激状态时儿茶酚胺水平升高和该病明显相关。最近几年,美国和欧洲学者 Desmet、Sharkey 和 Wittstein 等陆续报道了一些应激性心肌病的病例,使人们对应激性心肌病的临床表现、发病机制有了进一步的了解。

患应激性心肌病的患者常伴有某些躯体性疾患(高血压、嗜酸性粒细胞增多症、既往心肌炎、高胆固醇血症、甲状腺功能减退、食欲减退、肿瘤、多发性硬化症、慢性阻塞性肺病、肺气肿、哮喘、贫血、房颤、脑外伤史等),但是缺乏冠心病的证据。该病发作突然,均有明显的心理或躯体应急情况等作为诱发因素。常在突然的情绪激动后发病(如听到某人的死讯或不幸的消息、聚会上受到惊吓、与人激烈争吵、被公司解雇、有创性医疗诊疗措施前或其间的惊恐状态、驾车迷路、躯体受伤、赌场失意、遇到持枪抢劫等)。

二、流行病学

应激性心肌病的临床表现酷似急性心肌梗死,常易造成误诊和误治。据估计,本病约占以急性心肌梗死收治患者的 1‰,以中老年女性多发,尤其是绝经后。由于最早的文献上都是日本患者,所以曾一度认为它是一种独特的地域性或种族性分布的疾病,被西方医务工作者所忽视。然而,Desmet 和 Sharkey 及其同事在欧洲和美国的白种人也发现同样病例。Sharkey 及其同事在尼苏达圣保罗的一个社区内所发现的 22 例应激性心肌病患者均为女性,年龄为(65±13)(32~89)岁,其中 21 例(96%)在 50 岁以上。法国 Boulogne 市 Ambroise Pare 医院的 Nicolas Mansencal 复习接受过冠状动脉造影的 1613 例患者的病历资料,发现在这一非选择性患者群中,Tako-Tsubo 心肌病患病率为 0.7%。在另一项研究中,意大利 Rimini 市 Infermi 医院的 Andrea Santarelli 发现,接受过冠状动脉造影,心电图表现有 ST 抬高的 1 031 例意大利患者中,1.4% 患有 Tako-Tsubo 心肌病。日本的资料表明,Tako-Tsubo 心肌病在女性比男性常见,约为 7:1,女性平均发病年龄 68.5 岁,男性平均发病年龄 65.9 岁。随后在欧洲和美国的报道与日本资料一致,进一步证实女性患病率显著高于男性这一特点。

应激性心肌病的发病特点有以下几个。

(1)急性胸骨后疼痛,S-T 段上抬和(或)T 波倒置。

(2)血管造影未见明显冠脉狭窄。

(3)收缩功能低下(射血分数 0.29±0.09),左室远端及中间段室壁活动不正常(呈球囊样心尖)。

(4)在心脏事件发生前有过沉重的心理应激。

相当一部分患者(37%)的血流动力学异常,需用升压药或主动脉内球囊反搏治疗,(6±3)d 内患者心功能均可迅速恢复正常,射血分数恢复(0.63±0.06,P<0.001)。95% 患者核磁共振检查反映室壁弥散性活动异常,在多支冠状动脉所供血区域的左室室壁活动不正常。老龄妇女这种由心理应激事件触发的可逆性心肌病可能与急性心肌梗死或急性冠脉综合征相似,但与其他型心肌病的收缩功能低下不同,主要影响左室腔的较远部分,处理适当,预后良好。Wittstein 及其同事也发现了 19 例应激性心肌病患者,其中 18 例为女性(17 例已绝经),年龄 27~87 岁。

应激性心肌病确切的发病率尚不清楚,日本的 Tsuchihashi 和美国的 Sharkey 几乎每月都能遇到 1 例,说明该病并不少见。心血管专科医师和急诊科医师应提高对该病的认识,在急性心肌梗死鉴别诊断时,应该考虑应激性心肌病的可能性。

三、发病机制

这些突发的可快速恢复的室壁运动异常的确切发生机制尚不清楚,在部分患者中,冠脉痉挛可能起一定作用。Kurisu 等人研究发现 1 例应激性心肌病患者存在弥散性的多支冠脉痉挛现象,日本患者中,在导管室进行激发试验可使 15% 的患者发生冠脉痉挛。Abe 等报道,急性期 82% 的患者心电图有 S-T 段抬高,在冠脉造影过程中进行激发试验,可在高达 70% 的患者中诱发冠状动脉脉痉挛,其中 57% 的患者可以诱发多支冠脉痉挛。Wittstein 等观察到仅 11% 的患者发病时心电图有 S-T 段抬高,且 Abe 等的研究表明,激发试验能诱发冠脉痉挛的患者,其心电图并不一定表现为 S-T 段抬高,患者室壁运动异常与痉挛冠脉供血区域无明确的位置对应关系。冠脉痉挛引起突发的可快速恢复的室壁运动异常的证据不足。

另一种可能的机制为微血管痉挛引起的心肌缺血。但是,在急性期心电图有 S-T 段抬高表现的患者冠脉造影过程中未发现冠脉内血流减慢,少数患者经多普勒测量或显影剂超声检查均未能证实该学说的合理性。

急性淋巴细胞性心肌炎的临床表现也酷似急性心肌梗死,其心电图表现超出了单支冠脉供血区域,明显的室壁运动异常但恢复迅速,心肌坏死的心脏标志物轻、中度升高。Sharkey 等对应激性心肌病的患者行增强核磁共振检查,未见区域性强化(此检查能反映经活检证实的淋巴细胞心肌炎患者的心肌炎症和坏死)。Wittstein 等对 5 例应激性心肌病患者行心内膜心肌活检,4 例患者在细胞间质发现单核淋巴细胞浸润,另 1 例患者除广泛的淋巴细胞浸润性炎症外,还有心肌收缩带坏死现象。

目前推测继发于心理或药物应激过程所致的交感神经过度兴奋可能是其重要的病理生理基础。临床研究发现:短暂的节段性左室顿抑可见于蛛网膜下隙出血和嗜铬细胞瘤的内分泌危象。左室心尖部易受到儿茶酚胺介导的心脏毒性物质的作用而发生顿抑现象支持该假说。Wittstein 等发现应激性心肌病患者,在住院第 1 天或第 2 天,血浆儿茶酚胺水平较急性心肌梗死者高 2~3 倍,较健康人高 7~34 倍。在住院第 7~9 天,多数患者的血浆儿茶酚胺、神经代谢产物和神经肽恢复至峰值的 1/3~1/2,但仍高于急性心肌梗死患者的血浆浓度。发病早期血浆脑钠肽水平明显升高,随后迅速下降,与左室收缩功能的快速恢复一致。儿茶酚胺对心肌细胞直接毒性介导的心肌顿抑在发病中起关键作用。肾上腺素和其他应激激素分泌在短时间内激增,促使循环 AMP 相关钙超载以及氧自由基释放,尽管心肌组织是存活的,但发生了心肌顿抑而使心脏泵血功能降低,表现为心功能不全。心肌收缩带坏死是儿茶酚胺介导心肌细胞毒性的特殊表现。但是,许多患者血浆去甲肾上腺素水平正常或仅轻度升高以及心内膜组织活检未能检出特征性的儿茶酚胺介导的心肌改变不支持该假说。

四、临床表现

该综合征突出表现为突发的心绞痛样胸痛;心电图变化(典型表现为 S-T 段抬高、广泛 T 波倒置、出现异常 QS 波等);超声心动图和左心室造影表现为节段性室壁运动异常(累及较低的前壁和心尖部);心肌酶变化和受累心肌节段不平行现象(酶释放较少、运动异常节段相对广泛)。其临床表现酷似急性心肌梗死,但是冠状动脉造影不能发现有血流动力学意义的冠状动脉狭窄性疾病存在。

Kurisu、Abe 以及 Tsuchihashi 等学者对应激性心肌病在亚洲人群中的临床特征和结果进行了细致研究。应激性心肌病的特殊之处在于发作时左室收缩功能严重受损,但是恢复非常迅速。

Sharkey 及其同事报道 3 年内社区前瞻性研究发现的 22 例心尖部气球样变综合征患者，根据其典型的胸痛表现和心电图变化，分别被诊断为急性心肌梗死或急性冠脉综合征。无论是就诊时还是住院 48 h 内，82% 的患者血浆肌钙蛋白水平仅有轻、中度升高。所有患者症状发作前的数分钟或数小时，均经历过心理上或是躯体上强烈的应激事件，常在某种突然的情绪激动(如突发事件、亲人去世、惊吓、激烈争吵、过度兴奋、医疗诊疗措施前的惊恐状态、驾车迷路、遭遇车祸、抢劫等)或是由于原有的疾病加重，包括脑血管意外、癫痫发作、支气管哮喘、急腹症等而诱发。该病最重要的特征是发病初期左室收缩功能严重受损，但心功能常在 1 周内恢复。三分之一以上的患者因为血流动力学不稳定而需用升压药物或主动脉内气囊反搏辅助治疗。

五、辅助检查

1. 心电图检查

应激性心肌病患者急性期的心电图表现包括 S-T 段抬高、广泛 T 波倒置、异常 QS 波、肢体导联低电压等。日本的 Abe 等对 17 例患者的分析显示，急性期 82% 的患者心电图有 S-T 段抬高，且在随后的 2～18 d 逐渐演变为 T 波倒置；另 18% 患者急性期心电图表现为多个导联 T 波倒置。

综合目前的资料，在急性期绝大多数患者的心电图 Q-T 间期延长，S-T 段抬高多出现在胸前导联，深的倒置 T 波是该病患者恢复期心电图的特征性表现，心电图可以完全恢复正常。Wittstein 等人在 19 例应激性心肌病研究中发现，发病早期，所有患者心电图均为窦性心律，平均心率 85 次/分钟，26% 的患者具有 P-R 间期延长，26% 患者 Q-Tc 延长，11% 患者 S-T 段抬高 1 mm 以上，16% 患者 T 波倒置，37% 患者在 V_1～V_3 出现病理性 Q 波，26% 在 aVL 导联出现病理性 Q 波。症状起始后 48 h，所有患者均表现为 Q-Tc 延长(平均 0.542 s)，除 1 例患者外，其他患者均表现为对称性 T 波深倒。绝大多数患者的 Q-Tc 可在 1～2 d 内变为正常，然而 T 波倒置恢复较慢，且多数为部分恢复。胸前导联病理性 Q 波多在出院前消失，R 波逐渐恢复。

2. 超声心动图检查

在发病早期，患者的左心室射血分数明显降低，超声心动图和左心室造影均提示一过性的室壁运动异常，左心室心尖部和前壁下段运动减弱或消失，基底部运动增强。Wittstein 等学者在其 19 例应激性心肌病研究中发现，发病早期(住院第 1 d)，左室平均射血分数为 20%(15%～30%)，所有患者均表现类似的收缩类型：基底部收缩功能保存良好，心室中部中重度受损，心尖部运动消失或呈反向运动。在住院的第 3、4、5、6、7d，左室射血分数逐渐恢复，住院第 4 d 时，平均恢复至 45%，心尖部运动明显恢复但仍较弱。发病 21 d 后，左室射血分数恢复至 60%，室壁运动恢复正常。

3. 心肌酶测定

Wittstein 等学者在 19 例应激性心肌病研究中发现，肌钙蛋白 I 峰值水平只是轻、中度升高(平均 0.18 ng/mL，正常值，小于 0.06 ng/mL)，有 2 例患者肌钙蛋白 I 正常；肌酸激酶峰值 133 IU/L(正常值，小于 170 IU/L)；肌酸激酶同工酶 MB 为 10 ng/mL(正常值，小于 7 ng/mL)。

4.核磁共振成像

Wittstein 等学者对 19 例应激性心肌病患者中的 5 例进行核磁共振成像检查,可见与超声心动图一致的表现,增强显像未见心肌坏死的证据。

5.心导管检查和血流动力学检查

Wittstein 等学者对 19 例应激性心肌病患者中的 13 例在入院时进行急诊心导管检查,其余患者在住院第 3~6 d 接受心导管检查,18 例患者冠脉造影正常或管壁轻度不规整,1 例患者左前降支近段 70% 局限性狭窄,未见冠脉痉挛现象。住院第 1 d,左室舒张末压为 30 mmHg,左室造影显示心底部收缩正常,心尖部收缩消失或反向运动,左室射血分数 25%。住院第 3~6 d 行心血管造影,可见左室舒张末压和左室射血分数与住院第 1 d 相比有明显改善。

6.神经体液因子测定

神经体液因子测定主要针对血浆儿茶酚胺和神经肽的测定。Wittstein 等学者对 19 例应激性心肌病患者中的 13 例患者进行了神经体液因子测定,并与 7 例急性心肌梗死(Killip Ⅲ级)患者进行了对比观察,发现应激性心肌病患者在住院第 1 d 或第 2 d 的血浆儿茶酚胺水平是急性心肌梗死患者的 2~3 倍,是正常人的 7~34 倍。应激性心肌病患者发病早期的血浆脑钠素(brain natriuretic peptide,BNP)水平明显升高,随后却迅速下降,与左室收缩功能的快速恢复相一致,在住院第 7~9 d,可降至急性心肌梗死患者血浆浓度以下。

7.心内膜心肌活检

在细胞间质见到单核淋巴细胞和巨噬细胞浸润和多个局灶性心肌收缩带坏死现象等。

六、诊断和鉴别诊断

应激性心肌病有如下特征:①女性居多;②酷似急性心机梗死但冠脉无明显狭窄;③有强烈的心理应激作为发病诱因;④康复迅速。

在临床工作中应认识这种心肌病,因误诊可能导致误治而引起严重后果。Tako-Tsubo 心肌病被误诊为急性 MI,可能接受溶栓治疗而致严重出血,甚至死亡。这些误诊的患者还可能终生接受防治冠心病的多种药物,造成医疗资源的严重浪费。当 Tako-Tsubo 心肌病患者存在左心室流出道梗阻时,使用正性变力药物可能会出现严重不良反应,促使休克发生。

Mayo Clinic 的诊断建议如下。

(1)新发现的心电图异常,如 S-T 段抬高或 T 波倒置。

(2)冠状动脉造影无冠状动脉闭塞病变。

(3)一过性可逆的左心室不运动或运动减弱。

(4)无心肌病、头颅创伤、脑出血或嗜铬细胞瘤。

七、治疗

Tako-Tsubo 心肌病的治疗常为建议性的,缺乏明确的证据。如果患者在诊断时无症状,则无须特殊治疗。如果患者存在明显症状,应进行治疗,主要措施是对症和支持性疗法,包括吸氧、使用吗啡和利尿剂等。如果血流动力学失代偿和不稳定,可能需要使用升压药物和主动脉内囊反搏泵(IABP)辅助治疗。有些伴有左心室流出道梗阻者则需静脉补液和使用 β 受体阻滞剂。

对应激性心肌病的治疗除针对充血性心力衰竭所采取的利尿、扩血管、机械辅助循环等标准支持措施外,其他治疗手段主要限于经验性治疗。部分研究者沿用 S-T 段抬高急性心肌梗死和急性冠脉综合征治疗指南,采用负性肌力药物(β 受体阻滞剂口服或静脉应用)、阿司匹林、硝酸甘油(舌下含服或静脉应用)、肝素联合使用。考虑到儿茶酚胺在本病发生、发展过程中的大量释放以及大量儿茶酚胺可致心肌损伤和顿抑现象,建议尽量避免使用加压药物和 β 受体兴奋剂。出现血流动力学障碍的患者应采用机械辅助循环手段。

八、预后和展望

本病预后相对较好,只要诊断明确,并采取适当有效的辅助治疗手段,患者多可康复。该病在发病初期病情凶险,可出现低血压、呼吸困难、急性肺水肿、心源性休克和心搏骤停等。Tsuchihashi 等对 88 例患者的分析显示,20% 的患者因明显的血流动力学障碍而需要用升压药物或主动脉内气囊反搏辅助治疗,1 例(1%)患者死于多器官功能衰竭。Sharkey 及其同事观察的 22 例患者中有 21 例患者在(6±3)d 功能状态恢复至住院前水平出院,1 例患者因为并发可逆性缺氧性脑病住院 35 d 后出院。并发症包括心脏传导障碍、阵发性房颤、心尖部小血栓形成等。左室收缩功能障碍和室壁运动异常恢复较快,7 例患者 5 d 内恢复正常,余 5 例患者在(24±29)d 恢复正常。22 例患者初次心脏事件后(12±10)个月(1~32 个月)全部存活,20 例患者完全恢复正常活动,但 2 例患者仍有胸痛发作,另 2 例患者分别于初次发作后 3 和 10 个月因为情绪激动出现第二次类似发作,第二次发作时,1 位患者正服用阿司匹林和他汀类药物,另 1 例患者正服用 β 受体阻滞剂、钙通道阻断剂、阿司匹林、他汀类药物、ACEI 制剂和舌下含服硝酸甘油。

对于这种可逆性的心肌病,以下问题有待于进一步研究。

(1)中老年女性对此病易感的原因何在?

(2)强烈应激反应触发该病的确切机制何在?

(3)为什么唯有左室心尖部容易发生这种气球样变性?

一些目前已知的解剖和生理因素以及部分新近研究结果可能会对该病主要侵犯左室心尖部提供部分解释。从解剖角度看,左心室心尖部缺乏其他部位心室壁所具有的三层心肌环绕结构;从血供角度看,心尖部血供属于冠状动脉的终末部分,当发生血液供应障碍时,容易首先受累,并且在发生过度扩张后心尖部更容易失去弹性;以 ^{123}I-BMIPP 心脏摄取显像所反映的脂肪酸代谢改变发现,在该综合征发病早期,心尖部运动障碍区域脂肪酸代谢受损比 [201]T1(铊)心肌灌注显像反映的心肌灌注受损程度更为严重,随着疾病的恢复,脂肪酸代谢逐渐恢复正常。

对于临床医师来说,更重要的是,在接诊疑诊为急性心肌梗死患者并进行鉴别诊断时,应考虑心尖部气球变性的可能性,尤其是在心电图异常所反映的心肌缺血范围超过了由心肌标志物所反映的心肌坏死范围,以及冠脉造影证实无冠脉狭窄时,应考虑该应激性心肌病的可能。早期识别并快速进行药物治疗和(或)机械循环辅助是必要的,更为有效的远期治疗手段有待于进一步研究。

第三节　缺血性心肌病

缺血性心肌病(ischemic cardiomyopathy,ICM)是指由于长期心肌缺血导致心肌局限性或弥散性纤维化,从而产生心脏收缩和(或)舒张功能受损,引起心脏扩大或僵硬、充血性心力衰竭、心律失常等一系列临床综合征。缺血性心肌病的特征是心肌缺血引起的以纤维化为主的心肌病变,属特异性心肌病范畴。它的临床表现与原发性充血型心肌病表现相似,但在本质上缺血性心肌病是一种由冠状动脉供血减少引起的严重心肌功能失常。1970年Buch提出,在临床表现上,类似充血性心肌病的冠心病称为缺血性心肌病。1984年Pantelv等将缺血性心肌病定义为在排除了如室壁瘤、室间隔穿孔、二尖瓣反流等结构性异常以后,由于收缩功能降低和(或)舒张功能改变引起的急性或慢性心室功能损害。1986年Dash等认为缺血性心肌病是冠状动脉疾病引起的充血性心力衰竭为主的综合征,也可称为"充血性缺血性心肌病"。从缺血性心肌病的定义可以看出,该病是由于心肌长期缺血引起的,故其发病与冠心病有着密切联系,临床资料也显示大多数患者既往有明确的冠心病史,如典型心绞痛或心肌梗死,尤其是陈旧性心肌梗死病史。

严格讲,缺血性心肌病表现类似于扩张型心肌病,出现不能以冠脉病变或缺血损伤程度来解释的收缩功能障碍。如单纯下壁心肌梗死患者出现左心室明显扩大,单纯用冠脉病变无法解释时称为缺血性心肌病,而广泛前壁心肌梗死患者出现心脏扩大时则不能称为缺血性心肌病。

缺血性心肌病多发于40～80岁,平均62岁左右,以老年人多见,尤其是有糖尿病患者更易发生,比无糖尿病患者多2倍以上。临床上分五型:①冠状动脉病变引起的心肌病综合征;②左室室壁膨胀瘤;③室间隔破裂;④孤立性二尖瓣反流;⑤可逆性缺血引起的发作性心力衰竭。

一、病因

基本病因是冠心病,常有多次和(或)广泛多部位心肌梗死病史。冠心病的病因尚未完全明了。可能与下列易患因素和危险因素有关。

1.年龄

多见于40岁以上的中、老年人,49岁后进展较快。

2.性别

男性多见,男:女为2:1,女性绝经期后发病率有所增加,这与绝经后雌激素和高密度脂蛋白(HDL)减少有关。

3.血脂

胆固醇(TC)是冠心病的独立危险因子,胆固醇水平每上升1%,冠心病的发病危险性上升2%～3%。而HDL可预防冠心病的发生,HDL水平每增加1%,可使冠心病的发病危险性下降3%。近年的研究表明,三酰甘油水平升高可影响胆固醇代谢,间接使冠心病的发病率上升。

4.高血压

冠心病60%～70%患者有高血压病史,有高血压的患者患冠心病的概率较血压正常者高

4 倍。收缩压和舒张压增高都很重要。高血压患者舒张压平均降低 6 mmHg,可使致命和非致命性冠心病的发病率减少 16%。

5. 糖尿病

糖尿病患者冠心病的发病率较无糖尿病者高 2 倍,患糖尿病的妇女比未患糖尿病者其冠心病病死率高 3~7 倍。

6. 肥胖

超标准体重者(超重 10% 为轻度,20% 为中度,30% 为重度肥胖)易患冠心病。体重质量指数(BMI＝体重(kg)/身高(m²))≥29 者比<21 者冠心病的发病率增高 3 倍。

7. 吸烟

吸烟者与不吸烟者比较,冠心病的发病率和病死率增加 2~6 倍,且与每日吸烟支数呈正比。停止吸烟 3~5 年,可使冠心病的发病危险性下降 50%~80%。

8. 饮酒

尽管大规模人群和病例对比研究表明,适量饮酒可预防冠心病,但饮酒可增加出血性中风的危险性,并可使高血压的发病率增加,故不提倡少量饮酒来预防冠心病。

9. 绝经

绝经后妇女的冠心病发病率比绝经前增加 4 倍以上。口服避孕药者可使冠心病、心肌梗死的危险性增加 20.8 倍。

10. 其他

如职业、饮食、遗传、炎症、高同型半胱氨酸血症、高尿酸血症和微量元素缺乏均与冠心病的发病有关。

缺血性心肌病的基本病因是冠状动脉动力性和(或)阻力性引起心肌缺血。心脏不同于人体的其他器官,它在基础状态下氧的摄取率大约占冠状动脉血流量的 75%,当心肌耗氧量增加时,只能通过增加冠状动脉血流来满足氧耗需求。不管是何种原因导致冠状动脉管腔出现严重狭窄而引起局部血流明显减少,都会引起心肌缺血。

1. 冠状动脉阻力性病变

(1)冠状动脉粥样硬化:是引起心肌缺血的最常见病因。流行病学研究表明,冠状动脉粥样硬化的发病受多种因素共同作用的影响,其中血压升高、高血糖、高胆固醇血症、纤维蛋白原升高以及吸烟等都是致动脉粥样硬化的主要危险因素,过量进食、肥胖或超重、缺乏体力活动、A 型性格以及早期患冠心病的家族史也是易患冠心病的危险因素。在这些危险因素作用下,冠状动脉出现血管内皮损伤或剥脱,内膜通透性增加,少量血浆脂质向内皮下侵入,周围出现单核细胞,中膜平滑肌细胞增生并进入内膜,这些增生的单核细胞和平滑肌细胞在内皮下吞噬大量脂质而形成富含脂质的泡沫细胞。后由于侵入内皮下的脂质增多,吞噬了大量脂质的泡沫细胞越来越多,并逐渐崩解,从而使内膜下沉积大量脂质而形成脂质池。随着泡沫细胞的崩解和脂质的释放,脂质池也逐渐扩大,其中除胆固醇外,还有胆固醇结晶、中性脂肪、磷脂和崩解的细胞碎片,在内皮下由脂质斑点、脂质条纹逐渐发展成粥样斑块。这些粥样物质刺激周围组织发生纤维化而形成纤维帽,也可形成钙化使斑块变硬。当粥样斑块凸入血管腔内,可逐渐形成冠状动脉粥样硬化性狭窄。而斑块中的脂质和坏死物质可以向内膜表面破溃,在溃疡表面可发生出血或血栓形成,引起管腔进一步狭窄,造成心肌缺血甚至梗死。

缺血性心肌病患者,尤其是充血型缺血性心肌病,往往有多支冠状动脉发生粥样硬化性狭窄。有学者报道,在缺血性心肌病患者中 3 支血管病变者占 71%,两支血管病变者占 27%,单支血管病变者极少见,仅为 2%。缺血性心肌病患者既往常有一次和(或)多次心肌梗死病史,而心绞痛症状更常见。正是由于多支冠状动脉严重狭窄引起较大范围的心肌发生长期灌注不足,心肌功能下降,甚至心肌变性、坏死及纤维化,心室壁被大片瘢痕组织替代,心室肥厚、扩大,心肌收缩力减退和心室顺应性下降,最终导致心功能不全。

(2)血栓形成:近年来的研究证实,冠状动脉急性血栓堵塞是导致急性透壁性心肌梗死的主要原因,但血栓均发生于动脉粥样硬化斑块的基础上。局部的血栓斑块约 3/4 有破溃和(或)出血。部分患者的血栓可溶解再通,也有少数患者的血栓发生机化,造成血管腔持续性的闭塞或狭窄。在急性透壁性心肌梗死恢复后的幸存者中,较多患者会遗留广泛室壁运动消失或减弱,心室腔明显扩大。

(3)血管炎:风湿性疾病可累及冠状动脉发生冠状动脉炎。经反复风湿活动、修复和机化等可引起冠状动脉的管腔狭窄,导致心肌缺血。如系统性红斑狼疮、类风湿性关节炎、结节性多动脉炎、病毒性冠状动脉炎等。尤其是结节性多动脉炎,也称为结节性动脉周围炎或多动脉炎,是主要累及中、小动脉的一种坏死性血管炎。结节性多动脉炎的病变呈节段性,好发于动脉分叉处,向下延伸至小动脉,易形成小动脉瘤。血管壁各层可有炎性细胞浸润,血管内膜增生、变性、坏死及肉芽形成,管腔缩小、闭塞,管壁常被纤维组织所替代。约 60% 的结节性多动脉炎患者可以发生冠状动脉炎,引起心肌缺血,可诱发心绞痛和(或)心肌梗死,甚至引起缺血性心肌病。

2.冠状动脉动力性病变

冠状动脉在体液和神经因素作用下,血管平滑肌反应性异常增强,可出现血管痉挛,尤其是在动脉粥样硬化的基础上。病变广泛的血管常表现为舒张反应迟缓,可造成血管缩舒功能失调,导致心肌缺血加重。

研究发现,很多种因素参与了血管平滑肌痉挛收缩的调节,如激动肾上腺素 α 受体、局部血小板聚集、释放血栓素 A_2(TXA_2)、高胆固醇血症和局部粥样硬化病变均可使血管反应性异常。麦角新碱是诱发痉挛最有效的药物,而硝酸甘油、钙阻滞剂能有效地缓解痉挛。

二、发病机制

缺血性心肌病的发病机制包括以下两方面。

1.冠脉广泛病变基础上反复心肌缺血引起进行性心功能受损

Yatteau(Am J Cardiol,1974)发现 71% 的缺血性心肌病患者有 3 支冠脉血管病变,27% 有 2 支冠脉病变,仅 2% 为单一冠脉血管病变,85% 的患者有心肌梗死病史。Alkinson 对 54 例充血性心力衰竭患者的尸检发现:35 例为缺血性心肌病,该组患者均有严重的冠状动脉疾病(冠脉狭窄 75% 以上的冠状动脉为 2.2 支),其中 26 例有心肌梗死证据,9 例无心肌梗死证据。说明缺血性心肌病常发生于多支冠脉严重病变的基础上,而心肌梗死并非缺血性心肌病的必备条件。

心肌缺血可引起左室收缩和舒张功能受损。实验表明:狗的冠脉阻塞 20 min 后再通,缺血心肌的心功能可降低并持续数天,但最后可完全恢复。这种缺血后暂时的心功能低下被称为"心肌击昏或心肌顿抑(stunning myocardium)"。

在此状态下可发现如下的生化和形态学异常。

(1)血流中断后中心缺血区的 ATP 浓度迅速降低。如中断 15 min 后再通,则 1 周后 ATP 浓度才能恢复正常。

(2)电镜下可见:早期即发现心肌细胞和线粒体水肿,且常持续数周。

(3)肌浆网释放钙减少,使可收缩组织利用钙减少,细胞内氢离子聚集,干扰了钙与可收缩蛋白之间的相互作用,而降低心肌的收缩功能。短暂缺血后,反映左室舒张功能的压力—容积关系曲线左移,左室硬度增加,左室舒张期顺应性下降,并且在缺血缓解后需数天方可恢复正常。表明短暂心肌缺血使心肌收缩和舒张功能均降低,当缺血缓解后心功能尚可恢复正常。但长期慢性心肌灌注不足,则可引起持久性的左室功能障碍,即所谓的"心肌冬眠(hibernating myocardium)"状态。若在广泛冠脉狭窄的基础上,反复短暂冠脉阻塞则引起心功能的进行性损害,最后导致心力衰竭,出现缺血性心肌病的临床表现。此外,反复短暂心肌缺血尚可引起心肌坏死。

2.心肌梗死后心脏扩大导致进行性心功能损害

研究表明,如果急性心肌梗死的面积占左心室的 40% 或以上,将引起急性左心衰竭或心源性猝死。Eward 对 14 例缺血性心肌病患者尸检发现:100% 缺血性心肌病患者均有心肌梗死,其梗死范围从 8% 到 46% 不等,梗死面积大于 30% 的缺血性心肌病患者占 28%,而梗死面积小于 20% 者亦占 28%。但 14 例缺血性心肌病患者中 13 例心肌梗死为多发性,说明多发性心肌梗死对缺血性心肌病的形成起着重要的作用。

心肌梗死后,梗死区扩展、变薄、坏死区膨胀,导致心室明显的几何形状改变及心室扩张。心肌梗死急性期心室扩张和室壁变薄的病理基础是心肌细胞边对边(side-to-side)的侧面滑移,而非梗死区心肌发生肥厚反应。实验表明:大鼠心肌梗死后 9 d 即可发现左室局部心肌肥大。Rubin 报道大鼠冠脉阻塞 5 周后发现左室心肌肥大。

心肌梗死后心肌肥大的可能机制如下。

(1)膜牵张机制:认为心肌肥大的始动因素是"单位质量心肌做功增加"。心肌梗死后,大量心肌丧失收缩功能,此时尽管整个心室的后负荷保持不变,但单位质量心肌在收缩时所承受的负荷增加。

(2)ATP 相对缺乏所致:实验表明,心肌梗死后心肌肥大具有重要的代偿意义。

如预先应用蛋白合成阻滞剂——嘌呤霉素(Puromysin)阻止心肌肥大的发生,可造成 85% 的实验动物死亡。急性心肌梗死后存活的心肌无能力肥大将造成持续的心功能低下。心功能降低是引起存活心肌负荷增加的主要原因。由于梗死区扩展、变薄、膨胀导致心室立体结构的改变及心室扩张,这将导致受损心肌与未受损心肌的收缩压、舒张压升高,并出现压力的不均匀分布。

这些压力受 Laplace 方程影响,即作用到室壁的应力与室腔半径及室内压成正比,而与室壁厚度成反比。另外,室壁内心肌纤维的边对边滑移进一步增大了室腔。以上改变对梗死后扩张性心肌病的形成均有重要意义。研究表明:ACE 抑制剂可降低容量负荷,使流出阻力降至最适水平,并可增强心室的修复功能,使扩张的心室变小。

心肌梗死后心肌肥大到底是压力超负荷还是容量超负荷,目前尚不清楚。容量负荷增加导致室腔容积扩大,但室壁厚度并不增加,即离心性肥大。如压力负荷增加,则室壁厚度增加,室腔无扩大即向心性肥厚。这些室腔大小和室壁厚度的改变是由于心肌细胞平均长度和直径的改变所致。实验表明,左室心肌梗死后心肌肥厚是由于心肌细胞直径和长度增加所致,而此时右室心肌细胞除横径增大外,长度保持不变。

心肌梗死可影响心肌线粒体。实验表明,急性心肌梗死之初,左、右心室线粒体与心肌纤维的体积百分比保持恒定,但到后期其比率发生了变化。大面积心肌梗死后 40 d,心肌线粒体与心肌纤维体积百分比下降。当压力超负荷时,心肌线粒体与心肌纤维的体积百分比下降;而容量超负荷时,此百分比保持不变。

心肌梗死后心肌的毛细血管也发生了变化。实验证实:冠脉阻塞后 3 d,即可发现肥厚的左、右心室心肌毛细血管体积百分数及单位体积内心肌细胞与毛细血管表面积均降低,而从毛细血管壁到心肌线粒体的平均扩散距离增加。

存活心肌的毛细血管微循环改变可能是供氧和需氧失衡的原因,这种失衡可导致局部心肌缺血和组织损伤,心肌细胞活性降低,心肌细胞坏死,纤维组织及间质胶原沉着增加,对梗死后心肌病的形成起着重要作用。

短暂的心肌缺血可导致可逆的左室功能异常,当缺血造成持久性心肌损伤前缓解心肌缺血,则心功能可恢复正常。反复短暂或长期持久的心肌缺血则可引起心肌坏死,从而导致心脏扩大、心肌纤维化,此时通过残存的心肌细胞肥大,Frank-Starling 机制代偿。如果代偿充足则形成慢性扩张性缺血性心肌病。若冠脉病变广泛,毛细血管减少而供能不足则引起进行性心肌损伤及心功能不全。小范围的心肌纤维化或小灶性心肌梗死则引起限制性缺血性心肌病。

有学者认为缺血性心肌病的发病机制可能与冠心病的形成、微血管病变、微血管痉挛等有关。

(1)冠心病的发病机制尚未完全明了,但可能与①脂肪浸润学说;②血小板聚集和血栓形成学说;③损伤反应学说;④克隆学说;⑤神经-内分泌变化等有关。

(2)微血管病变可能与免疫等因素有关,特别是糖尿病患者。

(3)自主植物神经功能失调及更年期综合征等均可引起微血管痉挛。

(4)心肌梗死致室壁瘤形成和(或)室间隔穿孔。心肌梗死的相关因素为:管腔内血栓形成、粥样斑块破溃、其内或其下发生出血或血管持续痉挛,使冠状动脉完全闭塞;休克、脱水、出血、外科手术或严重心律失常,致心排出量骤降,冠状动脉灌流量锐减;重体力活动、情绪过度激动或血压剧升,致左心室负荷明显加重,儿茶酚胺分泌增多,心肌需氧、需血量猛增,冠状动脉供血明显不足。

(5)血管平滑肌细胞(VSMC)的凋亡与 K^+ 通道活动增加有关,在动脉粥样硬化发生与发展过程中钙激活钾离子通道(BKCa)起重要作用。Vicente 等发现,巨噬细胞表现外向延迟和内向整流钾电流,主要由 Kv1.3 和 Kir2.1 分别介导,而 Kv1.1,Kv1.2,Kv1.5,Kv1.6 和 Kv3.1 没有表达;在巨噬细胞集落刺激因子依赖性增生过程中,巨噬细胞外向延迟和内向整流钾电流均增加了 3 倍;但脂多糖(LPS)诱导巨噬细胞活化期间,外向延迟和内向整流钾电流的调节不同,除极化电位时外向钾电流增加了 4 倍,而超极化电位时内向电流减少了大约 5 倍。细胞内钾离子浓度下降还参与细胞凋亡的诱导。

深入研究发现,Kv1.3 的特异性阻滞剂——Margatoxin 阻断外向钾电流能够剂量依赖性抑制巨噬细胞增生和活化,Kir2.1 的阻滞剂——Ba^{2+} 和 MgTx 有协同效应。因此,Kv1.3 和 Kir2.1 是控制巨噬细胞增生、活化,或者可能还有凋亡的最主要的离子通道。巨噬细胞 Kv1.3,Kir2.1 通道表达及功能异常是否为泡沫细胞形成的分子及电生理学基础,迄今尚不清楚。

三、病理

缺血性心肌病的病理学特点为心脏重量明显增重,多为 450～830 g,平均 625 g,心脏壁厚薄交错不均匀,心脏四个腔(心房和心室)均扩张,和原发性扩张型心肌病相同,心脏呈球型结构。血流动力学改变和扩张型心肌病相似,以左心室的射血分数降低为特征,一般低于 0.40。冠脉常有弥散而严重的粥样硬化,导致冠脉腔狭窄和血栓形成,且常为多支病变。因心肌梗死和长期缺血、缺氧,使心肌变性、坏死和纤维瘢痕形成,心室壁被大片瘢痕组织代替,左室常肥厚和扩大,也可累及右室,病理改变使心肌收缩力减退和心室顺应性下降,致心功能不全,随病情进展和心力衰竭反复发作,心脏常呈普遍性扩大。少数可类似限制型心肌病改变。上述病理改变多累及冠脉小分支及微血管,一般情况下冠脉主干正常。

冠状动脉闭塞后 20～30 min,由其供血的心肌即有少数坏死,开始了急性心肌梗死的病理过程。12 h 内绝大部分心肌呈凝固性坏死,心肌间质充血、水肿,伴有多量炎症细胞浸润。以后,坏死的心肌纤维逐渐溶解,形成肌溶灶,随后渐有肉芽组织形成。大块的心肌梗死累及心室壁的全层或大部分者常见,心电图上出现 Q 波者称为有 Q 波心肌梗死,可波及心包引起心包炎症,波及心内膜诱致心室腔内附壁血栓形成。心电图上不出现 Q 波者称为无 Q 波心肌梗死,较少见。无 Q 波心肌梗死包括冠状动脉闭塞不完全或自行再通形成小型心肌梗死且呈灶性分布者,如仅累及心室壁的内层,不到心室壁厚度的一半,称为心内膜下心肌梗死,也包括透壁性心肌梗死范围较小、心电图未能记录到 Q 波者。在心腔内压力的作用下,坏死心壁向外膨出,可产生心肌破裂(心室游离壁破裂、室间隔穿孔或乳头肌断裂)或逐渐形成室壁膨胀瘤。坏死组织 1～2 周后开始吸收,并逐渐纤维化,在 6～8 周形成瘢痕愈合,称为陈旧性或愈合性心肌梗死。

四、病理生理

(一)缺血对心肌的影响

1. 对心肌代谢的影响

心肌能量代谢主要来源于葡萄糖和脂肪酸氧化代谢生成的高能磷酸化合物(三磷酸腺苷和磷酸肌酸辅助系统),心肌活动所需的能量几乎都是由高能磷酸化合物在线粒体中经氧化代谢产生。一般情况下心肌不能合成乳酸,通过糖酵解产生三磷酸腺苷不是心肌产能主要途径。但是,当心肌缺血缺氧时,糖酵解就成为心肌细胞获取三磷酸腺苷的主要途径。糖酵解可以提供少量的高能磷酸化合物,使得局部缺血心肌内高能磷酸化合物水平下降减缓。这样虽使缺血心肌损伤不致迅速恶化,但是局部区域心肌内的乳酸合成增加,造成乳酸堆积。若心肌持续缺血缺氧,将导致心肌不可逆性损伤。

2. 对心功能的影响

心肌细胞所需能量的直接来源是高能磷酸化合物,而高能磷酸化合物的生成主要依赖有氧代谢。如果心肌供血突然停止,心肌组织内三磷酸腺苷及磷酸肌酸水平迅速下降,心肌细胞内出现酸中毒,收缩蛋白对钙离子的敏感性降低,磷酸盐和脂质大量堆积,导致心肌舒张和收缩功能障碍。舒张功能首先受累,表现为 $-dp/dt$ 减少,心室舒张末压升高,顺应性减低;随后心室收缩功能受损,$+dp/dt$ 进行性异常,最后局部心肌收缩停止。如果缺血心肌累及范围较大,将降低心搏量、心排出量和心室射血分数等心功能指标。缺血时间很短且血流恢复快者,心肌收缩和舒张功能能很快恢复。缺血严重但持续时间较短暂者,心肌不会发生永久性损害。此时在电镜下观察心肌细胞膜未见损伤,高能磷酸化合物也不低于正常水平的70%。恢复血流后,心肌细胞腺苷酸逐渐恢复,但心肌舒张和收缩功能的恢复需要较长时间,这种严重的可逆性心肌损伤称为心肌顿抑(stunning myocardium)。恢复时间的长短,主要取决于缺血时间的长短和严重程度,可以持续数分钟、数小时甚至数日。严重而持久的缺血可导致不可逆性心肌细胞损害,从心内膜下心肌向心包脏层下心肌扩展,出现明显的细胞膜损伤。另外,由于冠状动脉狭窄而未完全闭塞,供应心肌的血流量低于正常。为了降低耗氧量,心肌通过减低代谢、减少做功来适应血流的减少,从而达到心肌供氧、需氧间新的平衡。在这种状态下,心肌保持低功能下存活,如果缺血没有进一步恶化,该部分心肌既不会梗死也不会引起缺血的临床症状,被称为冬眠心肌(hibernating myocardium)。冬眠心肌的这种少供血则少做功的状态是心肌自身的一种自我保护机制,待心肌血流恢复后,冬眠心肌的功能可以完全恢复。如果这种低供血状态下的平衡被打破,血氧供需平衡向不利的方向转化,心肌缺血的症状和体征就会出现。

3.对电活动的影响

心肌缺血会影响心肌细胞膜对离子的通透性,导致钠泵活性丧失,细胞内水、钠潴留。因心肌细胞内无氧糖酵解的增强,细胞内出现酸中毒,细胞外出现高钾。缺血心肌的这种改变,影响了心肌的除极和复极,使心脏冲动的发放和传导出现异常,从而在缺血性心肌病患者中引起严重的心律失常。冠心病是室速最常见的病因,据 Boston 和 San Francisco 系列研究,非持续性室速患者 74% 有冠心病,持续性室速患者 72% 有冠心病。Boxton 等和 Carboni 等报道,急性心肌梗死患者非持续性室速发生率约为 15%,自发性心绞痛患者中室速检出率为 7%～35%。冠心病是引起室扑和室颤最常见的原因(约占 80%),包括急性心肌梗死(AMI)、心绞痛和慢性心肌缺血状态等,其中以 AMI 室扑、室颤发生率最高,为 7%～11%。且在 AMI 症状发作后最初 4 h 内出现的 MI 性室颤约占 60%,在 12 h 内出现的 MI 性室颤约占 80%,而其他室颤常发生在伴左心功能不全或心源性休克患者,出现于 AMI 症状发作后 1～6 周。

在那些有冠状动脉器质性狭窄并引起心肌长期、慢性血流供应降低的患者中,心肌冬眠和心肌顿抑均比较常见,从而使左心室功能长期处于抑制状态。如果多支冠状动脉出现严重狭窄病变,或心肌耗氧量明显增加或严重心肌缺血多次累积,均可导致心肌不可逆的坏死。由于缺血累及范围广泛或多次梗死,心肌难以维持良好的代偿,使受损或发生坏死的心肌细胞数量逐渐增多。缺血心肌受多种因素作用出现纤维化,心肌间质胶原沉积增加以及心肌坏死后瘢痕形成,使室壁张力和僵硬度增加,室壁运动普遍减弱,心脏明显扩大,甚至引起充血性心力衰竭,发展为缺血性心肌病,但并不合并有室壁瘤。

(二)心肌病的病理生理改变

1.血流动力学变化

(1)冠脉循环动力学。冠脉痉挛,特别是在冠状动脉粥样硬化基础上的痉挛,在缺血性心肌病的形成中是很重要的因素之一。粥样斑块和其附近内膜的 PGI_2 浓度降低,易引起血管收缩。冠脉痉挛与交感神经关系密切,切除迷走神经可使血管易发生痉挛。情绪激动、寒冷等均使交感张力升高。冠脉血流储备能力不足,也是导致缺血的原因之一。

（2）负性肌力作用。心绞痛发作时,心脏收缩力减弱。早期心肌缺血致收缩力下降,可能与酸中毒、高能磷酸化合物排空、细胞外 K^+ 浓度升高及乳酸积聚有关。晚期则与心肌纤维化和心腔扩大有关。

（3）舒张期顺应性下降。心绞痛发作时,左室舒张期顺应性降低,心痛定和心得安可使顺应性有所恢复。舒张期顺应性降低时,左室舒张末压增高,心肌灌注压差缩小,进一步加重心内膜缺血。

（4）其他。包括血压和心率影响心肌耗氧量、心肌缺血时的自身神经－内分泌调节和心肌节段性收缩等。

2.心肌缺血时的代谢紊乱

心肌缺血时,乳酸和丙酮酸不能被氧化,游离脂肪酸（FFA）消耗增加 40%,体内儿茶酚胺释放增加,促进三酰甘油水解生成游离脂肪酸。血中游离脂肪酸水平增高可加重心肌缺血,扩大心肌梗死面积,减弱心肌收缩力,诱发或加重心律失常。另外,血中乳酸浓度增高,也可加重心肌损害。

3.心肌缺血时的儿茶酚胺和钙

心肌缺血使肌膜对钙的通透性增加,如在缺血心脏上进行含钙液灌注心肌,使心肌损害加重,称为钙反常现象。心肌缺血时儿茶酚胺释放增加,可加重心肌损害。

五、临床表现

根据患者的不同表现,可以将缺血性心肌病分为两大类型,即充血型缺血性心肌病和限制型缺血性心肌病。它们的临床表现分别类似于原发性心肌病中的扩张型和限制型心肌病。

缺血型心肌病患者表现各有不同。大部分患者可以出现充血型心肌病或限制型心肌病的表现,而少部分患者可以没有明显临床症状。

（一）充血型缺血性心肌病

充血型缺血性心肌病占缺血性心肌病的绝大部分。常见于中、老年人,以男性患者居多,男:女约为（5～7）:1。主要临床表现包括以下几个方面。

1.心绞痛

缺血性心肌病多有明确的冠心病病史,并且绝大多数有 1 次以上心肌梗死的病史。心绞痛是缺血性心肌病患者常见的临床症状之一。但是,心绞痛并不是心肌缺血患者必备的症状,一些患者也可表现为无症状性（无痛性）心肌缺血,无心绞痛或心肌梗死的表现。有 72%～92% 的缺血性心肌病患者出现过心绞痛发作。也有学者报告有 1/3～1/2 的心肌梗死病例曾被漏诊。这种反复频繁发生的无症状性心肌缺血或心肌梗死可以逐步引起充血型缺血性心肌病。这些患者没有出现心绞痛可能是由于其痛阈较高（如糖尿病患者）,缺乏心绞痛这一具有保护意义的报警系统。可是,在这类患者中,无症状性心肌缺血持续存在,对心肌的损害也持续存在,直至出现充血型心力衰竭。有人认为这种无症状性心肌缺血的临床意义及危害性与有心绞痛症状的心肌缺血相同。出现心绞痛的患者可能随着病情的进展,充血性心力衰竭的逐渐恶化,心绞痛发作可逐渐减轻甚至消失,仅表现为胸闷、乏力、眩晕或呼吸困难等。

2.心力衰竭

心力衰竭往往是缺血性心肌病发展到一定阶段必然出现的表现。早期进展缓慢,一旦发生心力衰竭则进展迅速。多数患者在胸痛发作或心肌梗死早期即有心力衰竭表现,这是由于急性心肌缺血引起心肌舒张和收缩功能障碍所致。目前的研究表明,短暂心肌缺血,主要损伤早期舒张功能;长期反复发生心肌缺血,引起明显的晚期舒张功能异常,即左室顺应性降低、僵硬度升高。大面积心肌梗死使心肌间质遭到破坏,引起急性心室扩张,使心腔的顺应性升高;而小灶性心肌梗死或纤维化,可引起心腔僵硬度增加,顺应性降低。患者常表现为劳力性呼吸困难,严重时可发展为端坐呼吸和夜间阵发性呼吸困难等左心室功能不全表现,伴有疲乏、虚弱症状。心脏听诊第一心音减弱,可闻及舒张中晚期奔马律。两肺底可闻及散在湿啰音。晚期如果合并有右心室功能衰竭,患者可出现食欲减退、周围性水肿和右上腹闷胀感等症状。体检可见颈静脉充盈或怒张,心界扩大,肝脏肿大、压痛,肝颈静脉反流征阳性。周围性水肿发展缓慢而隐匿,为凹陷性水肿,往往从下垂部位开始,逐渐向上发展。

(1)心力衰竭判定。LVEF 在 40%～49%(Ⅱ级)的患者中,罕见有慢性心力衰竭,LVEF在 25%～39%(Ⅲ级)的患者中可能会发生慢性心力衰竭。心力衰竭体征的严重程度和 NYHA 分级通常与左心室射血分数的下降相关。

(2)慢性左室心力衰竭。常见症状包括气促、慢性咳嗽等,但这些症状不具特异性。如发现第三或第四心音,利尿剂治疗后啰音能消失或改善,或胸部 X 线片有间质性肺水肿,则表明这些体征和辅助检查和左室心力衰竭有关。

(3)充血性心力衰竭。诊断基于颈静脉压升高、肝脏增大、双侧踝部水肿、体液潴留引起的体重增加(至少 3 kg)等,这些体征常在严重左心室功能不全的患者中发生,在适当的利尿剂治疗后,充血性心力衰竭的体征可消失或改善,体重也可下降。

3.心律失常

长期、慢性的心肌缺血导致心肌坏死、心肌顿抑、心肌冬眠、局灶性或弥散性纤维化以及瘢痕形成,进而使心肌电活动障碍,包括冲动的形成、发放及传导均可产生异常。在充血型缺血性心肌病的病程中可以出现各种类型的心律失常,尤以室性期前收缩、心房颤动和束支传导阻滞多见。即使是同一个缺血性心肌病患者,其心律失常的表现也复杂多变。

主要原因为:

(1)心律失常形成原因复杂,如心肌坏死、纤维化、缺血或其他原因对心肌的损伤。

(2)心律失常形成的机制复杂,包括折返机制、自律性增高或触发机制。

(3)心律失常的类型复杂,同一个患者不仅可以发生室上性和室性心律失常,还可以发生传导阻滞。

(4)病变晚期心律失常类型多变,约半数的缺血性心肌病死于各种严重的心律失常。

4.血栓和栓塞

心室腔内形成血栓和栓塞的病例多见于:①心室腔明显扩大者;②房颤而未抗凝治疗者;③心排出量明显降低者。长期卧床而未进行肢体活动的患者易并发下肢静脉血栓形成,脱落后发生肺栓塞。有文献报道缺血性心肌病患者血栓发生率为 14%～24%。

虽然充血型缺血性心肌病常见的临床表现是充血性心力衰竭,但有一些患者症状的严重程度及左心室功能的损害程度与心肌异常改变之间常不成比例,这可能和心肌梗死的范围及部位有关。有些患者的心肌梗死发生在多个部位并且分布在两支以上的冠状动脉支配范围内,就单个梗死部位来讲,坏死的范围可能并不大,但多个部位发生心肌坏死对于心室功能的影响远比相同面积一个部位者的损害要大的多。

(二)限制型缺血性心肌病

尽管大多数缺血性心肌病患者的临床表现类似于扩张型心肌病,少数患者的临床表现却主要以左心室舒张功能异常为主,而心肌收缩功能正常或轻度异常,类似于限制型心肌病的症状和体征,故被称为限制型缺血性心肌病或硬心综合征(stiff heart syndrome)。患者常有劳力性呼吸困难和(或)心绞痛,因此日常活动受限。这些患者往往因反复发生肺水肿而就诊。患者可以无心肌梗死病史,心脏常不扩大。患者左室舒张末压升高、舒张末期容量增加而射血分数仅轻度减少,即使在发生急性心肌梗死时,有一部分患者虽然发生了肺淤血甚至肺水肿,却可以有接近正常的左心室射血分数。

这些患者的心功能异常是以舒张功能异常为主的。该型缺血性心肌病患者常有异常的压力容量曲线,患者在静息状态下,左室舒张末压也高于正常,当急性缺血发作时,心室的顺应性进一步下降、心脏僵硬度进一步增加,使左室舒张末压增高致肺水肿,而收缩功能正常或轻度受损。

将缺血性心肌病的临床表现概括如下。

(1)有明确的冠心病史,42%～76%有心绞痛史,有的报道高达72%～92%。64%～85%有1～2次或更多的心肌梗死,70%ECG可见Q波。但糖尿病患者可出现无痛性心肌梗死。少数患者仅为X综合征,即运动平板试验阳性而冠脉造影阴性者,有较典型的心绞痛,可能与微小血管病变有关。

(2)有心脏扩大,呈普大型,常以左室大为主。心尖搏动向左下移位,S_1低钝,常有S_3和S_4,可闻及P_2亢进。88%有二尖瓣反流,继发于左室扩大。缺血性心肌病可合并乳头肌功能不全,在心尖区常可闻及二尖瓣反流性收缩期杂音。两肺底可闻及散在湿啰音。

(3)可有室间隔穿孔所致的心力衰竭表现和典型的新出现的胸骨左缘3、4肋间粗糙的收缩期杂音,少数可猝死。心肌梗死后3%～10%的患者可出现室壁瘤,有持续性S-T段抬高表现。

(4)有心力衰竭的临床表现,75%为左心衰竭,33%为右心衰竭,90%～100%发生长期难治性心力衰竭。100%有心电图异常,如ST-T改变、各种心律失常和Q波。

六、实验室检查

1. X线/MRI检查

X线/MRI检查示心脏呈普遍性扩大,以左室为主,心脏搏动减弱和肺淤血征象。

2. 心电图

心电图可见病理性Q波及缺血性ST-T改变,常有心律失常,可表现为窦性心动过速、房颤、频发多源性室早、阵发性室性或室上性心动过速、房室传导阻滞等。

3. 超声心动图

超声心动图可示心脏普遍性扩大,但常以左室扩大为主,左室舒张末期和收缩末期内径增大,室壁运动常呈多节段性减弱、消失或室壁僵硬,有别于扩张型心肌病常呈普遍性减弱。有时可见心腔内附壁血栓形成。

4. 心功能测定

心功能测定示收缩前间期(PEP)延长、左室射血时间(LVET)缩短,PEP/LVET比例增加,左室射血分数(LVEF)显著下降,常<0.35。

5.放射性核素检查

可示心腔扩大、心功能不全,心肌显像可见多节段心肌放射性核素灌注缺损区。MRI可发现室壁变薄及室壁瘤形成。

6.心导管检查

示左室舒张末压、左房压和肺动脉楔压增高,左室射血分数显著降低,左室腔扩大和多节段、多区域室壁运动障碍。

7.冠脉造影

常有多支冠脉病变。

七、诊断和鉴别诊断

(一)诊断

缺血性心肌病诊断必须具备三个肯定条件和两个否定条件。三个肯定条件具体如下。

(1)有明确冠心病史,至少有1次或1次以上心肌梗死(有Q波或无Q波心肌梗死)。

(2)心脏明显扩大。

(3)心功能不全征象和(或)实验室依据。

两个否定条件具体如下。

(1)排除冠心病的某些并发症,如室间隔穿孔、室壁瘤和乳头肌功能不全所致二尖瓣关闭不全等,因为这些并发症虽也可产生心脏扩大和心功能不全,但其主要原因为上述机械性并发症导致心脏血流动力学紊乱的结果,其射血分数虽有下降,但较少<0.35,并非是心脏长期缺氧、缺血和心肌纤维化的结果,故不能称为缺血性心肌病。心肌梗死和冠心病的并发症,其治疗主要为手术矫治,而缺血性心肌病主要是内科治疗。

(2)除外其他心脏病或其他原因引起的心脏扩大和心力衰竭。

(二)鉴别诊断

临床上首先应与扩张型心肌病相鉴别。扩张型心肌病多见于中青年,无明确冠心病史,即使有心绞痛和病理性Q波,其发生率远比缺血性心肌病低,超声心动图检查提示室壁运动常呈普遍性减弱而非节段性减弱,核素心肌显像常呈普遍性灌注降低,并非呈节段性或区域性灌注缺损,冠脉造影无明显冠脉狭窄等可与缺血性心肌病相鉴别。缺血性心肌病多有冠心病易患因素存在,发病年龄多在40岁以上。其发病基础主要是由于冠状动脉粥样硬化狭窄、闭塞、痉挛甚至心肌内毛细血管网的病变,引起心肌供氧和需氧之间不平衡而导致心肌细胞减少、坏死、心肌纤维化、心肌瘢痕形成,出现心力衰竭、心律失常和心腔扩大,表现为充血型心肌病样的临床综合征;另外,有少部分缺血性心肌病患者主要表现为心室肌舒张功能受限,心室壁硬度异常。

1.充血型缺血性心肌病

应与其他心脏病或其他原因引起的心脏扩大和心力衰竭进行鉴别。

(1)扩张型心肌病:充血型缺血性心肌病的发病基础是冠心病等缺血性疾病。扩张型心肌病多见于中青年,无明确冠心病史,也无动脉粥样硬化的易患因素,胸部X线检查多无冠状动脉或主动脉硬化征象。患者可有全心增大、心力衰竭以及各种类型心律失常的表现,心、脑、肾等脏器可发生栓塞。心脏增大常以左心室增大为主,心肌活检可见心肌灶性坏死和纤维化,无炎症细胞浸润。选择性冠状动脉造影显示冠状动脉无阻塞性病变。此外,在超声心动图或放射性核素的左室功能检查中,虽然原发性扩张型心肌病和充血型缺血性心肌病都有弥散性室壁运动异常,但缺血性心肌病常有多节段性室壁运动障碍。原发性心肌病是一种弥散性心肌病变,而缺血性心肌病主要累及左室,所以测定右室功能有助于二者的鉴别。

(2)病毒性心肌炎:常为全身性感染的一部分。多发生在急性病毒感染之后,患者常有呼吸道炎症或消化道炎症的前驱表现。临床表现轻重不一。轻者仅有胸闷、心前区隐痛、心悸和乏力等症状,重者心脏增大、发生心力衰竭或严重心律失常,如完全性房室传导阻滞、室性心动过速,甚至室颤而致死。少数患者在急性期后心脏逐渐增大,产生进行性心力衰竭。

其心电图、超声心动图及核素心肌显像改变与缺血性心肌病患者的相应改变类似。但心肌炎患者多属青少年或中年,血清中病毒感染的相关抗体增高,咽拭子或粪便中分离出病毒有助于二者的鉴别。心内膜或心肌组织活检可见心肌细胞坏死、炎性细胞浸润,从心肌中分离出致病病毒有助于本病的鉴别。冠状动脉造影常无冠脉狭窄。

(3)甲状腺功能减退性心肌病:甲状腺功能减退性心肌病患者心脏增大而心肌张力减弱。心肌细胞内有黏蛋白和黏多糖沉积,呈假性肥大,严重时心肌纤维断裂、坏死,间质有明显水肿,水肿液中含多量的黏液素。临床上多有明显的甲状腺功能减退的相关表现,如怕冷、表情淡漠、动作迟缓、毛发稀疏及黏液性水肿等,可有劳累后呼吸困难、乏力和心绞痛等表现。体征:有明显的黏液性水肿;心脏浊音界增大;心尖搏动弥散而微弱;心音低钝。心电图示窦性心动过缓,P 波和 QRS 波群低电压,多数导联 T 波低平或倒置,若心脏病变累及传导系统,可引起束支传导阻滞或房室传导阻滞。超声心动图提示心腔扩大、搏动减弱,常有心包积液。但老年患者黏液性水肿的表现可不典型,若偶有心绞痛症状而出现心脏增大、心力衰竭和心律失常时易被误诊为缺血性心肌病。但这些患者常有表情淡漠、动作迟缓等表现,并有黏液性水肿的临床体征,即使在心力衰竭情况下心率仍不增快,且很少发生异位性快速性心律失常。实验室检查:T_4 和 T_3 降低,血清促甲状腺激素升高,血浆蛋白结合碘低于正常,甲状腺摄碘率低于正常而尿中碘排泄率增多,血红蛋白含量和红细胞计数减少,基础代谢率降低。超声心动图检查可见大量心包积液,由于其发病较缓慢,故心脏压塞症状多不明显,静脉压也多属正常,积液内富含胆固醇和蛋白质。

(4)其他:应注意与由后负荷失衡引起的心肌病以及由于冠心病的并发症等原因而导致的心力衰竭相鉴别,如高血压性心脏病、主动脉瓣狭窄、室间隔穿孔以及乳头肌功能不全等。

2.限制型缺血性心肌病

患者心脏无扩大或肥厚,可以出现以舒张功能受损为主的心功能不全,需与其他引起类似表现的疾病相鉴别。

(1)原发性限制型心肌病:原发性限制型心肌病是心内膜和心肌纤维化引起舒张期心室充盈受限所致。发病原因未明,可能与感染引起的嗜酸性粒细胞增多症有关。嗜酸性粒细胞常分泌一种蛋白质,引起心内膜及心肌纤维化,病变以左心室为主,纤维化在心尖部位最明显,心室内壁的纤维化使心室的顺应性减弱甚至丧失,在舒张早期心室快速充盈后血液的进一步充盈受到限制。根据两心室内膜和心肌纤维化的程度及临床表现,可分为右心室型、左心室型及混合型,以左心室型最多见。右心室型和混合型常以右心衰竭为主,左心室型则以呼吸困难、咳嗽及两肺底湿啰音为主。与限制型缺血性心肌病的鉴别有时是非常困难的。限制型心肌病有两型,一型见于热带地区,发病年龄较早,且多为青少年。另一型常见于温带地区,均为成年人,多数在 30 岁左右,男性居多,在该型的早期,约半数发病时有发热、嗜酸性粒细胞增多、全身淋巴结肿大、脾脏肿大。这些患者往往无冠心病病史,心绞痛少见,冠状动脉造影常无明显狭窄性病变。

(2)缩窄性心包炎:常继发于反复的心包积液,常有结核性或化脓性心包炎病史。心包脏层和壁层广泛粘连、增厚和钙化,心包腔闭塞形成一个纤维组织的外壳。病变常引起腔静脉的入口处及右心房处心包膜明显纤维化,导致腔静脉系统淤血。影响心室正常的充盈,使回心血量减少,引起心排出量降低和静脉压增高的临床表现,可出现不同程度的呼吸困难、腹部膨隆、乏力和肝区疼痛。有颈静脉怒张、肝脏肿大、腹腔积液及下肢凹陷性水肿,心尖搏动不易触及,心浊音界正常或轻度增大,心音低钝,有时可闻及心包叩击音,血压偏低,脉压小。

X线检查示心影正常或稍大,搏动微弱或消失,心缘僵直不规则,正常弧度消失,多数患者可见心包钙化影。心电图示低电压及 ST-T 异常改变。超声心动图示心室容量缩小,心房扩大,室间隔矛盾运动,心室壁增厚及活动消失,心包钙化者可见反光增强。心导管检查可见右心室压力曲线呈舒张早期下陷而在后期呈高原波。

(3)心脏淀粉样变性:淀粉样变性是由于淀粉样物质沉积于血管壁和其他组织中引起的全身性或局限性疾病,主要累及心、肾、肝、脾、肌肉、皮肤和胃肠道等组织器官,多见于中老年人。心脏淀粉样变性的主要特点为蛋白-多糖复合物沉积,此复合物存在可以与 γ 球蛋白、纤维蛋白原、清蛋白及补体结合的特殊位点。淀粉样物质沉积可分为局限性和弥散性二类。弥散性者淀粉样物质广泛沉积于心室肌纤维周围,引起室壁僵硬,收缩和舒张功能都受到限制,病变可累及心脏传导系统及冠状动脉,常有劳力性呼吸困难、进行性夜间呼吸困难、心绞痛、乏力及水肿。其超声心动图类似限制型心肌病改变,可表现右房、右室增大,右室心尖闭塞,而左室不增大,室间隔和室壁呈对称性增厚,心肌中可见散在的不规则反射回声,乳头肌肥大增粗,可有二、三尖瓣关闭不全征象,半数以上病例可有轻至中度的心包积液。此外,可有肺动脉高压征象。X线检查可有心脏增大,心脏搏动减弱及肺淤血征象。心电图示 QRS 波低电压,有房性心律失常或传导阻滞。若要明确诊断常需作心内膜活检。

八、治疗

缺血性心肌病的治疗原则:控制冠心病危险因素,依靠内科治疗以减轻症状和改善心功能。

(1)减轻体重,戒烟酒,控制高血压和糖尿病,治疗高脂血症,加强锻炼,注意饮食等。

(2)心力衰竭处理同扩张型心肌病。

但应注意:①血管扩张剂肼肽嗪、哌唑嗪因增加心肌氧耗量,不适宜用于本病;②β受体阻滞剂虽能减少心肌梗死后的猝死率,但因其负性肌力作用,对本病是相对禁忌的;③血管扩张剂以选用硝酸酯类、血管紧张素转换酶抑制剂较佳;④ 高血压者应将 SBP 控制在 12～13.33 kPa左右。

(3)抗凝治疗:华法林 3～5 mg/d,注意监测 PT,或波立维 75 mg/d 或抵克力得 0.25/d,注意血小板和白细胞,或用阿司匹林 100～325 mg/d,必要时可用肝素,但须监测 KPTT。

(4)抗心肌缺血治疗

1)硝酸酯类:如硝酸甘油、消心痛和单硝酸异山梨酯。剂型有片剂、针剂、贴膜和喷雾剂等。抗心肌缺血机制:①降低前、后负荷及耗氧量;②改变心肌血流重新分布,有利于缺血区的灌注。该类药可迅速发生耐药性,停药后可逆转。

2)钙拮抗剂:如异搏定、合心爽、心痛定和氨氯地平等。抗心肌缺血机制:①直接对缺血心肌有保护作用;②降低心肌耗氧量,提高心肌工作效率;③增加缺血区心肌供血;④促进内源性一氧化氮的产生与释放。目前主张使用长效制剂。钙拮抗剂无耐药性,可反射性增快心率,有的药物有轻度负性肌力作用。

3)β受体阻滞剂:抗心肌缺血机制:①阻滞β受体,降低心肌耗氧量;②增加缺血区供血;③改善心肌代谢。但该药扩大心腔容积、延长射血时间而增加氧耗。主张使用高选择性β受体阻滞剂。不可骤停该药,有反跳现象。应注意其较强的负性肌力作用。

4)ACEI类:对该药的抗心肌缺血作用仍有争议。主要焦点是该药不增加缺血区供血,可出现"窃血"现象。

5)其他:如双嘧达莫(Dipyidamole)、吗多明(Molsidomine)、尼可地尔(Nicorandil)、哌克昔林(Perhexilline)、卡波罗孟(Carbocromen)和 Na^+/H^+ 交换抑制剂等。

在内科治疗效果不佳或病情危重情况下,则需采取介入和手术治疗。

(一)经皮冠状动脉腔内血管成形术(PTCA)

球囊加压产生的机械挤压,使狭窄节段的粥样斑块撕裂、拉断和压缩,冠脉内膜和部分中膜撕裂,重新塑形,中膜及外膜组织伸长和扩展,使冠脉腔径增大,血流增加。

1. PTCA 临床适应证

(1)病史较短的稳定型或不稳定型心绞痛。

(2)急性心肌梗死 6 h 内可直接行 PTCA;对溶栓效果欠佳或无效者,可行补救性或择期PTCA。

(3)冠脉旁路移植(CABG)术后症状复发。

(4)部分无症状性心肌缺血。

(5)PTCA 和冠脉内支架术后再狭窄。

2. 冠脉造影适应证

(1)单支、孤立性、局限性、非钙化、同心性、不累及重要分支的冠脉近端病变是最理想的适应证。

(2)多支或单支多发病变,凡病变较孤立,适于扩张,解剖学上位于球囊导管可到达的部位,被扩张血管不影响其他重要血管的侧支循环时,可行 PTCA。

(3)近期内(<3 月)完全闭塞的血管。

3. PTCA 禁忌证

(1)解剖学上高危部位狭窄,如无保护的左冠脉主干或相当左主干病变(左前降支和回旋支同时存在狭窄),或可致其他重要侧支循环闭塞及严重血流动力学恶化者,为绝对禁忌证。

(2)冠状动脉狭窄<50%者。

(3)无临床症状或无心肌缺血证据者。

(4)严重弥散性广泛性冠状动脉狭窄者。

(5)血管完全闭塞>6 月者。

(6)狭窄血管壁有严重钙化者。

(7)严重左心功能不全(LVEF<25%)者。

(8)因各种原因不能耐受导管手术者。

(9)不能作紧急冠脉旁路手术的单位。

4. PTCA 注意事项

(1)术前 1～2 d,肠溶阿司匹林 320 mg/d 和波立维 75 mg/d 或噻氯匹定(Ticlopidine)0.25～0.5/d。

(2)术中肝素化,10 000 U 肝素从动脉鞘中注入,1 h 后每超过 1 h,可追加肝素 1 000 U。

(3)尽量减少冠脉造影时血管间的重叠和血管"缩短"现象。

(4)球囊直径:血管内径＝(1～1.1)∶1 的原则选择球囊,压力泵中造影剂稀释液按 1∶1 配制。

(5)对无并发症的简单病变,术后 4 h 可拔鞘,继可用肝素 800～1 000 U,保持 ACT 在 180 s 左右或 KPTT 为正常的 1.5～2 倍。也可使用低分子肝素 5～7 d。对复杂病变、明显内膜撕裂、不稳定型心绞痛和心肌梗死患者,术后肝素 24 h 维持,然后停用 4 h,待 ACT 或 KPTT 正常后拔鞘。

(6)停用肝素后或同时,口服阿司匹林 100～300 mg/d、波立维 75 mg/d 或噻氯匹定 0.5 次/天及硝酸酯和钙拮抗剂。

5. PTCA 成功的标准

目前国内 PTCA 的成功率为 89%～93%。PTCA 成功的标准如下。

(1)PTCA 后的血管狭窄较术前减轻≥20%(或狭窄血管段远、近端的压力阶差下降≥20 mmHg,即≥2.67 kPa),且病变血管残留的狭窄<50%。

(2)无严重并发症(急性心肌梗死、紧急冠脉旁路术或死亡等)发生。

(3)临床症状改善,心绞痛减轻或消失,运动试验或同位素心肌显像提示心肌缺血程度减轻。

6. PTCA 并发症

(1)冠脉内膜撕裂和夹层:发生率为 12.9%～20%,其中约 1/3 者术中或术后可出现血管急性闭塞或血流动力学阻碍。对轻度无症状者无须特殊处理;对严重撕裂、血管直径≥3.0 mm 者应考虑植入冠脉内支架;对于≤2.5 mm 可考虑原球囊低压再次持续(3～15 min)加压扩张;产生低血压、休克等紧急情况及病变复杂难以处理时,应考虑急诊冠脉搭桥术。

(2)冠状动脉痉挛:较常见,主要和导管、导引钢丝和球囊的刺激有关。患者出现胸痛和 S—T 段抬高,冠脉普遍变细。处理:迅速退出导管、球囊和导引钢丝,及时向冠脉内注入硝酸甘油(100～200 μg)、含服合心爽或心痛定。

(3)冠状动脉闭塞:可由冠脉痉挛、夹层和血栓形成或上述因素的组合造成,应分别处理。患者有剧烈胸痛,病情迅速恶化,应行急诊冠脉造影以资确诊。处理原则:冠脉内注入硝酸甘油;也可再次插入钢丝和球囊,在闭塞部位再次扩张,或必要时植入冠脉内支架;冠脉注入 t-PA 或尿激酶以溶解血栓;上述处理难以奏效时,应考虑急诊冠脉搭桥。

(4)急性心肌梗死:由于冠脉完全阻塞、长时间的冠脉痉挛、冠脉内血栓形成以及球囊扩张时堵塞分支血管等均可导致急性心肌梗死。处理原则同冠脉闭塞。

(5)心律失常:PTCA 时可因导管和球囊刺激或堵塞冠状动脉引起心肌缺血,出现室性心动过速及室颤。一旦出现应迅速将球囊及导管退出冠脉口外,同时尽快施行电复律,立即作胸外心脏按摩和人工呼吸,静脉应用利多卡因等抗心律失常药物。右冠脉 PTCA 时常引起缓慢型心律失常,应常规放置临时起搏器。

(6)其他:PTCA 可引起股动脉或桡动脉的局部损伤和血肿,严重者可导致股动脉或桡动脉血栓形成和栓塞;术后可发生全身或局部的出血和感染等;冠脉破裂致心脏压塞或猝死。

8. PTCA 术后再狭窄

(1)定义:PTCA 术后随访时冠脉造影结果符合下述标准之一者称为再狭窄:①血管狭窄≥50%;②血管狭窄程度比 PTCA 后即刻造影时增加≥30%;③原来扩张后所增大的血管直径丧失(或减少)≥50%。

(2)发生率:为 25%~40%。多发生在术后 3~6 个月,约占 90%。主要的临床表现为心绞痛复发或程度加重,心电图运动试验及同位素心肌扫描负荷试验可呈阳性。

(3)发生机制:与下列三个因素有关:①血管内膜的过度增生。PTCA 时引起内膜损伤,血小板聚集并释放生长因子,后者刺激平滑肌细胞的增生并向内膜移行,平滑肌的过度增生引起内膜增厚,最终导致血管腔狭窄;②血栓形成。PTCA 扩张处仍残留粥样斑块,其表面常粗糙不平,易致血栓形成及血栓机化而进一步加重血管腔的狭窄;③PTCA 术后部分患者的血管壁弹性回缩。

(4)再狭窄的易患因素:下列情况易发生再狭窄:①临床特征:不稳定型心绞痛、变异性心绞痛、糖尿病患者、男性及吸烟等患者,PTCA 术后的再狭窄发生率较高;②冠脉形态:狭窄程度严重,特别是完全阻塞者;左前降支、近端血管病变;血管分叉处狭窄;狭窄长度>15 mm者;偏心性狭窄;有钙化的狭窄;弥散性病变及大隐静脉移植的血管等,均易发生再狭窄;③操作技术:残余狭窄越严重,再狭窄的发生率越高;使用过大球囊和加压过高造成内膜过度撕裂者易发生再狭窄。

(5)再狭窄的防治:再狭窄者大多可再次作 PTCA,成功率在 90%以上;但反复发生再狭窄者宜作冠脉旁路手术治疗。

再狭窄的预防目前尚缺乏有效措施。抗血小板制剂如阿司匹林、潘生丁、氯吡格雷、噻氯匹定和钙拮抗剂、抗凝剂等可能对预防再狭窄有益,但疗效不肯定。鱼油和 ACEI 类药可减少再狭窄的发生率。PTCA 术后激光照射也可能有帮助。PTCA 术后支架植入可使再狭窄的发生率下降 10%~20%。PTCA 术后基因治疗(如成纤维细胞生长因子等)可预防再狭窄的发生。

(二)冠脉内支架(Intracoronary Stent)

冠脉内支架是冠心病介入治疗的一种新技术,1969 年由 Dott 首先提出,主要用于防治 PTCA 术后的再狭窄和治疗 PTCA 继发的急性血管闭塞、冠脉内膜撕裂和夹层等。

1. 作用机制

冠脉内支架主要通过其机械性的支撑作用,扩大血管腔内径,并可将 PTCA 后产生处于漂浮状态的内膜损伤碎片(flap)固定在血管壁中,封闭血管壁的夹层,同时可防止 PTCA 术后的冠脉痉挛和血管壁的弹性回缩,使狭窄或阻塞的血管得以再通。血管内支架所形成的血管腔内壁是光滑的,可减少血栓形成和术后的再狭窄。动物实验结果表明,血管内支架植入后第一天,其表面就有内皮细胞生长,二周后,支架完全被新生的内膜所覆盖,四周后支架完全包埋在内膜中,内膜厚度可达 0.2~0.5 mm,使新形成的血管内壁保持光滑。

2. 支架种类

(1)自体扩张型支架:如 Wall Stent。优点:柔软且尖端较细,具良好的膨胀比,可塑性强。缺点:金属含量高,继发血栓形成达到 4%,再狭窄发生率为 14%~33%。

(2)球囊扩张型支架:如 Palmaz-Schatz 支架、Gianturco-Roubin 支架、Wirto 支架、Multi-

Link 支架及 Nir 支架等。2.8%～6% 可继发血栓形成,再狭窄率 35%～40%。

(3)温热扩张型支架:如 Wikter 支架。10% 可继发血栓形成,再狭窄率为 29%。

(4)可降解支架:如 Excel 支架。

3.适应证

(1)PTCA 并发夹层、撕裂、急性闭塞者。

(2)预防 PTCA 术后再狭窄,植入支架者冠脉再狭窄率为 10% 左右,比 PTCA 明显减低。

4.禁忌证

(1)出血性疾病,禁用抗血小板药和抗凝剂者。

(2)血管直径<2.5 mm 者。

(3)狭窄部位有重要及粗大的侧支存在。

(4)病变部位有多量血栓而未溶解者。

5.注意事项

(1)术前、术中用药同 PTCA。

(2)若放置多个支架,应先放置血管远端部位,后放置近端部位。

(3)根据冠脉造影结果决定是否预扩张。

(4)术后留鞘 24 h,持续肝素 800～1 000 U/ h,使 ACT 在 180 s 或 KPTT 在 45～50 s 左右。拔鞘后视情况可续用肝素 1～2 d,或用低分子肝素皮下注射。肠溶阿司匹林 100 mg/d＋波立维 75 mg/d 或噻氯匹定 0.25～0.5 /d,使用 9～12 个月或以上。

6.并发症

(1)支架血栓形成:是最主要的并发症。多为急性(术后 1 周内)和亚急性(术后 3 月内)。有学者将 24 h 内发生血栓称为急性血栓形成。其发生多与血管内支架的材料、支架损伤血管壁内膜、支架植入后残余狭窄及抗凝不足有关。大量的血栓形成将引起急性血管闭塞。

(2)出血:最常见的并发症。与抗凝药物应用不当有关。常见的出血部位为股动、静脉穿刺部位出血引起的腹股沟区域血肿,胃肠道和泌尿生殖道出血,最严重的是脑出血。一旦发生出血,应及时调整抗凝剂剂量至既能防止血栓形成又不引起出血为标准,并辅以输新鲜血。股动脉出血严重时需行外科手术修补。

(3)心肌梗死:支架脱落、移位所致的栓塞以及支架内血栓形成是发生心肌梗死的主要原因。

(4)紧急外科冠脉搭桥术:血管内支架脱落、移位和支架内血栓形成导致的急性血管闭塞及心脏穿孔,均需行紧急外科搭桥术。

(5)其他:如血管内感染、血管内支架移位和脱落、夹层动脉瘤形成、心脏穿孔和猝死等。

(6)再狭窄:再狭窄仍然是血管内支架术所面临的一个问题。由于血管内支架所获得的血管内径较大,故产生临床症状的再狭窄时间往往较晚,再狭窄发生率较 PTCA 略低(15%～20%)。

药物涂层支架的急性血栓形成事件发生率较高,应引起介入医师的高度重视。

近年携带基因和药物的支架应用于临床,可降低再狭窄的发生率。

(三)经皮冠状动脉激光血管成形术(PTCLA)

PTCLA 是在 X 线指引下,应用心导管技术将激光经光导纤维传送至血管病变处,消融血管内斑块物质使闭塞的血管再通。作用原理包括热效应、光化学效应和机械声学效应。

1. 适应证

患者有心肌缺血症状,系 PTCA 成功率较低的冠状动脉 B 型和 C 型病变者可用本法治疗。下列血管病变用 PTCLA 治疗具有独到的优点:①管状长段(>20 mm)的血管狭窄;②慢性(>6 个月)完全阻塞病变;③钙化病变;④冠状动脉开口处病变;⑤再狭窄病变;⑥搭桥血管的狭窄病变。

2. 禁忌证

①冠状动脉狭窄<50%者;②无心肌缺血证据和临床症状者;③伴有严重心、肝和(或)肾功能障碍者;④不能耐受心导管手术者;⑤缺乏紧急搭桥术经验的单位。

3. 注意事项

(1)采用间断照射,每次照射 1 至数秒,间歇数秒,边照射边推进导管,同时以冠脉造影观察血管狭窄程度的变化来确定照射的次数和能量,直至血管再通为止。

(2)若血管直径>1.5 mm 者,为减少残余狭窄,常需继以 PTCA 使血管狭窄减轻至<50%。

(3)术后处理与 PTCA 相同。

4. 并发症

(1)穿孔:包括机械性损伤和激光照射所致的冠脉穿孔二类。发生率为 1.9%~3%。与操作不当、照射能量过大和非同轴偏心照射有关。偏心性狭窄、血管弯曲处、分叉处病变进行 PTCIA 治疗时易发生。一旦穿孔,可致心包压塞或猝死,应立即行外科急诊手术。

(2)急性血管闭塞:发生率为 6%~6.5%。与冠脉痉挛、血栓形成、栓塞及夹层形成等因素有关。

(3)其他:血管痉挛、急性心肌梗死、栓塞、动脉瘤及照射部位疼痛等。

5. 再狭窄

再狭窄发生率也很高,为 40%~47.6%。

(四)经皮冠状动脉粥样斑块机械切除术(PCMA)

PCMA 的作用机理包括以下方面。

(1)直接去除引起血管阻塞的粥样斑块组织。旋切导管通过高速旋转的切割刀可切割粥样斑块或血栓,切下的组织可贮藏在导管槽内或用真空抽吸方法使其排出体外。旋磨导管则通过钻头的快速旋转,将粥样斑块的物质研磨成十分细小的微颗粒,其体积比红细胞小,可随血流通过毛细血管床,最终被网状内皮系统清除。

(2)机械性扩张作用。在旋切术中,切除所得的斑块物质质量平均仅有 20 mg。

(3)血管壁中层的切割损伤所引起的血管弹力层破裂及管壁变薄,不仅减少了术后的弹性回缩,而且在血流的冲击下,会使管腔进一步扩大。

1. 导管的种类

目前临床应用的 PCMA 导管主要有三类:

(1)定向冠脉粥样斑块切除导管(directional coronary atherectomy,DCA):1986 年由 Simpson 发明,又称 Simpson 旋切导管。导管的远端有一圆筒形外壳,圆筒的一侧为凹槽,内有切割刀刃和贮藏室,在凹槽的对侧有一个球囊,用作固定和保证旋切刀能准确切割病变组织,并将切割下的组织收集到贮藏室内。

(2)腔内斑块切除抽吸导管(transluminal extraction catheter,TEC):由一圆锥形旋切刀

刃,真空抽吸器和交换导引钢丝等物组成。旋切器沿导引钢丝以 750 转/分钟速度切割斑块组织,切下的斑块组织通过真空抽吸器排出体外,可避免斑块组织引起远端血管的栓塞。

(3)粥样斑块机械旋磨导管(machanical rotational atherectomy,MRA):由圆锥形旋转研磨钻头和导引钢丝组成,转速为(10 万～18 万)转/分钟,高速运转的钻头可将斑块物质研磨成细小的微颗粒,后者随血流通过毛细血管床,最终被网状内皮系统清除。

2.适应证

(1)主要冠脉(左前降支及右冠脉)的局限性病变。

(2)冠脉搭桥术后大隐静脉桥局限性狭窄病变。

(3)冠脉内较长病变,但管腔尚未完全阻塞。

3.禁忌证

(1)粥样斑块在冠脉弯曲处或其近、远端存在明显弯曲。

(2)冠脉或粥样斑块有明显钙化。

(3)病变范围广泛。

(4)粥样斑块附近有较大的冠脉分支。

(5)导管不能到达的远端病变。

4.评价成功标准

旋切后冠脉狭窄减轻 20％以上或冠脉残存狭窄<50％,且无冠脉急性闭塞或无须外科搭桥手术者。

5.并发症

应用不同类型旋切导管的并发症发生率如下。

(1)DCA 的总并发症为 6.2％,包括死亡为 0.8％,心肌梗死为 4.9％,紧急冠脉搭桥术为 1.6％,血管穿孔为 0.8％～1.2％,远端血管栓塞为 2.1％～2.3％,急性血管再闭塞为0.7％～2.4％。

(2)TEC 并发症的总发生率为 5.7％,其中心肌梗死为 1.3％,紧急冠脉搭桥术为 2.3％,死亡为 2.2％,血管穿孔为 1.0％。

(3)MRA 的病死率为 0.8％～21％,心肌梗死为 0.9％～1.1％,紧急冠脉搭桥为 2.0％～3.4％。

6.再狭窄

PCMA 术后再狭窄的发生率同 PTCA。其中 DCA 术后 3～6 个月的再狭窄率为 50％左右,TEC 约为 45％,MRA 为 39％～54％。

(五)经心肌激光打孔术

近年来对于无法手术的重症冠心病患者采用开胸途径自左心室表面,以激光束向心室腔打孔形成心肌内通道,打孔后心表面的开口很快自动封闭,而心腔内的开口可长期保持开放,心室内血液可经此人工细小管道向周围心肌供血,此法称为经心肌再血管化(trans myocardial revascularization,简称 TMR)。初步结果证明该介入方法优于单独药物治疗,并可有效改善心肌缺血状况。因此,TMR 也可能在冠心病治疗中成为有效的介入性手术之一。

(六)冠脉搭桥术

冠脉搭桥术是冠心病的姑息性治疗手段之一,不能根治,而且冠脉粥样硬化仍在发展和加重。

其手术基础是冠脉病变大多发生于近端 3～5 cm 处,而远端 80% 是通畅的。

1.适应证

根据冠脉造影和左室造影结果决定。

(1)稳定型心绞痛内科治疗无效且有严重冠脉狭窄者。

(2)心绞痛不能缓解,工作能力和生活质量受影响的老年患者。

(3)不稳定型心绞痛的冠脉严重狭窄者。

(4)左冠脉主干病变或两支重要冠脉严重狭窄或三分支病变者。

(5)心肌梗死后心绞痛和急性心肌梗死者。

(6)PTCA 术后反复再狭窄者。

(7)充血性心力衰竭伴心绞痛者。

(8)近端血管狭窄>70%,而远端冠脉血管内径为 1～1.5 mm。

2.注意事项

(1)术前认真仔细分析冠脉造影结果,了解左室射血分数和左室舒张末期压,预测手术风险和成功率,完成术前准备工作。

(2)应停抗凝剂 3 d 以上,手术当日 PT 正常;停服洋地黄和 β 受体阻滞剂 2 d 以上;纠正电解质失衡。

(3)术前控制体重,维持血压稳定,控制糖尿病和高脂血症,戒烟并控制感染,治疗胃溃疡等。

(4)术后应机械性辅助呼吸 6～8 h;严密监测,术后血压突然下降常提示发生心肌梗死;植入临时起搏电极,以防室上速、室速等心律失常的发生;术后彻底止痛;使用硝酸酯类药以防冠脉痉挛。

3.并发症

(1)死亡:1970 年以前手术病死率为 5%～12%,而 1970 年以后降为 1%～1.5%。一支冠脉病变的病死率为 0.6%,二支为 1.1%,三支为 2.3%。心功能减退、心脏扩大和左室舒张末压增加等均可增加手术病死率。

(2)心肌梗死:主要为术中和术后近期发生心肌梗死,发生率为 5% 左右,但由于诊断标准不一,报道的发病率 1.9%～30% 不等。Effler 报道 935 例手术患者,1972 年前发生率为 7.2%,1972 年后则降为 3.8%。手术期发生心肌梗死与冠脉阻断时限和手术操作有关。术后 CK、CK-MB 明显升高并有相应 ECG 变化即可确诊,一般采用保守治疗。

(3)低心排综合征:术前左心功能不全,术中心肌保护不满意,特别是 CABG 未能达到充分再血管化目的以及术后心肌梗死均可引起或加重低心排综合征。首先用正性肌力药物增强心肌收缩力,用硝酸甘油或硝普钠降低后负荷并充分镇静,人工辅助呼吸防止缺氧,如明确由于 CABG 技术不当致吻合口不畅应考虑立即重行 CABG,不考虑再手术的病例宜尽早使用主动脉内囊反搏术(IABP),如血压仍不能有效维持则应使用心室辅助装置(VAD)。

(4)室性心律失常:由于电解质紊乱、缺氧所致的室性心律失常应从消除诱因着手。如果室壁瘤手术后心室内仍有病理兴奋灶而致顽固性室性心动过速或室颤,则可考虑再次手术行异位兴奋区的内膜切除术。

第四节　感染性心内膜炎

感染性心内膜炎(infective endocarditis,IE)为心脏内膜表面微生物感染导致的炎症反应。IE最常累及的部位是心脏瓣膜,包括自体瓣膜(native valves)和人工瓣膜(prosthetic valves),也可累及心房或心室的内膜面。近年来随着诊断及治疗技术的进步,IE的致死率和致残率显著下降,但诊断或治疗不及时的患者,病死率仍然很高。

一、流行病学

由于疾病自身的特点及诊断的特殊性,很难对IE进行注册或前瞻性研究,没有准确的患病率数字。每年的发病率为(1.9～6.2)/10万。近年来,随着人口老龄化、抗生素滥用、先天性心脏病存活年龄延长以及心导管和外科手术患者的增多,IE的发病率呈增加的趋势。

二、病因与诱因

(一)患者因素

1.瓣膜性心脏病

瓣膜性心脏病是IE最常见的基础病。近年来,随着风湿性心脏病发病率的下降,风湿性心脏瓣膜病在IE基础病中所占的比例已明显下降,占6%～23%。与此对应,随着人口老龄化,退行性心脏瓣膜病所占的比例日益升高,尤其是主动脉瓣和二尖瓣关闭不全。

2.先天性心脏病

由于介入封堵和外科手术技术的进步,成人先天性心脏病患者越来越多,在此基础上发生的IE也较前增加,室间隔缺损、法洛四联症和主动脉缩窄是最常见的原因。二叶式主动脉瓣钙化也是诱发IE的重要危险因素。

3.人工瓣膜

人工瓣膜置换者发生IE的危险是自体瓣膜的5～10倍,术后6个月内危险性最高,之后在较低的水平维持。

4.既往IE病史

既往IE病史是再次感染的明确危险因素。

5.近期接受可能引起菌血症的诊疗操作

各种经口腔(如拔牙)、气管、食管、胆管、尿道或阴道的诊疗操作及血液透析等,均是IE的诱发因素。

6.体内存在促非细菌性血栓性赘生物形成的因素

如白血病、肝硬化、癌症、炎性肠病和系统性红斑狼疮等可导致血液高凝状态的疾病,也可增加IE的危险。

7.自身免疫缺陷

自身免疫缺陷包括体液免疫缺陷和细胞免疫缺陷,如人类免疫缺陷病毒(HIV)。

8.静脉药物滥用

静脉药物滥用者发生IE的危险可升高12倍。赘生物常位于血流从高压腔经病变瓣口或先天缺损至低压腔产生高速射流和湍流的下游,如二尖瓣关闭不全的瓣叶心房面、主动脉瓣关闭不全的瓣叶心室面和室间隔缺损的间隔右心室侧,可能与这些部位的压力下降及内膜灌注减少,有利于微生物沉积和生长有关。高速射流冲击心脏或大血管内膜可致局部损伤,如二尖瓣反流面对的左心房壁、主动脉瓣反流面对的二尖瓣前叶腱索和乳头肌及动脉导管未闭射流面对的肺动脉壁,也容易发生 IE。在压差较小的部位,例如房间隔缺损、大室间隔缺损、血流缓慢(如心房颤动或心力衰竭)及瓣膜狭窄的患者,则较少发生 IE。

(二)病原微生物

近年来,导致 IE 的病原微生物谱也发生了很大变化。金黄色葡萄球菌感染明显增多,同时也是静脉药物滥用患者的主要致病菌;而草绿色链球菌感染明显减少。凝固酶阴性的葡萄球菌以往是自体瓣膜心内膜炎的次要致病菌,现在是人工瓣膜心内膜炎和院内感染性心内膜炎的重要致病菌。此外,绿脓杆菌、革兰氏阴性杆菌及真菌等以往较少见的病原微生物,也日渐增多。

三、病理

IE 特征性的病理表现是在病变处形成赘生物,由血小板、纤维蛋白、病原微生物、炎性细胞和少量坏死组织构成,病原微生物常包裹在赘生物内部。

(一)心脏局部表现

1.赘生物本身的影响

大的赘生物可造成瓣口机械性狭窄,赘生物还可导致瓣膜或瓣周结构破坏,如瓣叶破损、穿孔或腱索断裂,引起瓣膜关闭不全,急性者最终可发生猝死或心力衰竭。人工瓣膜患者还可导致瓣周漏和瓣膜功能不全。

2.感染灶局部扩散

产生瓣环或心肌脓肿、传导组织破坏、乳头肌断裂、室间隔穿孔和化脓性心包炎等。

(二)赘生物脱落造成栓塞

1.右心 IE

右心赘生物脱落可造成肺动脉栓塞、肺炎或肺脓肿。

2.左心 IE

左心赘生物脱落可造成体循环动脉栓塞,如脑动脉、肾动脉、脾动脉、冠状动脉及肠系膜动脉等,导致相应组织的缺血坏死和(或)脓肿;还可能导致局部动脉管壁破坏,形成动脉瘤。

(三)菌血症

感染灶持续存在或赘生物内的病原微生物释放入血,形成菌血症或败血症,导致全身感染。

(四)自身免疫反应

病原菌长期释放抗原入血,可激活自身免疫反应,形成免疫复合物,沉积在不同部位导致相应组织的病变,如肾小球肾炎(免疫复合物沉积在肾小球基膜)、关节炎、皮肤或黏膜出血(小血管炎,发生漏出性出血)等。

四、分类

既往习惯按病程分类,目前更倾向于按疾病的活动状态、诊断类型、瓣膜类型、解剖部位和病原微生物进行分类。

（一）按病程分类

按病程分为急性 IE（病程＜6 周）和亚急性 IE（病程＞6 周）。急性 IE 多发生在正常心瓣膜，起病急骤，病情凶险，预后不佳，有发生猝死的危险；病原微生物以金黄色葡萄球菌为主，细菌毒力强，菌血症症状明显，赘生物容易碎裂或脱落。亚急性 IE 多发生在有基础病的心瓣膜，起病隐匿，经积极治疗预后较好；病原微生物主要是条件性致病菌，如溶血性链球菌、凝固酶阴性的葡萄球菌及革兰氏阴性杆菌等，这些病原微生物毒力相对较弱，菌血症症状不明显，赘生物碎裂或脱落的比例较急性 IE 低。

（二）按疾病的活动状态分类

按疾病的活动状态分为活动期和愈合期，这种分类对外科手术治疗非常重要。

活动期包括：术前血培养阳性及发热，术中取血培养阳性，术中发现病变组织形态呈炎症活动状态，或在抗生素疗程完成之前进行手术。

术后 1 年以上再次出现 IE，通常认为是复发。

（三）按诊断类型分类

按诊断类型分为明确诊断、疑似诊断和可能诊断。

（四）按瓣膜类型分类

按瓣膜类型分为自体瓣膜 IE 和人工瓣膜 IE。

（五）按解剖部位分类

按解剖部位分为二尖瓣 IE、主动脉瓣 IE 及室壁 IE 等。

（六）按病原微生物分类

按照病原微生物血培养结果分为金黄色葡萄球菌性 IE、溶血性链球菌性 IE、真菌性IE 等。

五、临床表现

（一）全身感染中毒表现

发热是 IE 最常见的症状，除有些老年或心、肾衰竭的重症患者外，几乎均有发热，与病原微生物释放入血有关。亚急性者起病隐匿，体温一般＜39 ℃，午后和晚上高，可伴有全身不适、肌痛/关节痛、乏力、食欲缺乏或体重减轻等非特异性症状。急性者起病急骤，呈暴发性败血症过程，通常高热伴有寒战。其他全身感染中毒表现还包括脾大、贫血和杵状指，主要见于亚急性者。

（二）心脏表现

心脏的表现主要为新出现杂音或杂音性质、强度较前改变，瓣膜损害导致的新的或增强的杂音通常为关闭不全的杂音，尤以主动脉瓣关闭不全多见。但新出现杂音或杂音改变不是 IE 的必备表现。

（三）血管栓塞表现

血管栓塞表现为相应组织的缺血坏死和（或）脓肿。

（四）自身免疫反应的表现

自身免疫反应主要表现为肾小球肾炎、关节炎、皮肤或黏膜出血等，非特异性，不常见。皮肤或黏膜的表现具有提示性，包括：①淤点，可见于任何部位；②指/趾甲下线状出血；③Roth

斑,为视网膜的卵圆形出血斑,中心呈白色,多见于亚急性者;④Osler 结节,为指/趾垫出现的豌豆大小红色或紫色痛性结节多见于亚急性者;⑤Janeway 损害,为手掌或足底处直径 1～4 mm 无痛性出血性红斑,多见于急性者。

六、辅助检查

(一)血培养

血培养是明确致病菌最主要的实验室方法,并为抗生素的选择提供可靠的依据。为了提高血培养的阳性率,应注意以下几个环节。

(1)取血频次:多次血培养有助于提高阳性率,建议至少送检 3 次,每次采血时间间隔至少 1 h。

(2)取血量:每次取血 5～10 mL,已使用抗生素的患者取血量不宜过多,否则血液中的抗生素不能被培养液稀释。

(3)取血时间:有人建议取血时间以寒战或体温骤升时为佳,但 IE 的菌血症是持续的,研究发现,体温与血培养阳性率之间没有显著相关性,因此不需要专门在发热时取血。高热时大部分细菌被吞噬细胞吞噬,反而影响了培养效果。

(4)取血部位:前瞻性研究表明,无论病原微生物是哪一种,静脉血培养阳性率均显著高于动脉血。因此,静脉血培养阴性的患者没有必要再采集动脉血培养。每次取血应更换穿刺部位,皮肤应严格消毒。

(5)培养和分离技术:所有怀疑 IE 的患者,应同时做需氧菌培养和厌氧菌培养;人工瓣膜置换术后、长时间留置静脉导管或导尿管及静脉药物滥用患者,应加做真菌培养。结果阴性时应延长培养时间,并使用特殊分离技术。

(6)取血之前已使用抗生素患者的处理:如果临床高度怀疑 IE 而患者已使用了抗生素治疗,应谨慎评估,病情允许时可以暂停用药数天后再次培养。

(二)超声心动图

所有临床上怀疑 IE 的患者均应接受超声心动图检查,首选经胸超声心动图(TTE);如果 TTE 结果阴性,而临床高度怀疑 IE,应加做经食管超声心动图(TEE);TEE 结果阴性,而仍高度怀疑,2～7 d 后应重复 TEE 检查。如果是有经验的超声医师,且超声机器性能良好,多次 TEE 检查结果阴性基本可以排除 IE 诊断。

超声心动图诊断 IE 的主要证据包括:赘生物,附着于瓣膜、心腔内膜面或心内植入物的致密回声团块影,可活动,用其他解剖学因素无法解释;脓肿或瘘;新出现的人工瓣膜部分裂开。

临床怀疑 IE 的患者,其中约 50% 经 TTE 可检出赘生物。在人工瓣膜,TTE 的诊断价值通常不大,TEE 有效弥补了这一不足,其诊断赘生物的敏感度为 88%～100%,特异度达 91%～100%。

(三)其他检查

IE 患者可出现血白细胞计数升高,核左移;血沉及 C 反应蛋白升高;高丙种球蛋白血症,循环中出现免疫复合物,类风湿因子升高,血清补体降低;贫血,血清铁及血清铁结合力下降;尿中出现蛋白和红细胞等。

心电图和胸片也可能有相应的变化,但均不具有特异性。

七、诊断和鉴别诊断

（一）诊断

首先应根据患者的临床表现筛选出疑似病例。

1. 高度怀疑

（1）新出现杂音或杂音性质、强度较前改变。

（2）来源不明的栓塞事件。

（3）感染源不明的败血症。

（4）血尿、肾小球肾炎或怀疑肾梗死。

（5）发热伴以下任何一项：①心内有植入物；②有 IE 的易患因素；③新出现的室性心律失常或传导障碍；④首次出现充血性心力衰竭的临床表现；⑤血培养阳性（为 IE 的典型病原微生物）；⑥皮肤或黏膜表现；⑦多发或多变的浸润性肺感染；⑧感染源不明的外周（肾、脾和脊柱）脓肿。

2. 低度怀疑

发热，不伴有以上任何一项。对于疑似病例应立即进行超声心动图和血培养检查。1994 年 Durack 及其同事提出了 Duke 标准，给 IE 的诊断提供了重要参考。后来经不断完善形成了目前的 Duke 标准修订版，包括 2 项主要标准和 6 项次要标准。具备 2 项主要标准，或 1 项主要标准 3 项次要标准，或 5 项次要标准为明确诊断；具备 1 项主要标准＋1 项次要标准，或 3 项次要标准为疑似诊断。

（1）主要标准包括：①血培养阳性：2 次血培养结果一致，均为典型的 IE 病原微生物，如溶血性链球菌、牛链球菌、HACEK 菌群、无原发灶的社区获得性金黄色葡萄球菌或肠球菌。连续多次血培养阳性，且为同病原微生物，这种情况包括：至少 2 次血培养阳性，且间隔时间＞12 h；3 次血培养均阳性或≥4 次血培养中的多数均阳性，且首次与末次血培养间隔时间至少 1 h；②心内膜受累证据。超声心动图阳性发现赘生物：附着于瓣膜、心腔内膜面或心内植入物的致密回声团块影，可活动，用其他解剖学因素无法解释；脓肿或瘘；新出现的人工瓣膜部分裂开。

（2）次要标准包括：①存在易患因素，如基础心脏病或静脉药物滥用；②发热，体温＞38 ℃；③血管栓塞表现：主要动脉栓塞，感染性肺梗死，真菌性动脉瘤，颅内出血，结膜出血及 Janeway 损害；④自身免疫反应的表现：肾小球肾炎、Osler 结节、Roth 斑及类风湿因子阳性；⑤病原微生物证据：血培养阳性，但不符合主要标准，或有 IE 病原微生物的血清学证据；⑥超声心动图证据：超声心动图符合 IE 表现，但不符合主要标准。

（二）鉴别诊断

IE 需要和以下疾病鉴别，包括心脏肿瘤、系统性红斑狼疮、Marantic 心内膜炎、抗磷脂综合征、类癌综合征、血栓性血小板减少性紫癜及败血症等。

八、治疗

（一）治疗原则

（1）早期应用：连续采集 3～5 次血培养后即可开始经验性治疗，不必等待血培养结果。对于病情平稳的患者可延迟治疗 24～48 h，对预后没有影响。

（2）充分用药：使用杀菌性而非抑菌性抗生素，大剂量，长疗程，旨在完全杀灭包裹在赘生物内的病原微生物。

（3）静脉给药为主：保持较高的血药浓度。

（4）病原微生物不明确的经验性治疗：急性者首选对金黄色葡萄球菌、链球菌和革兰氏阴性杆菌均有效的广谱抗生素，亚急性者首选对大多数链球菌（包括肠球菌）有效的广谱抗生素。

（5）病原微生物明确的针对性治疗：应根据药物敏感试验的结果选择针对性的抗生素，有条件时应测定最小抑菌浓度（minimum inhibitory concentration，MIC）以判定病原微生物对抗生素的敏感程度。

（6）部分患者需要外科手术治疗。

（二）病原微生物不明确的经验性治疗

治疗应基于临床及病原学证据。病原微生物未明确的患者，如果病情平稳，可在血培养3～5次后立即开始经验性治疗；如果过去的8 d内患者已使用了抗生素治疗，可在病情允许的情况下延迟24～48 h再进行血培养，然后采取经验性治疗。2004年欧洲心脏协会（ESC）指南推荐的方案以万古霉素和庆大霉素为基础。我国庆大霉素的耐药率较高，而且庆大霉素的肾毒性大，多选用阿米卡星（丁胺卡那霉素）替代庆大霉素，0.4～0.6 g分次静脉给药或肌内注射。万古霉素费用较高，也可选用青霉素类，如青霉素320万～400万单位静脉给药，每4～6 h 1次；或萘夫西林2 g静脉给药或静脉给药，每4 h 1次。

（三）病原微生物明确的针对性治疗

1. 链球菌感染性心内膜炎

根据药物的敏感程度选用青霉素、头孢三嗪、万古霉素或替考拉宁。

（1）自体瓣膜IE且对青霉素完全敏感的链球菌感染（MIC≤0.1 mg/L）：年龄≤65岁，血清肌酐正常的患者，给予青霉素1 200万～2 000万单位/24小时，分4～6次静脉给药，疗程4周；加庆大霉素24 h 3 mg/kg（最大剂量240 mg/24 h），分2～3次静脉给药，疗程2周。年龄≥65岁，或血清肌酐升高的患者，根据肾功能调整青霉素的剂量，或使用头孢三嗪2 g/24 h，每日1次静脉给药，疗程均为4周。对青霉素和头孢菌素过敏的患者使用万古霉素24 h 30 mg/kg，每日2次静脉给药，疗程4周。

（2）自体瓣膜IE且对青霉素部分敏感的链球菌感染（MIC 0.1～0.5 mg/L）或人工瓣膜IE：青霉素2 000万～2 400万单位/24小时，分4～6次静脉给药，或使用头孢三嗪2 g/24 h，每日1次静脉给药，疗程均为4周；加庆大霉素24 h 3 mg/kg，分2～3次静脉给药，疗程2周；之后继续使用头孢三嗪2 g/24 h，每日1次静脉给药，疗程2周。对这类患者也可单独选用万古霉素，24 h 30 mg/kg，每日2次静脉给药，疗程4周。

（3）对青霉素耐药的链球菌感染（MIC＞0.5 mg/L）：治疗同肠球菌。

替考拉宁可作为万古霉素的替代选择，推荐用法为10 mg/kg静脉给药，每日2次，9次以后改为每日1次，疗程4周。

2. 葡萄球菌感染性心内膜炎

葡萄球菌感染性心内膜炎约占所有IE患者的1/3，病情危重，有致死危险。90%的致病菌为金黄色葡萄球菌，其余10%为凝固酶阴性的葡萄球菌。

（1）自体瓣膜IE的治疗方案有以下几种。①对甲氧西林（新青霉素）敏感的金黄色葡萄球菌（Methicillin-susceptible staphylococcus aureus，MSSA）感染：苯唑西林8～12 g/24 h，分

4 次静脉给药,疗程 4 周(静脉药物滥用患者用药 2 周);加庆大霉素 24 h 3 mg/kg(最大剂量 240 mg/24 h),分 3 次静脉给药,疗程 3～5 d。②对青霉素过敏患者 MSSA 感染:万古霉素 24 h 30 mg/kg,每日 2 次静脉给药,疗程 4～6 周;加庆大霉素 24 h 3 mg/kg(最大剂量 240 mg/24 h),分 3 次静脉给药,疗程 3～5 d。③对甲氧西林耐药的金黄色葡萄球菌 (Methicillin-resistant staphylococcus aureus,MRSA)感染:万古霉素 24 h 30 mg/kg,每日 2 次静脉给药,疗程 6 周。

(2)人工瓣膜 IE 的治疗方案有以下几点。①MSSA 感染:苯唑西林 8～12 g/24 h,分 4 次静脉给药,加利福平 900 mg/24 h,分 3 次静脉给药,疗程均为 6～8 周;再加庆大霉素 24 h 3 mg/kg(最大剂量 240 mg/24 h),分 3 次静脉给药,疗程 2 周。②MRSA 及凝固酶阴性的葡萄球菌感染:万古霉素 24 h 30 mg/kg,每日 2 次静脉给药,疗程 6 周;加利福平 300 mg/24 h,分 3 次静脉给药,再加庆大霉素 24 h 3 mg/kg(最大剂量 240 mg/24 h),分 3 次静脉给药,疗程均为 6～8 周。

3.肠球菌及青霉素耐药的链球菌感染性心内膜炎

与一般的链球菌不同,多数肠球菌对包括青霉素、头孢菌素、克林霉素和大环内酯类抗生素在内的许多抗生素耐药。甲氧嘧啶－磺胺异恶唑(复方新诺明)及新一代喹诺酮类抗生素的疗效也不确定。

(1)青霉素 MIC≤8 mg/L,庆大霉素 MIC<500 mg/L:青霉素 1 600 万～2 000 万单位/24 小时,分 4～6 次静脉给药,疗程 4 周;加庆大霉素 24 h 3 mg/kg(最大剂量 240 mg/24 h),分2 次静脉给药,疗程 4 周。

(2)青霉素过敏或青霉素/庆大霉素部分敏感的肠球菌感染:万古霉素 24 h 30 mg/kg,每日 2 次静脉给药,加庆大霉素 24 h 3 mg/kg,分 2 次静脉给药,疗程均 6 周。

(3)青霉素耐药菌株(MIC>8 mg/L)感染:万古霉素 24 h 30 mg/kg,每日 2 次静脉给药,加庆大霉素 24 h 3 mg/kg,分 2 次静脉给药,疗程均 6 周。

(4)万古霉素耐药或部分敏感菌株(MIC 4～16 mg/L)或庆大霉素高度耐药菌株感染:需要寻求微生物学家的帮助,如果抗生素治疗失败,应及早考虑瓣膜置换。

4.革兰氏阴性菌感染性心内膜炎

约 10%自体瓣膜 IE 和 15%人工瓣膜 IE,尤其是瓣膜置换术后 1 年发生者多由革兰氏阴性菌感染所致。其中 HACEK 菌属最常见,包括嗜血杆菌(Haemophilus)、放线杆菌 (Actinobacillus)、心杆菌(Cardiobacterium)、埃肯菌(Eikenella)和金氏杆菌(Kingella)。常用治疗方案为头孢三嗪 2 g/24 h 静脉给药,每日 1 次,自体瓣膜 IE 疗程 4 周,人工瓣膜 IE 疗程 6 周。也可选用氨苄西林 12 g/24 h,分 3～4 次静脉给药,加庆大霉素 24 h 3 mg/kg,分 2～3 次静脉给药。

5.立克次体感染性心内膜炎

立克次体感染性心内膜炎可导致 Q 热,治疗选用强力霉素 100 mg 静脉给药,每 12 h 一次,加利福平。为预防复发,多数患者需要进行瓣膜置换。由于立克次体寄生在细胞内,因此术后抗生素治疗还需要至少 1 年,甚至终生。

6.真菌感染性心内膜炎

近年来,真菌感染性心内膜炎有增加趋势,尤其是念珠菌属感染。由于单独使用抗真菌药物病死率较高,而手术的死亡率下降,因此真菌感染性心内膜炎首选外科手术治疗。药物治疗可选用两性霉素 B 或其脂质体,1 mg/kg,每日 1 次,连续静脉滴注有助于减少不良反应。

(四)外科手术治疗

手术指征包括以下几点。

(1)急性瓣膜功能不全造成血流动力学不稳定或充血性心力衰竭。

(2)有瓣周感染扩散的证据。

(3)正确使用抗生素治疗 7~10 d 后,感染仍然持续。

(4)病原微生物对抗生素反应不佳,如真菌、立克次体、布鲁杆菌、及对庆大霉素高度耐药的肠球菌、革兰氏阴性菌等。

(5)使用抗生素治疗前或治疗后 1 周内,超声心动图探测到赘生物直径＞10 mm,可以活动。

(6)正确使用抗生素治疗后,仍有栓塞事件复发。

(7)赘生物造成血流机械性梗阻。

(8)早期人工瓣膜 IE。

九、预后

影响预后的因素不仅包括患者的自身情况及病原微生物的毒力,还与诊断和治疗是否正确、及时有关。总体而言,住院患者出院后的长期预后尚可(10 年生存率 81%),其中部分开始给予药物治疗的患者后期仍需要手术治疗。既往有 IE 病史的患者,再次感染的风险较高。人工瓣膜 IE 患者的长期预后较自体瓣膜 IE 患者差。

第五章　先天性心脏病

第一节　动脉导管未闭

动脉导管是胎儿血液循环沟通肺动脉和降主动脉的血管,位于左肺动脉根部和降主动脉峡部之间,正常状态多于出生后短期内闭合。如未能闭合,称动脉导管未闭(PDA)。公元初Gallen曾经描述,直到1888年Musso首次在婴儿尸检中发现,1900年,Gibson根据听诊得出临床诊断,这种典型杂音,称为Gibson杂音,是确定动脉导管未闭诊断的最重要听诊体征。

动脉导管未闭是常见先天性心脏病之一,占第3位。其发病率在Abbott统计分析的先天性心脏病1 000例尸检中占9.2%,在Wood统计900临床病例中占15%。据一般估计,每2 500~5 000名活婴约有1例;早产儿有较高的发病率,体重少于1 000 g者可高达80%,这与导管平滑肌减少、对氧的反应减弱和血液循环中血管舒张性前列腺素水平升高等因素有关。此病女性较男性多见,男女之比约为1:2。约有10%并发心内其他畸形。

一、解剖

绝大多数PDA位于降主动脉起始部左锁骨下动脉根部对侧壁和肺总动脉分叉左肺动脉根部之间。少数右位主动脉弓的患者,导管可位于无名动脉根部对侧壁主动脉和右肺动脉之间。其主动脉端开口往往大于肺动脉端开口,形状各异,大致可分为5型。

(1)管状:外形如圆管或圆柱,最为常见。

(2)漏斗状:导管的主动脉侧往往粗大,而肺动脉侧则较狭细,因而呈漏斗状,也较多见。

(3)窗状:管腔较粗大但缺乏长度,酷似主肺动脉吻合口,较少见。

(4)哑铃状:导管中段细。主、肺动脉向两侧扩大,外形像哑铃,很少见。

(5)动脉瘤状:导管本身呈瘤状膨大,壁薄而脆,张力高,容易破裂,极少见。

二、胚胎学和发病机制

胎儿的动脉导管从第6主动脉鳃弓背部发育而来,构成胎儿血液循环主动脉、肺动脉间的生理性通道。胎儿期肺小泡全部萎陷,不含有空气,且无呼吸活动,因而肺血管阻力很大,故右心室排出的静脉血大都不能进入肺内循环进行氧合。由于肺动脉压力高于主动脉,因此进入肺动脉的大部分血液将经动脉导管流入主动脉再经脐动脉而达胎盘,在胎盘内与母体血液进行代谢交换,然后纳入脐静脉回流入胎儿血液循环。动脉导管的闭合分为2期。

(1)第一期为生理闭合期。婴儿出生啼哭后第一口吸气,肺泡即膨胀,肺血管阻力随之下降,肺动脉血流开始直接进入肺,建立正常的肺循环,而不流经动脉导管,促进其闭合。动脉导管的组织学结构与两侧的主动脉、肺动脉不同,管壁主要由平滑肌而不是弹性纤维组织组成,中层含黏性物质。足月婴儿出生后血氧张力升高,作用于平滑肌,使之环形收缩,同时管壁黏性物质凝固,内膜垫突入管腔,造成血流阻滞,营养障碍和细胞分解性坏死,因而导管发生生理性闭合。一般在出生后10~15 h完成,但在7~8 d有潜在性再开放的可能。

（2）此后内膜垫弥散性纤维增生完全封闭管腔，最终形成导管韧带。导管纤维化一般起始于肺动脉侧向主动脉延伸，但主动脉端可以不完成，因而呈壶腹状。纤维化解剖性闭合，88%的婴儿于8周内完成。如闭合过程延迟，称动脉导管延期未闭。出生后6个月动脉导管未能闭合，将终身不能闭合，则称持续动脉导管未闭，临床上简称动脉导管未闭。动脉导管的闭合受到许多血管活性物质，如乙酰胆碱、缓激肽、内源性儿茶酚胺等释放的影响，但主要是血氧张力和前列腺素。后两者作用相反：血氧张力的升高使导管收缩，而前列腺素则使血管舒张，且随不同妊娠期而有所改变。成熟胎儿的导管对血氧张力相当敏感，未成熟婴儿则对前列腺素反应强。这些因素复杂的相互作用是早产婴儿有较多未闭动脉导管的原因。

三、病理生理

持续性未闭动脉导管，在组织学既与两侧的大动脉不同，亦与胎儿期的动脉导管有所不同。其内膜相对较厚，有一未断裂弹力纤维层与中层分隔。在中层黏性物质中，平滑肌呈螺旋形排列，其间尚有不等量弹性物质，形成薄层，因而其管壁接近主动脉化。此外成人的动脉导管，尤其在主动脉端开口附近和近端肺动脉可有粥样硬化病变，甚至钙化斑块。长期的血流冲击，加之腔内压力增高，可使导管扩大，管壁变薄，形成动脉瘤。

如果动脉导管在出生后肺循环阻力下降时不能闭合，导管内血流方向发生逆转，产生左向右分流。非限制性动脉导管未闭患者（大量的左向右分流），常在出生后的第1年内发展到充血性心力衰竭。与室间隔缺损类似，成人未矫治的动脉导管未闭相对不常见。对少部分患者，肺循环阻力升高超过体循环阻力分流方向逆转。因为动脉导管未闭的位置低于左锁骨下动脉，头颈部血管接受氧合血，但降主动脉接受不饱和氧合血，于是出现分段性发绀，或叫差异性发绀。

当动脉导管未闭独立存在时，由于主动脉压高于肺动脉，无论收缩期或舒张期，血流均由主动脉流向肺动脉，即左向右分流，分流量可达4～19 L大者，因肺循环血量过多可出现心力衰竭。分流的血液增加了左心负荷，发生左心扩大，晚期也发生肺动脉高压、右心室增大。合并其他缺损时有可能代替肺循环（如肺血管闭锁、室间隔不完整）或体循环（如主动脉闭锁）的血供，生存可能依赖于动脉导管永久性开放。显著肺动脉高压等于或超过主动脉压时可发生右向左分流。

四、临床表现

（一）症状

症状与分流量有关。轻者无症状，如果10岁以前没有出现充血性心力衰竭，大多数患者成年后可无症状，小部分患者在20岁或30岁时可发展到充血性心力衰竭，出现劳力性呼吸困难、胸痛、心悸、咳嗽、咯血、乏力等。若发生右向左分流，可引起发绀。

（二）体征

患者几乎无发绀，但当出现发绀和杵状指时，通常不影响上肢。下肢和左手可出现发绀和杵状指，但右手和头部无发绀。脉压增宽，脉搏无力。左心室搏动呈高动力状态，常向外侧移位。无并发症的动脉导管未闭的典型杂音在左锁骨下胸骨左缘第Ⅱ肋间最易闻及，收缩后期杂音达到峰值，杂音为连续性机器样，贯穿第二心音，在舒张期减弱。杂音在舒张晚期或收缩早期可有一停顿，向左上胸、颈及背部传导，绝大多数伴震颤。如果分流量大造成明显的左心室容量负荷过重可出现第三心音奔马律和相对性二尖瓣狭窄的舒张期杂音(与大的室间隔缺损类似)。当肺循环阻力增加分流逆转时杂音也出现变化,先是杂音的舒张成分减弱,然后是杂音的收缩成分减弱。最后杂音消失,体格检查与肺动脉高压的表现一致。肺动脉瓣区第二心音亢进但易被杂音掩盖。体循环压下降可产生水冲脉、枪击音等周围血管征。

五、辅助检查

(一)心电图检查

分流量少时心电图正常,分流量大时表现为左心房、左心室肥厚。当出现肺动脉高压、右向左分流占优势时,心电图表现为肺性 P 波,电轴右偏,右心室肥厚。

(二)放射线检查

分流量少时 X 线胸片正常。分流明显时,左心室凸出,心影扩大,肺充血。在出现肺动脉高压时,肺动脉段突出,肺门影扩大可有肺门舞蹈征,周围肺血管出现残根征。年龄较大的成人动脉导管可能出现钙化。左心室、左心房扩大,右心室也可扩大。

(三)超声心动图检查

左心室、左心房扩大,室间隔活动增强,肺总动脉增宽,二维 UCG 可显示未闭的动脉导管,彩色多普勒超声可显示动脉导管及肺动脉干内连续性高速湍流。

(四)心导管检查

肺动脉血氧含量高于右心室 0.5% 容积或血氧饱和度＞20%。有时导管可从肺总动脉通过动脉导管进入主动脉。左侧位降主动脉造影时可见未闭导管。

(五)升主动脉造影检查

左侧位造影示升主动脉和主动脉弓部增宽,降主动脉削狭,峡部内缘突出,造影剂经此处分流入肺动脉内,并显示出导管的外形、内径和长度。

六、诊断和鉴别诊断

凡在胸骨左缘第2、3肋间听到响亮的连续性机械样杂音伴局限性震颤,向左胸外侧、颈部或锁骨窝传导;心电图示电轴左偏,左心室高电压或肥大;X 线胸片示心影向左下轻中度扩大,肺门充血,一般即可得出动脉管未闭的初步诊断,并可由彩色多普勒超声心动图检查加以证实。非侵入性彩色多普勒超声的诊断价值很大,即使在重度肺动脉高压、心杂音不典型甚至消失的患者中都可检查出此病,甚至合并在其他心内畸形中亦可筛选出动脉导管未闭。可是超声心动图诊断尚有少数假阳性或假阴性者,因此对可疑病例需行升主动脉造影和心导管检查。升主动脉造影能进一步明确诊断。

导管检查除有助于诊断外,血管阻力的测定尚有助于判别动力性或阻力性肺动脉高压,这对选择手术方法有决定性作用。

有许多从左向右分流心内畸形在胸骨左缘可听到同样的连续性机械样杂音或接近连续的双期心杂音,难以辨识。在建立动脉导管未闭诊断进行治疗前,必须予以鉴别。

1.高位室间隔缺损合并主动脉瓣脱垂

当高位室间隔缺损较大时往往伴有主动脉瓣脱垂畸形,导致主动脉瓣关闭不全,并引起相应的体征。临床上在胸骨左缘听到双期杂音,不向上传导,但有时与连续性杂音相仿,难以区分。目前,彩色超声心动图已列入心脏病常规检查。在此病可显示主动脉瓣脱垂畸形及主动脉血流反流入左心室,同时通过室间隔缺损由左心室向右心室和肺动脉分流。为进一步明确诊断,可施行逆行升主动脉和左心室造影,前者可示升主动脉造影剂反流入左心室,后者则示左心室造影剂通过室间隔缺损分流入右心室和肺动脉。据此不难得出鉴别诊断。

2. 主动脉窦瘤破裂

临床表现与动脉导管未闭相似,可听到性质相同的连续性心脏杂音,只是部位和传导方向稍有差异;破入右心室者偏下外,向心尖传导;破入右心房者偏向右侧传导。如彩色多普勒超声心动图显示主动脉窦畸形及其向室腔和肺动脉或房腔分流即可判明。再加上逆行升主动脉造影更可确立诊断。

3. 冠状动脉瘘

这种冠状动脉畸形并不多见,可听到与动脉导管未闭相同的连续性杂音伴震颤,但部位较低,且偏向内侧。多普勒彩超能显示动脉瘘口所在和其沟通的房室腔。逆行升主动脉造影更能显示扩大的病变冠状动脉主支或分支走向和瘘口。

4. 主动脉—肺动脉间隔缺损

非常少见。常与动脉导管未闭同时存在,且有相同的连续性杂音和周围血管特征,但杂音部位偏低偏内侧。仔细的超声心动图检查才能发现其分流部位在升主动脉根部。逆行升主动脉造影更易证实。

5. 冠状动脉开口异位

右冠状动脉起源于肺动脉是比较罕见的先天性心脏病。其心脏杂音亦为连续性,但较轻,且较表浅。

多普勒超声检查有助于鉴别诊断。逆行升主动脉造影显示冠状动脉异常开口和走向及迂回曲张的侧支循环可明确诊断。

七、治疗

先天性动脉导管未闭(PDA)由于开胸手术结扎病死率低,疗效确切,自 1938 年以后成为本病的标准治疗方法。但开胸手术本身创伤大,并发症在所难免。1969 年首次报道经股动脉置入泡沫海绵塞封堵未闭动脉导管成功,开创了非手术介入治疗的先河。此后封堵器械不断改进,先天性心脏病的导管介入治疗技术取得了较快发展,可根据患者年龄、体重、PDA 大小及形状选用不同的封堵器治疗 PDA。目前非开胸手术的介入治疗已成为 PDA 的常规治疗。

因本病易并发感染性心内膜炎,故即使分流量不大亦应及早争取手术或介入治疗。

指南中强调,由于从解剖上看,成年人 PDA 通常存在明显的钙化,外科操作有一定的难度,风险比儿童 PDA 增加,故术前必须要有充分的思想准备。手术后 PDA 再通发生率非常低,主要并发症有喉返神经、膈神经及胸导管的损害。当 PDA 单独存在时,可以行经皮封堵装置进行封堵治疗。而当 PDA 合并其他心内畸形病变需要行手术矫正时,可以在心脏手术的同期关闭 PDA。然而,当行冠状动脉旁路搭桥手术时,推荐术前先采用经皮封堵装置闭合 PDA 后再行冠状动脉手术,能降低体外循环的风险。

目前,临床上常用的治疗 PDA 的方法有外科手术和经导管封堵这两种方法。成年人由于动脉导管钙化、导管内动脉粥样硬化,甚至导管动脉瘤形成以及合并其他一些病变,比如冠状动脉粥样硬化性心脏病、肾脏病等,增加了围术期的风险。

因此,成年人 PDA 选择经导管闭合更为合适,无论使用封堵器,还是弹簧圈,成功率都比较高,并发症较少。

(一)非手术介入治疗(未闭动脉导管封堵术)

1.适应证

绝大多数的 PDA 均可经介入封堵,可根据不同年龄,不同未闭导管的类型选择不同的封堵器械。①左向右分流的动脉导管,且不合并需外科手术治疗的心内畸形;②外科术后残余分流;③动脉导管最窄处直径≤2 mm(弹簧圈法),≥2 mm(Amplazer 封堵器法)。

2.禁忌证

极少数晚期已形成右向左分流(艾森门格综合征)的患者不宜行此治疗。近年来经导管封堵治疗 PDA 的疗效及安全性均已得到公认,但对于合并继发性 PH,特别是出现双向分流的 PDA 患者,经导管封堵治疗的临床疗效与安全性尚未确定。正确评价肺动脉高压性质是决策介入手术指征的关键。

目前认为,试封堵后肺动脉收缩压降低 30 mmHg 或 20% 以上,主动脉压及氧饱和度不降低或稍有升高,无胸闷、气短等全身反应,为释放封堵伞的指征,未达要求者不能封堵。国内报道按此方法封堵的患者随访临床症状明显改善,X 线胸片示肺血不同程度减少,超声复查三尖瓣收缩期反流流速改善,肺动脉高压下降,长期疗效还有待进一步观察。

3.治疗方法

(1)基础设施及耗材。采用大型数字减影 C 形臂 X 线机,各种类型封堵器。2% 利多卡因局部麻醉。穿刺成功后全身肝素化(100 U/kg),如术程超过 1 h,每小时追加 500～1 000 U。

(2)基本步骤。

①经皮 Seldinger 法穿刺右侧股动脉、股静脉并分别置入 6 F 血管鞘。

②主动脉弓峡部左侧位造影,观察 PDA 的位置、形态,并测其最窄径、最大径和长度,按 PDA 最窄径加 3～6 mm 选择封堵器,并根据 PDA 形态选用不同类型的封堵器,如弹簧圈、双面伞、可调式纽扣堵片等。可用来堵闭不同大小的动脉导管,目前弹簧圈法是较成熟的技术,但只用于小动脉导管,一般直径在 3.5 mm 以内。双面伞法亦是另一种在临床上使用时间最长的方法,有较多的经验积累,直径在 5 mm 以内的动脉导管效果最好,也可用于 7 mm 直径的动脉导管。

③由 6 F 端孔导管建立股静脉—右心房—右心室—肺动脉—未闭的动脉导管—降主动脉轨道,递送 260 cm 长的交换导丝,置于降主动脉横膈下水平,撤去端孔导管。

④沿导丝递送,将输送长鞘管送至降主动脉横膈上水平,沿轨道通过未闭的动脉导管送至降主动脉处,撤出导丝。

⑤将封堵器旋在主控钢丝顶端,在生理盐水中将气泡排净,在透视下经输送鞘将封堵器由股静脉—右房—右室—肺动脉—PDA—降主动脉横膈上水平,待其单盘伞面完全展开后,将输送鞘和主控钢丝一起回撤至 PDA 主动脉一侧;固定主控钢丝,回撤传送鞘至 PDA 肺动脉一侧,使"腰部"完全卡在 PDA 最窄处,听诊无双期连续性杂音。

⑥观察封堵器形态,推拉及再次主动脉造影确定封堵,确认封堵器位置合适,无残余分流后释放封堵器。

⑦撤出所有导管,局部压迫止血、包扎。

4.术后处理

术后均静脉使用抗生素 3 d 预防感染,术后 24 h、1 个月、3 个月、6 个月复查超声心动图及心电图进行随访,观察封堵器形态,残余分流情况及有无并发症。

5.并发症

并发症发生率为 3％～5％,未见死亡报道,主要并发症为:①封堵装置的脱落及异位栓塞;②机械性溶血,为封堵后残留细小通道致高速血流通过破坏大量红细胞所致;③穿刺血管并发症;④心律失常。

并发症的发生与所用封堵器械不同有关,如用海绵塞法无溶血并发症,但有海绵栓易脱落的并发症;双伞面封堵系统操作简便不易脱落,但可有溶血并发症,少数严重者需手术取出封堵伞并结扎处理;弹簧圈封堵法简便易行,并发症少,最具有应用前景。

6.疗效及预后

除少数病例已发展至晚期失去手术或介入治疗机会外,总体来说疗效确切,预后良好。但对于成年人 PDA,手术时机对预后有一定影响,特别是已出现解剖性肺动脉高压时效果将受到影响,所以提倡一旦发现,手术越早疗效越好。

(二)外科手术治疗

动脉导管未闭手术较简单,一般采用左胸外侧切口,结扎或切断缝合,因为不用体外循环,在心脏不停搏下完成手术,所以并发症少,恢复亦快。一些因粗大动脉导管而致的反复肺炎和严重心力衰竭患儿,术后很快得以控制,从而挽救了生命。

手术安全、成功率高,任何年龄均可进行手术治疗,但对已有明显继发性肺动脉梗阻病变、出现右向左分流者则禁忌手术。

八、最新进展

随着介入封堵手术的发展,很多特殊类型 PDA 也能通过介入封堵,免除了开胸手术。有报道,巨大型 PDA 使用 Amplatzer ASD 或 VSD 封堵器也进行了成功封堵,虽然术后即刻残余分流率较高,部分出现溶血,但相信随着封堵器械不断研发定会有所改进。

合并肺动脉高压以往是封堵的禁忌证。我国因受经济及医疗条件的限制,很多 PDA 患者一直到成人期症状非常严重时才寻求诊治,此时往往已经并发重度肺动脉高压。重度肺动脉高压的患者可能存在慢性继发性肺动脉病变,迅速封堵动脉导管时,由于左向右分流的突然消失,一方面可能引起左心回心血流量降低,造成急性心排出量下降、低血压甚至休克,另一方面将引起肺小动脉急性广泛收缩或痉挛,导致急性肺动脉高压或右心衰竭。

当肺动脉高压病因以继发性肺动脉病变为主时,封堵后肺动脉压下降不明显,可能造成封堵器脱落。正确判断肺动脉病变类型是手术适应证选择的关键。有学者提出术前查 Qp/Qs >1.3,股动脉血氧饱和度＞90％;试封堵后肺动脉压下降 30 mmHg 或 20％以上,可考虑封堵治疗。

镍钛合金 PDA 封堵器具有释放前可回收的特点,对于 PDA 伴重度肺动脉高压可采用试封堵,已证实是一种安全有效的方法。即用 PDA 封堵器试堵 30～60 min,此时可能出现 3 种情况:①肺动脉压降低幅度为原来压力的 20％或下降 30 mmHg 以上,主动脉压力和动脉血氧饱和度无下降或上升,主动脉压超过肺动脉压,患者无全身反应,可释放封堵器;②肺动脉压力升高,或主动脉压力下降,患者出现心悸气短、烦躁,血压下降等明显的全身反应,应立即收回封堵器;③如试验性封堵后肺动脉压无变化,患者无全身反应,血氧饱和度及心排出量无下降,也可释放,但要慎重,这种情况无法判定肺血管病变是否可逆,预后难以预料。Hokanson 等采取球囊试封堵后再用 Amplatzer 肌部 VSD 封堵器行永久封堵的方法成功治疗 1 例 35 岁 PDA 合并肺动脉高压患者,为该类患者的介入治疗提供了新的方法。

第二节　房间隔缺损

房间隔缺损(aterial septal defect,ASD)简称房缺,是指原始心房间隔在发生、吸收和融合时出现异常,左右心房之间仍残留未闭的房间孔。

一、流行病学

房间隔缺损是一种最常见的先天性心脏病,根据 Abbott 1 000 例单纯性先天性心脏病的尸体解剖,房间隔缺损居首位,占 37.4%。在我国的发病率为 0.24%～0.28%。其中男女患病比例约为 1:2,女性居多,且有家族遗传倾向。成人房缺以继发孔型多见,占 65%～75%,原发孔型占 15%～20%。

二、解剖

根据房间隔缺损发生的部位,分为原发孔房间隔缺损和继发房间隔缺损。

(一)原发孔型房间隔缺损

在发育的过程中,原发房间隔停止生长,不与心内膜垫融合而遗留间隙,即成为原发孔(或第 1 孔)缺损。位于心房间隔下部,其下缘缺乏心房间隔组织,而由心室间隔的上部和三尖瓣与二尖瓣组成;常伴有二尖瓣前瓣叶的裂缺,导致二尖瓣关闭不全,少数有三尖瓣隔瓣叶的裂缺。

(二)继发孔型房间隔缺损

系胚胎发育过程中,原始房间隔吸收过多,或继发性房间隔发育障碍,导致左右房间隔存在通道所致。继发孔型房间隔缺损可分为 4 型:中央型或称卵圆孔型,缺损位于卵圆窝的部位,四周有完整的房间隔结构,约占 76%;下腔型,缺损位置较低,呈椭圆形,下缘阙如和下腔静脉入口相延续,左心房后壁构成缺损的后缘,约占 12%;上腔型,也称静脉窦型缺损,缺损位于卵圆孔上方,上界阙如,和上腔静脉通连,约占 3.5%;混合型,此型缺损兼有上述两种以上的缺损,缺损一般较大,约占 8.5%。

15%～20% 的继发孔房间隔缺损可合并其他心内畸形,如肺动脉瓣狭窄、部分型肺静脉畸形引流,二尖瓣狭窄等。房间隔缺损一般不包括卵圆孔未闭,后者不存在房水平的左向右分流,而是与逆向栓塞有关。临床上还有一类房间隔缺损,系在治疗其他疾病后遗留的缺损,为获得性房间隔缺损,如 Fonton 手术后为稳定血流动力学而人为留的房间隔窗,二尖瓣球囊扩张术后遗留的房间隔缺损等。此类房间隔缺损一般在卵圆窝位置,其临床意义与继发孔房间隔缺损类似。

三、胚胎学与发病机制

约在胚胎 28 d 时,在心房的顶部背侧壁正中处发出第一房间隔,其向心内膜垫方向生长,到达心内膜垫之前的孔道称第一房间孔。在第一房间孔封闭以前,第一房间隔中部变薄形成第二房间孔。在第一房间隔形成后,即胚胎第 5 周末,在其右侧发出第二房间隔,逐渐生长并覆盖第二房间隔孔。与第一房间隔不同的是,第二房间隔并不与心内膜垫发生融合而形成卵圆孔。其可被第一房间隔覆盖,覆盖卵圆孔的第一房间隔称为卵圆孔瓣。此后,胎儿期血液自右向左在房水平分流实现体循环。出生后,左心房压力增大,从而使两个房间隔合二为一,卵圆孔闭锁,成为房间隔上的卵圆窗。在原始心房分隔过程中,如果第一房间孔未闭合,或者第一房间孔处缺损,或卵圆孔过大,均可造成 ASD。

四、分子生物学

房间隔缺损发病机制正在研究中,目前对于其分子学发病机制至今并不十分清楚。近年来随着分子生物学的发展,发现越来越多的心房间隔缺损有关的基因。目前研究发现 T-BX5、NKX2.5、GATA4 转录因子与房间隔缺损的发生高度相关。除上述因子外,WNT$_4$、IFRD1、HCK 等基因的表达异常也与房间隔缺损的发生相关。

五、病因

房间隔缺损是由多因素的遗传和环境因素的相互作用,很难用单一原因来解释。很多情况下不能解释病因。母亲在妊娠早期患风疹、服用沙立度胺及长期酗酒都是干扰胚胎正常心血管发育的不良环境刺激。动物试验表明,缺氧、缺少或摄入过多维生素,摄入某些药物,接受离子放射线常是心脏畸形的原因;而对于遗传学,大多数房间隔缺损不是通过简单方式遗传,而是多基因、多因素的共同作用。

六、病理生理

正常情况下,左心房压力比右房压力高约 0.667 kPa。因此,有房间隔缺损存在时,血液自左向右分流,临床无发绀出现。分流量大小与左右房间压及房间隔缺损大小成正比,与右心室排血阻力(如合并有肺动脉瓣狭窄、肺动脉高压)高低成反比。由于左向右分流,右心容量增加,发生右心房、右心室扩大,室壁变厚,肺动脉不同程度扩张,肺循环血量增多,肺动脉压升高。随病情发展,肺小动脉壁发生内膜增生、中膜增厚、管腔变窄,因而肺血管阻力增大,肺动脉高压从动力性的变为阻力型的,右心房、右心室压力亦增高,左向右分流量逐渐减少,病程晚期右心房压力超过左心房,心房水平发生右向左分流,形成艾森曼格综合征,出现临床发绀、心力衰竭。这种病理改变较晚,通常发生在 45 岁以后。

七、临床表现

(一)症状

根据缺损的大小及分流量的多少不同,症状轻重不一。缺损较小者,可长期没有症状,一直潜伏到老年。缺损较大者,症状出现较早,婴儿期发生充血性心力衰竭和反复发作性肺炎。一般房间隔缺损儿童易疲劳,活动后气促、心悸,可有劳力性呼吸困难。患儿容易发育不良,易发生呼吸道感染。在儿童时期,房性心律失常、肺动脉高压、肺血管栓塞和心力衰竭发生极少见。随着右心容量负荷的长期加重,病程的延长,成年后,这些情况则多见。

(二)体格检查

房间隔缺损较小者,发育不受影响。缺损较大者,可有发育迟缓、消瘦等。

　　心脏听诊胸骨左缘第 2、3 肋间可闻及 2～3 级收缩期吹风样杂音,性质柔和,音调较低,较少扪及收缩期震颤,肺动脉瓣区第 2 心音亢进,呈固定性分裂。该杂音是经肺动脉瓣血流量增加引起收缩中期肺动脉喷射性杂音。在出生后肺血管阻力正常下降后,第二心音宽分裂。由于肺动脉瓣关闭延迟,当肺动脉压力正常和肺血管阻抗降低时,呼吸使第二心音相对固定。肺动脉高压时,第二心音的分裂间隔是由于两心室电机械间隔所决定的。当左心室电机械间隔缩短和(或)右心室电机械间隔延长时,则发生第二心音宽分裂。如果分流量大,使通过三尖瓣的血流量增加,可在胸骨左缘下端闻及舒张中期隆隆样杂音。伴随二尖瓣脱垂的患者,可闻及心尖区全收缩期杂音或收缩晚期杂音,向腋下传导。但收缩中期喀喇音常难闻及。此外,由于大多数患者二尖瓣反流较轻,可无左心室心前区活动过度。

　　随着年龄的增长,肺血管阻力不断增高,使左向右分流减少,体格检查结果改变。肺动脉瓣和三尖瓣杂音强度均减弱。第二心音的肺动脉瓣成分加强。第二心音的两个主要成分融合,肺动脉瓣关闭不全产生舒张期杂音。左向右分流,出现发绀和杵状指。

八、辅助检查

(一)心电图检查

　　在继发孔缺损患者心电图常示电轴右偏,右心室增大。右胸导联 QRS 时限正常,但是呈 rSR' 或 rsR' 型。右心室收缩延迟是由于右心室容量负荷增加还是由于右束支和浦肯野纤维真正的传导延迟尚不清楚。房间隔缺损可见 P—R 间期延长。结内传导时间延长可能与心房扩大和由于缺损本身引起结内传导距离增加有关。

(二)胸部 X 线片检查

　　缺损较小时,分流量少,X 线所见可大致正常或心影轻度增大。缺损较大者,肺野充血,肺纹理增多,肺动脉段突出,在透视下有时可见到肺门舞蹈征。主动脉结缩小,心脏扩大,以右心房,右心室明显,一般无左心室扩大。

(三)超声心动图检查

　　可以清晰显示 ASD 大小、位置、数目、残余房间隔组织的长度及厚度及与毗邻解剖结构的关系,而且还可以全面了解心内结构和血流动力学变化。经胸超声显示右房、右心室扩大,肺动脉增宽,M 型见左心室后壁与室间隔同向运动,二维可见房间隔连续性中断,彩色多普勒显像可显示左向右分流的部位及分流量。肺动脉压可通过三尖瓣反流束的高峰血流来评估。

(四)心导管检查

　　一些年轻的患者如果使用非介入方法已确诊缺损存在,无须心导管检查。除此之外,可能需介入的方法来准确定量分流,测量肺血管阻力,排除冠状动脉疾病。右心导管检查重复取血标本测量血氧饱和度,证实从腔静脉到右心房血氧饱和度逐步增加。一般来说,肺动脉血氧饱和度越高分流越大;在对诊断大的分流时,其价值 $>90\%$。肺循环和体循环的比率可通过下列公式计算:$Qp/Qs = SAO_2 - MVO_2/PVO_2 - PAO_2$。$SAO_2$、$MVO_2$、$PVO_2$、$PAO_2$ 分别代表大动脉、混合静脉、肺静脉、肺动脉的血氧饱和度。肺血管阻力超过体循环阻力的 70% 时,提示严重的肺血管疾病,最好避免外科手术。

九、诊断与鉴别诊断

　　诊断房间隔缺损,根据临床症状、体征、心电图检查结果、胸部 X 线片及超声心动图检查结果可得出明确诊断。尤其是超声心动图检查结果,可确定缺损类型、肺动脉压力高低及有无合并其他心内畸形等。临床上房间隔缺损还应与以下病种相鉴别。

1.较大的室间隔缺损

因为左至右的分流量大,心电图表现与此病极为相似,可能造成误诊。但心室间隔缺损心脏听诊杂音位置较低,左心室常有增大。但在小儿患者,不易鉴别时可做右心导管检查确立诊断。

2.特发性肺动脉高压

其体征、心电图和 X 线检查结果与此病相似,但心导管检查可发现肺动脉压明显增高而无左至右分流证据。

3.部分肺静脉畸形

其血流动力改变与房间隔缺损极为相似,但临床上常见的是右侧肺静脉畸形引流入右心房与房间隔缺损合并存在,肺部 X 线断层摄片可见畸形肺静脉的阴影。右心导管检查有助于确诊。

4.瓣膜型单纯肺动脉口狭窄

其体征、X 线和心电图表现与此病有许多相似之处,有时可造成鉴别上的困难。但瓣膜型单纯肺动脉口狭窄时杂音较响,超声心动图见肺动脉瓣异常,右心导管检查可确诊。

十、治疗

治疗主要是应用介入或手术的方法封堵缺损的房间隔,从根本上纠正血流动力学紊乱,达到根治的目的。外科开胸手术修补房间隔缺损安全、有效,但手术仍有一定的并发症及遗留手术瘢痕等问题。药物治疗只用于临床出现心律失常或心力衰竭的、拒绝手术的患者或无手术适应证的患者。

若患者发生心房颤动,应在适当抗凝治疗后进行心脏复律以恢复窦性心律;若患者通过药物或介入方法无法维持窦性心律,推荐进行心室率控制及抗凝治疗。对于一些分流量小,没有任何症状以及右心室大小正常的小 ASD 患者不需要药物治疗,但通常需要评估患者的症状,尤其是有无心律失常,以及可能发生的反常栓塞事件等,每 2～3 年进行超声心动图的随访,评估右心室的大小、功能以及肺动脉的压力。大 ASD 可能导致肺动脉高压,而药物治疗肺动脉高压仅推荐用于那些不可逆的肺动脉高压以及不适合关闭 ASD 的患者。

有或无症状的右心房及右心室扩大患者,或当出现反常栓塞,或直立性低氧血症时,均应通过介入或手术闭合 ASD。

(一)非外科手术的介入治疗(房间隔缺损封闭术)

1976 年有报道应用双伞状堵塞器封闭 ASD 成功,但仍有封闭不全、操作困难等问题。此后几经改进,至 20 世纪 90 年代以后,研制出"纽扣"式补片装置,简化了操作,手术更为安全有效。

1.适应证

(1)有手术指征的 ASD 患者符合以下条件者可经导管行介入封闭术:①ASD 缺损最大伸展直径<30 mm;②缺损上下房间隔边缘不少于 4 mm;③房间隔的整体直径应大于拟使用的补片直径。

(2)外科修补术后残留缺损。

2.禁忌证

(1)已有右向左分流者。

(2)多发性房间隔缺损。

(3)合并有其他需外科手术的先天性心血管畸形。

3.手术方法

(1)基本设施和耗材。采用大型数字减影 C 形臂 X 线机；一般用经胸心脏彩超(TTE)指导,但经食管心脏超声(TEE)能够更好地看清缺损的边缘和缺损与周围重要结构的关系,提高在导管室内进行 ASD 封堵术的安全性和成功率。因此,在有条件的医院应选用 TEE；各种类型封堵器；2％利多卡因局部麻醉；穿刺成功后全身肝素化(100 U/kg),如术程超过 1 h,每小时再追加 500～1 000 U。

(2)基本步骤。①穿刺股静脉并置入血管鞘。②建立股静脉—右心房—房间隔缺损—左心房—肺静脉轨道。③由股静脉侧沿轨道输送长鞘至左心房；④在超声监测下应用球囊准确测定 ASD 直径,据此值选择封堵器大小,是重要步骤之一,因术前 TTE 测值与术中球囊导管测值相关性良好,有经验的医师也可省略此步骤。ASD 封堵器腰部直径应比球囊测量的房间隔缺损伸展直径大 1～2 mm,如房间隔缺损边缘较薄,主动脉侧无边缘,封堵器直径应比伸展直径大 4 mm。对直径＞34 mm 的房间隔缺损,可根据超声测量的缺损直径加 4～6 mm,其封堵器有双盘型、细腰大边型、卵圆孔未闭封堵器等。⑤通过输送长鞘送入封堵器试封堵；释放封堵器左心房盘后,回撤整个递送系统使左心房盘与房间隔相贴,固定输送导丝,回撤外鞘管,释放出封堵器的腰部及右心房盘,并抖动输送导丝证实封堵器位置稳定与否,经心脏彩色超声和透视证实封堵器位置合适,对边缘周围重要结构如上腔静脉、下腔静脉、房室瓣和主动脉根部无影响后,再释放封堵器。⑥撤出所有导管、局部压迫止血、包扎。

(3)术后处理。术后均应静脉使用抗生素 3 d 预防感染,给予低分子肝素钙 3 d,后给予口服阿司匹林 3～5 mg/(kg·d),疗程 6 个月。术后 24 h、1、3、6 个月复查超声心动图及心电图进行随访,观察封堵器形态,残余分流情况及有无并发症。

4.并发症

(1)残留分流,即补片未能完全覆盖缺损口。

(2)严重并发症如封堵器脱落,可即刻行急诊外科手术,取出封堵器。

(3)若封堵器过大骑跨于房室瓣之上,使二尖瓣前叶、三尖瓣隔叶活动受限致瓣膜关闭不全。

(4)异位栓塞,为补片部分或全部脱落进入肺循环或体循环,为严重并发症。

(5)血管并发症及感染。

(6)机械性溶血少见。

5.疗效及预后

经血管介入 ASD 封闭术,目前属于较成熟的技术,但其适应证仍有限。术后残余分流等问题尚有待进一步研究,但总的发展前景是乐观的。

(二)手术治疗

对所有单纯房间隔缺损已引起血流动力学改变,即已有肺血增多征象、右心房室增大及心电图表现者均应手术治疗。治疗先天性心脏病的经典术式是胸骨正中切口心内直视手术,术野显露良好,可避免对肺的挤压和损伤,利于术后肺功能的恢复。但其切口长,需要纵劈胸骨,出血较多,切口易留瘢痕。现可在双肺通气及胸腔镜下操作心脏手术,创伤小,但技术要求高,是外科发展的一个方向。

患者年龄太大、已有严重肺动脉高压者手术治疗应慎重。如已出现明显艾森曼格综合征者,已无手术矫治可能,有条件者可行心肺联合移植。

(三)药物治疗

主要是针对合并肺动脉高压患者的辅助治疗。由于血管收缩在肺血管中膜肥厚中所起的重要作用,而血管扩张药可以降低肺血管阻力、减轻心脏负荷、增加心排出量、逆转肺血管病变,因此血管扩张药物是内科治疗先心病(CHD)合并肺动脉高压(PH)的主要方法。

1. 钙通道阻滞药

钙通道阻滞药主要作用于血管平滑肌,对外周血管和肺血管都具有较强的扩张作用,可使 CHD 患者肺血管阻力及肺动脉压力下降。然而,钙通道阻滞药具有负性肌力作用,多数 CHD 患儿不能长时间耐受,限制了它的临床应用。

2. 前列腺素类药物

前列腺素类药物为血管内皮花生四烯酸,包括前列地尔(PGE)和前列环素(PGI)等,此类药物可通过 G 蛋白途径,激活腺苷酸环化酶,引起血管扩张,还可降低肺血管阻力、改善右心功能、提高患者静脉血氧饱和度、运动耐量及远期生存率。同时,前列腺素类药物具有抑制炎性介质释放及抑制血管平滑肌增生作用,但由于其半衰期短(2～3 s),需持续静脉微泵给药。曲前列素钠作为新型的前列环素类药物,可皮下注射或静脉内注射,已获 FDA 批准,并被美国胸科医师学会(ACCP)推荐为一线治疗药物,具有效果好、使用方便的特点,该药适用于 Ⅱ级 PH 的患者;而伊洛前列素适用于较晚期的 Ⅲ 级 PH 者的治疗;依前列醇(前列腺环素)则适用于 Ⅳ 级 PH 者,但不推荐作为 Ⅳ 级 PH 患者的一线药物。

3. 磷酸二酯酶抑制药(PDE)

磷酸二酯酶抑制药通过阻止磷酸二酯酶降解,使血管平滑肌细胞内 cAMP 的含量增加,从而减少了肌浆网钙离子的释放,使血管平滑肌舒张,PDE-3 制剂主要有氨力农、米力农。此类药物可降低肺动脉压力及肺血管阻力,增加心排出量,改善心室舒张功能,且不增加心肌氧耗量。近年有报道一种高选择性磷酸二酯酶抑制药(PDE-5)西地那非(万艾可)、伐地那非(艾力达)和他达拉非(艾希力)可以提高 PH 患者的血氧饱和度和运动耐量,具有不良反应小的特点,比较安全有效地控制 PH。

4. 腺苷

腺苷的作用机制是直接抗交感神经和作用于血管内皮细胞及平滑肌细胞的腺苷 A2 受体而产生扩血管效应,可降低肺血管阻力指数、肺动脉收缩压及平均压,对体循环影响小。但该药外周循环中失活很快,需肺血管途径给药,因此临床使用较少。

5. 血管紧张素转化酶抑制药(ACEI)

此类药物有快速而温和的肺血管扩张作用,长期用药血流动力学指标显示肺血管阻力持续下降。当仅有 PH 而无心力衰竭,以及左向右分流型先天性心脏病发展到梗阻性 PH 阶段时,则不宜使用。

6. 内皮素受体拮抗药

内皮素是 PH 发病的重要介质。内皮素受体拮抗药波森坦(Bosatan)作为代表性药物在治疗 PH 时能有效降低肺动脉压力,改善 PH 患者的生活质量,延长寿命并且安全有效,是一种很好的治疗手段。该类药物与西地那非共同被 ACCP 推荐作为治疗较早期的Ⅲ级 PH 的治疗药物。

7.其他

一氧化氮(NO)吸入疗法可改善 CHD 合并 PH 患者肺血流动力学和通气/血流比值,降低 PH 危象发生。也有报道辛伐他汀能改善 PH 患者心功能,使右心室收缩压降低而无明显不良反应。

第三节 室间隔缺损

室间隔缺损为最常见的先天性心脏畸形,可单独存在,亦可与其他畸形合并发生。此病在胎儿中的检出率为 0.66%,在存活新生儿中的发生率为 0.3%,室间隔缺损是儿童最常见的先天性心脏病,约占全部先心病儿童的 50%,其中单纯性室间隔缺损约占 20%。在上海早年的文献报道的 1 085 例先心病患者中室缺占 15.5%,女性稍多于男性。随着影像设备的进步和对婴儿筛查的重视,室间隔缺损的检出率较以往增加,检出率为 0.16%~5.3%。在成人中,室间隔缺损是最常见的先天性心脏缺损,占 0.03%,约占成人先天性心血管疾病的 10%。在美国成人室间隔缺损的数量为 36.9 万。在我国成人室间隔缺损患者数量可能超过 100 万。由于室间隔缺损有比较高的自然闭合率,婴儿期室间隔缺损约有 30% 可自然闭合,40% 相对缩小,其余 30% 缺损较大,多无变化。自然闭合多在生后 7~12 个月,大部分在 3 岁前闭合,少数 3 岁以后逐渐闭合。随着缺损的缩小与闭合,杂音减弱以至消失,心电图与 X 线检查恢复正常。

此病的预后与缺损的大小及肺动脉压力有关。缺损小,肺动脉压力不高者预后良好。有肺动脉高压者预后较差。持续性肺动脉高压可引起肺血管闭塞,从而伴发艾森曼格综合征。室间隔缺损的常见并发症是亚急性细菌性心内膜炎。个别病例可伴有先天性房室传导阻滞、脑脓肿、脑栓塞等。大的室间隔缺损病程后期多并发心力衰竭,如选择适当时机介入治疗或外科手术,则预后良好。

一、病因

心管发生,心管卷曲、分隔和体、肺循环形成过程中的任何一点受到影响,均可能出现室间隔发育不全或融合不完全。与心间隔缺损有关的病因可分为 3 种类型:染色体疾病,单基因病和多基因病。

(一)染色体疾病

先心病患者染色体异常率为 5%~8%,表现为染色体的缺失和双倍体,染色体缺失见于22q11 缺失(DiGeorge 综合征),45X 缺失(Turner 综合征)。双倍体异常见于 21 三体(唐氏综合征)。染色体异常的患者子代有发生室间隔缺损的风险。

(二)单基因病

3%的先心病患者有单基因病。表现为基因的缺失、错义突变和重复突变。遗传规律为常染色体显性遗传、常染色体隐性遗传或 X 连锁的遗传方式。例如,Holt-Oram 综合征患者中,出现房间隔缺损合并传导异常和主动脉瓣上狭窄。Schott 等发现 NKX2.5 基因与房间隔缺损有关,通过对 Holt-Oram 家族的研究发现 TBX5 突变引起房间隔缺损和室间隔缺损。进一步的研究发现,TBX5、GATA4 和 NKX2.5 之间的相互作用,提示转录过程与室间隔缺损的发生有关。基因异常患者的子代发生先心病的危险性较高。

(三)多基因病

多基因病与许多先心病的发生有关,是环境和遗传因素作用的结果。特别在妊娠后第 5～9 周为心血管发育、演变最活跃的时期。母体在此期内感染病毒(如腮腺炎、水痘及柯萨奇病毒等)、营养不良、服用可能致畸的药物、缺氧环境及接受放射治疗等,均有增加发生先天性心血管畸形的危险。母体高龄,特别是接近于更年期者,婴儿患法洛四联症的危险性增加。目前尚无直接的检测方法确定无染色体病或单基因病的室间隔缺损患者下一代是否会发病。但是与正常人群相比,比预计发病率明显增高。父亲患室间隔缺损,子女发病率为 2%,母亲患室间隔缺损,子女发病率为 6%～10%。父母有室间隔缺损的患者其子女患此病的危险性比一般人高 20 倍。

二、室间隔缺损的解剖与分类

室间隔由 4 部分组成:膜部间隔、流入道间隔、肌小梁部间隔、流出道间隔或漏斗部间隔。在室间隔缺损各部位均可能出现缺损。在临床上,根据室间隔缺损产生的部位,可将其分 2 类,即膜部室间隔缺损和肌部室间隔缺损。

(一)膜周部室间隔缺损

膜部室间隔位于心室的基底部,在主动脉的右冠瓣和无冠瓣下,肌部间隔的流入道和流出道之间,前后长约 14 mm,上下约 8 mm。其形态多为多边形,其次为圆形或椭圆形。三尖瓣的隔瓣叶将膜部间隔分为房室间隔和室间隔 2 部分。真正的膜部室间隔缺损较少见,大部分为膜部室间隔缺损向肌部间隔延伸,形成膜周部室间隔缺损。

(二)肌部室间隔缺损

肌部室间隔为非平面的结构,可分为流入道部、小梁部和漏斗部。

1.流入道室间隔

流入道室间隔在膜部间隔的下后方,开始于房室瓣水平,终止于心尖部的腱索附着点。流入道室间隔缺损在缺损和房室瓣环之间无肌性的残缘。在流入道处肌部间隔的缺损统称为流入道型室间隔缺损。另种分类方法是将流入道处的间隔分为房室间隔和流入道间隔。当流入道室间隔缺损合并三尖瓣和二尖瓣的畸形时,称为共同房室通道缺损。

2.小梁部室间隔缺损

小梁部室间隔是室间隔的最大部分。从膜部间隔延伸至心尖,向上延伸至圆锥间隔。小梁部的缺损统称肌部室间隔缺损,缺损边缘为肌组织。小梁部缺损的部位也可分为室间隔前部、中部、后部和心尖部,肌性室间隔的前部缺损是指位于室间隔的前部,中部室间隔缺损是位于室间隔的后部,心尖部室间隔缺损是位于相对于中部的下方。后部缺损在三尖瓣隔瓣的下方。后部缺损位于三尖瓣的隔瓣后。肌部缺损,多为心尖附近肌小梁间的缺损,有时为多发性。由于在收缩期室间隔心肌收缩,使缺损缩小,所以左向右分流较小,对心功能的影响较小,此型较少,仅占 3%。

3.圆锥部室间隔缺损

圆锥部间隔将左右心室的流出道路分开。圆锥间隔的右侧范围较大,圆锥间隔的缺损位于右心室流出道,室上嵴的上方和主、肺动脉瓣的直下,主、肺动脉瓣的纤维组织是缺损的部分边缘。少数合并主、肺动脉瓣关闭不全。此部位的室间隔缺损也称圆锥缺损或流出道、嵴上和肺动脉瓣下或动脉下缺损。据国内资料,此型约占15%由于膜部室间隔与肌部室间隔紧密相邻,缺损常常发生在两者的交界区域,即缺损从膜部延伸至肌部。如膜周部室间隔缺损延伸至邻近的肌部间隔,称膜周流入道室间隔缺损、膜周肌部室间隔缺损和膜周流出道室间隔缺损。

室间隔缺损邻近三尖瓣,三尖瓣构成缺损边缘的一部分。在缺损愈合过程中,三尖瓣与缺损的边缘组织融合在一起形成膜部瘤,膜部瘤形成可以部分或完全闭合缺损。圆锥部和膜周部室间隔缺损可伴有不同程度的圆锥间隔与室间隔的其他部分对接不良,可以是向前、向后或旋转,引起半月瓣的骑跨。圆锥部缺损时,可以伴二尖瓣的骑跨。流入道型室间隔缺损可并发心房和心室的连接不良,引起房室瓣中的一个环形骑跨。在一些病例,可以有不同程度的三尖瓣腱索附着点的骑跨。

室间隔缺损的直径多在0.1~3.0 cm。通常膜部缺损较大,而肌部缺损较小。如缺损直径<0.5 cm,左向右的分流量很小。缺损呈圆形或椭圆形。缺损边缘和右心室面向缺损的心内膜可因血流液冲击而增厚,容易引起细菌性心内膜炎。

三、病理生理

影响室间隔缺损血流动力学的因素有室间隔缺损的大小,左右心室间的压力和肺血管的阻力。在出生时,由于左右心室间的压力接近,可以无明显分流。随着出生后左右心室间的压力增加,引起分流增加。分流量的大小取决于室间隔缺损的大小和肺血管阻力。没有肺高压和右心室流出道的梗阻,分流方向是左向右。在肺血管阻力增加或右心室流出道狭窄或肺动脉口狭窄引起右心室梗阻时,右心室压力升高,以致右心室压力与左心室压力接近或超过左心室压力。随着右心室压力的升高,分流量逐渐减少,当超过左心室压力时,出现右向左分流,导致氧饱和度降低,发绀和继发性红细胞增多,即艾森曼格综合征。此时升高的肺动脉压是不可逆转的。肌部室间隔缺损可以自发性闭合。膜周部室间隔缺损可因三尖瓣膜部瘤形成而出现解剖上的闭合。漏斗部室间隔缺损可因右冠瓣脱垂而闭合。

按室间隔缺损的大小和分流的多少,一般可分为4类:①轻型病例,缺损口直径0.5 cm以下,左至右分流量小,肺动脉压正常;②中等缺损为0.6~0.9 cm大小,有中等量的左向右分流,右心室及肺动脉压力有一定程度增高;③大缺损为1.0~1.5 cm,左至右分流量大,肺循环阻力增高,右心室与肺动脉压力明显增高;④巨大缺损伴显著肺动脉血压。肺动脉压等于或高于体循环压,出现双向分流或右向左分流,从而引起发绀,形成艾森曼格综合征。

Keith按室间隔缺损的血流动力学变化,分为:①低流低阻;②高流低阻;③血流轻度高阻;④血流高阻;⑤低流高阻;⑥高阻反向流。这些分类对考虑手术与估计预后有一定的意义。

四、临床表现

(一)症状

一般与缺损大小及分流量多少有关。缺损小、分流量少的病例,通常无明显的临床症状。缺损大伴分流量大者可有发育障碍、心悸、气促、乏力、咳嗽,易患呼吸道感染。严重者可发生心力衰竭。显著肺动脉高压发生双向分流或右向左分流者,出现发绀或活动后发绀。

(二)体征

室间隔缺损可通过听诊检出,几乎全部病例均伴有震颤,震颤与杂音的最强点一致。典型体征为胸骨左缘第3、4肋间有响亮粗糙的收缩期杂音,并占据整个收缩期。此杂音在心前区广泛传布,在背部及颈部亦可听到。杂音的程度与血流速度有关,杂音的部位依赖于缺损的位置。小的缺损最响,可以伴震颤。肌部缺损杂音在胸骨左缘下部,在整个收缩期随肌肉收缩引起大小变化影响强度。嵴内或干下型室间隔缺损分流接近肺动脉瓣,杂音在胸骨左上缘最响。膜周部室间隔缺损在可闻及三尖瓣膜部瘤的收缩期喀喇音。在肺血管阻力低时,大的室间隔缺损杂音单一,在整个心脏周期中几乎无变化,并且很少伴有震颤。左向右分流量大于肺循环60%的病例,由于伴有二尖瓣血流增加,往往在心尖部可闻及功能性舒张期杂音。心前区触诊有左心室负荷过重的表现。肺动脉压力升高引起P_2增强。引起或合并三尖瓣反流时可以在胸骨左或右下缘闻及收缩期杂音。合并主动脉瓣关闭不全时,患者坐位前倾时,沿胸骨左缘出现舒张期递减性杂音。

严重肺动脉高压病例可有肺动脉瓣区关闭振动感,P_2呈金属音性质。艾森曼格综合征患者常有发绀和杵状指,右心室抬举样冲动,肺动脉瓣第二音一般亢进或分裂。由于左向右分裂减少,原来的杂音可以减弱或消失。

(三)合并症

1.主动脉瓣关闭不全

室缺合并主动脉瓣关闭不全的发生率占室间隔缺损病例的4.6%~8.2%。靠近主动脉瓣的室间隔缺损,如肺动脉瓣下型室间隔缺损(VSD)易发生主动脉瓣关闭不全。造成关闭不全的原因主要为主动脉瓣环缺乏支撑,高速的左向右分流对主动脉瓣产生吸引作用,使主动脉瓣叶(后叶或右叶尖)向下脱垂,大部分为右冠瓣。早期表现为瓣叶边缘延长,逐渐产生脱垂。随着年龄增长,脱垂的瓣叶进一步延长,最终导致关闭不全。合并主动脉脱垂的患者,除收缩期杂音外尚可听到向心尖传导的舒张期递减性杂音,测血压可见脉压增宽,并有股动脉"枪击音"等周围血管体征。

2.右心室流出道梗阻

有5%~10%的VSD并发右心室流出道梗阻。多为大室缺合并继发性漏斗部狭窄,常见于儿童。如合并肺动脉瓣狭窄,应与法洛四联症相鉴别。有的患者室间隔缺损较小,全收缩期响亮而粗糙的杂音较响,即使封闭室间隔缺损后杂音也不会明显减轻。

(四)并发症

1.肺部感染

左向右大量分流造成肺部充血,肺动脉压力升高,因而使水分向肺泡间质渗出,肺内水分和血流增加,肺的顺应性降低,而发生呼吸费力、呛咳。当合并心脏功能不全时,造成肺淤血、水肿,在此基础上,轻微的上呼吸道感染就可引起支气管炎或肺炎。如单用抗生素治疗难以见效,需同时控制心力衰竭才能缓解。肺炎与心力衰竭可反复发作,可危及患儿的生命。因此应积极治疗室间隔缺损。

2.心力衰竭

约10%的VSD患儿会发生充血性心力衰竭。主要见于大型室间隔缺损,由于大量左向右分流,肺循环血量增加,肺充血加剧,左、右心容量负荷加重,导致心力衰竭。表现为心搏增快、呼吸急促、频繁咳嗽、喉鸣音或哮鸣音、肝大、颈静脉怒张和水肿等。

3.肺动脉高压

大型 VSD 或伴发其他左向右分流的先天性心脏畸形,随着年龄增长,大量左向右分流使肺血流量超过体循环,肺动脉压力逐渐升高,肺小血管壁肌层逐渐肥厚,肺血管阻力增高,最后导致肺血管壁不可逆性病变,即艾森曼格综合征,临床出现发绀。

4.感染性心内膜炎

小型至中等大小的室间隔缺损较大型者好发感染性心内膜炎。主要发病原因是由于 VSD 产生的高速血流,冲击右心室侧心内膜,造成该处心内膜粗糙。因其他部位的细菌感染,如呼吸道感染、泌尿系统感染、扁桃体炎、牙龈炎等并发菌血症时,细菌在受损的心内膜上停留,繁殖而致病。可出现败血症表现,如持续高热、寒战、贫血、肝、脾大、心功能不全,有时出现栓塞表现,如皮肤出血点、肺栓塞等。常见的致病菌是链球菌、葡萄球菌、肺炎球菌、革兰阴性杆菌等。抗生素治疗无效,需手术切除赘生物,清除脓肿,纠正心内畸形或更换病变瓣膜,风险很大,病死率高。

五、实验室检查

(一)X 线检查

缺损小的室隔缺损,心肺 X 线检查可无明显改变。中度缺损者心影可有不同程度增大,一般以右心室扩大为主,肺动脉圆锥突出,肺野充血,主动脉结缩小。重度缺损时上述征象明显加重,左、右心室、肺动脉圆锥及肺门血管明显扩大。待到发生肺动脉高压右向左分流综合征时,由于左向右分流减少,右向左分流增多,周围肺纹理反而减少,肺野反见清晰。

(二)心电图检查

缺损小者心电图在正常范围内。随着分流的增加,可出现左心室负荷过重和肥厚的心电图改变及左心房增大的图形。在肺动脉高压的病例,出现电轴右偏、右心室肥大、右心房肥大的心电图改变。重度缺损时可出现左、右心室肥大,右心室肥大伴劳损或 $V_{5\sim6}$ 导联深 Q 波等改变。

(三)超声检查

超声心动图检查是一项无创的检查方法,可以清晰显示回声中断和心室、心房及肺动脉主干扩大的情况。超声检查常用的切面有心尖或胸骨旁 5 腔心切面,心底短轴切面和左心室长轴切面。心尖 5 腔心切面可测量 VSD 边缘距主动脉瓣的距离,心底半月瓣处短轴切面可初步判断膜周部 VSD 的位置和大小。

6～9 点钟位置为隔瓣后型、9～11 点钟为膜周部、12～13 点钟为嵴上型室缺;二尖瓣短轴切面可观察肌部室缺的位置,12～13 点钟位置为室间隔前部 VSD,9～12 点钟为中部 VSD,7～9 点钟为流入道 VSD。膜周型缺损,间隔中断见于三尖瓣隔瓣后与主动脉瓣环右缘下方区;主动脉瓣下型缺损,间隔中断恰在主动脉后半月瓣尖下方及三尖瓣的上方;肺动脉瓣下型缺损,声波中断见于流出道间隔至肺动脉瓣环,缺损口可见到 1～2 个主动脉瓣尖向右心室流出道突出;流入道处室间隔型缺损,声波中断可从三尖瓣纤维环起伸至肌部间隔,往往整个缺损均在三尖瓣隔瓣下。肌部型室缺有大有小,可为单发性或为多发性,位于室间隔任一部位。二维超声结合彩色多普勒实时显像可提高检出率。高位较大缺损合并主动脉瓣关闭不全者,可见舒张期瓣膜脱垂情况。彩色多普勒检查可见经缺损处血液分流情况和并发主动脉瓣脱垂者舒张期血液反流情况。

超声检查尚有助于发现临床漏诊的并发畸形,如左心室流出道狭窄、动脉导管未闭等。并可进行缺损的血流动力学评价,有无肺动脉压升高、右心室流出道梗阻、主动脉瓣关闭不全,瓣膜结构等情况。当经胸超声检查的显像质量差时,可以选择经食管超声检查。近年来发展起来的三维超声检查可以显示缺损的形态和与毗邻结构的关系。

(四)心导管检查

心导管检查可准确测量肺血管阻力,肺血管的反应性和分流量。评价对扩张血管药物的反应性,可以指导治疗方法的选择。右心导管检查右心室血氧含量高于右房 0.9％容积以上,或右心室平均血氧饱和度大于右房 4％以上即可认为心室水平有左心室右分流存在。偶尔导管可通过缺损到达左心室。导管尚可测压和测定分流量。如肺动脉压等于或大于体循环压,且周围动脉血氧饱和度低,则提示右向左分流,一般室间隔缺损的分流量较房间隔缺损少。在进行右心导管检查时应特别注意瓣下型缺损,由于左向右分流的血流直接流入肺动脉,致肺动脉水平的血饱和度高于右心室,容易误诊为动脉导管未闭。

(五)心血管造影

彩色多普勒超声诊断单纯性室间隔缺损的敏感性达 100％,准确性达 98％,故室隔缺损的诊断一般不需进行造影检查。但如疑及肺动脉狭窄可行选择性右心室造影。如欲与动脉导管未闭或主、肺动脉隔缺损相鉴别,可做逆行主动脉造影。对特别疑难病例可行选择性左心室造影。心血管造影能够准确判断 VSD 的部位和其实际大小,且优于超声心动图。膜周部 VSD 的形态大致可分为囊袋形(膜部瘤型)、漏斗形、窗形和管形 4 种形态。其中漏斗形、窗形和管形形态与动脉导管未闭的造影影像相似,囊袋形室缺的形态较复杂,常突向右心室,常呈漏斗形,在左心室面较大而右心室面开口较小,右心室面可以有多个出口。嵴上型 VSD 距离主动脉瓣很近,常需要较膜部 VSD 造影采用更大角度的左侧投照体位(即左前斜位 65°~90°,加头位 20°~30°)观察时才较为清楚,造影剂自主动脉右冠窦下方直接喷入肺动脉瓣下区,肺动脉主干迅速显影,由于有主动脉瓣脱垂,造影不能确定缺损的实际大小和缺损的形态。肌部室缺一般缺损较小,造影剂往往呈线状或漏斗型喷入右心室。

(六)磁共振显像

室间隔缺损不需要磁共振显像检查,此项检查仅应用于室间隔缺损合并其他复杂畸形的患者。

六、诊断与鉴别诊断

胸骨左缘第 3、4 肋间有响亮而粗糙的收缩期杂音,X 线与心电图检查有右心室增大等改变,结合无发绀等临床表现首先应当疑及此病。一般二维和彩色多普勒超声可明确诊断。室隔缺损应与下列疾病相鉴别。

1. 房间隔缺损

杂音性质不同于室缺,容易做出诊断和鉴别。

2. 肺动脉瓣狭窄

杂音最响部位在肺动脉瓣区,呈喷射性,P_2 减弱或消失,右心室增大,肺血管影变细等。

3. 特发性肥厚性主动脉瓣下狭窄

特发性肥厚性主动脉瓣下狭窄为喷射性收缩期杂音,心电图有 Q 波,超声心动图等检查可协助诊断。

4. 其他

室缺伴主动脉瓣关闭不全需与动脉导管未闭,主、肺动脉隔缺损,主动脉窦瘤破裂等相鉴别。动脉导管未闭一般脉压较大,主动脉结增宽,呈连续性杂音,右心导管检查分流部位位于肺动脉水平可帮助诊断。主、肺动脉隔缺损杂音呈连续性,但位置较低,在肺动脉水平有分流存在,逆行主动脉造影可资区别。主动脉窦瘤破裂有突然发病的病史,杂音以舒张期为主,呈连续性,血管造影可明确诊断。

七、治疗

小的缺损不需要外科治疗或介入治疗。中等或大的室间隔缺损需要不同程度的内科治疗甚至最后选择介入治疗或外科治疗。

(一)内科治疗

需要内科治疗的情况有室间隔缺损并发心力衰竭,心律失常,肺动脉高压和感染性心内膜炎的预防等。

1. 患者的评估和临床观察

通过 X 线、心电图、二维多普勒超声或心导管检查来估测患者的右心室和肺动脉压情况。如肺动脉压大于体动脉压的一半或药物治疗难以控制的心力衰竭,宜及早手术矫治室间隔缺损。成人有左心室负荷过重应选介入治疗或外科治疗。已经进行了室间隔缺损修补的患者,需要观察主动脉瓣功能不全。术后残余分流,需要连续监护是否有左心室负荷过重和进行性主动脉瓣功能异常的情况。

2. 心力衰竭的治疗

合并充血性心力衰竭者,内科治疗主要是应用强心、利尿和抗生素等药物控制心力衰竭、防止感染或纠正贫血等。近年来心力衰竭指南推荐无症状的左心室收缩功能不全的患者应用 ACEI,ARB 及 β 受体阻滞药。目前尚无这些药物能预防或延迟心力衰竭发作的证据。对合并无症状的严重瓣膜反流应选择外科治疗而不是药物治疗。对 QRS≥120 ms,经过充分的药物治疗心功能仍为 NYHA Ⅲ～Ⅳ级者,应用 CRT 可改善症状、心功能和存活率。

3. 心律失常的治疗

手术与非手术的室间隔缺损患者在疾病的一定阶段可并发心律失常,影响患者的预后,也与猝死密切相关。心律失常的病因是多因素的,如心脏扩大、心肌肥厚、纤维化和低氧血症等。介入治疗放置封堵器术后,因封堵器对心室肌及传导系统的直接压迫,也可产生心律失常和传导阻滞。外科手术损伤可直接引起心律失常。抗心律失常药物并不显示对无症状的先心病患者有益处。

4. 肺动脉高压的评价与治疗

肺动脉高压是指肺动脉平均压>3.3 kPa(25 mmHg)。肺动脉压是影响先心病患者预后的主要因素。肺动脉高压按肺动脉收缩压与主动脉或周围动脉收缩压的比值,可分为 3 级:轻度肺动脉高压的比值≤0.45;中度肺动脉高压为 0.45～0.75;严重肺动脉高压为>0.75。按肺血管阻力的大小,也可以分为 3 级:轻度<560 dyn・s・ cm $^{-5}$(7 Wood 单位)[1];中度为

---

[1]　血管阻力单位用 Pa・s/L。1 dyn/cm^2＝0.1 Pa,1 dyn/cm^{-5}＝0.1 Pa/cm^3＝100 Pa/L。wood 单位简定 WU。

560～800 dym·s·$^{-5}$(7～10 Wood 单位);重度超过 800 dyn·s·cm^{-5}(10 Wood 单位)。通过急性药物试验可鉴别动力型肺动脉与阻力型肺动脉高压,常用的药物有硝酸甘油(5 μg/(kg·min))、一氧化氮(25 ppm,25×10^{-6})、前列环素(2 ng/(kg·min))和腺苷(50 μg/(kg·min))。应用药物后:①肺动脉平均压下降的绝对值超过1.3 kPa(10 mmHg);②肺动脉平均压下降到 5.3 kPa 之内;③心输出量没有变化或者上升,提示是动力型肺动脉高压。如是前者可以考虑行介入治疗或外科手术,后者则主要是药物治疗。扩血管药物的应用可使部分患者降低肺动脉高压,缓解症状。目前应用的扩血管药物有伊洛前列素和内皮素受体拮抗药波生坦等,有一定的疗效。但是价格昂贵,大多数患者难以承受长期治疗。严重肺动脉高压,药物治疗无反应者,需要考虑心肺联合移植。发生艾森曼格患者需要特别关注,常常见到的有关问题包括心律失常、心内膜炎、痛风性关节炎、咯血、肺动脉栓塞、肥大型骨关节病。明显肺动脉高压患者,当考虑行外科治疗或介入治疗时,需要行心导管检查。

5.感染性心内膜炎的预防

外科或非外科治疗的先心病患者均有患感染性心内膜炎的风险,未治疗者或术后存在残余分流者,心内膜炎是终身的危险(每年发病率约为18.7/10 000,应进行适当的预防和定期随访。室缺术后 6 个月无残余分流者一般不需要预防性应用抗生素。各种进入人体的操作,包括牙科治疗、妇科和产科检查及治疗、泌尿生殖道和胃肠道介入治疗期间均需要预防性应用抗生素。甚至穿耳朵、纹身时均有发生感染性心内膜炎的危险。口腔卫生、皮肤和指甲护理也是重要的环节。心内膜炎的症状可能是轻微的,当患者有全身不适、发热时应注意排除。

6.妊娠

越来越多的复杂先心病患者和术后患者达到生育年龄,需要评价生育对母体和胎儿的风险及子代先心病的发生率。评价的项目包括详细的病史、体检、心电图、X 线胸片、心脏超声和心功能检查及瓣膜损伤、肺动脉压力。如果无创检查可疑肺动脉压力和阻力升高,需要行有创的心导管检查。通常,左向右分流和瓣膜反流无症状的年轻女性,且肺动脉压正常者可耐受妊娠。而右向左分流的患者则不能耐受。存在大的左向右分流时,妊娠可引起和加重心力衰竭。艾森曼格综合征是妊娠的禁忌证。大多数病例应推荐经阴道分娩,慎用止痛药并注意胎体的位置。先心病患者在分娩时应预防性应用抗生素。

7.外科术后残余漏

残余漏是室缺外科术后常见的并发症之一。室缺术后小的残余分流对血流动力学无影响者,不需要治疗。对于直径＞5 mm 的残余漏,尤其术后残余漏伴心力衰竭者需要及时行第 2 次手术修补或介入治疗。目前介入治疗较容易,可以作为首选。

(二)外科治疗

外科手术和体外循环技术的发展,降低了室间隔缺损外科治疗的死亡率。早期外科治疗的患者应用心导管检查随访,显示 80％的闭合率。258 例中 9 例发生完全性房室传导阻滞,37 例并发一过性的心脏阻滞,168 例并发右束支传导阻滞。9 例发生心内膜炎(每年发病率11.4/10 000)。近年的研究显示残余分流发生率为 31％,完全心脏阻滞的发生率为 3.1％。另一项研究显示外科治疗的患者,需要起搏治疗的发生率为 9.8/10 000 患者每年,心内膜炎的发生率为 16.3/10 000 患者每年。外科治疗方法的选择依据一是缺损的部位,如圆锥部间隔缺损应选择外科治疗;二是心腔的大小,心腔增大反映分流的程度重,也是需要治疗的指征;三是分流量,Qp:Qs≥1.5:1;四是肺血管阻力,肺血管阻力增加时是外科治疗的适应证,成年患者手术的上限是肺血管阻力约在 $80 \times 10^3 Pa \cdot s/L$ 或 10 Wood 单位$/m^2$。

（三）介入治疗

1987 年，Lock 等应用 Rashkind 双面伞装置封堵室间隔缺损。应用此类装置封堵先天性、外科术后和心肌梗死后室间隔穿孔的患者，因封堵装置结构上的缺陷，未能推广应用。2001 年起国产的对称双盘状镍钛合金封堵器和进口的 Amplatzer 室间隔缺损封堵器应用于膜周部室间隔缺损的介入治疗。国内已经治疗了万余例，成功率达到 96％以上。因成功率高且并发症少，很快在国内推广应用。目前在国内一些大医疗中心已经成为室间隔缺损的首选治疗方法。根据目前的经验，临床上需要外科治疗，解剖上也适合行介入治疗的适应证患者，可首选介入治疗。目前介入治疗的适应证如下：①膜周型室缺，年龄通常≥3 岁，缺损上缘距主动脉瓣和三尖瓣≥2 mm；②肌部室缺，直径＞5 mm；③外科手术后的残余分流，病变的适应证与膜周部室间隔缺损相同。但是，介入治疗与外科治疗一样，有一定的并发症，如房室传导阻滞，瓣膜损伤等。因此，术后仍需要长期随访观察，以便客观评价长期的疗效。

第四节　　法洛四联症

在发绀型先天性心脏病中，法洛四联症最多见。发病率约占先天性心脏病的 10％，占发绀型先心病的 50％。由于四联症的解剖变化很大，可以极其严重伴有肺动脉闭锁和大量的侧支血管，也可仅为室间隔缺损伴流出道或肺动脉瓣轻度狭窄，因此其手术疗效和结果有较大差异。目前，一般四联症的手术治疗死亡率已降至 5％以下，如不伴有肺动脉瓣阙如或完全性房室通道等，其死亡率低于 2％。

一、病理解剖

四联症意谓其心脏有 4 种畸形，包括室间隔缺损、主动脉骑跨、右心室流出道梗阻和右心室肥厚。这些畸形的基本病理改变是由于漏斗部的圆锥隔向前和向左移位引起的。

（一）室间隔缺损

非限制性的缺损，由漏斗隔及隔束左移对位不良引起，因此可称为连接不良型室间隔缺损。室间隔缺损上缘为移位的漏斗隔的前部；室间隔缺损的后缘与三尖瓣隔前瓣叶相邻；其下缘为隔束的后肢，而前缘为隔束的前肢。传导束穿行于缺损的后下缘。虽然室间隔缺损通常位于主动脉下，但当漏斗隔阙如或发育不完善时，缺损可向肺动脉部位延伸，或形成肺动脉瓣下缺损。

（二）主动脉骑跨

主动脉根部向右移位，使主动脉起源于左、右心室之间。主动脉与二尖瓣纤维连接总是存在，即使在极度骑跨的病例也是如此。当主动脉进一步骑跨，瓣下形成圆锥时被认为右心室双出口。四联症的主动脉骑跨程度不同，但对手术的意义不是很大。

（三）右心室流出道梗阻

由于漏斗隔发育不良，漏斗部向前、向左移位引起右心室流出道梗阻。从漏斗隔向右心室游离壁延伸的异常肌束亦可造成梗阻。肺动脉瓣环一般小于正常,肺动脉瓣叶常增厚且与肺动脉壁粘连,二瓣畸形多见,仅有少量病例肺动脉瓣狭窄成为流出道最窄部位。梗阻也可发生在肺动脉左、右分支的任何水平,有时可见一侧分支发育不良。左肺动脉可以阙如,而起源于动脉导管。也有局限性左右肺动脉开口狭窄。

(四)右心室肥厚

随着年龄增长,右心室肥厚进行性加重,包括调节束和心室内异常肌束的肥厚。增粗进一步加剧右心室梗阻,使右心室压力增高,甚至超过左心室压力,患者发绀加剧,出现缺氧发作。右心室肥厚晚期使心肌纤维化,影响右心室舒张功能。

并发畸形包括:①肺动脉瓣阙如:大约5％四联症病例伴肺动脉瓣阙如。右心室流出道梗阻位于狭窄的肺动脉瓣环,常有严重肺动脉瓣反流。瘤样扩张的肺动脉干和左、右肺脉分支可压迫支气管分支。②冠状动脉畸形:5％病例伴冠状动脉畸形,最多见为左前降支起源于右冠状动脉,横跨右心室流出道,右心室流出道切口易造成其损伤。其次为双左前降支,室间隔的下半由右冠状动脉供应,上半由左冠状动脉供应,且存在粗大右心室圆锥支。右冠状动脉起源于左主冠状动脉,横跨右心室流出道较少见。临床上还见过冠状动脉行走于心肌层内,如粗大圆锥支行走在右心室流出道肌层内,流出道切口时,往往损伤冠状动脉。

四联症主要伴随畸形最多见的为房间隔缺损、动脉导管未闭、完全房室间隔缺损和多发室间隔缺损;其他少见的还有左上腔静脉残存、左前冠状动脉异常起源和左、右肺动脉异常起源等。

二、病理生理

四联症的发绀程度取决于右心室流出道的梗阻。出生时发绀不明显,随年龄增长,由于右心室漏斗部肥厚的进展,到6～12个月时,发绀才趋向明显。这时漏斗部水平的梗阻较为突出,由于肺循环血流的极度减少和心室水平右向左分流增加使含低氧血大量流入主动脉,导致体循环血氧饱和度降低,临床就出现发绀,这些病例可发生缺氧发作。缺氧发作的病理生理为右心室流出道继发性痉挛。在四联症伴肺动脉狭窄时外周肺动脉可发育不良,但通常肺动脉分支大小尚可。肺动脉分支外观显小主要因为肺循环内压力和流量的降低。这些病例持续发绀是由于肺血流的梗阻较恒定。

三、临床表现

(一)症状

发绀为四联症病例的主要症状,常表现在唇、指(趾)甲、耳垂、鼻尖、口腔黏膜等毛细血管丰富的部位。出生时发绀多不明显,生后3～6个月(有的在1岁后)渐明显,并随年龄增长及肺动脉狭窄加重而发绀越重。20％～70％患婴有缺氧发作病史,发作频繁时期多是生后6～18个月,发作一般与发绀的严重程度无关,即发绀严重者也可不发作,发绀轻者也可出现频繁的发作。发作时表现为起病突然,阵发性呼吸加深加快,伴发绀明显加重,心脏杂音减弱或消失,重者最后发生昏厥、痉挛或脑血管意外。缺氧发作的机制是激动刺激右心室流出道的心肌使之发生痉挛与收缩,从而使右心室流出道完全堵塞所致。蹲踞在1～2岁患儿下地行走时开始出现,至8～10岁自知控制后不再蹲踞,蹲踞现象在其他畸形中也少见,发绀伴蹲踞者多可为四联症引起。

(二)体征

心前区略饱满,心尖搏动一般不移位,胸骨左缘可扪及右心室肥厚的右心抬举感。收缩期杂音来源于流出道梗阻,室缺多不发出杂音,杂音越响、越长,说明狭窄越轻,右心室到肺动脉血流量也越多,发绀也越轻;反之杂音越短促与柔和,说明狭窄越重,右向左分流也越多,肺动脉的血流量也越少,发绀也重。缺氧发作时杂音消失。第一心音正常。由于主动脉关闭音掩盖了原本轻柔的肺动脉瓣关闭音,因此,第二心音往往单一。在有较大侧支血管供血时,患儿背部和两侧肺野可闻及连续性杂音。

肺动脉瓣阙如病例常伴呼吸窘迫,且可闻及肺动脉反流的舒张期杂音。较年长患儿可见杵状指(趾)。

四、辅助检查

(一)心电图检查

心电图检查表现为右心室肥厚。与新生儿期的正常右心室肥厚一致,在3~4个月龄前不能清楚地反映出任何畸形。电轴右偏同样存在,而左心室肥厚仅见于由分流或侧支血管引起的肺血流过多病例。其他异常心电图少见。

(二)胸片检查

右心室肥厚引起心尖上翘和肺动脉干狭窄使心脏左上缘凹陷形成靴型心。心脏大、小基本正常,肺动脉段相对凹陷。当侧支血管较多时,外周肺纹理常紊乱和不规整。肺血流不对称多见于左、右肺动脉狭窄或左、右肺动脉无汇合。25%病例示右位主动脉弓。

(三)多普勒超声心动图检查

超声心动图检查能很好地显示对位不良型室间隔缺损,主动脉骑跨和右心室流出道梗阻。冠状动脉开口和大的分支有时也能显示。外周肺动脉显示需要心脏导管检查。目前国内大部分医院根据超声心动图检查直接手术。

(四)心导管和心血管造影检查

心血管造影检查可较好显示右心室流出道狭窄的范围,左、右肺动脉分支狭窄程度和有无汇合。主动脉造影可显示主肺动脉侧支血管。与横膈水平降主动脉的比较可估测肺动脉瓣环和肺动脉干及其分支的大小,以决定手术方案。左心室功能通常正常,但在长期缺氧或存在由手术建立的体肺分流、明显主肺动脉侧支血管、主动脉瓣反流等造成的慢性容量负荷过度时,左心室功能可能受到影响。长期发绀或肺血流过多病例,需行肺血管阻力和肺动脉压力测定以估测是否存在肺动脉高压。导管通过右室流出道的刺激会促成缺氧发作,因此在导管检查中不要轻易尝试,因为血流动力学参数并不重要,右心室压力总与左心室相等且肺动脉压力肯定较低。

五、诊断

四联症的诊断:在临床上一般出生后6个月逐渐出现发绀、气促,当开始走步后出现蹲踞。体格检查胸骨左缘第2~4肋间可有喷射性收缩期杂音伴肺动脉第二音减弱。心电图示电轴右偏,右心室肥厚,X线肺野缺血,肺动脉段凹陷,心影不大或呈靴形,通过超声及心血管造影可以确诊。

六、鉴别诊断

(一)完全性大动脉错位

出生后即严重发绀,呼吸急促,生后 1~2 周可发生充血性心力衰竭,X 线示肺充血,心影增大有时呈蛋形,一般无右位主动脉弓,上纵隔阴影较狭窄。四联症除严重型或肺动脉闭锁者外,一般发绀生后数月始出现,不发生心力衰竭,X 线示肺缺血,心影不大,可有右位主动脉弓,上纵隔阴影多增宽。

(二)肺动脉瓣狭窄伴心房水平右向左分流

此病较少出现蹲踞现象,听诊左第 2 肋间有粗糙喷射性收缩期杂音及收缩期喀喇音伴震颤。心影可大,肺动脉总干有狭窄后扩张,心电图示右心室严重肥厚伴劳损的 ST-T 段压低现象,超声心动图可以确诊。

(三)右心室双出口伴肺动脉瓣狭窄

临床症状与四联症极相似,此病较少蹲踞,喷射性收缩期杂音较四联症更粗长些,X 线示大心脏,超声心动图与心血管造影才能确诊。

(四)完全性房室间隔缺损伴肺动脉瓣狭窄

此型常伴二尖瓣和三尖瓣畸形,临床上可出现二尖瓣关闭不全的反流性杂音并传至腋下部。心影扩大,右房亦大,心电图多示电轴左偏伴 P-R 间期延长及右心室肥厚。左心室造影可见二尖瓣向前及向下移位,伴左心室流出道狭窄伸长的鹅颈征。此病亦可称四联症伴房室隔缺损。

七、治疗

早期由于四联症的手术死亡率较高,一般主张 1 岁左右行根治手术。如严重缺氧可以行姑息性手术,如体、肺动脉分流术或右心室流出道补片扩大术。随着婴幼儿心脏外科的飞速发展,手术操作技术,体外循环转流方法和术后监护水平的不断提高,手术年龄趋向小年龄化。早期手术的优越性在于减少右心室继发性肥厚,否则右心室在长期高阻力下心肌纤维化和心室顺应性降低,甚至到晚期左心室功能也受到影响。同时四联症的肺血流减少,使肺血管发育受到影响,导致肺内气体交换的毛细血管床和肺泡的比例减少。在出生最初几年肺组织继续发育,但如手术年龄超过此阶段,将导致肺组织气体交换的面积减少。波士顿儿童医院提出 4~6 周内手术,除以上理由外,认为四联症出生后大部分患儿的动脉导管存在而动脉导管组织随着出生后逐渐收缩关闭,引起左肺动脉狭窄或闭锁,因此在此前手术可以保证左侧肺血流不影响其今后的发育,虽然大部分患儿需要右心室流出道跨瓣补片扩大,但与大年龄组比较无统计上差异。目前主张在 6 个月时手术,如无明显缺氧和发绀,生长发育不受影响,也可在 1 岁左右手术。这样既不影响肺血管床发育,防止右心室肥厚心肌纤维化,也可提高婴幼儿手术耐受性,提高手术成功率。

(一)根治手术

1. 切口

胸部正中切口,常规建立体外循环。

2. 术中探查

充分游离主肺动脉及左、右肺动脉,探查左、右肺动脉大小。

3.经心室途径修复四联症的方法

大多数病例采用心室途径修复四联症。与经心房途径相比，它可不过多切除肌肉的情况下扩大漏斗部，过分切除肌肉可能导致广泛的心内膜瘢痕形成。在没有过分牵拉三尖瓣环的情况下良好暴露 VSD 避免了三尖瓣的牵拉损伤及传导束的损伤。

在体外循环降温期间，游离肺动脉分支区域，包括左肺动脉起始部和主肺动脉。通常有动脉韧带存在，如果存在动脉导管未闭，应当在体外循环开始后立即结扎。测量主肺动脉和肺动脉瓣环的直径，肺动脉瓣环和主肺动脉小于正常的 2～3 个标准差是跨环补片的适应证。

在降温期间确定右心室流出道切口位置，切口应尽量远离大的冠状动脉分支。保存向心脏顶端延伸的右冠状动脉的主要分支是极其重要的。如果切口要跨过瓣环，应当沿着主肺动脉向上弯曲，要远离右肺动脉起始部。如果左肺动脉起始部有超过轻微的狭窄，切口应当向这一狭窄区域延伸至少 3 mm 或 4 mm。限制漏斗部心室切口的长度很重要，切口的长度由圆锥隔的长度决定，四联症患者的圆锥隔长度变化相当大。如果圆锥隔发育不良或阙如，切口的长度应当限制在 5～6 mm 范围之内。切口不该超过调节束和右心室游离壁连接处，即三尖瓣前乳头肌起源处。

离断壁束和隔束在圆锥隔的融合，一般只需要切断圆锥隔的壁束。切口尽量离开上述融合点保留 VSD 的心内膜缝合面，因为缝线缝在切断的肌肉上时很容易撕脱。心内膜为 VSD 的缝线提供支持，关闭 VSD 时缝线缝合部位的心内膜都不能破坏，否则易产生术后残余分流。

保留调节束尤其重要。它连接前游离壁到后室间隔，在右心室起中流砥柱作用。儿童的调节束或许十分肥大，能造成右心室流出道阻塞。这种情况下调节束应当部分但不是完全切除。在较大儿童，连接隔束的室间隔表面可能有异常的肌肉束，也应当切除。新生儿和小婴儿很少有肌束需要切除。单纯肌束的切除是很有效的。

室间隔缺损可以选择间断缝合或连续缝合技术。间断缝合应用 5/0 双头针带垫片缝线，每一针间断缝合后进行牵拉可以暴露下一针缝合的位置。当圆锥乳头肌沿顺时针方向行走时，缝线应位于 VSD 下缘下大约 2 mm 的位置。虽然传导束没有像膜部 VSD 和流入道 VSD 暴露良好，但它的位置靠近 VSD 的后下缘。缝合 VSD 后下角时仍应当小心。利用三尖瓣和主动脉瓣之间存在纤维连接，通过三尖瓣隔瓣的右房面放置缝线，垫片位于右房侧。三尖瓣腱索相当纤细，尽量避免挂住腱索影响术后三尖瓣功能。连续缝合采用 5/0 Prolene 双头针带垫片缝线，第 1 针缝合的位置大约在 3 点处，穿过室缺补片后，将补片推入室缺位置后打结，然后先顺时针方向缝合，在室缺后下缘传导束部位，沿室缺边缘右心室面进针，较浅不要穿到左心室面，因为传导束走在室间隔的左心室面。到三尖瓣隔瓣时穿出至右心房侧，然后缝合另一头，向上沿室缺上缘至主动脉瓣环，到三尖瓣隔瓣后穿出打结。

流出道切口补片扩大或跨瓣补片扩大，补片的前端要剪成椭圆型，而不是三角型，这非常重要，否则将导致补片远端狭窄。用补片的远端扩大左肺动脉，用补片的末端扩大心室切开后下端。应用 6/0 或 5/0 的 Prolene 线连续缝合。一般从切开肺动脉的左侧、距顶端 1 cm 处开始缝合。补片应当有足够的宽度，当有血液充盈时肺动脉有正常的外观。为了检查补片是否有足够的宽度，放置一个有相同于扩大直径的 Hegar 扩张器以防止缝合缩小，在瓣环水平尤其重要，在心室切开的顶端，缝线应在补片上有足够的宽度，这样补片与心室的缝合处鼓起防止心室切口处残余梗阻。开放主动脉阻断钳后，通过右上肺静脉置入左心房测压管，置心外膜临时起搏导线，通过在右心室漏斗部放置肺动脉测压管，连续缝合右心房切口。术后第 1 d 拔出肺动脉测压管,在拔出导管时,持续观察肺动脉压力,从肺动脉拉回至右心室,可以测量残余的右心室流出道压力阶差。

在撤离体外循环前,多巴胺 5 μg/(kg·min)通常是有益的。如果患儿不能撤离体外循环,几乎总是有一定程度的残余解剖问题。复温结束后按常规脱离体外循环并评估血流动力学,测定 RV/LV 收缩压比值,是否存在严重流出道梗阻。如 RV/LV 收缩压比值大于 0.7 而未置跨瓣补片,则重新开始体外循环置入跨瓣补片;如已置跨瓣补片,需排除肺动脉分支狭窄、外周肺动脉发育不良、残余室缺或残留漏斗部梗阻等原因。排除这些情况存在时,一般右心室高压耐受性较好,可预计 24～48 h 后压力会渐渐消退。右心室压力的上升常因动力性右心室流出道梗阻,特别是在三尖瓣径路未行流出道补片病例。

4.经右心房途径修复四联症的方法

完全通过右房径路时,先处理流出道梗阻,注意室缺前缘和主动脉瓣位置并仔细辨认漏斗隔的壁束范围,示指抵于心外右心室游离壁处有助显露。一般只要离断壁束,不需要处理隔束,仅切开肥厚梗阻的异常肌束即可。流出道通畅后可经三尖瓣行肺动脉瓣膜交界切开,如显露不佳,可行肺动脉干直切口完成肺动脉瓣膜交界切开。

室间隔缺损采用连续或间断缝合,方法和经心室途径修复四联症的方法相同。

(二)姑息手术

1.体—肺动脉分流术

目前应用最多的是改良 Blalock-Taussig 分流术。改良 Blalock-Taussig 分流建在主动脉弓的对侧(无名动脉的同侧),使锁骨下动脉较易达到肺动脉而不造成扭结。由于新生儿锁骨下动脉细小,多数医师在新生儿期行改良 B-T 分流时,在无名动脉和肺动脉间置入聚四氟乙烯人造血管。管道直径一般 4 mm,太大易造成充血性心力衰竭。改良 B-T 分流的一大优点是可在任何一侧进行而不用考虑主动脉弓部血管有无异常,由于根治时拆除方便,常选右侧径路。近年来采用胸骨正中切口进路,必要时在体外循环下进行,使手术的成功率进一步提高。

2.右心室流出道补片扩大术

肺动脉重度发育不良病例可保留室间隔缺损行右心室流出道补片扩大术。此手术可保持对称的肺动脉血流,同时避免了体—肺动脉分流时可能造成的肺动脉扭曲。然而,多数四联症伴肺动脉狭窄病例,肺动脉发育不良是由本身缺乏肺动脉血流引起,对增加肺血流术式的反应迅速,因此,保留室缺时肺血流突然增多可造成严重的充血性心力衰竭和肺水肿。无肺动脉汇合病例,需行一期肺动脉汇合手术,可同时行右心室流出道补片扩大术。

(三)术后处理

术后常规使用呼吸机辅助呼吸,充分给氧。四联症根治术后应强调补充血容量的重要性,特别是对年龄稍大的患者,由于术前红细胞增多,血细胞比容高,血浆成分少,侧支循环丰富,术后血容量尤其是血浆容量会明显不足,胶体渗透压低而出现组织水肿,不利于微循环的改善。低心排综合征是术后主要并发症和死亡原因之一,应在充分补充血容量的基础上给予强心利尿治疗,可酌情选用多巴胺、多巴酚丁胺、肾上腺素等药物,洋地黄类药物和利尿药能明显改善心功能,应常规使用。术后可能出现室上性心动过速、室性心律失常,多和血容量不足或心功能不全有关,应针对病因治疗,洋地黄类药物常常有效。室性期前收缩也可能和低血钾有关,除积极补钾外,可加用利多卡因等对症处理。

术前慢性缺氧、肾功能减退及术中或术后肾脏缺血性损害,特别是术后发生低心排综合征,常常并发肾衰竭,应严密观察尿量、电解质、尿素氮(BUN)、肌酐等变化,高度重视心功能的维护和补充足够的血容量。要保持血压平稳和良好的组织灌注,必要时应按肾功能减退予以处理。

第六章 肺动脉高压及肺源性心脏病

第一节 肺动脉高压

肺动脉高压实际上是由多种原因,包括基因突变、药物、免疫性疾病、分流性心脏畸形、病毒感染等侵犯肺小动脉引发肺小动脉发生闭塞性重构,导致肺血管阻力增加,进而右心室肥厚扩张的一类恶性心脏血管疾病。患者早期诊断困难,治疗棘手,预后恶劣,症状出现后多因难以控制的右心衰竭死亡。

这一类疾病因病因谱广,预后差而成为日益突出的公共卫生保健沉重负担。不仅在西方发达国家备受重视,在我国等发展中国家也逐渐成为心血管疾病防治的重要任务。因此,心血管专科高级医师应该熟练掌握肺动脉高压临床特点、诊治规范,特别是右心室衰竭处理与左心衰竭的不同特点。

根据英国、美国及我国有关肺动脉高压专家共识等指南性文件,建议临床医师首诊发现肺血管疾病患者,应该及时转往相应专科医师处进行专科评估和靶向治疗,以免贻误最佳治疗时机。另外,国内外经验表明,培训专科医师,建立专业准入制度及相应区域性专科诊疗中心是提高肺血管疾病诊治水平的重要途径。值得强调的是,由中华医学会心血管病分会、中华心血管病杂志编辑委员会组织编写的我国第一个《中国肺动脉高压筛查诊断与治疗专家共识》(以下简称《专家共识》)于2007年11月在《中华心血管病杂志》正式发表,为更好地规范我国心血管医师的临床诊治行为,提供了重要参考依据。

一、概念和分类

(一)历史回顾

1973年,世界卫生组织(WHO)在日内瓦召开了第1次世界肺高血压会议,会议初步把肺高血压分为原发性肺高血压(primary pulmonary hypertension,PPH)和继发性肺高血压两大类。1998年,在法国Evian举行的第2次WHO肺高压专题会议首次将肺动脉高压与肺静脉高压、血栓栓塞性肺高压区分开;并将直接影响肺动脉及其分支的肺动脉高压(pulmonary arterial hypertension,PAH)与其他类型肺高血压严格区分;还将应用多年的原发性肺高血压分为散发性和家族性两大类。2003年,在威尼斯举行的第3次WHO会议正式取消了原发性肺高血压这一术语,并使用特发性肺动脉高压(idiopathic pulmonaryarterial hypertension,IPAH)和家族性肺动脉高压(familial pulmonary arterial hypertension,FPAH)取而代之,特发性肺动脉高压和家族性肺动脉高压并列为肺动脉高压的亚类。

国内有专家建议使用"动脉型肺动脉高压"和"静脉型肺动脉高压"等概念。但肺静脉高压初期并不伴随肺动脉高压,如患者没有得到及时治疗,或导致肺静脉高压原因没有及时消除,才会逐渐伴随出现肺动脉高压。这一点在第4次世界卫生组织肺动脉高压会议(美国加州洛杉矶橘子郡,2008年2月)上明确提出,称为"孤立的肺静脉高压(isolated pulmonary venous hypertension)",属于肺高血压。所以,目前国际上多数专家还是倾向于把孤立的肺动脉高压和肺高血压严格进行区分来进行定义。

目前,关于 2008 年 2 月第 4 次世界肺高血压学术会议上术语的最新进展,还有几点必须强调:①"家族性肺动脉高压"已经更改为"遗传性家族型肺动脉高压",而有骨形成蛋白 2 型受体(bone morphogenetic protein receptor 2,BMPR2)基因突变的特发性肺动脉高压患者,目前建议诊断为"遗传性散发型肺动脉高压";②小孔房间隔缺损等左向右分流性先天性心脏病合并重度肺动脉高压患者,目前建议诊断为"类特发性肺动脉高压综合征(IPAH like physiology)"。

(二)肺高血压和肺动脉高压

肺高血压是指肺内循环系统发生高血压,整个肺循环,任何系统或者局部病变而引起的肺循环血压升高均可称为肺高血压(简称肺高压,pulmonary hypertension)。

肺动脉高压(PAH)是指孤立的肺动脉血压增高,肺静脉压力应正常,同时肺毛细血管嵌顿压正常。特发性肺动脉高压(IPAH)是肺动脉高压的一种,指没有发现任何原因,包括遗传、病毒、药物而发生的肺动脉高压。研究发现 26% 的特发性肺动脉高压患者合并 BMPR2 突变,但目前认为合并基因突变应诊断为"遗传性散发型肺动脉高压"。

肺高血压的诊断标准:在海平面状态下,静息时,右心导管检查肺动脉收缩压>30 mmHg和(或)肺动脉平均压>25 mmHg,或者运动时肺动脉平均压>30 mmHg。而诊断肺动脉高压的标准,除了上述肺高压标准之外,尚需肺毛细血管嵌顿压(PCWP)≤15 mmHg,肺血管阻力>3 单位。

二、流行病学

(一)流行病学资料

由于特发性肺动脉高压发病率较低,而其他类型肺动脉高压诊断分类十分复杂,加之早期临床症状隐匿,不易发现,而且确诊依赖右心导管检查,因此普通人群流行病学方面资料较少。

特发性肺动脉高压可发生于任何年龄,但平均诊断年龄为 36 岁,男性确诊时年龄略高于女性。我国特发性和家族性肺动脉高压注册登记研究表明,女性发病率高于男性,女男比例约为 2.4:1,与国外报道的(1.7~3.5):1 相似,儿童特发性肺动脉高压性别比女性:男性为1.8:1,目前研究未发现特发性肺动脉高压的发病率存在种族差异。

根据 1987 年公布的美国国立卫生研究院(NIH)注册登记研究结果,人群中原发性肺高血压(PPH)年发病率为(1~2)/100 万。2006 年法国研究表明法国成年人群中肺动脉高压年发病率和患病率分别为 2.4/100 万和 15.0/100 万。

虽然普通人群肺动脉高压发病率较低,但服用食欲抑制药人群中年发病率可达到(25~50)/100 万。而尸检研究得到的患病率更高达 1 300/100 万。

儿童肺动脉高压发病率同样很低。中国肺动脉高压注册登记研究初步结果表明,儿童肺动脉高压患者中特发性、家族性及结缔组织病、先天性心脏病相关性肺动脉高压所占比例分别为 31%、3%、8%、59%。

(二)危险因素

肺动脉高压的危险因素是指在肺动脉高压发展过程中可能起促进作用的任何因素,包括药物、疾病、年龄及性别等。

三、分子生物学

(一)基因突变

1954 年,Drysdale 首次报道了 1 例家族性原发性肺动脉高压家系,提示某些肺动脉高压可能与基因突变有关。1997 年发现染色体 2q31-32 有一个与家族性肺动脉高压有关的标记,2000 年明确该区域中编码骨形成蛋白 2 型受体(BMPR2)基因突变是肺动脉高压重要的遗传学机制。最近发现,ALK1/Endoglin 基因突变与遗传性出血性毛细血管扩张症合并特发性肺动脉高压的发病有关,可引起内皮细胞增生(血管新生)和肺动脉平滑肌细胞增生,引起肺动脉高压特征性病理改变。各种类型肺动脉高压可能均有遗传因素参与。

(二)钾通道

缺氧可抑制小肺动脉平滑肌细胞的电压门控钾通道(K_V),导致钙通道开放增加,从而引起缺氧性肺血管收缩反应及血管重构。研究表明肺动脉高压以肺动脉平滑肌细胞的 $K_{V1.5}$ 表达下调为主,慢性缺氧性肺高压则 $K_{V1.5}$、$K_{V2.1}$ 的表达均下调;食欲抑制药如芬氟拉明、阿米雷司则可直接抑制 $K_{V1.5}$ 和 $K_{V2.1}$;二氯乙酸甲酯(DCA)和西地那非可增加钾通道的表达及活性。因此,钾通道功能异常在肺动脉高压发病机制中起重要作用。

(三)增生和凋亡

肺小动脉重构与内皮细胞过度增生及凋亡抵抗有关。目前认为缺氧、机械剪切力、炎症、某些药物或毒物及遗传易感性均可导致内皮细胞的异常增生。病理学研究发现,丛样病变是由异常增生的内皮细胞和成纤维细胞构成的通道。而特发性肺动脉高压丛样病变为单克隆起源内皮细胞构成,与生长抑制基因如转化生长因子 β(TGF-β)2 型受体和凋亡相关基因 Bax 缺陷有关。另外,特发性肺动脉高压及先心病相关性肺动脉高压丛样病变中还存在内皮细胞凋亡抵抗,导致不可逆性小肺动脉重构。

(四)5-羟色胺转运系统

肺动脉高压患者血液中 5-羟色胺(5-HT)水平升高,而最主要储存库血小板中的含量却是下降的。多种类型肺动脉高压患者血浆中 5-HT 水平升高,即使肺移植或前列环素治疗也不能纠正;食欲抑制药阿米雷司、芬氟拉明与 5-HT 载体相互作用促使血小板释放 5-HT,并抑制其再摄取,导致血浆 5-HT 水平升高,因此也是一种钾通道拮抗药。临床及动物实验均证实,肺动脉平滑肌细胞中 5-HT 载体的表达和(或)活性升高均可引起小肺动脉重构。

(五)炎症机制

部分系统性红斑狼疮合并肺动脉高压患者经免疫抑制药治疗后病情明显改善,某些肺动脉高压患者体内可检测到循环自身抗体如抗核抗体及炎性细胞因子如 IL-1 和 IL-6 表达升高,肺组织学检查发现巨噬细胞和淋巴细胞炎性浸润,趋化因子 RANTSE 和 fractalkine 表达增加,提示炎症机制在肺动脉重构机制中起重要作用。

四、病理

肺动脉高压患者各级肺动脉均可发生结构重建,且严重程度和患者预后有一定相关性。肌型和弹性肺动脉、微细肺动脉的主要病理改变是中膜肥厚、弹性肺动脉扩张及内膜粥样硬化。各级肺小叶前或小叶内肺动脉主要表现为狭窄型动脉病变和复合型动脉病变:狭窄型病变包括肺动脉中膜平滑肌肥厚、内膜及外膜增厚;复合病变则包括丛样病变、扩张性病变和动脉炎性病变。对临床表现复杂、诊断困难的肺动脉高压患者,尽量争取行肺动脉病理解剖学检查。

五、血流动力学

(一)正常肺循环血流动力学特点

正常肺循环是一个低压、低阻、顺应性高的血液循环系统。肺血管床横截面积较大,因而阻力和压力均较低。肺血管壁薄,与气道解剖关系毗邻,因此肺血流动力学易受气道、纵隔及左右心室压力变化的影响。

与临床关系密切的肺血流动力学参数有肺动脉压、肺毛细血管楔压、肺血管阻力和右心输出量(或肺血流量)等。肺动脉收缩压正常值为 1.7～3.5 kPa,舒张压为 0.8～2.1 kPa,肺动脉压随年龄增长略有升高。肺毛细血管楔压通过导管直接嵌顿在小肺动脉远端测量获得,正常值为 1.1～1.5 kPa,临床上常用肺毛细血管楔压代替左心房压力。

(二)肺动脉高压血流动力学特点

肺动脉高压血流动力学特征是肺动脉压力和肺血管阻力进行性升高,右心输出量逐渐下降,最终导致右室扩张、肥厚进而功能衰竭。

肺动脉高压无症状期为安静状态下肺动脉压正常,活动后明显升高,但是心输出量基本正常;有症状期为安静状态下肺动脉压、肺血管阻力升高,心输出量下降是症状出现的主要原因,此期可出现右室扩张和肥厚;恶化期为肺阻力进一步升高,心输出量继续下降,导致肺动脉压力也开始下降,此期肺循环血流动力学改变超过右室代偿范围,发生右心衰竭。

(三)不同类型肺高血压血流动力学特点

1.肺动脉压

安静状态下肺动脉平均压>3.3 kPa 即可定义为肺高血压。根据诊断分类不同,肺动脉高压的升高可以分为被动性(如肺静脉压力升高)、运动相关性(心输出量增加所致)和肺血管阻力增加性(肺循环自身病变)。

2.毛细血管后性肺高压

毛细血管后性肺高压又称肺静脉高压,肺毛细血管楔压≥2.0 kPa,跨肺压差(TPG)正常;毛细血管前性肺高压,又称肺动脉高压,肺毛细血管楔压<2.0 kPa,跨肺压差因肺血管阻力或心输出量增加而升高。

3.肺静脉回流受阻

如左室功能不全和二尖瓣疾病可被动引起肺动脉压升高。一些少见疾病如肺血管壁中层纤维化和肺静脉闭塞性疾病,也可直接引起肺静脉回流受阻导致肺高压。

4.肺血流增多

肺血流增多也可引起肺动脉压升高,如存在先天性左向右分流性心脏疾病。当肺血流明显增加和肺血管扩张能力达到最大时,肺血流略增加就可导致肺动脉压明显升高。

5.肺血管阻力增加

肺血管阻力增加主要与小肺动脉重构、血管收缩和原位血栓形成有关。根据影响因素不同将肺血管阻力分为两种类型:固定型和(或)可逆型。固定型成分与肺动脉阻塞、闭塞及重构有关;可逆型成分与肺血管张力变化有关,肺血管张力与肺血管内皮、血管平滑肌细胞、细胞外基质、循环血细胞和血液成分相互作用有关。肺动脉高压时肺血管阻力>3 单位。肺血管阻力增加往往与远端肺小动脉或近端肺动脉面积明显减少有关。

六、临床表现

(一)症状

肺动脉高压早期无明显症状,往往病情发展至心功能失代偿才引发症状。我国注册登记研究结果表明,患者首发症状至确诊时间平均为 26.4 个月。首发就诊症状是活动后气短,发生率高达 98.6%。

其后依次为胸痛、昏厥、咯血、心悸、下肢水肿及胸闷,发生率分别为 29.2%、26.4%、20.8%、9.7%、4.2%和 2.8%。

(二)既往史

采集病史时应注意询问:减肥药服用史,习惯性流产史,鼻出血,慢性支气管炎,HIV 感染史,肝病,贫血,甲状腺疾病,打鼾史及深静脉血栓史等。上述病史可以提示一些病因诊断,对患者进行准确的诊断分类有重要价值。例如,鼻出血需要考虑患者是否合并遗传性出血性毛细血管扩张症。

(三)体格检查

肺动脉高压的体征没有特异性,P2 亢进最为常见,发生率为 88.9%。其他常见体征有三尖瓣收缩期杂音;右心功能不全时可出现颈静脉充盈或怒张,下肢水肿;先天性心脏病合并肺动脉高压可出现发绀,杵状指(趾)等。另外还需对背部仔细听诊,如发现血管杂音应考虑肺动静脉畸形可能。

七、辅助检查

(一)心电图检查

肺动脉高压患者的心电图表现缺乏特异性,电轴右偏、I 导联出现 S 波、右心室高电压及右胸前导联可出现 ST-T 波改变有助于提示肺动脉高压。

(二)胸部 X 线检查

肺动脉高压患者胸部 X 线检查征象可能有肺动脉段凸出及右下肺动脉扩张,伴外周肺血管稀疏——"截断现象",右心房和右心室扩大。

(三)超声心动图检查

超声心动图是肺动脉高压疑诊患者最主要的无创检查手段。超声心动图检查的右心房大小、左心室舒张末期内径及心包积液等是评估病情严重程度、评价疗效和估计预后的重要参数,还可发现心内畸形、大血管畸形及左心病变,在肺动脉高压病因诊断中具有重要价值。但由于超声心动图检查易受操作者的经验、仪器型号等因素影响,并且不能准确测量肺动脉平均压、肺毛细血管楔压及心输出量等参数,因此不能用于确诊肺动脉高压。

(四)肺功能检查

特发性肺动脉高压、先天性心脏病相关性肺动脉高压和结缔组织病相关性肺动脉高压均存在不同程度的外周气道通气功能障碍和弥散功能障碍。其中结缔组织病相关性肺动脉高压患者的一氧化碳弥散量(DLco)下降最为明显。

(五)睡眠监测

睡眠监测为常规检查方法之一,大约 15%的睡眠呼吸障碍患者可发生肺高压。

（六）胸部 CT、肺灌注扫描

胸部 CT、肺灌注扫描是诊断肺栓塞，肺血管畸形等肺血管疾病重要的无创检查手段。高分辨率胸部 CT 也是鉴别特发性肺动脉高压和肺静脉闭塞病重要方法。

（七）心脏 MRI 检查

心脏 MRI 可以测量右心室舒张末期容积、右心室壁厚度、右心室射血分数等参数，是评价右心功能的重要检查手段。

（八）右心导管检查

右心导管检查是诊断肺动脉高压唯一的金标准，也是指导确定科学治疗方案必不可少的手段。对病情稳定、WHO 肺动脉高压功能分级Ⅰ～Ⅲ级、没有明确禁忌证的患者均应积极开展标准的右心导管检查。右心导管检查时测定的项目包括：心率、右心房压、右心室压、肺动脉压（收缩压、舒张压和平均压）、肺毛细血管楔压、心输出量、体循环血压、肺血管阻力和体循环阻力及导管径路各部位的血氧饱和度等。

（九）急性肺血管扩张试验

部分肺动脉高压尤其是特发性肺动脉高压的发病机制可能与肺血管痉挛有关，急性肺血管扩张试验是筛选这些患者的有效手段。国内急性肺血管扩张试验常选择腺苷或伊洛前列素。急性肺血管扩张试验阳性标准为：肺动脉平均压下降到 5.3 kPa 之下，且下降幅度超过 1.3 kPa，心输出量增加或至少不变。必须同时满足此 3 项标准，才可将患者诊断为试验结果阳性。初次检查阳性的患者服用足量的钙通道阻滞药治疗 12 个月时应及时随访，如果患者心功能稳定在Ⅰ～Ⅱ级，而肺动脉平均压基本或接近正常，则认为该患者符合钙通道阻滞剂长期敏感者的诊断标准。

（十）肺动脉造影

肺动脉造影是诊断肺栓塞、肺血管炎、肺血管肿瘤的金标准，在肺动脉高压诊断分类中具有重要价值。肺动脉造影显示的肺血管末端血液充盈状况对于判断患者肺动脉高压是否小动脉闭塞具有重要临床实用价值。需要注意，肺动脉造影并非肺动脉高压常规检查项目。血流动力学不稳定肺动脉高压患者进行肺动脉造影可能导致右心衰竭加重，甚至猝死。

（十一）6 min 步行距离试验

肺动脉高压患者首次入院后常规进行 6 min 步行距离试验。6 min 步行距离试验是评价患者活动耐量的客观指标，也是评价疗效的关键方法。另外，首次住院的 6 min 步行距离试验结果与预后有明显相关性。

八、诊断及鉴别诊断

根据肺高血压最新诊断分类标准，肺高血压共分为五大类，21 亚类，30 余小类，因此只有遵循根据规范的诊断流程才能对肺高血压患者进行准确的诊断分类。

肺动脉高压的诊断和鉴别诊断要点：①首先提高肺动脉高压的诊断意识，尽量早期诊断，缩短确诊时间；②判断是否存在肺动脉高压的危险因素；③完善常规实验室检查，对肺动脉高压进行详细分类诊断；④右心导管检查及急性血管扩张试验确诊；⑤对患者心肺功能进行评估，确定治疗策略。

九、治疗

肺动脉高压的治疗大体分为 3 个不同阶段。第 1 个阶段通常称为"传统治疗时代"，也叫作"零靶向治疗时代"。第 2 个阶段称为"不充分靶向治疗时代"。第 3 个治疗时代称为"多元化时代"。

传统治疗时代指 1992 年以前。这个阶段的治疗实际上是针对肺动脉痉挛，右心衰竭和肺血管原位血栓形成。药物有钙通道阻滞药(CCBs)、氧气、地高辛和利尿药、华法林。

1992 年起，随着依前列醇(Epoprostenol,商品名 Flolan)进入临床，肺动脉高压患者的预后发生了革命性改变。一直到 1999 年波生坦(Bosentan,商品名全可利)的出现，这期间依前列醇是唯一靶向治疗肺动脉高压药物，因此称为不充分靶向治疗时代，也有专家称为"FLOLAN 时代"。

1999 年以后，波生坦、曲前列素、西地那非等药物逐渐进入临床使各类肺动脉高压患者预后得到更好的改善，球囊扩张等介入治疗方法使慢性血栓栓塞性肺高压患者多了治疗的选择。药物治疗无效的危重患者可以选择房间隔打孔技术或者肺移植技术也成为全球性的专家共识，因此这个阶段称为"多元化新时代"。下面将着重强调治疗中几个重要部分。

(一)传统治疗

首先，除了合并房性心动过速，心房颤动等快速性心律失常，地高辛被推荐仅能应用于心输出量和心脏指数小于正常值的患者。利尿药应谨慎使用，短期改善患者症状之后，即应减量并逐渐停用，因右心室充盈压对于维持足够心输出量非常关键。华法林应用之前需评估患者有无禁忌证。如无禁忌，则部分凝血酶原活动度的国际标准化比值(INR)应该控制在 1.5～2.5，主要是对抗肺血管原位血栓形成和发展。

其次需要着重强调急性肺血管反应试验结果是患者能否服用 CCBs 的唯一根据，因为试验阳性往往提示大量肺小动脉痉挛。而试验阴性，则提示血管重塑而闭塞是主要病理基础，此时使用 CCBs 则有导致体循环血压下降、矛盾性肺动脉压力升高、心力衰竭加重、诱发肺水肿等危险。

服用 CCBs 之后的 1 年随访结果又是患者是否为 CCBs 长期敏感者的唯一证据，只有 CCBs 长期敏感者才能长期服用 CCBs 并能显著获益。服用 CCBs 之前应该根据 24 h HOLTER 的结果评估患者的基础心率，基础心率较慢的患者选择二氢吡啶类；基础心率较快的患者则选择地尔硫䓬。

原则上对于各类肺动脉高压患者，禁忌使用血管紧张素转换酶抑制药，血管紧张素 II 受体拮抗药和硝酸酯类等血管扩张药。

(二)靶向治疗

对急性肺血管扩张试验结果阴性，病情稳定的肺动脉高压患者，建议采用前列环素类药物、内皮素受体拮抗药、5 型磷酸二酯酶抑制药等新型血管扩张药进行靶向治疗或联合治疗。

目前，国内可以使用的靶向治疗药物有波生坦、西地那非和万他维等。

1.内皮素受体拮抗药

波生坦是非选择性内皮素受体拮抗药，是临床应用时间最长的口服靶向治疗药物，也是除了 FLOLAN 之外，目前唯一有 5 年生存率随访结果的治疗方法。国外大量的研究报道已经证实，该药物可以明确治疗特发性肺动脉高压，结缔组织病相关肺动脉高压，先心病相关肺动脉高压，艾滋病毒感染相关肺动脉高压，慢性血栓栓塞性肺高压，儿童肺动脉高压，右心衰竭早期心功能 II 级的肺动脉高压患者。

该药可改善患者的临床症状和血流动力学指标，提高运动耐量，改善生活质量和生存率，推迟到达临床恶化时间。国内研究也初步证实,波生坦可以安全有效治疗肺动脉高压患者。

目前推荐用法是初始剂量 62.5 mg,2 次/天,4 周,后续 125 mg,2 次/天,维持治疗。如无禁忌,是治疗心功能Ⅱ级、Ⅲ级肺动脉高压患者的首选治疗。注意事项:①如患者是儿童,或体重<40 kg,则用药剂量需要根据体重而调整为半量。如是体重<20 kg 的婴幼儿患者,则建议剂量为 1/4 量。②由于具有潜在肝脏酶学指标升高作用,建议治疗期间监测肝功能,至少每月1 次;如转氨酶增高小于等于正常值高限 3 倍,可以继续用药观察;为正常值 3~5 倍,可以减半剂量继续使用或暂停用药,每 2 周监测一次肝功能,待转氨酶恢复正常后再次使用;为正常值 5~8 倍,暂停用药,每 2 周监测一次肝功能,待转氨酶恢复正常后可考虑再次用药;为正常值 8 倍以上时需要停止使用,不再考虑重新用药。转氨酶恢复正常后再次使用波生坦,大多数患者肝功能会保持正常。

波生坦和环孢素 A 有配伍禁忌,不推荐和格列本脲、氟康唑合用。

目前,欧洲和美国分别有西他生坦和安贝生坦等选择性内皮素受体 A 拮抗药上市,也可有效治疗肺动脉高压,但是长期预后资料尚需时日。

2.5 型磷酸二酯酶抑制药

西地那非已被美国食品与药品管理局(FDA)批准用于肺动脉高压治疗,在国外上市的商品名"Revatio"。目前该药治疗患者的 2 年生存率已经在 2008 年美国胸科年会上公布,与传统治疗对比,确实明显延长了患者的生存时间。是值得推荐治疗肺动脉高压的重要方法。我国虽然还未批准治疗肺动脉高压的适应证,但是目前国内已有大量患者在接受或自发购买相同成分的"万艾可"用于治疗肺动脉高压,使用方法很不规范,甚至错误。因此亟待强调该药物正确临床使用方法。

根据 SUPER 研究结果及国内外专家共识,西地那非被推荐的标准剂量是 20 mg,3 次/天,且增加剂量不能增加疗效,但却增加不良反应发生率。

使用西地那非需要注意以下不良反应:腹泻、视觉障碍、肌肉疼痛、儿童发育增快及头痛和潮红。同类药物伐地那非虽然在国内外都没有适应证,但随机双盲安慰剂对照多中心临床试验(E-VALUATION-1)正在进行,且前期开放对照研究也在 2008 年美国胸科年会公布,初步证明可以有效安全治疗肺动脉高压患者。因该药服用方便,5 mg,2 次/天即可,价格相对低廉,因此对于我国经济情况相对较差患者,是可以考虑尝试的方法。其不良反应与西地那非类似。

3. 前列环素及结构类似物

我国目前唯一上市药物是伊洛前列素(Iloprost,商品名万他维),短期内吸入伊洛前列素可降低肺动脉压力和肺血管阻力,提高运动耐量,改善生活质量。但伊洛前列素是否可长期单独应用治疗肺动脉高压目前还没有很好的研究来证实。目前,大多数有经验专家建议,对于心功能较差患者可短期应用,病情缓解之后应及时替换为口服制剂如 5 型磷酸二酯酶抑制药或内皮素受体拮抗药波生坦。另外,对于急诊室或者重症监护病房及手术中遇到肺动脉高压危象,或者急性和(或)重度右心衰竭患者,伊洛前列素吸入或者静脉泵入是非常重要的治疗选择。

需要强调:前列腺素 E_1(即前列地尔)与前列环素不同,不建议用于肺动脉高压的治疗。

曲前列素在欧美上市多年,可以经皮下注射、静脉注射和吸入途径等多种方法给药,方便、安全、有效,在治疗肺动脉高压药物中是目前公认最好的前列环素类药物。有望近期进入国内临床应用。

4. 治疗目标

对于肺动脉高压这类恶性疾病,国内外专家倾向于"以目标为导向的靶向治疗",即治疗之前,先预设治疗目标,随后给予靶向治疗方案。3 个月为 1 个周期,检查患者是否达到治疗目标,如达到,继续治疗。如没有达到目标,更换方案或者联合治疗。

一般来说,预先设定的治疗目标是下列生理指标至少 50% 改善,而其他指标没有恶化:如 6 min 步行距离、WHO 功能分级、Borg 呼吸困难指数、动脉血氧饱和度、左心室舒张末内径、右心室内径、肺功能、平均肺动脉压、肺血管阻力、心排血指数、右心室射血分数、右心房平均压、右心室舒张末压和临床恶化事件等。

(三)联合治疗方案

1. 靶向联合方案

如果患者经单药治疗,没有达到预先设定的治疗目标或者病情仍进行性加重,建议采用联合治疗。目前尚无公认最佳联合治疗方案。

根据专家经验,波生坦+西地那非或波生坦+伐地那非可能疗效最佳。一般情况下,根据患者经济状况可以首选波生坦、西地那非或伐地那非来启动治疗。3 个月后评估如达标,则继续治疗。如没有达标,则联合治疗。

国内联合治疗,PDE5 抑制药一般不变动剂量,而波生坦先用 62.5 mg,2 次/天。如再次评估达标,继续治疗,如没有达标,则波生坦可以增加剂量至 125 mg,2 次/天。如仍未达标,可以考虑适当增加伊洛前列素,或者曲前列素。再不达标或继续恶化,考虑静脉使用伊洛前列素,择机进行肺移植或房间隔打孔。

2. 靶向治疗之外的综合治疗

初步研究证实,他汀可以加用,对抗肺动脉内皮的损伤。但需要进一步研究。

(四)介入治疗

对于肺血管炎或者血栓栓塞而导致的肺血管局部狭窄相关的肺动脉高压,可以考虑介入治疗。

球囊扩张和支架置入可以明显改善患者的肺血液灌注,从而改善通气血流比值,提高动脉血氧饱和度,降低肺动脉阻力。其进一步机制有待于阐明。

(五)肺移植

药物治疗无效的肺动脉高压患者,可以考虑单侧、双侧或者部分肺叶肺移植。国外经验表明可有效纠正右心衰竭。国内经验有限。

(六)其他新技术

血管活性肠肽、弹性蛋白酶抑制药等都是初步证实有效的靶向治疗药物;而基因治疗,细胞移植治疗肺动脉高压的研究报道也初步显示其希望。同步起搏技术研究初步显示也可有效改善肺动脉高压患者的右心功能。但上述方法尚未成熟,仍在研究阶段,目前尚不能临床应用。

第二节 肺源性心脏病

一、急性肺源性心脏病

急性肺源性心脏病是由于内源性或外源性栓子堵塞肺动脉或其分支使肺循环阻力增加，心输出量降低，引起右心室急剧扩张和急性右心功能衰竭的临床病理生理综合征。大块肺动脉栓塞尚可引起猝死。

肺栓塞在西方发达国家年发病率约为0.05％，未经治疗患者病死率约30％。我国尚无这方面的流行病学资料，曾被认为是我国的少见病，以致长期以来国内临床界在很大程度上忽视了对该病的识别与诊断，使临床肺栓塞的识别与检出率低下。实际上，肺栓塞在我国也绝非少见，近年来，由于对肺栓塞诊断的重视，临床病例有增加趋势。

（一）病因

引起急性肺源性心脏病的肺动脉栓塞（pulmonary embolism，PE）主要由右心或周围静脉内血栓脱落所形成。

栓子可来自：①右心房（如右心力衰竭和（或）心房颤动时）、右心室（如心肌梗死波及右心室心内膜下引起附壁血栓时）、肺动脉瓣或三尖瓣（如发生心内膜炎时）；②周围静脉，绝大多数见于下肢和盆腔深静脉。

常见的诱因包括：久病或手术后长期卧床、静脉曲张、右心衰竭、静脉内插管、红细胞增多症、血小板增多症、抗凝血酶的缺乏、口服避孕药等引起的高凝状态所致血流淤滞、创伤、外科手术、静脉炎后等致静脉管壁损伤均易致血栓形成。

其他栓子可造成肺动脉栓塞者包括：长骨骨折所致脂肪栓，手术或腹腔镜、心血管造影等检查后的气栓，细菌性心内膜炎、动脉内膜炎、化脓性静脉炎后的菌栓，恶性肿瘤的瘤栓，羊水栓及寄生虫卵等。在我国，血栓性静脉炎和静脉曲张是下肢深静脉血栓形成的最主要原因。

（二）病理解剖和病理生理

当静脉血栓从其形成的位点脱落，可通过静脉系统到达肺循环，如果栓子为大块型且非常大，可以停留在肺动脉分叉处，形成鞍形栓子或分别阻塞左、右肺动脉。分叉处有时栓子向右心室延伸至阻塞部分肺动脉瓣。右心室扩大，其心肌及左心室心肌，尤其是心内膜下心肌，可能因休克或冠状动脉反射性痉挛引起严重缺氧而常有灶性坏死。非大块型小的栓子位于肺动脉分支可致肺梗死，多发生在下叶，尤其在肋膈角附近，常呈楔形，其底部在肺表面略高于周围的正常肺组织，呈红色。存活者梗死处组织最后形成瘢痕。

肺血管阻塞的程度和潜在的心肺疾病，很可能是决定最终是否发生右心功能不全的最重要的因素。阻塞越重，肺动脉压力越高。缩血管物质的释放（例如5-羟色胺）反射性引起肺动脉收缩，加之低氧血症，可进一步增加肺血管阻力而导致肺动脉高压。

肺动脉压力突然升高，使右心室后负荷急剧增加，右心室扩张，右室壁张力增加，继而功能不全。右心室扩张，室间隔向左心室移动，由于因心包的限制而出现的心腔充盈不足，加上右心室收缩功能不全，可使右心室输血量减少，从而进一步降低左心室的前负荷。一旦右心室扩张，冠状静脉压增高，同时左心室舒张期扩张亦减少。左心室前负荷的降低亦可使室间隔移向左心室，左心室充盈不足输血量减少，体循环血流量和压力均降低，冠状血管灌注受到潜在危险而引起心肌缺血。这种循环的不断持续可引起循环衰竭甚至死亡。总之,肺栓塞后可导致下述病理生理改变。

(1)由于肺血管阻塞,神经体液因素或肺动脉压力感受器的作用,引起肺血管阻力增加。

(2)肺血管阻塞,肺泡无效腔增加,使气体交换受损,肺泡通气减少导致低氧血症,从而使 V/Q 单位降低,血液由右向左分流,气体交换面积减少,使二氧化碳的运输受影响。

(3)刺激性受体反射性兴奋(过度换气)。

(4)支气管收缩,气道阻力增加。

(5)肺水肿、肺出血、肺泡表面活性物质减少,肺顺应性降低

(三)临床表现

1.症状

起病急骤,有呼吸困难、胸痛、窒息感。重者有烦躁不安、出冷汗、神志障碍、昏厥、发绀、休克等。可迅速死亡,亦可表现为猝死。如能度过低血压阶段,可出现肺动脉压增高和心力衰竭。亦可有剧烈咳嗽、咯血、中度发热等。然而,临床表现有典型肺梗死三联症者(呼吸困难、胸痛及咯血)不足 1/3。

2.体征

患者常见呼吸急促、肤色苍白或发绀,脉细速、血压低或测不到,心率增快等。心底部肺动脉段浊音可增宽,可伴明显搏动。肺动脉瓣区第二心音亢进、分裂,有响亮收缩期喷射性杂音伴震颤,也可有高频舒张期杂音。三尖瓣区可有反流性全收缩期杂音。可出现阵发性心动过速、心房扑动或颤动等心律失常。右室负荷剧增时,可有右心衰竭体征出现。气管有时向患侧移位,肺部可闻及哮鸣音和湿啰音,也可有肺血管杂音,并随吸气增强,此外还有胸膜摩擦音等。

(四)实验室检查和辅助检查

1.血液检查

白细胞可正常或增高,血沉可增快,血清肌钙蛋白、乳酸脱氢酶、肌磷酸激酶(主要是 CK-MB)、血清胆红素常正常或轻度增高。血浆 D-二聚体(肺交联纤维蛋白特异的降解产物)增高,如小于 500 $\mu g/L$ 提示无肺栓塞存在。动脉血气分析动脉氧分压可降低,但肺泡—动脉氧离曲线正常者,不能排除急性 PE 的诊断。因此,当怀疑 PE 时,进行动脉血气分析并非诊断所必需。

2.心电图检查

心电图不仅有助于除外急性心肌梗死,而且可对某些大块肺栓塞者做出快速鉴别,此类患者的心电图上存在右心室劳损的表现。发生大块肺栓塞的患者可出现窦性心动过速,S-T 和 T 波异常,但也可表现为正常的心电图。其中最有价值的一个发现是,倒置的 T 波出现在 $V_1 \sim V_4$ 导联。其他的异常包括:不完全或完全性右束支传导阻滞,或出现 $S_1 Q_{\text{III}} T_{\text{III}}$(I 导联 S 波深,III 导联 Q 波显著和 T 波倒置)的表现。上述变化多为一过性的,动态观察有助于对本病的诊断。

3.胸部 X 线检查

急性肺源性心脏病本身 X 线表现的特异性不强。

(1)栓塞部位肺血减少(Westermark 征),上腔静脉影扩大,肺门动脉扩张,右肺下动脉横径可增宽,也可正常或变细。

（2）肺梗死时可发现肺周围浸润性阴影,形状不一,常累及肋膈角,也可出现盘状肺不张及Hampton 驼峰征,系继发性肺小叶血液填充影,患侧膈肌抬高,呼吸轻度减弱及少量至中量胸腔积液。

（3）心影可向两侧扩大。

4. CT 扫描

最新一代的多排 CT 扫描仪,只需被检查者屏气不到 10 s 即可完成整个胸部的扫描,而且分辨率在 1 mm 或不到 1 mm。恰当地使用新一代的多排 CT 扫描,似乎可以取代肺动脉造影,成为诊断肺栓塞影像学上的金标准。

5. 磁共振成像

常规采用自旋回波和梯度回波脉冲序列扫描,对肺总动脉和左、右肺动脉主干的栓塞诊断有一定价值。但是,由于 MRI 对中央型肺栓塞诊断的敏感性与特异性均低于多排 CT,因此,在没有 CT 设备时,MRI 可以作为二线检查方法用于诊断。

6. 选择性肺动脉造影

选择性肺动脉造影是诊断肺栓塞最可靠的方法,如今已很少进行。这是因为新一代的多排 CT 扫描仪解决了大多数诊断上遇到的难题。然而,选择性肺动脉造影仍适用于准备进行介入治疗的患者,如导管介导的溶栓、吸出性栓子切除术、机械性血栓粉碎等。肺动脉造影检查有一定危险性,特别是并发肺动脉高压的患者应谨慎使用。

7. 超声心动图检查

经胸超声心动图检查适用于肺动脉总干及其左右分支的栓塞。表现为右室扩大,室壁不同步活动,右室运动减弱,肺动脉增宽等。经食管二维超声心动图可见右心室或肺动脉内游浮血栓,血管腔内超声检查则可能更为清晰。

8. 放射性核素肺扫描

^{99m}Tc-标记聚合人血清蛋白（MAA）肺灌注扫描是安全、无创及有价值的肺栓塞诊断方法。典型所见是呈肺段分布的灌注缺损,不呈肺段性分布者诊断价值受限。肺灌注扫描的假阳性率较高,为减少假阳性可做肺通气扫描以提高诊断的准确性。

（五）诊断和鉴别诊断

本类疾病由于诊断困难,易被漏诊或误诊,非常重要的是提高对肺栓塞的诊断意识。若患者出现突发"原因不明"的气短,特别是劳力性呼吸困难、窒息、心悸、发绀、剧烈胸痛、昏厥和休克,尤其发生在长期卧床或手术后,应考虑肺动脉大块栓塞引起急性肺源性心脏病的可能;如发生体温升高、心悸、胸痛和血性胸腔积液,则应考虑肺梗死的可能。结合相关检查有助于诊断。诊断仍不明确时可行选择性肺动脉造影。本病需与其他原因引起的休克和心力衰竭,尤其是急性心肌梗死及心脏压塞等相鉴别。

（六）治疗

绝大多数的肺栓塞都是可以治疗的。其治疗措施随临床类型而不同。近年,肺栓塞的治疗研究进展迅速,治疗更趋规范化。接受治疗的患者病死率为 5%～8%,不治疗者为25%～30%。

大块肺动脉栓塞引起急性肺源性心脏病时,必须紧急处理以挽救生命。

1. 一般处理

密切监测呼吸、心率、血压、心电图及血气等变化。使患者安静,绝对卧床 2～3 周,已采取了有效抗凝治疗者卧床时间可适当缩短。吸氧,保持大便通畅,勿用力排便,应用抗生素控制下肢血栓性静脉炎和预防肺栓塞并发感染。

2.急救处理

休克者,可用多巴胺 20~40 mg、多巴酚丁胺 5~15 $\mu g/(kg \cdot min)$ 加入至 5% 葡萄糖溶液 250~500 mL 中静脉滴注,并迅速纠正引起低血压的心律失常,如心房扑动、心房颤动等。胸痛重者可用罂粟碱 30~60 mg 皮下注射或哌替啶 50 mg 或吗啡 5 mg 皮下注射以止痛及解痉。心力衰竭者按常规处理。

溶栓主要用于 2 周内的新鲜血栓栓塞,愈早愈好,2 周以上也可能有效。指征包括:①大块肺栓塞(超过 2 个肺叶血管);②肺栓塞伴休克;③原有心肺疾病的次大块肺栓塞引起循环衰竭患者。具体用药方案:链激酶负荷量 30 min 25 000 U,继而 100 000 U/h,维持 24 h 静脉滴注;尿激酶负荷量 10 min 4 400 U/kg 静脉滴注,继而 2 200 U/(kg · h) 维持 24 h 静脉滴注;重组组织型纤溶酶原激活剂(rt-PA)2 h 100 mg,静脉滴注。国内常用尿激酶 2~4 h 20 000 U/kg静脉滴注;rt-PA 2 h 50~100 mg,静脉滴注。溶栓数小时后病情明显好转。溶栓治疗结束后继以肝素或华法林抗凝治疗。

3.外科疗法

(1)去栓术:即在呼吸机和体外循环支持下的急诊去栓手术,为一种成功、有效的治疗手段。主要是对于那些发生大块肺栓塞或中等大小肺栓塞,但有溶栓禁忌的及需要进行右心房血块切除或关闭卵圆孔的患者。在心源性休克发生前进行的去栓术结果一般较乐观,成活率高达 89%。

(2)放置下腔静脉滤网。其主要指征为:较多的出血而无法抗凝治疗;正规的抗凝治疗无法预防肺栓塞的复发。

4.介入治疗

置入心导管粉碎或吸出栓子,同时可局部行溶栓治疗,本治疗不宜用于有卵圆孔未闭的患者,以免栓子脱落流入左心,引起体循环栓塞。

(七)预后和预防

大多数肺动脉栓塞经正确治疗后预后良好。近年,随着溶栓治疗与去栓术的开展,可使大部分患者恢复。

然而,进一步提高肺栓塞的诊断意识,减少误诊和漏诊,是改善患者预后的关键。肺栓塞的预防主要防止栓子进入肺动脉,其中以防止静脉血栓形成和脱落最为重要。对下肢静脉炎、静脉曲张应及时彻底治疗,采用手术、药物及物理等方法,必要时放置入下腔静脉滤网,防止下肢静脉血栓形成和脱落导致肺栓塞。避免长期卧床或下肢固定姿势不活动,鼓励手术后早期下床活动,促进血液循环。对慢性心肺疾病或肿瘤患者,要提高可能并发肺栓塞的警惕性,高危患者可用肝素和(或)阿司匹林等药物抗凝、抗血小板治疗。

二、慢性肺源性心脏病

慢性肺源性心脏病简称肺心病,是指由肺组织、胸廓或肺动脉系统病变引起的肺动脉高压,伴或不伴有右心衰竭的一类疾病。

肺心病在我国是常见病、多发病,平均患病率为 0.48%,病死率在 15% 左右。本病占住院心脏病的构成比为 38.5%~46%。我国北部及中部地区 15 岁以上人口患病率为 3%,估计全国有 2 500 万人罹患此病,约有 30％为非吸烟人群,与国外有明显差别,而且以农村女性多见,个体易感因素、遗传、气道高反应性、环境因素、职业粉尘和化学物质、空气污染等与本病的发生密切相关。

(一)病因

影响支气管－肺为主的疾病,主要包括以下几个方面。

(1)COPD、支气管哮喘、支气管扩张等气道疾病,其中在我国 80％～90％的慢性肺心病病因为 COPD。

(2)影响肺间质或肺泡为主的疾病,如特发性肺间质纤维化、结节病、慢性纤维空洞性肺结核、放射性肺炎、尘肺及结缔组织疾病引起的肺部病变等。

(3)神经肌肉及胸壁疾病,如重症肌无力、多发性神经病,胸膜广泛粘连、类风湿关节炎等造成的胸廓或脊柱畸形等疾病,影响呼吸活动,造成通气不足,导致低氧血症。

(4)通气驱动失常的疾病,如肥胖－低通气综合征、睡眠呼吸暂停低通气综合征、原发性肺泡通气不足等,因肺泡通气不足,导致低氧血症。

(5)以肺血管病变为主的疾病,如反复肺动脉栓塞、广泛结节性肺动脉炎、结缔组织疾病系统性红斑狼疮(SLE)引起的肺血管病变等。

(6)特发性疾病,如原发性肺动脉高压,即不明原因的持续性、进行性肺动脉压力升高。各种肺血管病变可导致低氧血症及肺动脉高压,并最终导致慢性肺心病。

(二)病理解剖

由于支气管黏膜炎变、增厚、黏液腺增生、分泌亢进,支气管腔内炎症渗出物及黏液分泌物潴留,支气管纤毛上皮受损,影响纤毛上皮净化功能。病变向下波及细支气管,可出现平滑肌肥厚,使管腔狭窄而不规则;又加上管壁痉挛、软骨破坏、局部管腔易闭陷等改变,使细支气管不完全或完全阻塞,致排气受阻、肺泡内残气量增多压力增高,肺泡过度膨胀,肺泡在弹力纤维受损基础上被动扩张,泡壁断裂,使几个小泡融合成一个大泡而形成肺气肿。慢性阻塞性肺病常反复发作支气管周围炎及肺炎,炎症可累及邻近肺小动脉,使腔壁增厚、狭窄或纤维化,肺细动脉Ⅰ及Ⅲ型胶原增多;此外可有非特异性肺血管炎,肺血管内血栓形成等。最后致右心室肥大、室壁增厚、心腔扩张、肺动脉圆锥膨隆、心肌纤维肥大、萎缩、间质水肿,灶性坏死,坏死灶后为纤维组织所替代。部分患者可合并冠状动脉粥样硬化性病变。

(三)发病机制

肺的功能和结构改变致肺动脉高压(pulmonary hypertension,PH)是导致肺心病的先决条件。

1. 呼吸功能改变

由于上述支气管及肺泡病理改变出现阻塞性通气功能障碍。限制性肺部疾病或胸部活动受限制可出现限制性通气功能障碍,使肺活量、残气量和肺总量减低。进一步发展则通气/血流比值失调而出现换气功能失常,最终导致低氧血症和高碳酸血症。

2. 血流动力学改变

主要改变在右心及肺动脉,表现为右室收缩压升高和肺动脉高压。低氧作用于肺血管平滑肌细胞膜上的离子通道,引起钙内流增加和钾通道活性阻抑;刺激血管内皮细胞,使内皮衍生的收缩因子如内皮素－合成增加,而内皮衍生的舒张因子如一氧化氮和降钙素产生和释放减少;某些血管活性物质如血栓素 A_2、血管紧张素Ⅱ、血小板激活因子及肿瘤坏死因子等形成和释放均促使肺血管收缩。加上二氧化碳潴留使血中 H^+ 浓度增高,均可加重肺动脉高压。缺氧又使肺血管内皮生长释放因子(平滑肌细胞促分裂素)分泌增加,使血管平滑肌增生;成纤维细胞分泌的转化生长因子 β 表达增加,使肺动脉外膜成纤维细胞增生,这种肺血管结构重建使肺血管顺应性下降,管腔变窄,血管阻力增加。缺氧引起的代偿性红细胞增多,血容量增加,血黏稠度和循环阻力增高。慢性炎症使肺血管重构、肺血管数量减少,肺微动脉中原位血栓形成,均更加重了肺动脉高压。

3. 心脏负荷增加,心肌功能抑制

肺心病由于心肌氧张力减低,红细胞增多和肺血管分流,使左、右心室尤其是右心室负荷增加,右心室扩大,右室排血不完全,最后产生右心衰竭。一般认为,肺心病是右心室受累的心脏病,但肺心病也有左心室损害。

尸检证明,肺心病有左室肥大者占 $61.1\% \sim 90.0\%$。缺氧、高碳酸血症、肺部感染对心肌的损害,心输出量的增加,及支气管肺血管分流的形成对右心室负担的增加及老年人合并冠心病存在,均可使心脏功能受损加重。

4. 多脏器损害

肺心病引起多脏器衰竭与低灌注、感染所致休克,炎症介质的释放,抗原抗体复合物形成,激活补体释放 C3 等活性物质,使中性粒细胞黏附于复合体,释出氧自由基而引起血管内皮严重损害,肺毛细血管内皮细胞受损使血中微聚物及血管壁活性物质难以清除,从而自左心室排出而引起全身器官损害,最后导致多脏器衰竭。

(四)临床表现

本病病程进展缓慢,可分为代偿与失代偿两个阶段,但其界限有时并不清楚。

1. 功能代偿期

患者都有慢性咳嗽、咳痰或哮喘史,逐渐出现乏力、呼吸困难。体检示明显肺气肿表现,包括桶状胸、肺部叩诊呈过度清音、肝浊音上界下降、心浊音界缩小甚至消失。听诊呼吸音低,可有干湿啰音,心音弱,有时只能在剑突下听到。肺动脉区第二音亢进,剑突下有明显心脏搏动,是病变累及心脏的主要表现。颈静脉可有轻度怒张,但静脉压并无明显增高。

2. 功能失代偿期

肺组织损害严重,引起缺氧、二氧化碳潴留,可导致呼吸和(或)心力衰竭。

(1)呼吸衰竭:多见于急性呼吸道感染后。缺氧早期主要表现为发绀、心悸和胸闷等。病变进一步发展时发生低氧血症,可出现各种精神神经障碍症状,称为肺性脑病。

(2)心力衰竭:亦多发生在急性呼吸道感染后,因此,常合并有呼吸衰竭,以右心衰竭为主,可出现各种心律失常。此外,由于肺心病是以心、肺病变为基础的多脏器受损害的疾病,因此,在重症患者中,可有肾功能不全、弥散性血管内凝血、肾上腺皮质功能减退所致面颊色素沉着等表现。

(五)实验室检查和辅助检查

1. 血液检查

红细胞计数和血红蛋白增高,血细胞比容正常或偏高,全血黏度、血浆黏度和血小板黏附率及聚集率常增高,红细胞电泳时间延长,血沉一般偏快;动脉血氧饱和度常低于正常,二氧化碳分压高于正常,以呼吸衰竭时显著。在心力衰竭期,可有丙氨酸氨基转移酶和血浆尿素氮、肌酐、血及尿 β 微球蛋白、血浆肾素活性、血浆血管紧张素Ⅱ含量增高等肝肾功能受损表现。

合并呼吸道感染时,可有白细胞计数增高。在呼吸衰竭不同阶段可出现高钾、低钠、低钾或低氯、低钙、低镁等变化。

2.痰细菌培养

痰细菌培养旨在指导抗生素的应用。

3.X线检查

诊断标准:①右肺下动脉横径≥15 mm;②肺动脉中度凸出或其高度≥3 mm;③右心室增大。

通常分为以下3型。

(1)正常型:心肺无异常表现

(2)间质型:非血管性纹理增多,迷乱(含轨道征)或(和)网织结节阴影,多见于肺下野或中下野,或兼有一定程度的肺气肿。

(3)肺气肿型:表现为肺过度膨胀(如横膈低平、左肋膈角开大>35°等),肺血管纹理自中或内带变细移位变形或(和)稀疏,有肺大疱或不规则局限透明区,或兼有一定程度的间质改变。

4.心电图检查

通过心电图发现,右心室肥大具有较高的特异性但其敏感性较差,有一定易变性。急性发作期由于缺氧、酸中毒、碱中毒、电解质紊乱等可引起S-T段与T波改变和各种心律失常,当解除诱因,病情缓解后常可有所恢复及心律失常消失。心电图常表现为右心房和右心室增大,V_1的R波振幅、V_1的R/S值与肺动脉压水平无直接关系。肺动脉高压伴COPD的患者心电图上的异常表现通常要少于肺动脉高压伴随其他疾病的患者。因为前者肺动脉高压的程度相对较轻,而且胸腔过度充气造成的桶状胸往往导致心电图呈低电压。

心电图诊断右心房及右心室增大的标准如下。

(1)在Ⅱ、Ⅲ、aVF导联P波电压达到0.25 mV。

(2)V_1导联R波电压达到1.0 mV,R/S≥1;RV_1+SV_5>1.2mV;R_{avR}>0.5mV。

(3)QRS波群电轴右偏>+110°。

5.超声心动图检查

常表现为右心房和右心室增大,左心室内径正常或缩小,室间隔增厚。右心室压力过高引起的室间隔活动异常具有特征性。而右心室壁和周围组织结构的分辨能力限制了心脏超声对于右心室扩大的辨别能力。右心室的功能障碍很难用心脏超声来量化,但可通过室间隔的位置和偏曲度从侧面得以反映。如果心脏超声发现心包积液,右房扩大,间隔移位,通常提示预后较差。

由于慢性右心室压力负荷过重及左心室充盈不足,二尖瓣收缩期脱垂及室间隔运动异常相当常见。通过测量三尖瓣反流速度,用Bernoulli公式可得到右心室收缩高压的多普勒超声心动图证据。多普勒超声心动图显示,二尖瓣反流及右室收缩压增高。多平面经食管超声心动图检查可显示右室功能射血分数(RVEF)下降。

6.肺功能检查

在心肺功能衰竭期不宜进行本检查,症状缓解期可考虑测定。患者均有通气和换气功能障碍。表现为时间肺活量及最大通气量减少,残气量增加。此外,肺阻抗血流图及其微分图的检查在一定程度上能反映机体内肺血流容积改变,了解肺循环血流动力学变化、肺动脉压力大小和右心功能;核素心血管造影有助于了解右心功能;肺灌注扫描如肺上部血流增加、下部减少,则提示有肺动脉高压存在。

(六)诊断

本病由慢性广泛性肺、胸部疾病发展而来,呼吸和循环系统的症状常混杂出现,故早期诊断比较困难。一般认为,凡有慢性广泛性肺、胸部疾病患者,一旦发现有肺动脉高压、右心室增大而同时排除了引起右心增大的其他心脏疾病可能时,即可诊断为本病。肺动脉高压和右心室增大是肺心病早期诊断的关键。肺心病常可并发酸碱平衡失调和电解质紊乱。其他尚有上消化道出血和休克,其次为肝、肾功能损害及肺性脑病,少见的有自发性气胸、弥散性血管内凝血等,后者病死率高。

(七)鉴别诊断

1.冠状动脉粥样硬化性心脏病

慢性肺心病和冠心病均多见于老年人,且均可有心脏扩大、心律失常及心力衰竭,少数肺心病患者心电图的胸导联上可出现 Q 波。但前者无典型心绞痛或心肌梗死的表现,其酷似心肌梗死的图形多发生于急性发作期严重右心衰竭时,随病情好转,酷似心肌梗死的图形可很快消失。

2.风湿性心瓣膜病

慢性肺心病的右房室瓣关闭不全与风湿性心瓣膜病的右房室瓣病变易混淆,但依据病史及临床表现,结合 X 线、心电图、超声心动图、血气分析等检查所见,不难做出鉴别。

3.其他

原发性心肌病(有心脏增大、心力衰竭及房室瓣相对关闭不全所致杂音)、缩窄性心包炎(有颈静脉怒张、肝大、水肿、腹腔积液及心电图低电压)及发绀型先天性心脏病伴胸廓畸形时,均需与慢性肺心病相鉴别。

一般通过病史、X 线、心电图及超声心动图检查等进行鉴别诊断。

(八)并发症

最常见的为酸碱平衡失调和电解质紊乱。其他尚有上消化道出血和休克,其次为肝、肾功能损害及肺性脑病。少见的有自发性气胸、弥散性血管内凝血等,后者病死率高。

(九)治疗

肺心病是原发于重症胸、肺、肺血管基础疾病的晚期并发症,防治很困难,其中81.8%的患者由慢性支气管炎、支气管哮喘并发肺气肿发展而来,因此,积极防治这些疾病是避免肺心病发生的根本措施。应讲究卫生、戒烟和增强体质,提高全身抵抗力,减少感冒和各种呼吸道疾病的发生。对已发生肺心病的患者,应针对缓解期和急性期分别加以处理。呼吸道感染是发生呼吸衰竭的常见诱因故需要积极予以控制。

1.缓解期治疗

缓解期治疗是防止肺心病发展的关键。可采用以下方式。

(1)冷水擦身和膈式呼吸及缩唇呼气,以改善肺脏通气等耐寒及康复锻炼。

(2)镇咳、祛痰、平喘和抗感染等对症治疗。

(3)提高机体免疫力药物如核酸酪素注射液(麻疹减毒疫苗的培养液)皮下或肌内注射,或核酸酪素口服液每支 10 mL,3 次/天,36 个月为一个疗程。气管炎菌苗皮下注射、卡介苗素注射液肌内注射等。

（4）临床试验表明，长期氧疗可以明显改善有缺氧状态的慢性肺心病患者的生存率。

（5）中医中药治疗，宜扶正固本、活血化瘀，以提高机体抵抗力，改善肺循环情况。对缓解期患者，进行康复治疗及开展家庭病床工作能明显降低急性期的发作。

2.急性期治疗

（1）控制呼吸道感染：呼吸道感染是发生呼吸衰竭和心力衰竭的常见诱因，故需积极应用药物予以控制。目前主张联合用药。宜根据痰培养和致病菌对药物敏感的测定选用，但不要受痰菌药物试验的约束。可考虑经验性抗菌药物治疗。加拿大胸科学会 2 000 年推荐的 COPD 急性期抗菌治疗方案，曾经被广泛引用。急性发作的 COPD 分为单纯型、复杂型和慢性化脓型 3 型，其中单纯型推荐的经验性治疗抗菌药物是阿莫西林、多西环素；复杂型推荐的是喹诺酮类、β-内酰胺酶抑制剂复方制剂、第 2 代或第 3 代头孢菌素、新大环内酯类；慢性化脓型推荐的是环丙沙星、其他静脉用抗假单胞菌抗生素（哌拉西林钠、头孢他啶、头孢吡肟、碳青霉烯类、氨基糖苷类）。除全身用药外，尚可局部雾化吸入或气管内滴注药物。长期应用抗生素要防止真菌感染。一旦真菌已成为肺部感染的主要病原菌，应调整或停用抗生素，给予抗真菌治疗。

（2）改善呼吸功能，抢救呼吸衰竭：采取综合措施，包括缓解支气管痉挛、清除痰液、畅通呼吸道，可用沐舒坦 15 mg，2 次/天，雾化吸入；或 60 mg，口服 2 次/天，静脉滴注。持续低浓度给氧，应用呼吸兴奋剂，BiPAP 正压通气等，必要时施行气管切开、气管插管和机械呼吸器治疗等。

（3）控制心力衰竭：轻度心力衰竭给予吸氧，改善呼吸功能，控制呼吸道感染后，症状即可减轻或消失，较重者加用利尿剂亦能较快予以控制。

1）利尿剂：一般以间歇、小量呋塞米及螺内酯（安体舒通）交替使用为妥，目的为降低心脏前、后负荷，增加心输出量，降低心腔充填压，减轻呼吸困难。使用时应注意到可引起血液浓缩，使痰液黏稠，加重气道阻塞；电解质紊乱尤其是低钾、低氯、低镁和碱中毒，诱致难治性水肿和心律失常。若需长时间使用利尿剂，可合用有保钾作用血管紧张素转换酶抑制剂，如卡托普利、培哚普利、福辛普利等，以避免肾素分泌增加、血管痉挛，增强利尿作用。中草药如复方五加皮汤、车前子、金钱草等均有一定利尿作用。

2）洋地黄类：在呼吸功能未改善前，洋地黄类药物疗效差，且慢性肺心病患者肝、肾功能差，因此，用量宜小，否则极易发生毒性反应，出现心律失常。急性加重期以静脉注射毛花苷丙（西地兰）或毒毛花苷 K 为宜，见效快，可避免在体内蓄积，若心力衰竭已纠正，可改用地高辛维持。

3）血管扩张剂：除减轻心脏的前、后负荷，还可扩张肺血管，降低肺动脉压。全身性血管扩张药大多对肺血管也有扩张作用，如直接扩张血管平滑肌药物肼屈嗪、钙离子拮抗药硝苯地平、α 受体阻断药酚妥拉明、ACEI 卡托普利及 β 受体激动药、茶碱类、依前列醇等，均可不同程度地降低肺动脉压力。但应注意这些药物对心输出量及动脉血压的影响，应从小剂量开始。慢性肺心病是以右心病变为主的全心病变，可发生右心衰竭、急性肺水肿或全心衰竭。并且心力衰竭往往与呼吸衰竭并存，因此，治疗心力衰竭前应先治疗呼吸衰竭，一般随着呼吸功能的改善，急性增高的肺动脉压可随之下降，右心室负担减轻，轻症心力衰竭患者可得到纠正。

4）控制心律失常：除常规处理外，需注意治疗病因，包括控制感染、纠正缺氧、纠正酸碱和电解质平衡失调等。病因消除后心律失常往往会自行消失。此外,应用抗心律失常药物时,还要注意避免应用普萘洛尔等 β 受体阻滞剂,以免引起气管痉挛。

(5)应用肾上腺皮质激素:在有效控制感染的情况下,短期大剂量应用肾上腺皮质激素,对抢救早期呼吸衰竭和心力衰竭有一定作用。通常用氢化可的松 $100 \sim 300$ mg 或地塞米松 $10 \sim 20$ mg加于 5% 葡萄糖溶液 500 mL 中静脉滴注,每日 1 次,后者亦可静脉推注,病情好转后 $2 \sim 3$ d 停用。如胃肠道出血,肾上腺皮质激素的使用应十分慎重。

(6)并发症的处理:并发症如酸碱平衡失调和电解质紊乱、消化道出血、休克、弥散性血管内凝血等应积极治疗。

(7)中医中药治疗:肺心病急性发作期表现为本虚标实,病情多变,治疗应按急则治标、标本兼治的原则。中西医结合治疗是一种很好的治疗途径。

(十)预后和预防

本病常年存在,但多在冬季,由于呼吸道感染而导致呼吸衰竭和心力衰竭,病死率较高。1973 年前肺心病住院病死率在 30% 左右,1983 年已下降到 15% 以下,目前仍在 10%～15%,这与肺心病发病高峰年龄向高龄推移、多脏器并发症、感染菌群的改变等多层因素有关,主要死因依次为肺性脑病、呼吸衰竭、心力衰竭、休克、消化道出血、弥散性血管内凝血、全身衰竭等。本病病程中多数环节是可逆的,因此,积极控制感染、宣传戒烟、治理环境污染,以减少自由基的生成,并通过饮食中添加高抗氧化效能的食物及服用某些抗氧化剂来相应地提高抗氧化系统的功能,对保护肺心病者的肺功能有重要意义。对已发生肺心病的患者,应针对病情发展分别加以处理,通过适当治疗,心肺功能都可有一定程度的恢复,发生心力衰竭并不表示心肌已丧失收缩能力。

第七章　高血压

高血压是我国乃至全世界的多发病和常见病,据最新资料预计我国高血压患者可能高达2亿以上。而且随着年龄的老化,高血压发病率还会进一步增高。由于高血压常伴有脂肪和糖代谢紊乱,以及心、脑、肾和视网膜等器官功能性或器质性病变。因此,高血压已成为威胁人类生命健康的重要疾病之一。

第一节　原发性高血压

原发性高血压是遗传甚因与许多致病性因素相互作用而引起的多因素疾病。在高血压的形成过程中,交感神经兴奋导致心率增快,心肌收缩力增强和心输出量增加,周围小动脉收缩,外周血管阻力增大可使血压升高;肾素-血管紧张素-醛固酮系统(RAAS)通过调节水、电解质平衡以及血容量、血管张力而影响血压;另外,肾脏功能异常、内分泌功能失调、电解质紊乱及某些微量元素的缺乏也是高血压的重要影响因素。

一、诊断标准

根据《2009年中国高血压治疗指南》对高血压的诊断标准,在未服用抗高血压药物的情况下,18岁以上成人收缩压≥18.7 kPa和(或)舒张压≥12.0 kPa即可诊断为高血压,并根据血压水平将血压分为几种类型。

成人自测血压135/85 mmHg(18.0/11.3 kPa)为正常值,24 h血压监测白天<18.0/11.3 kPa,夜间睡眠时<16.0/10.0 kPa为正常值,超过上述数据即为血压异常。

1.临床表现

(1)原发性高血压起病隐匿,进展缓慢,病程长。初期较少症状,患者多诉头晕、头胀、失眠、健忘、耳鸣、乏力、多梦、易激动等。部分患者出现了高血压所致的严重并发症和靶器官功能性或器质性损害的相应症状和临床表现时才就医。

(2)并发症:长期的高血压可导致左心室肥厚,心脏扩大及心功能不全。高血压也是动脉硬化及冠心病的主要危险因素,可合并闭塞性周围血管病及冠心病;血压突然显著升高可产生高血压脑病,表现为患者剧烈头痛、呕吐、视力减退、甚至抽搐、昏迷。老年高血压患者常合并脑动脉硬化,可出现短暂性脑缺血发作或脑卒中。高血压致肾损害,最终可导致慢性肾衰竭。

2.高血压的危险因素

(1)超重和肥胖:体重指数(BMI)是体重与身高平方的比值,其计算公式为BMI＝体重(kg)/身高^2(m^2)。中国成人正常体重指数(BMI;kg/m^2)为19～24,体重指数≥24为超重,≥28为肥胖。

许多研究均表明超重或肥胖是血压升高的重要独立危险因素。超重或肥胖者有交感神经活性升高,减轻体重有利于降低血浆去甲肾上腺素及肾上腺素水平。人群体重指数的差别对人群的血压水平和高血压患病率有显著影响,我国人群血压水平和高血压患病率北方高于南方,与人群体重指数差异相平行。

（2）膳食营养因素

1）电解质

钠盐与血压：人群平均收缩压与平均尿钠呈直线正相关。在一般情况下,24 h尿钠可较好地反映摄钠量。在日均摄钠量每增加1 g时,则平均收缩压约增加2 mmHg,平均舒张压约升高1.7 mmHg。世界卫生组织建议,成人每人每日摄盐量应控制在5 g以下,而目前我国人群的平均摄盐量在7~20 g。人体摄入过多的钠盐可造成体内钠水潴留,导致血管平滑肌肿胀,血管腔变细,血管阻力增高。同时血容量增加,导致血压增高。

钾盐与血压：钾对血压有独立于钠及其他因素的作用。在男性血浆中钾每降低1 mmol/L时,收缩压及舒张压分别升高4 mmHg及2 mmHg。1 mmol/L钾的降压作用为1 mmol/L钠的升压作用的3倍,钾与血压呈负相关。我国人群钾摄入量普遍低于西方国家,这可能与我国传统的烹调方法有关。由此可见,我国膳食高钠低钾是高血压高发的因素之一。国外有些临床研究证明,限钠补钾可使高血压患者的血压降低、体重下降,且能抑制肾素释放和增加前列环素的合成。

钙与血压：膳食中钙不足可使血压升高。流行病学研究证明,日摄钙<300 mg者的血压平均比日摄钙>800 mg者高2~30 mmHg。当人群日均摄钙每增加100 mg时,则平均收缩压和舒张压水平分别下降2.5 mmHg及1.3 mmHg。营养学家建议,成人每日摄钙量标准应为800 mg,而我国人群普遍摄钙量低。当膳食低钙时,其钠/钾比值的升血压作用更为显著。在体内,影响代谢的原因很多,如甲状旁腺激素、维生素D水平等。研究表明,同一人群内,个体间膳食钙摄入量与血压呈负关联而与尿钙呈正相关。

镁与血压：在流行病学、实验研究及临床效应等方面均反映出体内镁与血压呈负相关。缺镁可引起血管痉挛及体内收缩因子反应增强。镁离子具有抗凝、降脂及扩血管等作用,在降压同时可提高对心脏的保护作用。

电解质的相互影响：高钾可促进排钠,高钠可增加尿钾和尿钙的排出,而高钠高钙饮食时,尿钾少于高钠低钙饮食的人群。

2）脂肪酸：流行病学资料表明,降低膳食总脂肪,减少饱和脂肪酸,增加多不饱和脂肪酸可使人群血压下降。当多不饱和脂肪酸与饱和脂肪酸的比值由0.25增高至1.0时,则可使人群血压下降8 mmHg。膳食中的不饱和脂肪酸大部分来自植物油。此外,鱼类也富含长链n-3多不饱和脂肪酸。

3）蛋白质氨基酸：鱼类蛋白有降压及预防脑卒中的作用,膳食中的酪氨酸不足可引起血压升高,各种兽禽肉类含酪氨酸较多。

4）微量元素：与血压有关的微量元素为镉。长期饮用含镉高的水可使血压升高。膳食中的锌可防止镉的升压作用。

（3）不良的生活方式和行为

1）吸烟和饮酒：饮酒与血压之间的关系取决于每日的饮酒量。每日饮酒超过一定量后,不论性别及民族,血压即随着饮酒量的增加而升高,特别是收缩压。大量饮酒的升压作用主要反映了心排出量与心率增加,可能是交感神经活性增强的结果。酒还改变细胞膜,也许通过抑制钠离子转运促使较多的钙离子进入细胞内。摄少量酒的人冠心病发病机会减少,可能反映了脂质指标的改善,减少容易发生血栓形成的因素以及改善胰岛素抵抗。吸烟通过尼古丁引起肾上腺素能神经末梢释放去甲肾上腺素,从而升高血压。另外,吸烟使桡动脉顺应性急性明显降低,这种作用不依赖于血压升高。吸烟者戒烟时,血压可出现轻度升高,可能反映了体重增加。

2)体力活动:体力活动有助于防止高血压,已经患高血压者通过有节律的等张运动可以降低血压,这种关联可能涉及胰岛素抵抗。从事体力活动多的职业或经常进行运动锻炼的人不论收缩压或舒张压都相对低一些。

3)睡眠呼吸暂停:睡眠呼吸暂停是肥胖者引起高血压的原因之一。鼾症、睡眠呼吸暂停与高血压密切关联,因呼吸暂停时缺氧使交感神经活性增强。

(4)社会心理因素:许多研究表明,不同的社会结构、职业分工、经济条件、文化程度及各种社会生活事件的影响均与高血压的发生有关。心理因素对高血压的发病起一定的作用。长时间的情绪紧张如各种负性(消极)精神状态(焦虑、恐惧、愤怒、抑郁等)都能导致血压升高,此外还和性格特征与缺陷有关。高血压患者的性格缺陷为愤怒常被压抑、不显露,情感易激动,好高骛远等。

3.实验室检查

(1)血压测量:如为初诊高血压,应每天测量 2 次(早晚各测 1 次),连续监测 7 d。

(2)动态血压监测:动态血压是诊断和观察高血压治疗效果的最佳方法,并可用以指导治疗。

(3)心电图:主要表现为左胸前导联高电压并可合并 T 波深倒置和 S-T 段改变。此外,还可出现各种心律失常、左右束支传导阻滞的图形。

(4)超声心动图:主要表现为左室向心性肥厚,早期常有舒张功能异常,后期心脏呈离心性肥大,心室收缩与舒张功能均有异常。

(5)X 线检查:左室扩大,主动脉增宽、延长、扭曲,心影呈主动脉型心改变,左心功能不全时可出现肺淤血征象。

二、治疗原则

高血压治疗的总体原则是采取对患者影响最小的治疗方式而最大限度地保护靶器官功能。

1.非药物治疗

减肥、控制体重,超体重是高血压独立危险因素。减肥和控制体重不仅有助于减低血压和减少降压药用量,也能降低冠心病和其他心脑血管疾病及糖尿病的患病率;低盐饮食,高血压患者应将每日钠摄入量控制在 70～120 mmoL(即食盐 1.5～3.0 g);体育运动,适当体育锻炼和体力劳动,能缓解精神紧张,也有利于减轻体重控制肥胖;戒烟酒,吸烟和饮酒与高血压明显相关,也是其他心脑血管疾病的重要危险因素,戒烟和适当限酒有利于控制血压。

2.药物治疗

降压药的选择主要取决于药物对患者的降压效果和不良反应。对每个具体患者来说,能有效控制血压并适宜长期治疗的药物就是合理的选择。在选择过程中,还应该考虑患者靶器官受损情况和有无糖尿病、血脂、尿酸等代谢异常,以及降压药与其他使用药物之间的相互作用。目前常用降压药物有六大类,即利尿剂、β受体阻滞剂、钙通道阻滞剂、血管紧张素转换酶(ACE)抑制剂、血管紧张素Ⅱ受体拮抗剂和α受体阻滞剂。

（1）利尿剂：利尿剂使细胞外液容量降低、心排出量降低，并通过利钠作用使血压下降。单独使用首选药治疗轻度高血压，尤其适用于老年人收缩期高血压及心力衰竭伴高血压的治疗，也可与其他降压药合用治疗中、重度高血压。利尿剂包括噻嗪类、袢利尿剂和保钾利尿剂三类。

1）噻嗪类：氯噻嗪：用量 125～500 mg，每天 1 次；氯噻酮用量 12.5～25 mg，每天 1 次；氢氯噻嗪 12.5～50 mg，每天 1 次；吲达帕胺 1.25～2.5 mg，每天 1 次。噻嗪类利尿剂长期应用可引起低血钾、高血糖、高尿酸血症和高胆固醇血症，因此糖尿病及高脂血症患者应慎用，痛风患者禁用。保钾利尿剂多与噻嗪类利尿剂合用以减少低钾血症的发生。

2）袢利尿剂：呋喃苯氨酸：用量 20～80 mg，每天 1～2 次；托噻米用量 2.5～10 mg，每天 1 次。袢利尿剂作用迅速，但过度作用可致低血钾、低血压。

3）保钾利尿剂：多联合袢利尿剂使用，醛固酮拮抗剂，如螺内酯或依普利酮，最佳适应证是用于醛固酮增多所致高血压患者，螺内酯 25～50 mg，每天 1～2 次；依普利酮 50～100 mg，每天 1～2 次；氨苯蝶啶 50～100 mg，每天 1～2 次。

（2）β受体阻滞剂：β受体阻滞剂通过降低心排出量、抑制肾素释放并通过交感神经突触前膜阻滞使神经递质释放减少，从而使血压下降。β受体阻滞剂降压作用缓慢，适用于轻、中度高血压，尤其是心率较快的中青年患者或合并有心绞痛、心肌梗死后的高血压患者。

1）选择性β受体阻滞剂：美托洛尔 50～150 mg，每天 2 次；美托洛尔缓释剂 50～100 mg，每天 1 次；阿替洛尔，25～100 mg，每天 1 次；比索洛尔 2.5～10 mg，每天 1 次。

2）非选择性β受体阻滞剂：普萘洛尔 40～160 mg，每天 2 次；长效普萘洛尔 60～180 mg，每天 1 次。

3）α、β受体双重阻滞剂：卡维地洛 12.5～50 mg，每天 2 次；拉贝洛尔 200～800 mg，每天 2 次。

β受体阻滞剂对心肌收缩力、房室传导及窦性心律均有抑制，可引起血脂升高、低血糖、末梢循环障碍、乏力及加重气管痉挛。因此充血性心力衰竭、支气管哮喘、糖尿病、病态窦房结综合征、房室传导阻滞、外周动脉疾病患者不宜用。

（3）钙通道阻滞剂：抑制细胞外 Ca^{2+} 的跨膜内流，降低血管平滑肌细胞内游离 Ca^{2+}，而使血管平滑肌松弛。钙通道阻滞剂还能减弱血管收缩物质如去甲肾上腺素及血管紧张素 II 的升压反应。钙通道阻滞剂降压迅速，作用稳定，可用于各种程度的高血压，尤适用于老年高血压或合并稳定型心绞痛患者。钙通道阻滞剂包括维拉帕米、地尔硫䓬及二氢吡啶类三种类型，作用时间上分短效、长效或缓（控）释剂型，临床上用于降压治疗多选用长效或缓（控）释剂型。

1）二氢吡啶类：硝苯地平控释片 30～60 mg，每天 1 次；硝苯地平缓释片 20～40 mg，每天 2 次；尼卡地平缓释片 60～120 mg，每天 2 次；尼索地平 10～40 mg，每天 1 次；尼群地平 10～20 mg，每天 1～2 次；尼莫地平缓释片 30～60 mg，每天 2 次；依拉地平 2.5～10 mg，每天 2 次；非洛地平 2.5～20 mg，每天 1 次；氨氯地平 2.5～10 mg，每天 1 次。

2）非二氢吡啶类：地尔硫䓬缓释剂 120～540 mg，每天 1 次；长效维拉帕米 120～360 mg，每天 1 次。钙通道阻滞剂可引起心率增快、充血、潮红、头痛、下肢水肿等，缓释、控释或长效制剂不良反应有所减少。维拉帕米和地尔硫䓬抑制心肌收缩及自律性和传导性，因此不宜在心力衰竭、窦房结功能低下或心脏传导阻滞患者中应用。

（4）血管紧张素转换酶抑制剂（ACEI）：通过抑制血管紧张素转换酶使血管紧张素 II 生成

减少,同时抑制激肽酶使缓激肽降解减少,两者均有利于血管扩张,使血压降低。ACE 抑制剂对各种程度高血压均有一定降压作用,对伴有心力衰竭、左室肥大、心肌梗死后、糖耐量减低或糖尿病肾病蛋白尿等并发症的患者尤为适宜。

临床常用 ACEI:卡托普利 25～100 mg,每天 2 次;依那普利 2.5～40 mg,每天 1～2 次;福辛普利 10～40 mg,每天 1 次;赖诺普利 10～40 mg,每天 1 次;培哚普利 4～8 mg,每天 1～2 次;雷米普利 2.5～20 mg,每天 1 次。

ACEI 最常见的不良反应是干咳,可能与体内缓激肽增多有关,停药后即可消失。最严重的不良反应是血管神经性水肿,但十分少见。高血钾、妊娠、肾动脉狭窄患者禁用。

(5)血管紧张素 Ⅱ 受体阻滞剂:通过对血管紧张素 Ⅱ 受体的阻滞,有效地阻断血管紧张素对血管收缩、水钠潴留及细胞增生等不利作用。适应证同 ACEI,但不引起咳嗽反应。血管紧张素 Ⅱ 受体阻滞剂减压作用平稳,可与大多数降压药物合用。

临床常用制剂:厄贝沙坦 150～300 mg,每天 1 次;氯沙坦 25～100 mg,每天 1 次;替米沙坦 20～80 mg,每天 1 次;缬沙坦 80～320 mg,每天 1 次;坎地沙坦 8～32 mg,每天 1 次。血管紧张素 Ⅱ 受体阻滞剂加利尿剂复合制剂:厄贝沙坦 150 mg＋氢氯噻嗪 12.5 mg(商品名:安博诺)1 片,每天 1 次;氯沙坦 50 mg＋氢氯噻嗪 12.5mg 或 25mg(商品名:海捷亚)1 片,每天 1 次。

(6)β 受体阻滞剂:选择性 α_1 受体阻滞剂通过对突触后 α 受体阻滞,对抗去甲肾上腺素的动静脉收缩作用,使血管扩张、血压下降。非选择性类如酚妥拉明,主要用于嗜铬细胞瘤。α_1 受体阻滞剂能安全、有效地降低血压,不影响血糖、血脂代谢。主要的不良反应为体位性低血压,尤其老年患者用药需谨慎。

α_1 受体阻滞剂:多沙唑嗪 1～16 mg,每天 1 次;哌唑嗪 2～20 mg,每天 1 次;特拉唑嗪 1～20 mg,每天 1～2 次。

中枢性 α_2 受体阻滞剂:可乐定 0.1～0.8 mg,每天 2 次;可乐定贴片 0.1～0.3 mg,1 周 1 次;甲基多巴 250～1 000 mg,每天 2 次。

(7)周围交感神经抑制剂和直接血管扩张剂:此类药物虽有一定的降压作用,但常出现体位性低血压等不良反应,且尚无心脏、代谢方面保护作用的循证医学证据,因此不宜长期服用。

周围交感神经抑制剂:利血平 0.05～0.25 mg,每天 1 次。

直接血管扩张剂:肼屈嗪 25～100 mg,每天 2 次。

(8)药物的联合应用:联合疗法有两种情况,一是每种降压药剂量固定,药厂做成复合制剂。另一种情况是两种药物或以上药物联合使用。联合疗法的优点是几种药物取长补短增强疗效,同时减少或抵消不良反应。

联合用药的选择:ACE 抑制剂＋利尿剂;利尿剂＋β 受体阻滞剂;钙通道阻滞剂＋β 受体阻滞剂;ACE 抑制剂＋钙通道阻滞剂。另外,也可以考虑 β 受体阻滞剂＋α 受体阻滞剂,α 受体阻滞剂＋ACE 抑制剂,氢氯噻嗪＋钙通道阻滞剂,氢氯噻嗪＋保钾利尿剂。

3.高血压合并几种特殊情况的治疗

(1)高血压脑病:患者多为长期高血压,因过度劳累、紧张和情绪激动等因素导致血压突然急剧升高,造成颅内高压或脑水肿,临床上出现头痛、呕吐、烦躁不安、视力模糊、黑蒙、抽搐、意识障碍甚至昏迷等症状。

治疗原则:应尽快降压,降压速度视原有基础血压情况而定。通常将升高部分血压下降

25%～30%,然后维持数小时甚至数日再逐渐降至正常,切勿过快过度降压,避免出现脑血流低灌注。降压药物首选硝普钠,开始剂量为 2 μg/min,视血压和病情可逐渐增至200～300 μg/min。近年来应用压宁定或硝酸甘油代替硝普钠,取得良好效果。由嗜铬细胞瘤所致高血压危象,可首选酚妥拉明 5～10 mg 快速静脉注射,有效后静脉滴注维持。

制止抽搐可用地西泮、苯巴比妥钠等。此外,如颅内压升高或出现脑水肿,应给予脱水、利尿等处理以降低颅内压和减轻脑水肿。往往需待病情稳定后方可改为口服降压药,并积极控制诱发因素。

(2)急进型高血压:患者短期内血压突然升高且持续不降,常突然头痛、头晕、视力模糊、心悸、气促等,病情发展迅速,易引起心、脑、肾等重要靶器官的损伤及并发症。患者舒张期血压常>130 mmHg,可出现眼底出血、渗出和视盘水肿,若由继发性高血压所致者尚有相应临床表现。

治疗原则:急进型高血压若无心、脑、肾的严重并发症,则可采用口服降压药较缓慢地降压,通常 1～2 周内把血压降至(140～150)/(95～100) mmHg,避免降压过多过快,造成脑供血不足和肾血流量下降而加剧脑缺血和肾功能不全。若患者出现高血压脑病、高血压危象或左心衰竭,则必须采用注射方法迅速降压,待血压降至安全范围(150～160)/(95～100) mmHg后,再过渡到用口服降压药维持,并将血压控制在<140/90 mmHg。

(3)高血压合并左心衰竭:高血压是心力衰竭的主要病因之一,长期的高血压可导致左心室肥厚及心脏扩大,不但影响左心室舒张期顺应性,后期还可引起左心室收缩功能障碍,进而发生左心衰竭。

治疗原则:高血压合并左心衰竭的治疗关键是尽快降低心脏前、后负荷,降低血压。降压药物首选 ACEI,如出现咳嗽等不良反应,可选用血管紧张素受体拮抗剂替代。β受体阻滞剂通过抗交感过度兴奋作用,不但具有降压作用也有利于轻中度心力衰竭的治疗。利尿剂是高血压合并心力衰竭常被选用的药物,首选袢利尿剂。钙离子拮抗剂一般不用于高血压合并明显心力衰竭者,除非血压难以控制,但宜选用二氢吡啶类氨氯地平或非洛地平。如患者血压显著升高的同时伴有明显心力衰竭,可选用硝普钠或硝酸甘油静脉用药,以快速纠正心力衰竭。

(4)高血压合并肾功能不全:高血压患者均有不同程度肾功能损害,尤其长期高血压且血压未控制者更易发生肾功能不全。

治疗原则:①应选用增加或不明显减少肾血流量、降压作用温和而持久的降压药;②一般宜从小剂量开始,逐渐加量,达到目标血压后改用小剂量维持;③避免使用有肾毒性作用的药物;④经肾脏代谢或排泄的降压药,剂量应控制在常规剂量的 1/2～2/3;⑤伴肾功能不全的高血压患者,血压不宜降得过低,一般以降到 140/90 mmHg 左右为宜;⑥双侧肾动脉狭窄和高钾血症者应避免使用血管紧张素转换酶抑制剂或血管紧张素Ⅱ受体拮抗剂。高血压合并肾功能损害者一般选用钙离子拮抗剂,常与β受体阻滞剂合用。

(5)高血压合并哮喘或慢性阻塞性肺病:高血压并非哮喘或慢性阻塞性肺病的致病原因,但临床上此两种情况经常同时存在。在治疗选择药物时要避免使用易诱发哮喘的降压药物。

治疗原则:首选钙离子拮抗剂,其次可选用α受体阻滞剂、肼屈嗪类等。避免使用β受体阻滞剂,尤其是非选择性β受体阻滞剂,以免加重支气管痉挛。利尿剂、血管紧张素转换酶抑制剂也应慎用,必要时可用血管紧张素α受体拮抗剂。

(6)高血压合并脑血管意外:高血压患者因情绪激动、过度紧张或疲劳引起血压突然升高,导致已病变的脑血管破裂出血,临床表现为突然剧烈头痛、呕吐,局灶性者可能出现轻度偏瘫或癫痫样发作,重者迅速意识障碍或昏迷。

治疗原则:出血量较小者可采取内科治疗,出血量较大者及时开颅手术或行脑立体定向手术清除血肿。急性期降压应小心谨慎,不宜降压过快过低。并发蛛网膜下隙出血者收缩压降至 140～150 mmHg 即可,脑出血者使收缩压降至 150 mmHg 左右为宜。颅内压升高者应及时降低颅内压,首选甘露醇脱水,利尿剂降低血容量。出血量较大者为防止血肿进一步扩大,可用止血剂如立止血。缺血性脑梗死一般不宜降压治疗,除非血压非常高。对于急、慢性脑血管痉挛,一般可用钙离子拮抗剂,也可用血管紧张素转换酶抑制剂及血管紧张素Ⅱ受体拮抗剂等。

(7)妊娠期高血压:多发于≤20 岁或≥35 岁的孕妇,原有高血压、肾炎、糖尿病者,精神过分紧张、羊水过多、双胞胎或巨大儿葡萄胎等亦是常见诱发因素。临床表现为妊娠 20 周后出现血压升高,轻者血压≥140/90 mmHg 伴尿蛋白≥300 mg/24 h 尿;重者收缩压≥160 mmHg 或舒张压≥110 mmHg,尿蛋白≥2.0 g/24 h 尿。

治疗原则:首先应注意休息,精神放松,必要时可给予镇静剂。一般不急于降压,如血压明显升高者,降压首选钙离子拮抗剂,α、β 受体阻滞剂拉贝洛尔,直接血管扩张剂肼屈嗪等,必要时静脉滴注硝普钠快速降压。

严重者如伴有抽搐应立即给予解痉止抽药物,如硫酸镁。孕期高血压在使用降压药时必须严密观察,避免血压大幅波动和降得太低影响胎儿血供,一般将血压控制在 130/85 mmHg 左右为宜。妊娠期重度高血压 ACEI 制剂和 AngⅡ受体拮抗剂应属禁忌,若药物治疗无效,应终止妊娠。

4.围手术期高血压

由于患者对疾病、手术的恐惧可使原无高血压的患者血压升高,原发性高血压者血压进一步升高。

治疗原则:对原无高血压者或血压轻、中度升高者可不急于降压,部分患者在情绪稳定或麻醉后血压多降至正常。如血压过度升高,可经静脉应用硝酸甘油、亚宁定或硝普钠等快速将血压降到合适水平。对于选择性手术者宜将血压控制在正常或略为偏高(140～150)/(90～95) mmHg 为宜。原有高血压者术前 1 周可应用 ACEI,AngⅡ受体拮抗剂、钙离子拮抗剂或 β 受体阻滞剂将血压维持在正常偏高水平。

第二节 继发性高血压

继发性高血压占高血压人群的 5％左右,在临床诊治过程中如存在下列情况应高度怀疑继发性高血压:①对治疗的反应差;②既往血压稳定的患者血压难以控制;③重度高血压(SBP/DBP＞180/110 mmHg);④20 岁前或 50 岁后发生高血压、高血压靶器官损害显著;⑤无高血压家族史;⑥病史、体检或实验室检查提示继发性高血压。

一、病因

1. 肾性

（1）肾实质性：急、慢性肾炎，肾盂肾炎，系统性红斑狼疮及其他风湿性疾病肾损害，放射性肾病，多囊肾，肾结核，肾素瘤，糖尿病性肾病，肾结石，肾盂积水，肾肿瘤等。

（2）肾血管性：肾动脉畸形，肾动脉粥样硬化，肾动脉肌纤维病，肾梗死，多动脉炎，肾动脉血栓形成。

（3）外伤性：肾周血肿，肾动脉夹层血肿，肾挫伤等。

2. 内分泌性

（1）甲状腺疾病：甲状腺功能亢进或甲状腺功能减退。

（2）肾上腺疾病：嗜铬细胞瘤、原发性醛固酮增多症、库欣综合征或肾上腺皮质功能异常。

（3）垂体疾病：肢端肥大症，垂体加压素分泌过多。

（4）甲状旁腺疾病：甲状旁腺功能亢进。

（5）性腺及其他：多囊卵巢，妊娠中毒症，更年期综合征。

3. 代谢性

糖尿病、高胰岛素血症及高血钙症。

4. 大血管疾病

主动脉缩窄、动静脉瘘、多发性大动脉炎等。

5. 神经源性

脑肿瘤、颅内高压、间脑刺激、脑干损伤、脑炎，肾上腺外嗜铬组织增生或肿瘤，焦虑状态。

6. 毒物中毒或药物

如铝、蛇中毒或口服避孕药，升压药物等。

7. 其他

如睡眠呼吸暂停综合征、红细胞增多症等。

二、治疗原则

1. 肾实质性病变导致的高血压

应积极治疗肾实质性疾病，减缓肾脏疾病的进展，但慢性肾病患者的血压常难以得到有效控制。对于肾病或糖尿病合并大量尿蛋白者，可首选血管紧张素转换酶抑制剂或受体拮抗剂，但应注意终末期肾病患者可能进一步升高血清肌酐和尿素氮水平，甚或高血钾，此时可选用钙离子拮抗剂或 β 受体阻滞剂等。

2. 肾血管性高血压

继发于肾动脉粥样硬化或多发性大动脉炎所致肾动脉狭窄的高血压，通常药物治疗疗效甚微。为控制血压可选用钙离子拮抗剂、α 及 β 受体阻滞剂、直接血管扩张剂等。单侧肾动脉狭窄者可谨慎使用血管紧张素转换酶抑制剂或受体拮抗剂。经皮肾动脉球囊扩张加血管支架植入能有效缓解肾缺血，降低血压。如一侧肾功能已完全消失，手术切除无功能肾有助于控制血压。

3. 主动脉缩窄

药物治疗无效，且可造成主动脉缩窄远端血压进一步下降。一旦诊断明确，应尽早手术治疗，部分患者可经介入治疗。

4.内分泌疾病

垂体及异位促肾上腺皮质激素分泌瘤、肾上腺皮质腺瘤或腺癌及双侧增生的肾上腺大部切除术等是其根治措施。也可采用垂体放射治疗,常用 60 钴(^{60}Co)或直线加速器垂体外照射治疗,但多作为手术的辅助疗法。药物治疗常用于不宜手术或术后辅助治疗,药物包括密妥坦、甲吡酮等皮质醇合成酶抑制剂以及 5-羟色胺拮抗剂赛庚啶等,但疗效不确定。部分肾上腺疾病如嗜铬细胞瘤可通过手术切除而根治,药物则以 α 受体阻滞剂酚妥拉明为首选。原发性醛固酮增多症可服用螺内酯类药物。甲状腺或甲状旁腺疾病应以治疗原发病为主,降压药物只作为治疗原发病过程中的辅助用药。

5.睡眠呼吸暂停综合征

应针对其病因进行治疗,周围型睡眠呼吸暂停综合征可考虑手术解除呼吸道梗阻,如为中枢型或混合型则可在夜间睡眠时使用呼吸机。另外,控制体重和减轻肥胖也有助于血压的控制。

第八章 老年心脏瓣膜疾病

一、临床表现

老年人心脏瓣膜疾病主要累及主动脉瓣和二尖瓣,自然病史潜伏期很长,常经历多年缓慢进展的过程。早期表现为瓣膜根部和(或)瓣环轻度硬化、钙化,此时瓣膜功能基本正常,临床常无明显症状,称为亚临床期,可长达几十年,甚至持续终身。随着病程的进展,瓣膜损害加重,导致瓣膜狭窄和(或)关闭不全、血流动力学紊乱,临床出现相应的症状和体征。

(一)主动脉瓣狭窄

主动脉瓣狭窄(aortic stenosis,AS)是常见的老年人心脏瓣膜疾病之一,心绞痛、昏厥和充血性心力衰竭(congestive heart failure,CHF)是其典型的三大症状,其中又以心绞痛最为常见,系由于主动脉瓣狭窄引起左心室肥厚、冠状动脉血流储备下降所致。需注意老年主动脉瓣狭窄患者常合并冠心病,二者应加以鉴别。合并脑血管疾病的患者易发生昏厥。合并高血压、冠心病的患者易出现劳力性呼吸困难、活动耐量减低等充血性心力衰竭的表现。部分患者合并胃肠道出血,多发生于右侧结肠,是老年主动脉瓣狭窄的一个特异性表现,被称为 Heyde 综合征(Heyde's syndrome),系由于退行性主动脉瓣狭窄患者 von Willebmnd 因子水平下降,使得异常扩张的肠系膜动脉出血所致。老年主动脉瓣狭窄患者一旦出现临床症状,代表病情迅速恶化,平均生存时间仅 2 年,5 年生存率<20%。猝死主要发生于有症状的患者,无症状患者发生猝死的可能性 3%~5%。

主动脉瓣狭窄的典型体征是收缩期喷射性杂音,有时可触及收缩期震颤,多位于主动脉瓣第一听诊区(胸骨右缘第二肋间),杂音传导广泛,常向颈部、锁骨下、心前区及心尖部传导,有些患者杂音位于心尖部,应注意鉴别。合并充血性心力衰竭时由于心排出量减少,杂音可以减弱甚至消失,因此不能单纯根据杂音的响度来判断瓣膜狭窄的程度。

(二)主动脉瓣关闭不全

老年人主动脉瓣钙化所导致的瓣膜关闭不全发病率随年龄而增加,多数病变较轻,呈慢性病程。可以长期无症状,也可以出现轻微的劳力性呼吸困难和心悸,罕见昏厥,有心绞痛症状者多合并冠心病。但当心率减慢及舒张压明显降低时可出现夜间心绞痛发作,伴出汗、面红和心悸。重度主动脉瓣关闭不全(aortic insufficiency,AI)者少见,临床往往表现为典型的充血性心力衰竭症状,如劳力性呼吸困难、夜间阵发性呼吸困难、乏力、水肿等,预后较差,多在症状出现 2 年内死亡。

典型主动脉瓣关闭不全的杂音位于胸骨左缘三、四肋间主动脉瓣第二听诊区,多呈高调舒张早、中期吹风样,尤于患者坐位、前倾、深呼气末屏气时明显。主动脉瓣关闭不全的严重程度与杂音的持续时间有关,与杂音的响度无关。慢性重度主动脉瓣关闭不全患者还可以出现心尖部舒张中期隆隆样杂音(Austin-Flint 杂音)、水冲脉、毛细血管搏动等周围血管征。

(三)二尖瓣狭窄

由于二尖瓣瓣膜硬化/钙化造成的二尖瓣狭窄(mitral stenosis,MS)通常病变程度较轻,患者可以多年无任何临床症状。随着左心房的增大和压力的增加,房颤常作为首发症状,体循环栓塞尤其是卒中发生的危险随之增加,最终可出现进行性活动耐力下降、夜间阵发性呼吸困难等心力衰竭表现。

二尖瓣狭窄的杂音位于心尖部,为低调的舒张期隆隆样杂音。瓣膜固定者第一心音亢进,合并肺动脉高压者肺动脉瓣区第二心音亢进,重度肺动脉高压者由于肺动脉瓣关闭不全出现胸骨左缘舒张期吹风样杂音(Graham-Steeli 杂音)。疾病终末期可出现踝部水肿、颈静脉怒张甚至腹腔积液等右心衰竭表现。

(四)二尖瓣关闭不全

导致老年人尤其老年女性二尖瓣关闭不全(mitral insufficiency,MI)常见的病因为二尖瓣瓣环钙化,也是最常见的老年人心脏瓣膜病,钙化程度越重,关闭不全的程度也越重。由于二尖瓣瓣环临近房室结和希氏束,因此患者容易出现传导阻滞,如房室传导阻滞、束支传导阻滞、室内传导阻滞等心律失常表现。另外,二尖瓣关闭不全造成的反流可引起左心房的增大,房颤的发病率也相应增加。多数二尖瓣关闭不全的老年患者病变程度较轻,可以长期无症状,或仅表现为活动耐力的下降。部分老年人由于活动不便或合并肺部疾病,活动量往往自觉减少,反而掩盖了疾病本身,因此虽然病变严重,但无相应的临床症状,容易漏诊,须加以鉴别。

老年人二尖瓣关闭不全患者的典型体征为心尖部全收缩期杂音。病程较长或病变严重者心脏增大,最终可出现充血性心力衰竭的系列体征。

二、诊断

老年人心脏瓣膜病病程进展缓慢,亚临床期较长,难以早期发现。若出现症状,则代表瓣膜损害严重,由此造成的瓣膜狭窄和(或)关闭不全对血流动力学的影响较大。因此,出现临床症状是老年心脏瓣膜病自然病程的转折点,提示病情恶化,预后很差。如主动脉瓣狭窄患者出现临床症状后,2 年内的病死率超过 50%,生存时间仅 2~3 年。因而,早期诊断老年心脏瓣膜病尤为重要。一方面,心脏杂音的出现往往早于临床症状,通过仔细查体不难发现。另一方面,超声心动图历来是诊断瓣膜病的敏感方法,无创、价廉、简便易行的优势使其广泛应用于临床,不仅成为早期诊断老年人心脏瓣膜病的主要方法,还成为病变程度分型的主要依据。老年人心脏瓣膜病的超声心动图检查有其特征性表现:①最常受累的瓣膜为主动脉瓣,其次是二尖瓣;②病变以钙化为主,多从瓣叶根部向瓣尖发展,瓣叶边缘较整齐,且多无瓣叶间的粘连,据此可与风湿性瓣膜病相鉴别。同时需注意排除其他原因如先天性心脏病、胶原病等引起的瓣膜病变。另外,超声心动图还可以提供有关瓣膜形态和功能、心腔大小、室壁厚度及心功能等多方面的信息,这对于明确瓣膜病变程度、动态观察病情变化及指导治疗均有重大意义。

三、治疗策略

目前,尚无有效的药物治疗方法能够阻止瓣膜的退行性变,HMG-CoA 还原酶抑制药(他汀类)、血管紧张素转化酶抑制药(ACEI)等药物可能有助于延缓瓣膜退行性变的病理生理过程。对于有明显血流动力学障碍的严重病变,如无禁忌证,公认的治疗方法为瓣膜置换术。在特定的情况下,部分药物有助于缓解症状。

(一)药物治疗

目前,老年人心脏瓣膜疾病尚缺乏特殊的有效治疗药物,主要是针对疾病的不同临床表现而采取的相应的对症治疗。另外，如前所述，老年人心脏瓣膜病与动脉粥样硬化的病理生理过程及危险因素相似，因而对动脉粥样硬化有益的药物原则上应同样适用于老年心脏瓣膜疾病。

1.他汀类药物

基于瓣膜退行性变与动脉粥样硬化具有相似的分子水平改变，而他汀类药物通过抗感染、降低胆固醇水平、保护内皮功能等多种作用延缓和阻止动脉粥样硬化进程。因此，近年来许多研究试图通过他汀类药物的干预来延缓心脏瓣膜退行性变的进展，然而结果却不尽相同。2010年发表的一篇文章从207项将他汀类药物应用于主动脉瓣钙化患者的研究中，选取了最有代表性的8项研究进行了荟萃分析。结果显示，尽管有研究表明他汀类药物可延缓退行性主动脉瓣狭窄的进展，但更大规模的研究却表明他汀类药物并没有显著改善主动脉瓣狭窄患者生物瓣置换术后的临床进程。因此，未来需要更多的大规模前瞻性临床研究来证实他汀类药物的相关作用。

2.血管紧张素转化酶抑制药（ACEI）

血管紧张素转化酶及血管紧张素Ⅱ不仅参与动脉粥样硬化进程，同样也参与了心脏瓣膜退行性变的病理生理过程。临床研究也证实，阻断肾素-血管紧张素系统可延缓心脏瓣膜退行性变如主动脉瓣钙化病变。有关ACEI对主动脉瓣狭窄血流动力学的影响目前仅有一项研究，但结果显示与非ACEI组比较，ACEI组对主动脉瓣狭窄血流动力学并没有显著改善。因此，未来需要更多的临床研究来证实ACEI在退行性心脏瓣膜病中的作用。

（二）介入治疗

1.经皮二尖瓣球囊成形术

自1982年Inoue等成功开展经皮二尖瓣球囊成形术以来，经导管介入治疗已经广泛用于瓣膜病的治疗，使用Inoue球囊导管进行二尖瓣球囊扩张也成为目前经皮二尖瓣分离术的标准方法。二尖瓣球囊成形术主要适用于瓣膜弹性尚好的中、重度二尖瓣狭窄，并且应排除存在二尖瓣中度以上反流及左心房存在血栓的患者。二尖瓣球囊成形术具有创伤小、安全、快速和有效的优点，对部分经过严格评估后的老年二尖瓣狭窄患者，如有适应证可考虑介入治疗。

2.经皮主动脉瓣球囊扩张术

经皮主动脉瓣球囊扩张术与经皮二尖瓣球囊扩张术的广泛应用比较，虽然早在1985年经皮主动脉瓣球囊扩张术就已问世，但二十多年来并未得到广泛运用。这是由于主动脉瓣狭窄病变往往表现为严重的钙化，球囊扩张的效果有限。球囊扩张后主动脉瓣的面积往往只能达到 $0.7 \sim 1.1 \text{ cm}^2$，明显小于人工瓣膜所能够达到的瓣膜面积（$1.5 \text{ cm}^2$）。而且，这项技术的风险高，手术效果维持时间短，目前已趋于淘汰。

（三）外科手术适应证

1.主动脉瓣狭窄

有症状的主动脉瓣狭窄患者原则上均应进行主动脉瓣置换术（aortic valve replacement，AVR）。但由于老年人常常多种疾病并存，应充分评估手术风险，权衡症状的改善、生存率的提高和手术并发症的出现、甚至死亡。推荐有下述情况之一的患者进行主动脉瓣置换术。

（1）有症状的重度主动脉瓣狭窄患者。

（2）重度主动脉瓣狭窄患者行冠状动脉搭桥术。

（3）重度主动脉瓣狭窄患者行主动脉瓣等心脏瓣膜手术。

（4）重度主动脉瓣狭窄患者合并左心室收缩功能不全（LVEF＜50％）。

(5)中度主动脉瓣狭窄患者行冠状动脉搭桥术或主动脉瓣等心脏瓣膜手术（Ⅱa类适应证）。

2.主动脉瓣反流

(1)无症状的重度主动脉瓣反流患者，若左心室射血分数＜50％或左心室收缩末直径＞55 mm则应考虑进行主动脉瓣置换术。

(2)有症状的重度主动脉瓣反流患者应进行主动脉瓣置换术。

3.二尖瓣狭窄

(1)有症状(NYHA分级Ⅲ～Ⅳ级)的中度、重度二尖瓣狭窄患者，下述情况有指征施行二尖瓣修复术(mitral valve repair)：①没有施行经皮二尖瓣球囊成形术的能力；②尽管给予抗凝治疗但是仍有左心房血栓，或伴随中、重度二尖瓣反流，禁忌施行经皮二尖瓣球囊成形术；③有一定手术风险的患者，瓣膜形态不适合经皮二尖瓣球囊成形术时。

(2)有症状的中、重度二尖瓣狭窄患者合并中、重度二尖瓣反流，应当施行二尖瓣置换术(mitral valve replacement，MVR)，除非进行外科手术时可以施行瓣膜修复术。

4.二尖瓣反流

(1)有症状的重度二尖瓣反流患者。

(2)无症状的重度二尖瓣反流患者，左心室射血分数＜60％、左心室收缩末内径≥40 mm或肺动脉高压(肺动脉收缩压＞50 mmHg)。

(3)无症状的重度二尖瓣反流患者，虽然左心室射血分数＞60％、左心室收缩末内径＜40 mm，但手术修复成功(无残余反流)的可能性超过90％。

(四)治疗选择及建议

高龄老年退行性心脏瓣膜疾病的治疗应以改善症状为主要目的。对于无症状或仅有轻微症状的高龄老年退行性心脏瓣膜疾病患者，应选择药物治疗。年龄不是手术的禁忌证，对于有明显症状的高龄老年退行性心脏瓣膜疾病患者，原则上应进行手术治疗。但是，由于老年人耐受性较差，且常常多种疾病并存，尤其高龄老年人群中合并冠心病、脑血管疾病、慢性肾病者，显著增加了手术并发症如心脏压塞、栓塞等的发生率、病死率也大大增加。在选择老年患者的治疗策略时，除尊重患者的意愿、参照上述手术适应证以外，还应充分评估手术风险，权衡手术后症状的改善和并发症的出现以及病死率之间的关系。另外，手术方式的选择也是影响手术效果的关键。高龄老年人瓣膜钙化、纤维化非常严重，多为联合瓣膜病，球囊扩张尽管创伤较小，但成功率非常低(＜50％)，并不是理想的手术方式，应首选瓣膜置换术。对于部分合并因脑血管疾病或老年痴呆造成的永久性神经系统损害以及癌症等疾病的高龄患者，由于手术难以从根本上改善生活质量、预期生存期较短，一般不主张手术治疗。

第九章 中西医心血管疾病

第一节 心血管神经症

心血管神经症是神经症的一种，是由于神经功能失调而致的循环功能紊乱，属于以心血管症状为主的神经症。

心血管神经症亦称心脏血管性神经衰弱。属中医学"郁证"范畴。

一、诊断要点

（一）症状

多发生于青壮年女性。

精神忧郁或情绪焦虑，主诉繁多，症状多样，典型临床症状为心悸、呼吸困难、胸闷、心前区部位不固定的一过性的隐痛或持久性的隐痛、多汗、疲乏无力、注意力不集中、记忆力减退、易兴奋、烦躁易怒、失眠、多梦等。

（二）体征

许多患者检查时缺乏阳性体征，有些患者心率较快，窦性心律不齐，心尖搏动有力，心音增强，心尖区闻及1～2级柔和收缩期杂音，或胸骨左缘第2至第3肋间2级收缩期杂音；患者多有疲倦、紧张、焦虑不安，思维、言谈正常，有时叹息样呼吸，手指可有轻微的颤抖；神经科检查可出现腱反射亢进，划痕试验阳性。

（三）心电图

大多数患者心电图无特异性改变，有些表现为窦性心动过速，窦性心律不齐，房性或室性期前收缩，偶可见S-T段轻度压低及T波低平倒置。

二、病因病机

中医学认为，本病的发生与情志的关系最为密切，体质禀赋不足，阴虚血少，虚火内扰，心失所养，神不守舍；或因情志不畅，忧郁过度，阻滞气机，肝气郁结，肝气通于心，肝气滞则心气乏，气血不和，血行不畅，心血瘀阻；或因思虑过度，劳伤心脾，气血亏虚，心失所养；或因肝郁化火，传于心则心肝火旺，扰动心神。

三、辨证要点

（一）辨虚实

心血管神经症的病因或责于实，求诸于气郁、火扰诸因；或归于虚，缘由气阴之不足。

（二）辨病位

七情郁滞，起源于心，肝脾首当其冲；六淫抑郁脾肺，寒与湿居多；饮食停郁，中气先伤。因郁致悸，不得从心脏而论治，而以肝、脾、肺三者为气血郁结之常处。肝藏血，喜条达而恶抑郁；

脾为气血生化之源,主升清降浊;肺为气之主,通调水道。

四、治疗原则

本病多因情志或者禀赋不足导致气血失调,脏腑功能紊乱,气滞血瘀,心脉闭阻,因此,按照"气行则血行,气滞则血瘀"的原则,本病的治疗应以行气解郁,活血化瘀通络为主,兼益气、养血、疏肝、滋阴、化痰等法。

同时,应避免精神因素的刺激,加强心理辅导。

五、辨证论治

(一)气滞心胸证

症状:胸胁胀满、隐痛阵发,痛无定处,情志忧郁,时欲叹息。舌淡红,苔薄白,脉弦。

治法:疏肝解郁,行气止痛。

方药:柴胡疏肝散。

加减举例:痛甚者,加当归、郁金、乌药;郁而化火者,加栀子、川楝子。

中成药:乌灵胶囊疏肝理气、解郁安神;或舒肝理气丸理气宽胸;或舒肝健胃丸疏肝开郁、导滞和中;或加味逍遥丸疏肝清热、健脾养血。

(二)气郁化火证

症状:心悸阵作,胸胁胀痛阵发,烦躁,口苦,头痛目赤,失眠。舌质红,苔薄黄,脉弦数。

治法:疏肝解郁清火。

方药:丹栀逍遥散。

加减举例:烦躁较甚者,加淡竹叶;失眠者,加酸枣仁、首乌藤。

中成药:解郁安神颗粒疏肝解郁、安神定志;或越鞠丸行气解郁;或蒲郁胶囊清心化痰、疏肝解郁。

(三)心脾两虚证

症状:心悸气短,头晕目眩,失眠健忘,面色无华,纳呆腹胀,神疲乏力。舌质淡,苔薄白,脉细弱。

治法:益气补血,健脾养心。

方药:归脾汤。

加减举例:失眠较重者,加生龙骨、煅牡蛎。

中成药:二夏清心片健脾祛痰、清心除烦;或刺五加片扶正祛邪养心安神;或补心气口服液补益心气;或归脾丸益气健脾、养血安神。

(四)气阴两虚证

症状:心悸气短,低热口干,五心烦热,失眠健忘,舌红苔少,脉细数。

治法:益气养阴,补心安神。

方药:天王补心丹。

加减举例:心气虚甚者,加黄芪、炙甘草。

中成药:滋肾补脑液益气滋肾、养心安神;或枣仁安神液补心安神;或琥珀安神丸育阴养血、补心安神;或天王补心丸滋阴养血、补心安神;或炙甘草合剂益气、养血、温阳复脉。

六、特色治疗

(一)单味中药

现代药理研究表明,多种中药具有治疗心血管神经症的作用。

1.镇静,抗焦虑

如黄连、莲子心、柏子仁、朱砂、磁石、龙骨、琥珀、远志、酸枣仁、茯苓、合欢皮、珍珠母、大枣、浙贝母、石菖蒲、丹参、郁金等。

2.强心,改善体循环

如当归、党参、生姜、郁金、香附、陈皮、青皮、木香、沙参、熟地黄等。

3.改善冠状动脉循环

如人参、川芎、枳壳、黄芪、党参、当归、白芍、何首乌、麦冬、女贞子、冬虫夏草等。

(二)针灸疗法

1.刺灸

针灸具有通经脉,调气血,改善心身功能状态,调整阴阳平衡,调和脏腑功能的作用。

治法:补血养心,理气化痰,疏肝解郁,活血通脉。取手少阴、手足厥阴经腧穴和相应俞、募穴为主。

针灸处方:内关、神门、足三里、三阴交、后溪、丰隆、风池、百会、心俞、巨阙、厥阴俞、膻中、合谷、太冲、行间、太溪。

刺灸方法:交替取穴,针、灸并用,多用补法或平补平泻;背部穴位应注意针刺的角度、方向和深度。留针 30 min,1 次/天。

随证配穴:气血不足者,加灸气海、关元、足三里;淤血阻脉者,加曲泽、膈俞、血海;气郁痰阻者,加中脘、期门、阴陵泉;阴虚火旺者,加然谷、行间、肝俞、肾俞。

2.耳针疗法

取耳穴心、肾、交感、神门、皮质下、内分泌等穴。毫针轻刺激或皮内针埋置,或采用王不留行籽贴压耳穴。1 次/天。

3.皮肤针法

循后项、背部膀胱经第一、第二侧线叩刺,以及叩刺内关、膻中、三阴交,中度刺激至局部皮肤潮红为度。治疗 1～2 次/天。

4.穴位注射

按常规选穴,每次选用 2～4 穴,用维生素 B_1 注射液、维生素 B_{12} 注射液、丹参注射液,每穴注射 0.5 mL。1 次/天。

(三)推拿疗法

一指禅推脊柱两侧膀胱经,时间约 5 min。用按揉法在肝俞、脾俞、胃俞施术,每穴约 2 min。患者仰卧位,医者按揉章门、期门各 2 min 左右。用摩法摩胁肋、腹部各约 5 min。

(五)其他疗法

1.气功疗法

循序渐进,先练养生功、放松功等静功,后练保健功、太极拳、鹤翔桩等。

2.吸入法

胸闷不舒者,可用宽胸气雾剂等口腔喷雾以宽胸理气止痛。

3.经典食疗

①猪腰 500 g，山药 30 g，当归 10 g，党参 20 g，油、盐、酱、醋、葱、姜各适量。将猪腰对半剖开，取去网膜及导管，洗净，加入山药等三味中药清炖至熟。将猪腰取出晾凉，切成腰花装盘，浇上各调料即成，分次食用。②猪心 1 个，洗净，加朱砂末 1 g、红枣 10 枚炖服，吃肉饮汤。

第二节　风湿性心瓣膜病

风湿性心瓣膜病多由风湿热反复发作，累及心脏致发风湿性心脏炎，并经迁延日久，遗留的以心脏瓣膜病变为主的心脏疾病，又称"风心病"。主要表现为瓣膜口的狭窄或关闭不全。风湿热好发年龄为 5～15 岁，瓣膜病多见于 20～40 岁。风湿性心瓣膜病以二尖瓣病变最常见，其次为主动脉瓣病变、三尖瓣病变、肺动脉瓣病变。两个以上瓣膜同时受累者称联合瓣膜病变。据本病的临床症状特点，本病属于中医心悸、水肿、胸痹、咳喘等范畴。中医治疗能改善心脏瓣膜患者的症状，延缓其自然病程，改善心力衰竭的表现，缓解心绞痛症状，预防栓塞中风的发生，是预防病情进展的有效措施。

一、诊断要点

（一）症状

未出现心力衰竭时无明显自觉症状，仅见两颧紫红色，口唇轻度发绀；本病开始时体力活动也无明显受限，只是在剧烈运动，如跑步、搬运重物时体力逊于同龄人。有些患者像这样稳定的状态可持续数年、十余年，甚至更长时间。随着病情的发展可出现心悸、心慌、气短气促、劳累后呼吸困难，甚至夜间阵发性呼吸困难，端坐呼吸和心源性哮喘。咳嗽以干咳为主。咳血，可痰中带血丝，或大口咯吐鲜红色血液，右肋部胀痛，颈静脉充盈，最后出现下肢水肿或全身水肿、腹腔积液、胸腔积液等。其中二尖瓣狭窄以咳嗽及呼吸困难，甚则咯血为主；二尖瓣关闭不全以乏力、心悸等症状为主，后期可出现水肿、腹胀等；主动脉瓣关闭不全晚期产生左心功能不全和肺淤血的症状，劳累后气急或呼吸困难。少数可出现心绞痛或昏厥；主动脉瓣狭窄加重时，可有乏力、头晕甚至昏厥，心绞痛甚至心肌梗死，心律失常甚至猝死。联合瓣膜病变一般以损害较严重的瓣膜病变表现较为突出，且相互影响，如二尖瓣狭窄合并主动脉瓣关闭不全时，二尖瓣狭窄的舒张期杂音可减轻，主动脉瓣关闭不全的周围血管征也不显著。

（二）体征

1.二尖瓣狭窄

两颧多呈紫红色，口唇轻度发绀，称"二尖瓣面容"。儿童久病患者常有心前区隆起。心尖区常可触及舒张期震颤。叩诊可见胸骨左缘第三肋间心浊音界向左扩大。心尖区舒张期杂音是二尖瓣狭窄最重要的体征，呈低调、隆隆样，局限的舒张中、晚期杂音，于左侧卧位、活动后、呼吸末增强，还可闻及心尖区第一心音亢进和二尖瓣开放拍击音、肺动脉瓣区第二心音亢进和分裂、肺动脉瓣区舒张期杂音、三尖瓣区全收缩期吹风样杂音。晚期右心功能不全时，出现肝大、压痛，肝颈征阳性。

2.二尖瓣关闭不全

心尖区全收缩期吹风样杂音是二尖瓣关闭不全的主要体征。杂音调高,性质柔和或较粗糙,强度在三级或三级以上,常将第一心音掩盖。肺动脉瓣区第二心音分裂,心尖区常有第三心音发生。脉搏较细小,心尖搏动可向左下移位,心浊音界向左下扩大,在心尖区可见到并扪及有力的局限性抬举性搏动,表示左心室肥厚性扩大。

3.主动脉瓣关闭不全

①主动脉瓣区及第二听诊区舒张期泼水样杂音;②主动脉瓣区第二心音减弱或消失;③心尖部舒张期杂音;④脉压大及周围血管征:水冲脉、"枪击音"、毛细血管搏动及杜氏征;⑤左心室增大症。

4.主动脉瓣狭窄

在主动脉瓣区胸骨右缘第2肋间,可闻及一响亮粗糙的收缩期杂音,向颈动脉及锁骨下动脉传导,有时可触及收缩期震颤,并可伴有收缩期喷射音。主动脉瓣区第二心音减弱,可有第二心音逆分裂。由于左心室排出量减少,收缩压降低,以致脉压变小,脉搏呈迟滞脉,心率常缓慢。

(三)实验室辅助检查

1.心电图检查

二尖瓣狭窄:典型改变为"二尖瓣型P波"并右室肥厚表现;二尖瓣关闭不全:主要有左心室肥大或兼有劳损的表现;主动脉瓣关闭不全:有左心室肥大和劳损的表现;主动脉瓣狭窄:主要是左心室肥厚和劳损。

2.X线检查

二尖瓣狭窄:①"梨状心"或称(二尖瓣型心),包括左心房增大、右心房增大、肺动脉总干突出、主动脉结小;②肺淤血:肺门阴影增重模糊;肺下部血管纹理减少,而上部血管影增强。二尖瓣关闭不全:主要为左心房及左心室增大。主动脉瓣关闭不全:呈靴型心,包括主动脉扩张、屈曲延长及左心室增大。主动脉瓣狭窄:左心室扩大,偶尔可见主动脉瓣钙化,升主动脉因受收缩期血流的急促喷射而发生狭窄后的扩张。

3.超声检查

二尖瓣狭窄:左房及右室内径扩大,舒张期二尖瓣开放受限,瓣口开放径小于1.3 cm,前叶呈"圆隆"征改变,M型二尖瓣前叶呈"城墙样"改变;前后叶呈同向运动。二尖瓣关闭不全:左房及左室腔增大,但以左房扩大为主,不易出现右心衰竭,室间隔、左室后壁合二尖瓣活动幅度增大,收缩期二尖瓣关闭留有缝隙,二尖瓣增厚反射增强,腱索增粗较心脏炎明显。

4.右心导管检查

主要表现右心室、肺动脉和"毛细血管"压力增高,后者压力曲线a波显著,非循环阻力增大,心排出量指数降低。

二、鉴别诊断

(一)老年退行性瓣膜病

老年退行性瓣膜病多见于60岁以上,主动脉瓣叶边缘很少涉及,二尖瓣钙化主要累及瓣环,累及瓣叶很少,无交界处粘连或瓣叶边缘变形。而风湿性心瓣膜病多起病青壮年,临床上常有其他部位风湿病表现及反复链球菌感染史,病变主要是炎症和纤维化使瓣叶变硬、缩短、变形粘连融合,腱索融合导致瓣膜关闭不全或狭窄,受累主要是二尖瓣。

(二)病毒性心肌炎

有病毒感染史,如流感、肠道病毒感染等。病毒分离阳性,出现杂音多伴有心脏增大,但亦有心脏增大而无杂音,一般不会出现主动脉瓣关闭不全的杂音。而风湿性心瓣膜病多有杂音而不伴心脏明显增大。

(三)先天性二尖瓣狭窄

瓣膜呈降落伞样畸形,可以出现类似风湿性二尖瓣狭窄的症状和体征,但早期发现都在幼儿时期。

(四)左房黏液瘤

临床上症状和体征的出现往往呈间歇性,随体位而变更;听诊可发现肿瘤扑落音;很容易有反复的周围栓塞现象。超声心动图显示左心房内有云雾状光点;左心房内收缩压明显增高,选择性心血管造影显示左心房内有充盈缺损。

(五)"功能性"二尖瓣狭窄

"功能性"二尖瓣狭窄见于各种原因所致的左心房扩大,二尖瓣口流量增大,或二尖瓣在心室舒张期受主动脉反流血液的冲击等情况,如动脉导管未闭和心室间隔缺损等有大量左至右分流的先天性心脏病、二尖瓣关闭不全、主动脉瓣关闭不全等。这类"功能性"杂音,持续时间一般较短,较少伴有开瓣音。

(六)感染性心内膜炎

感染性心内膜炎一般起病缓慢,原有风湿性心脏病及先天性心脏病;或原无心脏疾病患者,出现 1 周以上不明原因的发热,伴进行性贫血、乏力、盗汗、食欲缺乏、体重下降、关节酸痛等。急性起病表现为寒战高热,贫血,全身毒血症明显。查体:多有贫血貌,部分可见脾大、杵状指(趾)、皮肤黏膜瘀点。原有心脏杂音性质改变,或无心脏杂音者出现心脏杂音,90% 以上出现新杂音者会发生心力衰竭,至少 1/3 的患者存在一个或多个部位的栓塞。血常规:白细胞大多增高。血培养致病菌阳性,超声心动图发现赘生物。

三、中医证候学特征

(一)主症特征

心悸,喘促。

(二)次症特征

①心气虚特征:自汗,气短,平素症状不明显,劳累或运动则症状加重,容易疲倦,四肢无力,喜叹长气,舌质淡,苔薄白,脉沉弱;②肺肾两虚特征:喘促伴见气短,动则加剧,呼多吸少,气不得续,咳嗽、咳痰,痰量不多或干咳,或不能平卧,舌质淡红,苔薄白或薄黄,脉微细或沉细;③阳虚水泛特征:面色苍白虚浮或灰滞,形寒怯冷,腰膝酸软,下肢水肿,腹胀,四肢不温,自汗尿少,舌质淡胖,苔白,脉沉细或沉迟无力;④水瘀互结特征:颧赤或紫,唇紫,静脉曲张,胁下痞块,腹胀,水肿,口燥但欲漱水不欲饮,甚至咯血,舌质黯或黯紫,舌下小血管紫黯,扭曲扩张,脉细涩或结代。

四、据证析因,推断病机

风心病属中医心悸、水肿、胸痹、咳喘等范畴。其发病多由风寒湿邪侵入机体,由表入里,犯及心脉,累及心脏所致。临床表现以心悸、喘促为主症,结合次症、兼症、舌象、脉象等分析推求。临床主症伴见头晕目眩,面色无华,健忘失眠,神疲乏力,气短自汗,舌质淡红,苔薄白,脉细数为心气不足,阴血亏虚;主症伴见咳嗽,咳痰,气短动则尤甚,甚则不能平卧,舌淡红,苔薄白,脉细数为肺肾两虚;主症伴见形寒肢冷,面色苍白,腰膝酸软,下肢水肿,舌质淡胖大有齿痕,苔白,脉沉细无力,多为心肾阳虚;主症伴见口唇发绀,两颧黯红,胁下痞块,颈脉曲张,爪甲青紫,胸闷胸痛,或脘腹胀痛,下肢水肿,舌质紫黯或青紫,苔薄白,脉细涩或结代,为水瘀互结。风湿热外邪与血相搏,湿热不化,淤血内结,病久气虚阳虚,心血不能鼓动而淤血内停,阳气衰竭则瘀与水结。

五、辨证论治

(一)辨证要点

1.辨心悸

未见心悸者,邪气尚浅,病变多轻。劳累或运动后心悸明显,伴倦怠乏力,短气者,为病邪内舍于心,心气心血亏虚。心悸无宁日,自觉心中空虚,形寒怯冷,喘息气促,自汗,为心阳不足,心功能代偿不全之征。心悸益甚,兼见肿满喘促、胁下痞块、唇甲青紫,为心肾阳虚、水气凌心。若见心悸如脱,气短不续,汗出肢冷,尿少而全身水肿,则为阳虚欲脱之危候。

2.辨舌脉

脉细滑数为风湿化热;脉细弱为心血亏虚;脉沉细为心阳不足;脉结代为心血瘀阻、心气不足、心血亏虚之征。舌红苔黄腻,为风湿化热;舌淡无苔,为心血亏虚或气阴两虚;舌紫黯有瘀点为心血瘀阻;舌淡苔白,为心阳不足之象。

(二)治疗原则

急则治其标,缓则治其本。发病初期,主要以本虚为主,本虚主要指气虚阳虚,以益气养心为治法;随着疾病的不断发展变化,心气虚进一步发展为心肾阳虚,心肾阳虚进一步发展则因虚致实,从而产生淤血、水饮、痰浊等标实之证。心肾阳虚之证,治宜温阳利水;对淤血、水饮、痰浊等则分别兼以活血化瘀、利水消肿、温化痰浊。

(三)分类论治

1.心气亏虚证

主症:心悸气短,动则加剧,甚则不能平卧或夜间不能平卧。

兼次症:头晕乏力,神疲,自汗。

舌象:舌质淡,苔薄白。

脉象:细弱。

病机概要:心气亏虚,心神失养。

治法:益气养心。

方药:养心汤加减。本方出自《证治准绳》。方中黄芪、党参、炙甘草补益心肺之气;当归养血,川芎行气活血;半夏燥湿化痰;柏子仁、酸枣仁、远志养心安神;五味子敛肺宁心安神;若畏寒肢凉加桂枝;口干咽燥,脉虚数者,加麦冬;大便干燥者加生地;咳嗽吐痰者加半夏、杏仁;咽干、关节肿痛者加威灵仙、络石藤祛风清热除湿。

2.肺肾两虚证

主症:呼吸急促,动则益甚,甚则气喘,不能平卧或夜间突发气短喘促,取端坐。

兼次症:易感冒,咳嗽吐痰或干咳。

舌象:舌淡红,苔薄白或白腻。

脉象:沉细或弦滑、结代。

病机概要:肺肾两虚,肾不纳气。

治法:肃降肺气,补肾纳气。

方药:葶苈大枣泻肺汤合苏子降气汤加减。两方分别出自《金匮要略》和《太平惠民和剂局方》。方中葶苈子、大枣泻肺逐饮;苏子、半夏、前胡降气化痰平喘;陈皮、厚朴宽胸祛痰;肉桂温肾纳气祛寒;蛤蚧补肺气,助肾阳,定喘嗽;当归治咳逆上气,防温燥伤阴;甘草祛痰,调和诸药。

3.阳虚水泛证

主症:心悸怔忡,心中觉空虚或心悸如脱或左乳下筑筑而动,气短不续似叹息之状。

兼次症:面色苍白虚浮,形寒怯冷,腰膝酸软,下肢水肿,腹胀,四肢不温,自汗尿少。

舌象:舌淡,苔白。

脉象:细弱。

病机概要:心肾阳虚,阳虚水泛。

治法:温阳利水。

方药:真武汤加减。本方出自《伤寒论》。方中附子温补心肾,以助阳气;桂枝温阳化气;黄芪益气利水;茯苓健脾渗湿,以扶脾之运化;泽泻、五加皮利水消肿。阳虚甚,怕冷,加红参、细辛;心悸,水肿甚者,加五加皮、猪苓;腹胀者,加大腹皮;胁下症积者,加生山楂、丹参、泽兰、益母草。

4.血瘀水阻证

主症:心悸怔忡,胸闷胁痛,气短。

兼次症:唇发绀,两颧黯红,腹胀,水肿,胁下痞块,颈脉曲张,爪甲青紫,口燥但欲漱水不欲饮。

舌象:舌紫黯或瘀斑、瘀点。

脉象:细涩或促、结代。

病机概要:血瘀水饮内停,阻滞心脉。

治法:化瘀利水,佐以益气。

方药:血府逐瘀汤合四君子汤加减。两方分别出自《医林改错》和《太平惠民和剂局方》。方中党参、黄芪补气利水;茯苓、泽兰、路路通、枳实利水消肿;川芎行气活血;当归养血活血;益母草、泽兰活血利水;桃仁活血化瘀。胁痛明显加郁金、赤芍,气短乏力者加生黄芪、党参。

六、其他治疗

(一)中成药

1.黄芪注射液

适应证:适用于风心病二尖瓣狭窄各期表现以气虚证为主者。

用法:黄芪注射液 20～30 mL 加入 5% 或 10% 葡萄糖液 250～500 mL,静脉滴注。每日 1 次,10～15 d 为 1 疗程。

2.丹参注射液

适应证:适用于风心病二尖瓣狭窄属血瘀水阻证。

用法:丹参注射液 20~40 mL 加入 5％或 10％葡萄糖液 250~500 mL,静脉滴注。每日 1 次,10~15 d 为 1 疗程。

3.参附注射液

适应证:适用于风心病二尖瓣狭窄之阳气虚脱证。

用法:参附注射液 4~20 mL,以 25％~50％葡萄糖液 20 mL 稀释后静脉注射。

4.补心气口服液

适应证:适用于风心病二尖瓣狭窄以气虚为主者。

用法:每次 1 支(10 mL),口服,每日 2 次。

5.心宝

适应证:适用于风心病二尖瓣狭窄之心肾阳虚证。

用法:每次 1 粒,口服,每日 3 次。必要时,每次 1~2 粒,舌下含服。

(二)针灸

1.体针

主穴取内关、间使、通里、少府、心俞、神门、足三里等。辨证取穴如利水消肿加水分、水道、阳陵泉、中枢透曲骨及三阴交、水泉、飞扬、复溜、肾俞;咳嗽痰多加尺泽、丰隆;嗳气腹胀加中脘;镇静安眠加曲池;止咳平喘加肺俞、合谷、天突。每次选部分主穴及辨证取穴 4~5 个穴位,每日 1 次,7~10 d 为 1 疗程,休息 2~7 d,再行下 1 疗程。

2.耳针

取心、肺、脑、神门、皮质下、内分泌、肝、肾、小肠等穴。以毫针刺入 1 min,捻转半分钟,留针 10~20 min,每日 1 次,12 次为 1 疗程。或王不留行籽压于穴位,胶布固定,每日用手指捏压贴药处 2~3 次,每次 1~3 min,以耳部稍有痛感为度。

七、转归与预后

本病早期,无明显临床症状,或仅见遇劳时有轻度心悸、气短等症,如注意饮食起居,不妄劳作,一般预后良好。若病情发展,出现心悸、怔忡、气短等临床症状,更需注意调护,并及时治疗。在心力衰竭纠正后的恢复期阶段往往出现气虚血少之候,气虚则血行迟缓,以致血瘀气滞,终致心血不足,心脉瘀阻,应在补益气血的基础上,适当加入活血化瘀之品。心脉痹阻,可致肺气壅塞,久则郁而化热,络伤血溢;或淤血阻络,血不归经,导致痰中带血或大量咯血,应在化瘀、宣肺的基础上加入凉血止血之品。心脉瘀阻,除影响肺功能外,尚可累及脾肾,以致心肾阳虚,血瘀水阻,预后较差。久病不愈,心阳欲脱,一般病情危重。

八、预防措施

气候变化时特别是季节更替时需注意避免感受风寒;平时应经常锻炼身体,增强体质,避免外感,杜绝过度劳累,维护人体正气。经常服用玉屏风散等,有益气固本作用;有喉痹、乳娥的患者,需要进行积极治疗。

第三节 大动脉炎

大动脉炎(takayasu arteritis,TA)是指主动脉及其主要分支的慢性进行性非特异的炎性疾病。

病变位于主动脉弓及其分支者最为多见,其次为降主动脉、腹主动脉、肾动脉。主动脉的二级分支,如肺动脉、冠状动脉也可受累。受累的血管可为全层动脉炎。早期血管壁为淋巴细胞、浆细胞浸润,偶见多形核中性粒细胞及多核巨细胞。由于血管内膜增厚,导致管腔狭窄或闭塞,少数患者因炎症破坏动脉壁中层,弹力纤维及平滑肌纤维坏死,而致动脉扩张、假性动脉瘤或夹层动脉瘤。

本病多发于年轻女性,30岁以前发病者约占90%,40岁以后较少发病。病因迄今尚不明确,一般认为可能由感染引起的免疫损伤所致。

一、诊断要点

(一)症状

主要表现为动脉搏动减弱或消失,具体症状因部位不同而异。如病变侵犯头臂动脉,可引起脑部不同程度的缺血,出现头昏,严重者可有反复昏厥,上肢缺血可出现单侧或双侧上肢无力,桡动脉和肱动脉可出现搏动减弱或消失(无脉征)。如侵犯胸、腹主动脉,下肢出现无力、酸痛、皮肤发凉和间歇性跛行等症状,特别是髂动脉受累时症状最明显。肾动脉受累出现高血压,合并肺动脉狭窄者,则出现心慌、气短,少数患者发生心绞痛或心肌梗死。具有上述两种类型的特征,属多发性病变,多数患者病情较重。本病合并肺动脉受累时出现心悸、气短较多。重者心功能衰竭。

(二)体征

肱动脉搏动减弱,一侧或双侧肱动脉搏动减弱。双侧上肢收缩压差>10 mmHg。一侧或双侧锁骨下动脉或腹主动脉可闻及杂音。

(三)实验室辅助检查

1.生化检查

(1)红细胞沉降率:是反映病变活动的一项重要指标。疾病活动时血沉增快,病情稳定时血沉恢复正常。

(2)C反应蛋白:其临床意义与血沉相同,为病变活动的指标之一。

(3)抗链球菌溶血素"O"抗体:其增加仅说明患者近期曾有溶血性链球菌感染,本病仅少数患者出现阳性反应。

(4)抗结核菌素试验:我国的资料提示,约40%的患者有活动性结核,如发现活动性结核灶应抗结核治疗。对结核菌素强阳性反应的患者,要仔细检查,如确认有结核病的应抗结核治疗。

(5)其他:少数患者在疾病活动期出现白细胞增高或血小板增高,也为炎症活动的一种反应。可出现慢性轻度贫血,高免疫球蛋白血症比较少见。

2.影像学检查

(1)彩色多普勒超声检查:可探查主动脉及其主要分支狭窄或闭塞(颈动脉,锁骨下动脉,肾动脉等），但对其远端分支探查较困难。

（2）数字减影血管造影（DSA）：是一种数字图像处理系统，为一项较好的筛选方法，本法优点为操作简便易行，检查时间短，对患者负担小，对比分辨率高，对低对比区域病变也可显示。对头颅内动脉、颈动脉、胸腹主动脉、肾动脉、四肢动脉、肺动脉及心腔等均可进行造影，对大动脉炎的诊断价值较大，一般可代替肾动脉造影。本法缺点是对脏器内小动脉，如肾内小动脉分支显示不清，必要时仍需进行选择性动脉造影。

（3）电子计算机扫描（CT）：特别是增强 CT 可显示部分受累血管的病变，特别是先进的CT 机和核磁共振能显示出受累血管壁的水肿情况，以助判断疾病是否活动。

二、鉴别诊断

（一）先天性主动脉缩窄

该病多见于男性，血管杂音位置较高，限于心前区及背部，全身无炎症活动表现。

（二）动脉粥样硬化

该病常在 50 岁后发病，伴动脉硬化的其他临床表现，数字减影及血管造影有助于鉴别。

（三）肾动脉纤维肌结构不良

该病多见于女性，肾动脉造影显示其远端 2/3 及分支狭窄，无大动脉炎的表现。

（四）血栓闭塞性脉管炎（Buerger 病）

该病好发于有吸烟史的年轻男性，为周围慢性血管闭塞性炎症。主要累及四肢中小动脉和静脉，下肢较常见。表现为肢体缺血、剧痛、间歇性跛行，足背动脉搏动减弱或消失，游走性表浅动脉炎，重症可有肢端溃疡或坏死等，与大动脉炎鉴别一般并不困难。

（五）结节性多动脉炎

该病主要累及内脏中小动脉，与大动脉炎表现不同。

（六）胸廓出口综合征

该病可有桡动脉搏动减弱，随头颈及上肢活动而搏动有变化，并常有上肢静脉血流滞留现象及臂丛神经受压引起的神经病，颈部 X 线显示颈肋骨畸形。

三、中医证候学特征

多发性大动脉炎属祖国医学脉痹范畴。病位在脉，与肝、心、脾、肺、肾密切相关，本病病程较长，临床表现复杂，以气虚血瘀，气血虚弱，或肝肾阴虚为主要表现。

（一）主症特征

患者表现以肢体的酸痛麻木、桡动脉或足背动脉脉搏减弱为主要表现。

（二）次症特征

根据病程发展过程，可分为下列五种特征：①热毒特征：热毒阻络，低热或身热，疲倦无力，肌肉关节酸痛，头晕目眩，肢体发麻，或见肢凉，舌质偏红，舌苔薄黄，脉细数或见微弱而细；②阴虚特征：头痛眩晕，烦躁心悸，午后潮热，腰腿酸痛，下肢无力发凉，可见间歇性跛行，大便干结，小溲黄少，舌质偏红，苔薄白或微黄，寸口脉细数而弦，趺阳脉细弱或无；③阳虚寒闭特征：形寒肢冷，倦息无力，头目晕眩，记忆力减退，肢麻发凉，或见间歇性跛行，甚则偏瘫，昏迷，纳减，腰膝酸软，舌淡或黯，苔薄白或腻，脉沉细弱或无脉；④气血两虚特征：头昏目花，视力减退，听力下降，心悸气短，上肢无力，发凉发麻，或有疼痛，活动后尤甚，常感疲劳，面色少华，舌淡苔薄,脉伏微弱或无脉;⑤脉络瘀阻特征:头昏目眩,两目胀痛,胸脘闷痛,伴心悸,气短乏力,肢体麻木刺痛发凉,舌质黯红,舌边或舌面有紫斑,脉细涩或无脉。单侧或双侧血压测不出或明显降低。

四、据证析因,推断病机

多发性大动脉炎属中医脉痹范畴,临床主症为单侧或双侧肢体出现缺血症状,表现脉搏减弱或消失。要辨析病因需要在临床症状群中找到具有主症病性特征的次症或兼症,结合舌象、脉象分析推求。主症伴见低热或身热,疲倦无力,舌质偏红,舌苔薄黄,脉细数或见微弱而细,多为热毒阻络证;主症伴见烦躁心悸,午后潮热,腰腿酸痛,大便干结,小溲黄少,舌质偏红,苔薄白或微黄,寸口脉细数而弦,跌阳脉细弱或无,多为阴虚内热表现;主症伴见形寒肢冷,腰膝酸软,舌淡或黯,苔薄白或腻,脉沉细弱或无脉,多为阳虚寒闭表现;主症伴见头昏目花,视力减退,听力下降,心悸气短,上肢无力,发凉发麻,或有疼痛,活动后尤甚,常感疲劳,面色少华,舌淡苔薄,脉伏微弱或无脉,多为气血两虚表现;主症伴见两目胀痛,胸脘闷痛,伴心悸,气短乏力,肢体麻木,刺痛发凉,舌质黯红,舌边或舌面有紫斑,脉细涩或无脉,多为脉络瘀阻表现。

病多因先天不足,后天失调,以致气血亏损,复感风寒湿热之邪侵袭,内外合邪,使脉道受损经络阻塞,气血运行不畅,气滞血瘀而成。本病虽有邪侵、正虚、血瘀之三方面病因病理因素,但外邪之入侵常基于正虚之内在因素。邪之入侵则形成急性活动期表现,待酿成病损后则随正气之虚衰,邪热也衰,使病情进入慢性炎症中间期,以气虚血瘀、气血虚弱、或肝肾阴虚为主要表现,随着脉痹血瘀之进一步损害则主以血瘀阻络,甚则形成癥瘕瘢痕之损害,则病属晚期。故在本病之发病过程中正与邪、气与血均互为因果,相互转化。

五、辨证论治

(一)辨证要点

1.辨主要特征

单侧或双侧肢体出现缺血症状,表现脉搏减弱或消失。

2.辨虚实标本、分缓急主次

本病标实为热毒郁结脉络、淤血阻滞脉络,本虚为阴虚、阳虚、气血两虚,脉络失养。

3.辨虚实夹杂

本病属本虚标实,症候多表现虚实夹杂,必须分清正虚与邪实孰轻孰重。

(二)治疗原则

急则治标,缓则治本,心脾肾阳气素虚为病之根本。治疗时只要抓住主要问题,遵循"肾为先天之本,脾为后天之本"的原则。

(三)分类论治

本病较为少见,至1980年后,临床报道中始有分型论治的资料。综合诸家之说,大体可划分为以下五型。

1.发作期

(1)热毒阻络证

主症:头晕目眩,肢体发麻。

兼次症:肌肉关节酸痛,或见肢凉或见身热,疲倦无力。

舌象:舌质偏红,舌苔薄黄。

脉象:细数或见微弱而细。

病机概要:热毒瘀络,脉络不通。

治法:清热解毒,活血通络。

方药:四妙勇安汤加减。本方出自《验方新编》。方用金银花清热解毒,玄参滋阴散结,当归养血活血,甘草解毒,加丹参、桃仁、延胡索以增化瘀通脉之效,黄柏、蒲公英、紫地丁以助金银花清热解毒之功。全方具有清热解毒,活血通络的作用。

(2)阴虚热蕴证

主症:头痛眩晕,下肢无力,间歇性跛行。

兼次症:烦躁心悸,午后潮热,腰腿酸痛,大便干结,小溲黄少。

舌象:舌质红,苔薄黄。

脉象:寸口细数,跌阳微弱或无。

病机概要:阴虚内热,经脉失养。

治法:养阴清热,解毒活血。

方药:四妙勇安汤加减。本方出自《验方新编》。方用生地、玄参、龟甲滋阴清热,金银花、蒲公英、紫地丁清热解毒;丹皮、赤芍、桃仁凉血化瘀;白薇、胡黄连清解虚热;浙贝母化痰散结,全方具有养阴清热,解毒通脉的作用。

2.缓解期

(1)阳虚寒闭证

主症:头目晕眩,肢凉发麻。

兼次症:形寒肢冷,倦怠无力,甚则偏瘫,昏迷,记忆力减退,纳减。

舌象:舌淡紫,苔白滑。

脉象:沉细弱或无脉。

病机概要:阳虚寒凝,血脉痹阻。

治法:温阳补肾,散寒通脉。

方药:阳和汤加减。本方出自《外科全生集》。方中鹿角胶、姜炭、肉桂、熟地温补肾阳;麻黄散寒解凝;白芥子祛痰散结;细辛散寒止痛;当归、川芎、桃仁、红花化瘀通脉;炙甘草调和诸药。全方具有温阳补肾,散寒通脉的功效。

(2)气血两虚证

主症:头昏目花,上肢凉麻。

兼次症:视力减退,听力下降,心悸气短,上肢无力,麻木发凉,面色少华。

舌象:舌淡苔薄。

脉象:伏或无脉。

病机概要:气血两虚,脉络失养。

治法:益气养血,活血通络。

方药:顾步汤加减。本方出自《外科真诠》。方中用人参、黄芪补益元气;当归养血活血;石斛滋阴增液;菊花祛风明目;金银花、蒲公英、紫地丁清热解毒;加川芎、桃仁化瘀活血。全方具有益气养血,活血通脉之功效。

(3)瘀毒阻络证

主症：胸痛肢麻，刺痛发凉。

兼次症：头昏目眩，胸脘闷痛，心悸气短。

舌象：舌质紫黯，边有瘀点，苔白。

脉象：细涩或无脉。

病机概要：淤血痹阻，脉络不通。

治法：活血化瘀，通痹复脉。

方药：桃仁红花煎加味。本方出自《素庵医案》。方中桃仁、红花、丹参、赤芍活血化瘀；香附、青皮、延胡索理气通脉；生地、当归养血活血；加桂枝、甘草助桃仁、红花等活血通脉之力。全方具有活血化瘀，通痹复脉之功效。

六、其他治疗

（一）中成药

内服汤药同时配合服用活血通脉之中成药以增强活血通络的功效。

（二）中药静脉滴注

复方丹参液或刺五加注射液加入生理盐水中，静脉滴注。

（三）中药外洗

肢体疼痛、发凉怕冷明显者，用活血止痛散煎汤外洗。

（四）针灸

1.体针

主穴：太渊、人迎。配穴：上肢加内关、尺泽、神门；下肢加气冲、冲阳；头晕痛加风池；视力减退加睛明、攒竹；心前区痛加心俞、通里。

2.耳针

主穴：患肢相应部位。配穴：交感、心、肝、肺、脾、肾、皮质下。

七、转归与预后

本病为慢性进行性血管病变，受累后的动脉由于侧支循环形成丰富，故大多数患者预后好，可参加轻工作。

预后主要取决于高血压的程度及脑供血情况。其并发症有脑出血、脑血栓、心力衰竭、肾衰竭、心肌梗死、主动脉瓣关闭不全、失明等。

第四节　低血压病

一、概念

血压受多种因素影响而有一定生理范围的波动，一般而言，健康成年人收缩压变化不超过 2.67 kPa，舒张压变化不超过 0.67 kPa，若收缩压≤12 kPa，舒张压≤8 kPa 即为低血压。但老年人由于动脉硬化,血管弹性减低,只有维持较高的收缩压才能保证脑及内脏器官的正常血液供应,故其收缩压≤13.33 kPa 时即为低血压。低血压临床上可分为无症状、有症状和体位性(直立性)低血压,前二者在体位变化时血压无明显变化,后者则因体位改变而发生低血压。本病一般属中医学"眩晕""虚劳""昏厥""心悸"等范畴。

二、实验室辅助检查

(一)化验检查

检查血、尿常规,血糖,血清电解质,尿酮体等有助于诊断。

(二)其他

如 X 线、心电图等检查有助于相应的病因诊断。

三、中医证候学特征

(一)主症特征

头晕、乏力。

(二)次症特征

①气血两虚特征:心悸气短,神疲,面色萎黄,失眠多梦,食欲缺乏,舌淡苔白,脉细弱;②肝肾阴虚特征:耳鸣目涩,虚羸少气,心悸健忘,虚烦失眠,腰膝酸软,口燥咽干,手足心热,四肢麻木,颧红盗汗,舌红苔少,脉细数;③心肾阳虚特征:心悸气短,神疲胸闷,腰膝酸软,畏寒肢冷,小便清长,舌质淡,苔薄白,脉沉细;④清阳不升特征:突然起立时出现头晕,纳呆便溏,舌质淡,苔薄白,脉沉弱。

四、辩证论治

(一)气血两虚

1.主症

眩晕,动则加剧,劳累即发,甚则昏厥,神疲懒言,心悸失眠,纳减体倦。舌色淡,质胖嫩,边有齿印,苔少或厚,脉细或虚大。或兼食后腹胀,或兼畏寒肢冷,或兼诸失血症,脉沉迟或细。

2.处方

黄芪 30 g,党参、茯苓、熟地各 15 g,炙甘草、当归各 10 g,白术、川芎、白芍各 9 g,肉桂 6 g。若偏于脾虚气陷者,改用补中益气汤加减;若脾阳虚衰者,可用理中汤加首乌、当归、川芎、肉桂等温运中阳;若发生昏厥,可急用针灸促其苏醒,内服六味回阳饮,重用人参以益气固脱。

3.方法

每日 1 剂,水煎取汁,分次服用。

(二)气阴两虚

1.主症

心悸头晕,神疲乏力,心烦失眠,健忘多梦,胸闷气短,口干,尿黄。舌尖红,少苔,脉细数。

2.处方

党参、阿胶(烊化)、白芍、制首乌、生地、麦冬、当归、枳壳各 15 g,炙甘草 10 g,夜交藤、茯苓各 12 g,黄芪 20 g,五味子 6 g。若兼血瘀,症见胸闷憋痛,口唇紫黯者,加丹参 30 g,桂枝 10 g,檀香 6 g;气虚及阳,形寒肢冷者,加制附片、肉桂各 6 g;心阴不足,虚火内盛,口干咽燥者,加玄参 15 g,知母 12 g。

3.方法

每日 1 剂,水煎取汁,分次服用。

(三)脾肾亏虚

1.主症

头晕耳鸣,神疲乏力,气短懒言,纳少腹胀,腰膝酸软,少寐健忘。舌淡,苔薄,脉沉细。

2.处方

枸杞子、胡桃肉、茯苓、白术、黄精、远志、炙甘草各 10 g,党参、酸枣仁各 15 g,黄芪 20 g,何首乌 12 g,木香 6 g。若兼腹中冷痛者,加高良姜 9 g,制香附 10 g;兼见脾阳亏虚,腹泻者,加肉豆蔻、补骨脂各 10 g。

3.方法

每日 1 剂,水煎取汁,分次服用。

(四)肝肾阴虚

1.主症

眩晕头痛,目干涩,耳鸣耳聋,口燥咽干,肢体震颤,腰膝酸软,五心烦热,少寐多梦,大便艰涩。舌红少苔,脉细。

2.处方

枸杞子、菊花、丹皮、麦冬、党参、泽泻各 10 g,山药 20 g,熟地、茯苓、山萸肉、黄芪各 15 g。若兼见两胁胀满不舒者,加川楝子、枳壳、郁金各 10 g;潮热,咽干痛,舌红,虚火较甚者,加知母 12 g,黄柏 6 g,地骨皮 10 g。

3.方法

每日 1 剂,水煎取汁,分次服用。

第五节　主动脉夹层

　　主动脉夹层指主动脉腔内的血液通过内膜的破口进入主动脉壁囊样变性的中层而形成夹层血肿,随血流压力的驱动,逐渐在主动脉中层内扩展,是主动脉中层的解离过程,并非主动脉壁的扩张,有别于主动脉瘤。过去此种情况被称为主动脉夹层动脉瘤,现多改称为主动脉夹层血肿,或主动脉夹层分离,简称主动脉夹层。根据内膜撕裂部位和主动脉夹层动脉瘤扩展的范围,可分为 A、B 两型。A 型:内膜撕裂可位于升主动脉、主动脉弓或近段降主动脉,扩展可累及升主动脉、弓部,也可延及降主动脉甚至腹主动脉。B 型:内膜撕裂口常位于主动脉峡部,扩展仅累及降主动脉或延伸至腹主动脉,但不累及升主动脉。本病年龄高峰为 50～70 岁,男性发病率较女性为高,男女之比为(2～3):1。

　　中医心血管科无主动脉夹层之病名,因临床多以急剧发病,突发剧烈疼痛、休克和血肿压迫相应的主动脉分支血管时出现的脏器缺血症状为主症,故归属"心痛"之范畴。

一、西医

(一)诊断要点

1.病史

80%以上主动脉夹层的患者有高血压,不少患者有主动脉壁囊性中层坏死。高血压并非引起囊性中层坏死的原因,但可促进其发展。

正常成人的主动脉壁耐受压力颇强,使壁内裂开需 66.7 kPa 以上压力,因此,造成夹层裂开的先决条件为动脉壁缺陷,尤其中层的缺陷。一般而言,在年长者以中层肌肉退行性变为主,年轻者则以弹性纤维的缺少为主。至于少数主动脉夹层无动脉内膜裂口者,则可能由于中层退行性变病灶内滋养血管的破裂引起壁内出血所致。合并存在动脉粥样硬化有助于主动脉夹层的发生。

2.症状

主要症状如下。

(1)疼痛:为本病突出而有特征性的症状,约96%的患者有突发、急起、剧烈而持续且不能耐受的疼痛,不像心肌梗死的疼痛是逐渐加重且不如其剧烈。疼痛部位有时可提示撕裂口的部位;如仅前胸痛,90%以上在升主动脉,痛在颈、喉、颌或脸也强烈提示升主动脉夹层,若为肩胛间最痛,则 90%以上在降主动脉,背、腹或下肢痛也强烈提示降主动脉夹层。极少数患者仅诉胸痛,可能是升主动脉夹层的外破口破入心包腔而致心脏压塞的胸痛,有时易忽略主动脉夹层的诊断,应引起重视。

(2)休克、虚脱与血压变化:约 1/2 或 1/3 患者发病后有面色苍白、大汗、皮肤湿冷、气促、脉速、脉弱或消失等表现,而血压下降程度常与上述症状表现不平行。某些患者可因剧痛甚至血压增高。严重的休克仅见于夹层瘤破入胸膜腔大量内出血时。低血压多数是心脏压塞或急性重度主动脉瓣关闭不全所致。两侧肢体血压及脉搏明显不对称,常高度提示本病。

(3)其他系统损害:由于夹层血肿的扩展可压迫邻近组织或波及主动脉大分支,从而出现各种各样的症状与体征,以致临床表现错综复杂,应特别引起重视。①主动脉瓣关闭不全和心力衰竭:由于升主动脉夹层使瓣环扩大,主动脉瓣移位而出现急性主动脉瓣关闭不全。心前区可闻典型叹气样舒张期杂音且可发生充血性心力衰竭,在心力衰竭严重或心动过速时杂音可不清楚;②心肌梗死:当少数近端夹层的内膜破裂下垂物遮盖冠状静脉窦口可致急性心肌梗死;多数影响右冠状静脉窦,因此多见下壁心肌梗死。此时严禁溶栓和抗凝治疗,否则会引发出血大灾难,病死率可高达71%,一定要提高警惕,认真鉴别。③心脏压塞;④其他尚有夹层压迫脑、脊髓的动脉引起神经系统症状,如昏迷、瘫痪等,多数为近端夹层影响无名或左颈总动脉血供;远端夹层也可因累及脊髓动脉而致肢体运动功能受损;夹层压迫喉返神经可引起声音嘶哑;夹层破入胸、腹腔可致胸腹腔积血,破入气管、支气管或食管可导致大量咯血或呕血,这种情况常在数分钟内死亡;夹层扩展到腹腔动脉或肠系膜动脉可致肠坏死急腹症;夹层扩展到肾动脉可引起急性腰痛、血尿、急性肾衰竭或肾性高血压;夹层扩展至髂动脉可导致股动脉灌注减少而出现下肢缺血以致坏死。

由于主动脉夹层形成后,可影响全身重要器官的供血,如心脏、大脑、内脏器官等,也是导致死亡的重要原因。65%~75%患者在急性期(2 周内)死于心脏压塞、心律失常等心脏并发症。

3.体征

本病在发病后数小时即可出现周围动脉阻塞征象,表现为颈动脉、肱动脉、桡动脉或股动脉搏动减弱、消失或两侧强弱不等、两上臂血压明显差别(>20 mmHg)、上下肢血压差距减小(<10 mmHg)或主动脉夹层部位可有血管杂音及震颤等。2/3患者主要的动脉搏动减弱或完全消失,搏动也可能时强时弱。

有主动脉瓣关闭不全的杂音,也可能存在主动脉瓣关闭不全的周围血管体征。少数患者急性严重的主动脉瓣关闭不全导致心力衰竭。左侧胸腔积液常见,反映主动脉周围炎症引起浆液积聚或血液漏入左侧胸膜腔。神经系统的并发症包括脑卒中和脊髓缺血引起的下肢轻瘫或截瘫,以及肢体动脉突然闭塞引起周围神经病变。

4.检查

结合X线、心电图、超声心动图、CT扫描、磁共振成像可做出诊断。

(1)X线检查:各种影像学诊断方法已愈来愈受到重视,并广泛用于诊断主动脉夹层,但按临床诊治要求,X线片应作为主动脉疾病的诊断常规。

(2)心电图:主动脉夹层本身无特异性心电图改变,既往有高血压者,可有左心室肥大及劳损;冠状动脉受累时,可出现心肌缺血或心肌梗死心电图改变;心包积血时,可出现急性心包炎的心电图改变。

(3)超声心动图:二维超声心动图对诊断升主动脉夹层具有重要临床价值,对观察主动脉内分离的内膜片摆动症及主动脉夹层的主动脉真假双腔征非常可靠,并可见主动脉根部扩张、主动脉壁增厚和主动脉瓣关闭不全,且易识别并发症,如心包积血、胸腔积血等。

(4)CT扫描:CT可显示病变的主动脉扩张,发现主动脉内膜钙化优于X线片,如果钙化内膜向中央移位提示主动脉夹层,如果向外围移位提示单纯主动脉瘤。

(5)磁共振成像(MRI):MRI与CT效果类似,但与CT相比,可横轴位、矢状位、冠状位及左前斜位等多方位、多参数成像,且不需使用造影剂即可全面观察病变类型和范围及解剖形态变化,其诊断价值优于多普勒超声和CT。

(6)数字减影血管造影(DSA):少创性的静脉注射DSA,对B型主动脉夹层的诊断基本上可取代普通动脉造影。

(7)主动脉造影:目前多采用经动脉逆行插管造影的方法,最大优点是能证实内膜撕裂的入口和出口、明确主动脉分支受累情况、估测主动脉瓣关闭不全的严重程度等,大多数外科医师仍认为在确立诊断、制订手术计划时主动脉造影是必不可少的。

(8)血和尿检查:白细胞计数常迅速增多。可出现溶血性贫血和黄疸。尿中可有红细胞,甚至肉眼血尿。

(二)治疗原则

1.一般治疗

一旦发现主动脉夹层患者或可疑患者,均应住院并严密监护,使患者安静下来,必要时使用镇痛或镇静药。

2.药物治疗

应积极采取药物治疗以减低心肌收缩力、减慢左心室收缩速度和外周动脉压。治疗目标是使收缩压控制在100～120 mmHg,心率60～75次/分钟。必须有效迅速地稳定或中止主动脉夹层的继续分离,使症状缓解,疼痛消失。

(三)治疗方案

1. 推荐方案

包括紧急治疗和巩固治疗两个阶段。

(1)紧急治疗:①镇痛与镇静,用吗啡与镇静药;②降压,对合并有高血压的患者,可采用普萘洛尔 5 mg 静脉间歇给药与硝普钠静脉滴注 25～50 $\mu g/min$,调节滴速,使血压降低至临床治疗指标。血压下降后疼痛明显减轻或消失是夹层分离停止扩展的临床指征。其他药物如维拉帕米、硝苯地平、卡托普利及哌唑嗪等均可选择。此外,也可用拉贝洛尔,它具有 α 及 β 双重阻滞作用,且可静脉滴注或口服。需要注意的问题是:合并有主动脉大分支阻塞的高血压患者,因降压能使缺血加重,不可采用降压治疗。对血压不高者,也不应用降压药,但可用普萘洛尔减低心肌收缩力;③补充血容量,有出血进入心包、胸腔或主动脉破裂者,需要输血。

(2)巩固治疗:对缓慢发展的及远端主动脉夹层,病情稳定者,可以继续内科治疗控制血压,使收缩压保持在 13.3～16.0 kPa,及时做血管造影等检查,决定下一步的诊治。

2. 可选方案

(1)手术治疗:对近端主动脉夹层、已破裂或濒临破裂的主动脉夹层,伴主动脉瓣关闭不全的患者应进行手术治疗。

Standford A 型(相当于 Debakey Ⅰ型和Ⅱ型)需要外科手术治疗。Debakey Ⅰ型手术方式为升主动脉＋主动脉弓人工血管置换术＋改良支架象鼻手术。Debakey Ⅱ型手术方式为升主动脉人工血管置换术。

如果合并主动脉瓣关闭不全或冠状动脉受累,同时需做主动脉瓣置换术和 Bentall's 手术。

(2)介入治疗:目前 Standford B 型(相当于 Debakey Ⅲ型)首选经皮覆膜支架置入术,必要时外科手术治疗。

(四)临床经验

1. 药物治疗

(1)远端夹层而无并发症,或稳定孤立的弓部夹层。

(2)急性期(发病<2 周)B 型夹层。

(3)稳定的慢性(发病>2 周)夹层而无并发症。药物治疗的目标是降低收缩压和减弱左心室收缩力,主要方法是联合应用血管扩张药和 β 受体阻滞药,常用硝普钠 50 mg＋5％葡萄糖注射液 100 mL,20～30 $\mu g/min$,据血压调整滴速,收缩压降至 100～120 mmHg,舒张压不高于 80 mmHg,同时静脉给药、剂量递增地使用 β 受体阻滞药,心率控制在 60～80 次/分钟,并注意保证尿量在 25 mL/h 以上。在多数患者,降压后疼痛症状明显缓解,一些并发症也有所好转;但血压不高的患者不宜降压,仅减弱心肌收缩力与对症治疗即有利于病情缓解。

2. 开放性手术治疗

Standford A 型夹层一旦确诊,应尽早手术。根据病情可采用开窗减压术、"象鼻干"术、升主动脉或主动脉弓人工血管置换术,手术病死率较内科药物治疗低得多。

3. 主动脉腔内治疗

(1)有外科手术指征,Standford B 型患者。

(2)近端裂口距离锁骨下动脉开口>1 cm。

(3)内膜裂口持续开放,扩张性假腔。

(4)反复发作性疼痛。

(5)至少一侧肾动脉和肠系膜上动脉供血。

(6)至少一侧髂、股动脉没有夹层分离,且该侧动脉无严重狭窄或扭曲。

禁忌证如下:①主动脉瘤近端瘤颈距肾动脉或左颈动脉长度<1.5 cm;②动脉瘤颈严重成角>60°;③动脉瘤颈处广泛钙化;④髂动脉直径>1.2 cm,或弯曲成角>90°;⑤动脉瘤体内充满粥样物质和血栓,易脱落者;⑥血管造影剂过敏者。目前认为:对于夹层内膜破口与左锁骨下动脉距离小于1.5 cm时,如双侧椎动脉发育对称,且 Willis 环完整,可安全地将锁骨下动脉一起封堵,否则应先重建序锁骨下动脉或椎动脉的血供。腔内治疗创伤小,失血量少,术后恢复快,降低了手术并发症,操作相对简单,成为 Standford B 型夹层的首选疗法。

二、中医

(一)病因病机

中医学认为,本病的发生多为心脉痹阻或心脉失养所致。

1.寒邪内侵

素体阳虚,胸阳不足,加上工作劳累,终日少动致使胸阳不展,阴寒之邪易乘虚而入,阴占阳位;或气候突变,寒凝气滞,致使胸阳痹阻,气机不畅,心脉挛急或闭塞。

2.饮食不节

过食酒浆,饮料之类,易伤脾阴,脾阳独亢,升降受阻,化热灼津为痰,或过食肥甘厚味,湿热蕴积脾气被伤,健运失常,郁结中焦,热邪灼津为痰。

3.情志内伤

怒为肝志,过怒伤肝,肝气痹阻,失于疏泄而气滞,久之因气滞而致血瘀。甚则气郁化火,灼津为痰;或肝郁横逆犯脾,脾土受抑,升降受阻,运化呆滞,聚湿生痰。

4.肝肾亏虚

年老体衰,先天不足,房劳过度,久而及肾,肾气渐衰。肾为先天之本,肾阳对人体五脏六腑起温煦生化作用,肾阴起滋养柔润作用。肾阳一虚,脾阳、心阳随之而虚;肾阴一亏,肝阴、心阴随之亦亏,心脉失去濡养,则气血运行不畅。

(二)辨证论治

临证时,应根据全身症状、体征及舌脉来辨别虚实。治疗以救急为先,祛邪治标常以芳香温通,通阳,活血化瘀,宣痹涤痰为主;扶正固本常以益气养阴温阳等为法。总的治则不外"通"与"补"。

1.心血瘀阻证

(1)主症:胸部刺痛,固定不移,入夜亦甚,胸闷心悸,时作时止,日久不愈,或眩晕,或因恼怒而致心胸剧痛。舌质紫黯,或有瘀斑,苔薄白,或白腻,或黄腻,脉沉涩或弦涩。

(2)治法:活血化瘀,通脉止痛。

(3)处方:血府逐瘀汤加减。组成:桃仁15 g,红花10 g,当归10 g,生地黄15 g,川芎10 g,赤芍10 g,牛膝10 g,柴胡5 g,桔梗5 g,甘草6 g。

2.痰浊内阻证

(1)主症:胸闷痛如室,痛引肩背,疲乏,气短,肢体沉重,痰多,或时有胸闷刺痛、灼痛。舌质淡,或紫黯,苔厚腻,或黄腻,脉滑,或弦滑,或滑数。

(2)治法:通阳泄浊,豁痰散结。

(3)处方:瓜蒌薤白半夏汤。组成:瓜蒌 15 g,枳实 15 g,厚朴 10 g,桂枝 10 g,薤白 10 g,茯苓 15 g,陈皮 10 g,川芎 10 g,延胡索 15 g。

3.阴寒凝滞证

(1)主症:胸痛如绞,时作时止,感寒痛甚,胸闷,气短,心悸,脸色苍白,四肢不温,或心痛彻背,背痛彻心。舌质淡红,苔白,脉沉细或沉紧。

(2)治法:辛温通阳,开痹散寒。

(3)处方:薏苡附子散加味。组成:薏苡仁 30 g,制附子 10 g,川芎 15 g,枳实 10 g,丹参 15 g,葛根 30 g,白芍 30 g,甘草 15 g。

(四)中成药处方

(1)益心舒胶囊 1 盒,口服,4 粒/次,3 次/天。组成:人参、麦冬、五味子、黄芪、丹参、川芎、山楂。功效:益气复脉,养阴生津,活血化瘀。主治:气阴两虚,瘀血阻滞型患者。

(2)舒心口服液 1 盒,口服,1 支/次,2～3 次/天。组成:当归、川芎、党参、黄芪、红花、三棱、蒲黄。功效:益气活血。主治:气虚血瘀患者。

(3)黄芪生脉饮 1 瓶,口服,10 毫升/次,3 次/天。组成:黄芪、党参、麦冬、五味子。功效:益气养阴。主治:气阴两虚型患者。

(4)注射液,黄芪注射液、生脉注射液、丹参注射液、灯盏花注射液、养阳针等,酌情辨证选用。

三、中西医结合

(一)思路

本病宜采用西医急救、降压、镇静、手术,可配合中医参与急救与巩固治疗。中西医结合治疗,更多体现在促使病情稳定及巩固治疗。

(二)处方

1.处方一

血府逐瘀汤加减。7 剂,每日 1 剂,分 2 次煎服。再用硝普钠静脉滴注 25～50 μg/min,调节滴速,使血压降低至临床治疗指标。适用于心血瘀阻型患者。

血府逐瘀汤组成:桃仁 15 g,红花 10 g,当归 10 g,生地黄 15 g,川芎 10 g,赤芍 10 g,牛膝 10 g,柴胡 5 g,桔梗 5 g,甘草 6 g。

2.处方二

瓜蒌薤白半夏汤。7 剂,每日 1 剂,分 2 次煎服。再用利血平 0.5～2 mg 每 4～6 h 肌内注射也有效。此外,也可用拉贝洛尔,具有 α 及 β 双重阻滞作用,且可静脉滴注或口服。适用于痰浊内阻型患者。

瓜蒌薤白半夏汤组成:瓜蒌 15 g,枳实 15 g,厚朴 10 g,桂枝 10 g,薤白 10 g。

四、注意事项

(1)生活要有规律,不过劳,不熬夜。注意煅炼身体,增强体质,保持良好的情绪。饮食有节,不暴饮暴食。

(2)多数病例在起病后数小时至数天死亡,在开始 24 h 内每小时病死率为 1％～2％,视病变部位范围及程度而异,越在远端,范围较小,出血量少者预后越好。所以对于任何胸痛患者,都应引起足够的重视,及时诊断,及时治疗。

(3)高血压患者应每天至少2次监测血压的变化,采用健康的生活方式,合理应用药物,控制血压在正常的范围,适当限制体力活动,避免运动量过大,诱发主动脉夹层的发生。

(4)动脉瓣、二尖瓣畸形和马方综合征患者,更应限制剧烈活动,定期体检监测病情变化,及时手术治疗,预防主动脉夹层的发生。

第六节 雷诺综合征

雷诺综合征,又称肢端动脉痉挛症,是由于支配周围血管的交感神经功能紊乱引起的肢端小动脉痉挛性疾病,是肢端小动脉痉挛引起手或足部一系列皮肤颜色改变的综合征,于1862年由雷诺首先提出故名。1932年Allen与Brown将一些疾病中表现的这种现象称为雷诺征或综合征,把没有原发病的患者称为雷诺病。目前多已把雷诺病和雷诺征归并,统称为雷诺综合征。

此病在中医文献中没有相应的病名记载,但根据其临床表现,本病应属中医学"脉痹""寒痹""四肢逆冷"等范畴。

一、西医

(一)诊断要点

1.病史

患者常在寒冷刺激、情绪激动或精神紧张时发生,其他诱发因素为感染和疲劳。

2.症状

患者常因受寒或手指接触低温后发作,亦有因情绪激动,精神紧张而诱发者。其发作时的特征是指(趾)部皮肤颜色突然变白,继而变为青紫,然后转为潮红,呈间歇性发作。以手指多见而足趾少见。

发作常自小指与环指尖开始,随着病变进展逐渐扩展至整个手指甚至掌部,但拇指较少发病,伴有局部发凉、麻木、刺痛和酸胀不适或其他异常感觉。全身和局部温度时有降低,但桡动脉或足背动脉搏动正常。初发时,发作时间多为数分钟至半小时即自行缓解。皮肤转为潮红时,常伴有烧灼刺痛感,然后转为正常色泽。若在发作时局部加温,揉擦患肢,挥动肢体等,可使发作中止。病情进展时症状加重,发作频繁,每次发作可持续1 h以上,有时需将手足浸入温水中才能中止发作。

3.体征

患者常在受冷或情绪激动后,手指皮色突然变为苍白,继而发绀。发作常从指尖开始,以后扩展至整个手指,甚至掌部,最后皮肤颜色恢复正常。一般地,解除寒冷刺激后,皮色由苍白、青紫、潮红阶段到恢复正常的时间为15~30 min。少数患者开始即出现青紫而无苍白阶段,或苍白后即转为潮红,并无青紫。发作时桡动脉搏动不减弱。发作间歇期除手指皮温稍冷和皮色略苍白外,无其他症状。

4.检查

(1)实验室检查:提示全身结缔组织疾病的抗核抗体,类风湿因子免疫球蛋白电泳、补体值、抗天然 DNA 抗体、冷凝球蛋白及库姆斯试验等,应作为常规检查。

(2)冷激发试验:手指受寒降温后,采用光电容积描记仪(PPG)描记手指循环恢复至正常所需的时间,作为估计指端循环情况的简单可靠、无损伤性的检查方法。试验时,患者应安静地坐在室内(室温 26±2 ℃)30 min,用 PPG 描记指端循环波形后,将两手浸入冰水中 1 min,立即擦干,然后再每分钟描记手指循环共 5 min,正常人指端循环在 0～2 min 恢复到基线,可雷诺综合征患者,指端循环恢复到正常所需时间要明显延长(超过 5 min)。

(3)手指湿度恢复时间测定:手指受冷降温后,应用热敏电阻探头测定其恢复至正常温度所需的时间,用来估计手指血流情况,则为雷诺征诊断提供客观论据。95％正常人手指温度在 15 min 内恢复到基线,而绝大多数雷诺综合征患者,手指温度恢复到正常所需时间要超过 20 min,该试验还可用于估计治疗效果。

(4)手指动脉造影:必要时,做上肢动脉造影,了解手指动脉情况,有助于确定雷诺综合征的诊断。还能显示动脉是否有器质性病变。动脉造影不仅是一种损伤性的检查方法,而且比较复杂,因此不宜作为常规检查。

(二)治疗原则

治疗的最重要方面是针对原发病治疗。本病的对症治疗分为药物疗法、局部治疗和手术治疗,依据患者具体情况加以选用。

1.一般治疗

注意保暖,尽量不接触冷水,必要时戴手套。保持良好的情绪。不过劳、过饮、过饱,不吸烟,不喝酒。

2.药物治疗

(1)普里斯科耳:又名妥拉苏林,口服,每次 25～50 mg,每日 4～6 次,饭后服用。局部疼痛剧烈和形成溃疡的,每次剂量可增至 50～100 mg。肌内注射、静脉或动脉内注射剂量每次 25～50 mg,每日 2～4 次。某些患者可引起潮热、昏厥、头眩、头痛、恶心、呕吐和鸡皮肤等不良反应。

(2)利血平:因其具有去儿茶酚胺和去血清素作用。是治疗雷诺现象历史较久、疗效较好的药物,为许多学者所推荐。口服剂量相差很大,口服 1 mg/d,疗程为 1～3 年,可使症状发作次数减少,程度减轻。

(3)硝苯地平:是一种钙通道阻滞药,通过降低肌细胞膜上钙离子贮存部位的贮钙能力或与钙结合能力,使动作电位形成和平滑肌收缩受阻,从而使血管扩张。口服 20 mg,每日3 次,疗程 2 周至 3 个月,临床研究表明可明显改善中、重度雷诺综合征的临床症状。

3.局部治疗

(1)涂搽硝酸甘油软膏。

(2)血浆置换术。

(3)物理疗法。

4.手术治疗

绝大多数(80％～90％)雷诺综合征患者,经内科治疗后可使症状缓解或停止进展,仅少数患者经足够剂量和疗程的药物治疗无效、病情恶化、症状严重，影响工作和生活，或指端皮肤存在营养性改变者，可考虑施行交感神经节切除，但手术前应进行血管舒缩反应测定，如果血管舒缩指数不足，则交感神经节切除术就不能获得预期的效果。据报道术后症状能改善者仅占40％～60％，但症状缓解时间不长，往往术后 2 年复发；对伴有动脉闭塞性病变的患者疗效肯定；对伴有结缔组织病的患者疗效不佳。

（三）临床经验

1.内服温经活血汤

当归 50 g，黄芪 60 g，丹参、白芍、熟地黄、鸡血藤各 30 g，麻黄、桂枝、炮姜、熟附子、川芎、甘草各 10 g。随症加减：上肢者，加片姜黄；下肢者，加川牛膝；瘀重者加乳香、没药、全蝎。

2.熏洗疗法

运用活血止痛散：透骨草 30 g，片姜黄 10 g，川牛膝、海桐皮、威灵仙、延胡索、当归、乳香、没药、羌活、白芷、苏木、红花各 15 g，水煎趁热熏洗患肢，每日 2 次，每次30～60 min。具有活血通脉、温经散寒作用。

二、中医

（一）病因病机

雷诺征是血管神经功能紊乱所引起的小动脉痉挛性疾病，本证病位在小动脉，完全属于"脉络－血管系统病""络脉绌急"是其共性病理机制和发病环节。《络病学》教材中指出"络脉绌急是指感受外邪、情志过极、过劳等各种原因引起的络脉收引、挛缩、痉挛状态"。临床所见，引起本证发作主要有两种情况：寒冷刺激和情志变化，而内因则为本虚，过劳伤正、后天失养是导致本虚的原因之一，当然还应包括先天不足、素体阳虚和气血不足。具体归纳本证的病因病机如下。

1.脾肾阳虚

素体阳虚是本证发生的基本内因。阳虚生寒，寒主收引，收引则缩，即可引起脉络绌急，出现肢端苍白、青紫、冷痛、麻木等症。阳化气，肾阳亏虚，气化功能减退，推动乏力，血流缓慢则易滞易瘀；脾阳不足，水湿不化，内生痰浊，又可导致脉络瘀阻，同时痰浊久蕴，入络着脉，还可形成脉络本身的"络息成积"。

现代研究证实，雷诺征早期多为功能性痉挛，后期则会出现动脉内膜增厚，弹性纤维断裂及中层增厚，导致管腔狭窄和血流量减少，继而血管痉挛，甚则管腔闭塞，这种动脉壁结构的变化实际上是发生在脉络本身的"络息成积"。

2.气血不足

或先天禀赋不足、素体羸弱，或后天失养、耗气伤血，或年老之人脏腑功能衰惫、气血津液亏虚。气虚则推动乏力，血虚则脉道不充，极易导致血瘀气阻、脉络涩滞等病理改变。正如王清任在《医林改错》所言："元气既虚，必不能达于血管，血管元气，必停留而瘀"，而络脉虚滞或络脉瘀阻最易引起络脉绌急而导致本证发生。

3.寒邪客脉

外感寒邪，阻遏阳气，推动温煦功能下降，加之寒邪客脉，脉络收引痉挛，则可导致血流缓慢，甚则凝涩不通、四末失养，正如《素问·举痛论》曰："寒气客于脉外则脉寒，脉寒则缩蜷，缩蜷则脉绌急"，《圣济总录》又云："血性得温则宣流，得寒则涩闭"。在疾病发生过程中，寒邪又常非单独为患,寒邪外袭,或兼风挟湿,或化热蕴毒,风、湿、热、毒也是导致络脉病变的诱发因素。

4.情志过极

喜、怒、忧、思、悲、恐、惊谓之七情,七情过极,则会引起阴阳失调、气血不和,以致络脉郁滞和络脉绌急。《素问·经脉别论》云:"凡人之惊恐恚劳动静,皆为变也。"此处之"变",即为经脉之变化而出现的异常,当然包括"脉络绌急"这一病理现象。同时七情变化均可影响人体气机运行,中医学认为,百病生于气,怒则气上,喜则气缓,悲则气消,恐则气下,惊则气乱,思则气结。

这些气机的变化,往往导致人体神经、内分泌功能的失调,从而影响血管的收缩舒张以及血流状态,此即为"气络"病变亦可导致"脉络"病变,本质上就是气血两者之间的关系。例如现代医学研究证实,大怒或惊恐可以使肾上腺分泌增加,引起血管收缩。实际上在情志变化导致雷诺征发生中,以愤怒和惊恐诱发最为常见。

5.热毒滞络

在中医阴阳理论中,温热克寒凝,阳煦化阴滞,外界温度的升高可以缓解雷诺征的发生。热毒滞络只是在本病后期可能出现的病理机制。

本证在脉络绌急、脉络瘀阻的基础上继续发展,可以导致脉络损伤和脉络瘀塞,而发生痈疽,热毒滞络是痈疽发生的病机之一。所有导致络病发生之热毒产生有内外之分,而本证之热毒只有内生,而无外受。寒邪外袭,客脉滞络,久而不去,郁而蕴热化毒,正如尤怡《金匮要略心典》云:"毒,邪气蕴结不解之谓",《灵枢·痈疽》提到"寒邪客于经脉之中则血泣,血泣则不通,不通则卫气归之,不得复返,故痈肿"。可见寒凝血瘀,郁久化热成毒,热毒滞络是雷诺病后期出现肢端坏死或为痈疽的重要病因病机。

总之,"虚滞遇寒,脉络绌急"是雷诺病或雷诺征的基本病因病机。"虚"均有阳虚,或兼气血不足;"滞"含气滞、血瘀和血流缓慢;"寒邪外袭"则为主要诱发因素;而"脉络绌急"是本病发生共性病理机制和发病环节。在整个疾病发展中涵盖了络病几乎所有的病机,包括络气郁滞、络气虚滞、络脉瘀阻、络脉绌急、络脉瘀塞、络息成积、热毒滞络、络脉损伤等,这些发病机制相互影响,逐渐发展。

(二)辨证论治

1.阳虚寒凝证

(1)主症:畏寒肢冷,面色淡白,手足遇寒变白变紫,小便清利,大便溏薄,舌淡苔白,脉沉细。

(2)治法:温经散寒,解痉通络。

(3)处方:当归四逆汤合搜风通络汤加减。7剂,每日1剂,分2次煎服。组成:桂枝10 g,当归15 g,细辛6 g,通草10 g,白芍30 g,甘草10 g,蜈蚣2条,全蝎6 g。加减:阳虚甚者可加制附子10 g,吴茱萸10 g,炙麻黄10 g,温阳散寒;便溏者加用葛根10 g,白术10 g,茯苓10 g,升阳健脾以止泻;气虚症状明显者加黄芪15 g,党参15 g,益气补虚。

2.血虚肝郁证

(1)主症:面白无华,头晕眼花,两目干涩,胁肋胀满隐痛,手足在情绪剧烈变化时变白变紫,或伴心烦易怒,失眠多梦等症,舌淡苔薄白,脉弦细。

(2)治法:疏肝理气,养血和营,缓急通脉。

(3)处方:疏肝缓急方。7剂,每日1剂,分2次煎服。组成:柴胡12 g,白芍30 g,黄芪30 g,当归15 g,枳实10 g,蜈蚣2条,炙甘草10 g,姜黄15 g,川楝子15 g。加减:头晕眼花,两目干涩明显者酌加墨旱莲15 g,女贞子10 g,枸杞子10 g,菊花10 g,以补肝滋肾,清肝明目;心烦易怒,失眠多梦严重者,黄芪减量,并酌加莲子心5 g,夜交藤15 g,煅龙骨、煅牡蛎各15 g,以清心安神,滋阴潜阳。

3.脾虚痰凝证

(1)主症:肢倦身重,面色萎黄,神疲乏力,腹胀纳呆,手足麻木疼痛,遇寒苍白-青紫-潮红三相变色,舌淡,苔白腻,脉细滑。

(2)治法:健脾化湿,祛痰理气,缓急通脉。

(3)处方:二陈汤合止痉散加减。7剂,每日1剂,分2次煎服。组成:陈皮10 g,法半夏10 g,茯苓15 g,甘草10 g,白芥子10 g,全蝎3 g,蜈蚣2条,桂枝10 g,制附子10 g,红花5 g。加减:脾虚较重,腹胀纳呆者加炒白术10 g,厚朴10 g,砂仁10 g,以健脾化湿,理气醒脾;痰湿蕴结,胸阳不展而见胸闷气短可酌加瓜蒌10 g,枳壳10 g,紫苏梗10 g以理气化痰。

4.热毒蕴结证

(1)主症:肢端皮肤红肿热痛,指(趾)出现浅表溃疡,或见坏疽发生,舌红,苔黄或黄腻,脉滑数。

(2)治法:清热养阴,解毒护脉,活血止痛。

(3)处方:四妙勇安汤合解毒通络汤加减。7剂,每日1剂,分2次煎服。组成:金银花15 g,玄参15 g,当归15 g,生甘草10 g,生地黄15 g,牡丹皮12 g,全蝎6 g,连翘心10 g,红花10 g,赤芍10 g。加减:肿热严重者加地榆15 g,黄柏10 g,用以加强清热化湿、凉血解毒之力;溃疡处脓液较多加桔梗10 g,皂角刺10 g,用以解毒排脓。

三、中西医结合

(一)思路

针对"脉络绌急"这一雷诺病的共性病机,搜风通络、解痉缓急则为其基本治则,而"虚滞遇寒"是其主要病因,因此温阳益气、养血和营、疏肝理气、疏风散寒则为针对病因之治法。病久失治,后期出现热毒滞络,方可用清热凉血、和营解毒、消痈散结之品。同时配以舒张小动脉的药物,可收良好疗效。

(二)处方

1.处方一

硫黄20 g,血竭10 g,丁香10 g,白胡椒6 g,研成细末后用醋调成糊状,敷于手足心,每2日换一次。

2.处方二

葱白30 g,生姜、桂枝、红花、地肤子各15 g,煎汁熏洗患处,每日一次,每次30 min左右。

3.处方三

苍术、附子、川乌、草乌、生麻黄、甘叶、红花各10 g,煎水熏洗患处。破溃者不可用。

4.处方四

将等量附子、川乌、丁香、皂矾、白胡椒研成末后装入手套内,套在手指或足趾上。

四、注意事项

(一)雷诺病

早期仅见于冬季或寒冷刺激后,或情志失调后发作,夏季或得热后可缓解。随着病情由轻渐重,病势由浅渐深,则寒凝愈重,阳虚愈甚,发作愈频繁,由反复发作至持续发作,转为四末不荣证、气虚血瘀证,患处局部组织发生营养障碍,出现皮肤干燥萎缩,指甲畸形,指尖溃疡等表现;转为淤血毒热证,血瘀日久化热,热聚化毒,渐至指(趾)端发热、发红肿痛及局部溃疡或坏疽等表现。

(二)预后一般较好

基本没有生命危险,但若迁延失治,邪蕴化热,瘀腐破溃,久不收敛,形成坏疽,则预后不容乐观。

因此,在护理时应经常观察肢端肤色的变化。一旦皮肤变薄而有破溃迹象,即应注意皮肤清洁,用消毒纱布外护并及时酌情应用去腐生肌的外敷药。

(三)早期明确诊断

早期明确诊断采用恰当的治疗措施。本病易复发,应避免情绪激动、寒冷刺激,以及戒烟,则可减少发作。

(四)积极治疗

如同时存在系统性硬皮病、混合性结缔组织病、系统性红斑狼疮、类风湿关节炎、皮肌炎等原发病时,则应积极治疗原发病。雷诺征患者的预后,取决于原发疾病的性质、病变程度和治疗结果。

第七节　糖尿病性心脏病

糖尿病性心脏病是指糖尿病患者所并发或伴发的心脏病,是在糖、脂肪等代谢紊乱的基础上所发生的心脏大血管、微血管及神经病变、心肌损伤。糖尿病性心脏病所包括的范围较广,包括在糖尿病基础上并发或伴发的冠状动脉粥样硬化性心脏病及糖尿病性心肌病,容易出现心功能不全、休克或心律失常。

一、诊断要点

(一)症状

1.糖尿病症状

典型者有多饮多尿多食,烦渴易饥,乏力消瘦等症候群。

2.心脏病症状

①心慌气短,胸部憋闷,有时难以表述,以餐后或体力负荷后明显;精神紧张或情绪激动时出现,休息后症状可减轻或缓解;②胸痛或心绞痛偶尔出现,其疼痛发作的程度轻,频率少;③患者经常感到无力、疲劳、失眠或思睡。

（二）体征

可见心率增快，少数可见心动过缓；心脏增大，心尖区第 1 心音减弱，第 3 或第 4 心音奔马律，心尖区可见收缩期或伴收缩中晚期喀喇音；可有各种心律失常等。

（三）实验室辅助检查

1.血糖检查

具有典型症状，空腹血糖 ≥126 mg/dL（7.0 mmol/L）或餐后血糖 ≥200 mg/dL（11.1 mmol/L）。症状不典型，仅空腹血糖 ≥126 mg/dL（7.0 mmol/L）或餐后血糖 ≥200 mg/dL（11.1 mmol/L），应重复检查 1 次，仍达以上值者，可以确诊为糖尿病。症状不典型，仅空腹血糖≥126 mg/dL（7.0 mmol/L）或餐后血糖≥200 mg/dL（11.1 mmol/L），糖耐量实验 2 h 血糖多 200 mg/dL（11.1 mmol/L）者可以确诊为糖尿病。若糖化血红蛋白明显增高，在做糖耐量试验时，多数血糖高峰明显延后，再重复检查 1 次，仍达以上值者，可以确诊为糖尿病。

2.血黏度检查

血黏度增大，全血黏度（低切）≥10.00，血浆比黏度≥1.70。

3.心电图检查

（1）心电图可正常，可见左心室肥大、低电压、T 波低平或倒置、心房内传导阻滞、室性或房性期前收缩、ST-T 波融合等，有的还可出现异常 Q 波而被诊为心肌梗死。

（2）心绞痛发作时，心电图左室波型各导联的 S-T 段压低，T 波低平甚至倒置。

（3）变异性心绞痛，疼痛发作剧烈时，心电图部分导联 S-T 段抬高，发作终止后数分钟内恢复正常。

（4）心电图二阶梯双倍运动试验：①运动后心电图改变符合下列之一者，可诊断为糖尿病性心脏病：a. 在 R 波占优势的导联上，运动后出现缺血型 S-T 段下降超过 0.05 mV，QX/QT 比率≥50%，持续 2 min 未完全恢复者。b. 在 R 波占优势的导联上，运动后出现缺血型 S-T 段下降，超过 0.075 mV 和 QX/QT 比率≥50%，皆持续 2 min 未完全恢复者。c. 在 R 波占优势的导联上，运动后出现 T 波由直立变为倒置，持续 2 min 未完全恢复者。d. U 波倒置。e. 运动后出现下列任何一种心律失常者如阵发性心动过速、心房颤动或扑动、心室传导阻滞（Ⅰ～Ⅱ度）、左束支传导阻滞者。②运动后心电图改变出现下列情况之一者，为可疑阳性：a. 在 R 波占优势的导联上，出现缺血型 S-T 段下降 0.05 mV 以下，QX/QT 比列≥50%，持续 2 min 未完全恢复者。b. j 点下降 0.2 mV 以上，持续 2 min 未完全恢复者。c. 在 R 波占优势的导联上，T 波由直立转为平坦，切迹或双向，持续 2 min 未完全恢复者。d. 运动后出现多发性期前收缩或右束支传导阻滞者。

已确诊糖尿病性冠心病患者不宜再做心电图负荷试验，以免发生意外。

4.动态心电图检查

用动态心电图 Holter 记录患者 24～48 h，根据患者生活或工作中的心电图变化，借以了解有无心律和心率的改变和传导阻滞，以及缺血指征的出现，为诊断和治疗及调整患者的工作与生活习惯等提供依据。

5.选择性冠状动脉造影

可发现冠状动脉狭窄病变的部位并估计其程度，是诊断冠心病最直观的手段。一般来说，狭窄程度达到 75% 以上才会严重影响冠脉供血。

6.放射性核素检查

^{201}TI 或 ^{99m}Tc 心肌显像或兼作运动试验的心肌显像。放射性核素静脉注射后随冠脉血流很快被正常心肌摄取,冠状动脉供血不足的部位因运动后缺血,出现心肌灌注缺损,休息后心肌供血恢复,灌注缺损也随之消失。

放射性核素负荷灌注心肌显像和心电图同时测定更有利于判明有无冠心病、病变的血管和多支血管病,室壁运动异常处有无存活。有利于对静息心电图异常或心肌肥厚引起的 T 波倒置和束支传导阻滞的诊断。

三、中医证候学特征

糖尿病性冠心病属于中医消渴、心悸、胸痹的范畴。基本病机为气阴两虚,痰瘀互结,心脉闭阻。其病位在心,发病与肝肾脾胃诸脏有关。

(一)主症特征

胸闷、心悸,或心前区隐痛。

(二)次症特征

1.本虚特征

(1)阴虚为主的特征:心烦失眠,口干咽燥,大便干结,五心烦热,或烦渴多饮,或消谷善饥,舌红少苔,脉沉细数。

(2)气阴两虚的特征:气短乏力,口干,舌红少苔,脉沉细。

(3)阴阳两虚的特征:畏寒肢冷,腰酸腰痛,乏力,或兼心慌气短,舌淡黯,苔白,脉结代或细涩。

2.标实特征

①血瘀特征:痛处固定,爪甲青紫,唇舌紫黯,脉结代;②痰浊特征:胸闷憋气,心下痞满,胸脘痛,痛引肩背,伴头晕、倦怠乏力、肢体重着,舌体胖大,边有齿痕,舌黯淡苔白腻,脉弦滑;③湿热特征:胸闷憋胀,气短,不能平卧,肥胖身重,头晕倦怠,脘痞呕恶,心烦不寐,小便短赤,大便秘结,或溏黏不畅,舌质紫黯尖红,苔黄腻,脉弦滑数或细数,或脉结代。

四、病因、病机

糖尿病性心脏病属于中医消渴、心悸的范畴,临床主症为胸闷、心悸,或心前区痛。要辨证析因,需要在临床症状群中找出具有主症病性特征的次症或兼症,结合舌象、脉象分析推求。

主症伴见心悸盗汗,心烦不寐,头晕,腰膝酸软,脘腹痞满,小便短赤,大便溏臭排便不畅,舌质紫黯,苔黄腻,脉沉细数,多为心肾阴虚、痰热瘀阻;主症伴见心悸,气短,咽干口燥,倦怠乏力,失眠多梦,小便短赤,大便秘结,舌质红边紫黯,苔薄白或苔少,脉细数,或弦细,多为气阴两虚、痰瘀阻络;主症伴见口苦咽干,头晕耳鸣,胸闷如窒,气短心悸,恶心脘痞,身重倦怠,小便黄赤,大便不爽,舌质红边紫黯,苔黄厚腻,脉弦滑数,多为阴虚肝亢、湿热困脾;主症伴见形体肥胖,胸闷如窒,胸痛时作时止,喘促气短,不能平卧,脘痞纳差,倦怠乏力,舌质紫黯,苔黄厚腻,脉弦滑,多为痰盛气滞、瘀阻心络;主症伴见心悸气短,神疲畏寒,肢体浮肿,咽干口燥,不思饮水,尿多浊沫,大便溏稀,舌质淡紫黯,苔白厚,脉沉细无力,多为阴阳两虚、瘀阻水停。

综上所述,糖尿病性冠心病为消渴病未能进一步治疗发展而成,多因过嗜肥甘厚味,行走运动过少,水谷运化、精微敷布失常,气血营运障碍而致。

五、辨证论治

（一）辨证要点

1. 辨主症特征

本病是在糖尿病未能及时治疗，久病未愈而成，临床表现较为复杂，详辨主症特征及兼症，理清头绪，以利治疗。

2. 辨虚实夹杂

中医证候表现出本虚标实、虚实夹杂的特点。

本虚以阴虚为病理基础，发病过程中多出现津伤化燥、血虚失濡证候，如咽干口燥、眼干头晕、心悸少寐、苔干少津、脉细等；亦可出现气阴两虚为病理特征的临床症状，如气短乏力、倦怠、舌体胖大边有齿痕、苔薄或少苔、脉细等；后期出现阴阳两虚，多见自汗盗汗、畏风恶热、面色苍白无华、唇舌淡紫、苔薄少津等。

标实指脏腑功能紊乱，精微的敷布、津液的布散、气血的循环功能障碍，导致津凝液聚，气机壅滞，血瘀阻络，形成脏腑郁热，痰壅湿盛，瘀阻心络等邪毒为患。临床多见胸闷憋胀，气短，不能平卧，肥胖身重，头晕倦怠，脘痞呕恶，心烦不寐，小便短赤，大便秘结，或溏黏不畅，舌质紫黯尖，红苔黄腻，脉弦滑数或细数，或脉结代。

（三）分类论治

1. 心肾阴虚，痰热瘀阻证

主症：胸隐痛憋闷，气短。

兼次症：不能平卧，心悸盗汗，心烦不寐，头晕，腰膝酸软，脘腹痞满，小便短赤，大便溏臭，排便不畅。

舌象：舌质红紫黯，苔黄腻。

脉象：沉细数。

病机概要：痰热瘀阻，心脉阻滞。

治法：滋阴清热，涤痰化瘀。

方药：方选大补阴丸合瓜蒌薤白半夏汤化裁。两方分别出自《丹溪心法》和《金匮要略》。方中用生地、龟板、知母滋阴培源，壮水制火；黄柏、黄连泻火清心，坚阴除烦。两组药配伍以获培本清源、水火互济之功。辅用全瓜蒌、薤白、姜半夏、炒葶苈子开胸涤痰，行气散结；丹参、三七化瘀止痛；炒酸枣仁安神宁心。

2. 气阴两虚，痰瘀阻络证

主症：胸闷隐痛，时作时止。

兼次症：心悸气短，咽干口燥，倦怠乏力，失眠多梦，小便短赤，大便秘结。

舌象：舌质红边紫黯，苔薄白或苔少。

脉象：细数或弦细。

病机概要：痰瘀阻络，心脉痹阻。

治法：益气滋阴，祛痰化瘀。

方药：方选麦门冬汤合瓜蒌薤白半夏汤化裁。本方出自《金匮要略》。方中用麦冬、天花粉滋阴生津；西洋参、黄芪补气益脾；全瓜蒌、薤白、姜半夏开胸宣痹，祛痰散结；丹参、桃仁、三七化瘀通络；远志、炒酸枣仁宁心安神。

3.阴虚肝亢,湿热困脾证

主症:胸闷心悸,或心前区痛。

兼次症:口苦咽干,头晕耳鸣,胸闷如窒,气短,心悸,恶心脘痞,身重倦怠,小便黄赤,大便不爽。

舌象:舌红边紫黯,苔黄厚腻。

脉象:弦滑数。

病机概要:湿热困脾,痰瘀阻络。

治法:滋阴平肝,清热化湿。

方药:方选阿胶鸡子黄汤合小陷胸汤化裁。两方分别出自《通俗伤寒论》和《伤寒论》。方中用阿胶、白芍滋阴养血;钩藤、石决明平肝息风;黄连、白蔻仁、滑石粉、半夏、全瓜蒌、薤白清热化湿,涤痰开结;丹参、三七化瘀通络。

4.痰盛气滞,瘀阻心络证

主症:心悸,胸痛。

兼次症:形体肥胖,胸闷如窒,胸痛时作时止,喘促气短,不能平卧,脘痞纳差,倦怠乏力。

舌象:舌红紫黯,苔黄厚腻。

脉象:弦滑。

病机概要:痰盛气滞,瘀阻心络。

治法:疏肝畅中,涤痰化瘀。

方药:方选大柴胡汤合金水六君煎化裁。两方分别出自《金匮要略》和《景岳全书》。方中用柴胡、白芍疏肝调气;枳实、大黄泻热除满;姜半夏、茯苓、陈皮、炒葶苈子和中涤痰;川芎、三七化瘀通络;当归、龟板滋阴养血。

5.阴阳两虚,瘀阻水停证

主症:胸痛时作,心悸气短。

兼次症:神疲畏寒,肢体浮肿,咽干口燥,不思饮水,尿多浊沫,大便溏稀。

舌象:舌淡紫黯,苔白厚。

脉象:沉细无力。

病机概要:瘀阻水停,心血不畅。

治法:滋阴温阳,化瘀利水。

方药:方选济生肾气丸合瓜蒌薤白白酒汤化裁。两方分别出自《济生方》和《金匮要略》。方中用熟地黄、山茱萸、怀山药滋阴补肾;肉桂、制附片温补肾阳;怀牛膝补肾强腰;丹皮、泽泻、茯苓、车前子清肝泄肾,渗湿利水;水蛭、三七、瓜蒌、薤白化瘀宣痹。

六、其他治疗

(一)中成药

1.冠心苏合丸

组成:苏合香、冰片、制乳香、檀香、青木香。功能:理气宽胸,止痛。适用于糖尿病合并冠心病心绞痛患者。剂型:大蜜丸。

每次1丸,每日3次;或心绞痛发作时服,含服或嚼碎服。孕妇禁用。不良反应:部分患者可有皮疹、胃肠道反应,停服后即恢复正常。

2.速效救心丸

组成:川芎碱、冰片。功能:增加冠脉血流量,缓解心绞痛。适用于糖尿病性心脏病胸闷、憋气、心前区疼痛等。剂型:滴丸剂。口服或含服,急性发作时 10~15 粒。

(二)针灸

1.体针

(1)针刺膻中、内关,留针 20~30 min,捻转 3~5 次。适用于糖尿病性心脏病心前区痛者。

(2)针刺膻中、内关、中脘、丰隆、脾俞、厥阴俞,用平补平泻法,适用于痰浊痹阻心脉的心痛。

(3)针刺膻中、内关、厥阴俞、郄门、血海、膈俞,用泻法。适用于瘀血闭阻心脉的心痛。

(4)针刺膻中、厥阴俞、内关、足三里、三阴交、心俞、神门,用补法。适用于气阴两虚之心痛。兼气滞者加巨阙、阳陵泉、太冲、期门,兼痰浊者加丰隆;兼血瘀者加郄门、膈俞、血海。

(5)针刺厥阴俞、巨阙、内关、足三里、关元、气海、厥阴俞用针刺,余穴用温针或灸。适用于心阳虚衰之心痛。

2.耳针

主穴取心、神门、皮质下、肾、内分泌、肾上腺;配穴取枕、额、交感等。

七、西医治疗

(一)一般治疗

注意劳逸结合低脂肪高纤维饮食,戒烟酒、逐渐减肥、适当做有氧运动。

(二)糖尿病的治疗

高血糖是心血管疾病持续的危险因素之一,糖尿病患者患心血管疾病的危险性随血糖的升高而增加,随 HbAIc 水平的增高,糖尿病患者心脏事件及并发症的发生率增加,不存在明显的发生并发症的血糖阈值。

(1)UKPDS 研究的结果显示:非胰岛素依赖型糖尿病患者强化血糖控制使心肌梗死等心血管终点事件发生的危险性明显降低,应采取各种积极措施将患者的血糖降至接近正常水平,但也要避免低血糖,因低血糖可诱发心绞痛或心肌梗死为了预防动脉硬化,最重要的是正确选择治疗糖尿病的方法,饮食治疗是基本措施,不论糖尿病类型、病情轻重或有无并发症,也不论是否应用药物治疗,都应严格和长期执行,饮食总热量和营养成分须适应生理需要进餐定时定量,以利于血糖水平的控制。

(2)体育锻炼也是糖尿病治疗的一项基础措施,按年龄、性别体力、有无并发症等不同条件,循序渐进和长期坚持在饮食和运动治疗的基础上,选择适当的口服降糖药物或胰岛素力争血糖控制在理想水平。在糖尿病本身的治疗中既要控制高血糖,纠正酮症酸中毒,又要防止低血糖反应的发生,以改善心肌代谢状态并且要稳定和加强循环系统功能,以上都是治疗心血管并发症的基本问题

(三)控制高血压

1.钙通道阻滞剂

除能降低血压外,还具有解除冠状动脉痉挛,改善心肌缺血,缓解心绞痛等作用。INSIGHT表明硝苯地平控释片(拜新同)可有效降低糖尿病高血压,不干扰血糖代谢同时减少

新生糖尿病的发生保护靶器官保护肾功能,减少终点事件 50%。

2.β-受体阻滞剂

STOP,SHEP,MRC 等研究已证实其与安慰剂相比可减少高血压患者的心血管患病率和死亡率 β-受体阻滞剂除可降低血压外还可减慢心率,降低心肌收缩力,从而减少心肌的氧耗量。用于糖尿病并冠心病者有减轻症状减少心绞痛发作次数的作用。但其对糖代谢和脂代谢有不良影响,而且可掩盖低血糖症状和延缓低血糖的恢复可能延误低血糖的诊断和及时处理使用时需注意 β 受体阻滞剂禁用于支气管哮喘、急性心力衰竭病窦综合征、休克和 Ⅱ 度以上房室传导阻滞

3.ACEI

除可降低血压,减轻心脏的后负荷外,还可预防或逆转左心室肌的肥厚,在急性心肌梗死患者可改善心功能和预后,缩小梗死面积降低恶性心律失常、不稳定型心绞痛再梗死的发生率,并改善左心室的重构,阻止充血性心力衰竭的发生和发展。心脏后果预防评价研究(HOPE)证明使用雷米普利可显著降低心血管死亡、中风和心肌梗死、心力衰竭、血管重建术、新发糖尿病、糖尿病微血管并发症和糖尿病肾病的事件发生率,HOPE 的亚组研究(SECURE)证实雷米普利能有效延缓动脉粥样硬化的进展,其效果具有剂量相关性,10 mg/d 疗效显著,且其延缓动脉粥样硬化的作用独立于降压作用,其另一个亚组研究(micro HOPE)证实雷米普利可使高危的中老年糖尿病患者显著减少大、微血管病变血管重建和心力衰竭其益处附加与现有药物治疗之上,且不影响长期血糖控制应用雷米普利的益处远远大于血压降低带来的益处,ACEI 的预防作用可能是直接的血管保护带来的。

2.血管紧张素 Ⅱ(Ag Ⅱ)

Ag Ⅱ 是心肌细胞肥大和成纤维细胞重构的主要原因,且可作用于血管壁、促进血栓形成。Ag Ⅱ 受体阻滞剂可减轻心肌的肥厚,减缓充血性心力衰竭的发展和降低其死亡率,减少急性心肌梗死的梗死面积,改善心室重构;且可明显减弱血管成形术后再狭窄的程度。氯沙坦高血压患者生存研究(LIFE, Losartan intervention forfendpoint reduction in hypertension study)来自 945 个中心,由研究者发起的前瞻性的以社区为基础的、多国家、双盲、双模拟、随机、活性药物对照的平行对照研究,其结论:氯沙坦与阿替洛尔治疗相比,具有超越降压以外的更优越的降低心血管患病和死亡危险(包括脑卒中)的保护作用,对高危人群(如糖尿病)和低危人群(如非血管性)均具有保护作用,可降低新发生糖尿病的几率,比阿替洛尔有更好的耐受性。

第八节　扩张型心肌病

扩张型心肌病(DCM)是指由混合性(遗传性或非遗传性)心肌疾病导致一侧或双侧心腔扩大,继以心室收缩功能减退的原因不明(或已明)心肌病。扩张型心肌病以心脏扩大(左心室或右心室)、心力衰竭、心律失常和栓塞为基本特征。常根据病因明确与否将扩张型心脏病分为遗传性(特发性或原发性)和非遗传性(继发性或获得性)。

本病属中医学"心悸""怔忡""胸痹""喘证""水肿"等范畴。

一、西医

(一)诊断要点

1.病史

由于病因明确和病因不明心肌病的临床表现及自然病程十分相似,常不能明确区分,另外,由于所掌握的诊断标准不同,在流行病学研究中,关于特发性心肌病发病率和患病率的报道有很大的差异。病因不明,可能与下列因素有关。

(1)病毒感染:DCM可能是病毒性心肌炎的慢性阶段或后遗症,少数心肌炎急性期即表现为心脏扩大。关于病毒感染与心肌病间的病因联系,Learner等曾拟定分级诊断标准。具体如下。

1)自心肌、心内膜或心包液中分离出病毒或用荧光法在病变部位检测出病毒抗原为高度相关,病毒所致心肌病的诊断可成立。

2)自咽拭子或粪便中分离出病毒,并伴血清相应抗体滴度升高4倍或特异性IgM抗体滴度1:32为中度相关,提示病毒可能是心肌病病因,可做参考。

3)单纯自咽拭子或粪便中分离出病毒或仅有血清抗体滴度上升4倍,或仅有1:32特异性IgM抗体为低度相关,诊断不能成立。此外,从活检组织中,用酶染色免疫组织化学检查发现心肌内病毒抗原,分子杂交技术检测心肌内病毒核糖核酸等对诊断也很有帮助。

(2)弓形属原虫胎儿期或学龄前期感染,成年人发病。

(3)冠状动脉微循环反应性增高、痉挛、阻塞致心肌缺血,出现心肌散在(局灶性)坏死及纤维化。

(4)某些酶异常或氧化代谢缺陷,导致心肌代谢障碍。

(5)维生素或硒缺乏:Kwashiorkor恶性营养不良病(一种严重的蛋白质-热量缺乏病)流行区与扩张型心肌病多发地区有重叠。营养不良不但可对心肌造成损害,还可做为一种条件,使心肌对其他有毒因素敏感性增高。

(6)神经内分泌因素:二尖瓣脱垂者如伴有神经内分泌紊乱,常可伴发扩张型心肌病。

(7)劳累、分娩、高血压、酒精、吸毒、糖尿病、心肌缺血、感染、抗癌药及胸部放疗等可能是诱发因素。

2.症状

呼吸困难、踝部水肿和乏力是扩张型心肌病的特征性症状。

(1)气促、呼吸困难:很常见,经常是由于肺淤血的结果。随着心脏泵血功能的下降和肺淤血程度的加重,呼吸困难更加明显。有些患者仅在运动时出现呼吸困难,而有些严重患者在休息时也可出现。67%的患者出现气促,初为劳力性气促,后为轻度活动或休息时气促,甚为夜间阵发性呼吸困难。

(2)踝部水肿:53%的患者可出现水肿。水肿常出现在踝部,轻者夜间出现,重者整日可见。有时表现在腹部,偶尔也可在背部。其原因也与心脏泵血功能减弱有关。

(3)乏力:86%的患者出现乏力。由于心排出量降低,肢体肌肉难以得到足够的血液供应,特别是在运动时。由此引起的乏力可能成为扩张型心肌病的主要症状。

(4)心悸:65%的患者出现由于窦性心动过速或心律失常所致的胸闷、心悸。有时心悸并非由心律失常所致,而是由焦虑引起。可表现为腹部、喉部或头部跳动。如果心律失常导致心排出量下降,可引起头晕甚至昏厥。20%的患者可出现昏厥,另据 Mckenna 等报道,DCM 患者经 24 h 动态心电监测发现,本病各种心律失常具有更高的发生率,而且高级别的室性心律失常更为频繁。结果显示扩张型心肌病各种心律失常的实际发生率远比静息心电图监测的结果要高得多,且更严重。

(5)其他症状:腹胀 23%;头晕 14%;咯血 8%;心绞痛 10%;部分患者(约 18%)可发生栓塞或猝死。

3.体征

病程早期很少有心脏体征,可以休息时出现窦性心动过速、轻度心脏扩大、心律失常。早期最重要体征是出现明显的第三心音及第四心音。扩张型心肌病主要体征是体循环静脉淤血的相关特征性表现:外周水肿、静脉压增高和肝大。应通过仔细的临床检查(包括视诊、触诊和听诊)以发现心力衰竭体征。然而,由于更多的实验室检查代替了临床体格检查,使医师的临床经验有所下降。当存在多种心力衰竭体征,包括心尖搏动移位、下垂部位水肿、静脉压升高以及明确闻及第三心音,结合心力衰竭的相关症状,在临床上可以做出初步的心力衰竭诊断。但是检查的主观性以及不能进行长期直接的检测记录,仅根据这些临床特点做出的诊断并不可靠。

(1)常见体征:肝大 61%;颈静脉怒张 35%;双下肢水肿 29%;脾大发绀 15%;肺部啰音 25%;腹部移动性浊音 13%;端坐呼吸 10%;血压偏高 8%。

(2)15%的患者出现心尖搏动弥散或抬举性搏动;77%心界向左下扩大;31%第一心音(S1)低钝,严重者明显减弱;15%可闻及 S3 和(或)S4 或舒张期奔马律;36%可在心尖区或右心室区闻及反流性收缩期吹风样杂音;血压偏高或正常,脉压差减小,病情严重时血压偏低,可有交替脉;79%出现各种心律失常;两肺底可闻及细湿啰音。

4.检查

(1)心电图检查:多有异常表现,但无特异性。左心室肥大伴劳损多见,亦可出现右心室肥大或心房肥大;各型心律失常尤其室性心律失常多见,并可出现房室、室内、束支传导阻滞等各种传导障碍,非特异性 S-T 改变等心肌损害表现亦不少见;少数可出现类似心肌梗死型病理性 Q 波,多见于间隔部,与间隔纤维化有关。动态心电图监测 90%患者有各型心律失常。有严重室性心律失常伴心室晚电位阳性者,猝死发生率高。

(2)X 线检查:多见两侧心室扩大,心影呈普通增大,全心扩大时心脏呈球形,心搏弱,左心室、左心房增大为主时可呈现类似二尖瓣关闭不全的 X 线表现。左心室功能下降时有肺淤血或肺间质水肿,肺静脉和动脉可扩张,亦可见胸腔积液或少见的肺栓塞表现。

(3)超声心动图:早期可示左心室内径增大、心室壁增厚或变薄、右心室壁运动减弱等;后期各心腔均增大,心室壁整体运动减弱,室间隔出现矛盾运动,二尖瓣前叶与室间隔距离增大,前后叶呈异向活动,收缩功能明显减低,切面超声心动图尤其是食管超声心动图检查可能显示左心室内血栓存在。脉冲多普勒超声心动图有助于观察房室瓣的反流。

(4)放射性核素:^{99m}Tc 焦磷酸门电路心血管造影可示心室壁活动普遍减弱,心室射血分数降低;铊或锝心肌显像可见心肌灌注缺陷,多见弥散型花斑状,影响多个节段。

(5)血流动力学和选择性心血管造影:可示非特异性改变。早期血流动力学近乎正常,或左、右心房平均压可减轻增高,左心室舒张压可增高。心力衰竭时心排血指数及心搏出指数均减低,肺动脉压可明显增高,心血管造影示心腔扩大,收缩力普遍减弱。

（6）实验室检查：血清中可见 ADP/ATP 载体抗体、抗核抗体、抗肌膜抗体等，外周血 NK 细胞活力常低下。

（7）心内膜心肌活检：以心内膜心肌活检标本作为病理诊断的特异性不高，难以单独据此作为诊断依据，但以标本进行病毒基因检测可望得到病因学依据。

（二）治疗原则

1.一般治疗

预防和控制感染；饮食要求高蛋白质、高维生素并富含营养易消化，避免刺激性食物。应戒烟酒；保证充足睡眠，避免重体力劳动及疲劳过度，女性患者不宜妊娠；鼓励和安慰可帮助其消除悲观情绪，增强治疗信心。

2.药物治疗

主要针对心力衰竭进行治疗。2005 年美国慢性心力衰竭诊断与治疗指南将心力衰竭分为 4 个阶段。DCM 初次诊断时患者的心功能状态各异，近年来由于 DCM 得到早期诊断和治疗，使患者的预后有了明显改善。因此，有必要针对 DCM 心力衰竭各个阶段进行治疗，国内多中心资料将 DCM 分为 3 期。

（1）早期阶段，仅仅是心脏结构的改变，超声心动图显示心脏扩大、收缩功能损害但无心力衰竭的临床表现。此阶段应积极地进行早期药物干预治疗，包括 β 受体阻滞药、血管紧张素转换酶抑制药（ACEI），可减少心肌损伤和延缓病变发展。在 DCM 早期针对病因和发病机制的治疗更为重要。

（2）中期阶段，超声心动图显示心脏扩大、LVEF 降低并有心力衰竭的临床表现。此阶段应按中华医学会心血管病学分会慢性收缩性心力衰竭治疗建议进行治疗。

1）液体潴留的患者应限制盐的摄入和合理使用利尿药：利尿药通常从小剂量开始，如呋塞米每日 20 mg 或氢氯噻嗪每日 25 mg，并逐渐增加剂量直至尿量增加，体重每日减轻0.5～1.0 kg。

2）所有无禁忌证者应积极使用 ACEI，不能耐受者使用血管紧张素 Ⅱ 受体拮抗药（ARB）：ACEI 治疗前应注意利尿药已维持在最合适的剂量，从很小剂量开始，逐渐递增，直至达到目标剂量，滴定剂量和过程需个体化。

3）所有病情稳定、LVEF＜40％的患者应使用 β 受体阻滞药：目前有证据可用于心力衰竭的 β 受体阻滞药是卡维地洛、美托洛尔和比索洛尔，应在 ACEI 和利尿药的基础上加用 β 受体阻滞药（无液体潴留、体重恒定），需从小剂量开始，患者能耐受则每 2～4 周将剂量加倍，以达到静息心率不小于 55 次/分钟为目标剂量或最大耐受量。

4）在有中、重度心力衰竭表现又无肾功能严重受损的患者可使用螺内酯 20 mg/d、地高辛 0.125 mg/d。

5）有心律失常导致心源性猝死发生风险的患者可针对性选择抗心律失常药物治疗（如胺碘酮等）。

（3）在晚期阶段，超声心动图显示心脏扩大、LVEF 明显降低并有顽固性终末期心力衰竭的临床表现。此阶段在上述利尿药、ACEI/ARB、地高辛等药物治疗基础上，可考虑短期应用 cAMP 正性肌力药物 3～5 d，推荐剂量为多巴酚丁胺2～5 μg/(kg·min)，磷酸二酯酶抑制药米力农 50 μg/kg 负荷量，继以 0.375～0.750 μg/(kg·min)，药物不能改善症状者建议考虑心脏移植等非药物治疗方案。

(4)栓塞的预防：DCM 患者的心房心室，扩大心腔内形成附壁血栓很常见，栓塞是本病的常见并发症，对于有心房颤动或深静脉血栓形成等发生栓塞性疾病风险且没有禁忌证的患者，口服阿司匹林 75～100 mg/d，预防附壁血栓形成。对于已经有附壁血栓形成和发生血栓栓塞的患者必须长期抗凝治疗，口服华法林，调节剂量使国际化标准比值(INR)保持在 2.0～2.5。

(5)改善心肌代谢：家族性 DCM 由于存在与代谢相关酶缺陷，改善心肌代谢紊乱可应用能量代谢药。辅酶 Q_{10} 参与氧化磷酸化及能量的生成过程，并有抗氧化自由基及膜稳定作用，用法为辅酶 Q_{10} 片 10 mg 口服，每日 3 次。曲美他嗪通过抑制游离脂肪酸 β 氧化，促进葡萄糖氧化，利用有限的氧，产生更多 ATP，优化缺血心肌能量代谢作用，有助于心肌功能的改善，曲美他嗪 20 mg 口服，每日 3 次。

(三)治疗方案

1.推荐方案

常用 ACEI：卡托普利起始剂量 6.25 mg，3 次/天，目标剂量 25～50 mg，3 次/天；依那普利起始剂量 2.5 mg，1 次/天，目标剂量 10 mg，2 次/天。常用 β 受体阻滞药：美托洛尔缓释片起始剂量 12.5～25.0 mg，1 次/天，目标剂量 200 mg，1 次/天。

2.可选方案

培哚普利起始剂量 2 mg，1 次/天，目标剂量 4 mg，1 次/天；雷米普利起始剂量 1.25～2.50 mg，1 次/天，目标剂量 2.5～5.0 mg，2 次/天，比索洛尔起始剂量 1.25 mg，1 次/天，目标剂量 10 mg，1 次/天；卡维地洛起始剂量 3.125 mg，2 次/天，目标剂量 25 mg，2 次/天。

3.针灸治疗

主要用于心肌病并发症的治疗。心力衰竭时取内关、间使、通里、少府、心俞、神门、足三里。每次取 4～5 个穴位，每日 1 次，采用平补平泻手法，7 日为一疗程。合并心绞痛发作时，取曲池、外关、合谷。有栓塞时可取环跳、阳陵泉、足三里、解溪、昆仑、地仓、颊车、内庭、太冲等穴位。根据栓塞部位选择用穴，针刺强度随病程、体质而定。耳穴疗法：主要用于改善心肌病所引起的心律失常及其他各种症状。常用穴位有交感、心、肾、内分泌、肺、神门等。一般采用埋皮内针或用王不留行籽按压穴位，每次取 2～3 穴，7～10 d 为 1 个疗程。

临床经验：按照上述方法治疗取得一定疗效后，不宜立即停止治疗，否则容易引起复发，并加重患者的顾虑，甚至丧失信心。一般应维持治疗 2～3 个月或以上，以后逐渐停药。

采用调节神经药：谷维素每次 20 mg，每日 3 次。小量镇静药：地西泮每次 2.5 mg，每天 3 次；β 受体阻滞药：普萘洛尔(心得安)，每次 20 mg，每天 3 次。后两种药根据病情逐渐减量。加用中药逍遥散(原方)。针灸：用药期间合并针灸治疗，取心俞、厥阴俞、神门、内关、肝俞、脾俞、太冲等，隔日 1 次，每次留针 30 min，5 min 行针 1 次。治疗 2 个月。

二、中医

(一)病因病机

中医学认为，本病的发生多属先天禀赋不足，又感外邪，邪气乘虚侵袭，先入腠理，渐入血脉，内舍于心，恋而不去，致脉络瘀阻，心脉阻滞而为病；或因饮食所致，劳倦思虑，致使脾胃受损，气血生化之源匮乏，心失奉养；脾失健运日久，水湿停滞，聚而成积，痰浊上泛而发病。

先天禀赋不足，后天失养，复感"毒邪"而致气滞血瘀、心脉痹阻，渐而伤及气阴，日久及阳气,出现心肾阳衰,不能温化水饮,水饮凌心射肺,渐而至阳虚欲脱之象。本病以脾肾阳虚、心阳不振为其本,而毒邪、痰饮、瘀血为标,其病位在心,波及肺脾肾诸脏。其病机主要有如下几个方面。

(1)外感毒热之邪,侵袭肺系,由气及血,伤及血脉,日久内舍于心,痹阻经络,血脉瘀阻而致心悸怔忡、胸痹等。

(2)劳倦过度,伤及脾胃,则气血生化不足,日久气血亏虚,心失所养,或心病及肺,肺主治节失常,痰饮阻肺,肺气不降,饮随气逆而出现心悸、喘证、胸痹心痛等。

(3)饮食失调,脾胃健运失司,水湿内停,上泛心肺而导致心悸怔忡、胸痹心痛等。

(4)先天禀赋不足,心肾阴阳气血亏虚,一则心气心阳不足,血运乏力,气滞血瘀,或肾阳不足,肾气不充,气化不利,水道不通,水湿痰浊停滞,导致痰瘀互结而出现心悸、心痛、水肿等;一则阴不敛阳,阳气暴脱而见面色苍白、大汗淋漓、四肢厥冷等危重证候。

(二)辨证论治

本病治疗主要针对临床表现,早期无症状强调休息及避免劳累;终末期心力衰竭发病关键为气虚,元气不足所致血瘀,病机以心脾肾多脏阳虚为主,同时兼痰浊、水饮、瘀血,治以标本兼治、扶正祛邪。病之初期气滞血瘀,痰浊痹阻,以祛邪为主;病之中期心气虚乏,血脉瘀阻或心脾两虚,瘀血内停,扶正祛邪兼施;晚期以心肾阳虚,水气凌心为主,大剂补气药物,加强活血化瘀利水,扶正为主,祛邪为辅。

1.心气虚弱证

(1)主症:症见心悸气短,动则易甚,心神不安,乏力自汗,易感冒。舌淡苔白,脉沉细。

(2)治法:益气养心。

(3)处方:五味子散加减。7剂,每日1剂,分2次煎服。组成:党参20 g,黄芪30 g,白术15 g,五味子10 g,麦冬15 g,防风10 g,炙甘草10 g,炒酸枣仁15 g。加减:若兼口干渴,大便秘或偏干等,加生大黄20 g;见畏寒肢冷不温,加桂枝10 g;伴咳嗽气短或喘者,加葶苈子15 g,杏仁10 g;若出现水肿、尿少等症,则加茯苓皮30 g,车前子(包煎)20 g。

2.心肾阳虚证

(1)主症:心悸喘促,动则更甚,畏寒肢冷,腰膝酸软,面色苍白,水肿尿少。舌淡胖有齿痕,苔白滑,脉迟缓或数疾无力,或促或结代。

(2)治法:温阳利水。

(3)处方:真武汤加减。7剂,每日1剂,分2次煎服。组成:炮附子(先煎)15 g,茯苓20 g,白芍15 g,白术15 g,桂枝10 g,猪苓20 g,泽泻30 g,甘草10 g。加减:若见咳逆上气,倚息不能平卧者,加葶苈子15 g,大枣7枚;若兼脘腹胀满,纳呆等脾虚见证,则加党参20 g,砂仁(后下)10 g;若四肢乏力、倦怠者,加黄芪30 g以加强补气之力;恶心呕吐者,加藿香15 g,法半夏15 g;大便稀溏者加金樱子30 g,丁香10 g。

3.气阴两虚证

(1)主症:心悸、气短乏力,或胸闷不适,心烦失眠。舌红少津,脉促或结代。

(2)治法:益气固心,养阴复脉。

(3)处方:炙甘草汤加减。7剂,每日1剂,分2次煎服。组成:炙甘草15 g,人参(另煎)10 g,麦冬15 g,阿胶(烊化)10 g,生地黄20 g,桂枝10 g,火麻仁15 g。加减:阴虚气弱显著者,将方中人参改为西洋参以加强补气养阴之力;若见气阴两虚者,则用生脉散以补气养阴;而阴虚有热者,去桂枝,加苦参 15 g,莲子心 3 g;兼血瘀者加丹参 20 g,三七粉(冲服)3 g;若血虚明显则酌加当归 15 g;若属心脾两虚者,则用归脾汤以益气。

4.阳气虚脱证

(1)主症:喘息不能平卧,虚烦不宁,大汗淋漓,四肢厥冷,尿少水肿。舌淡苔白,脉微欲绝,或促或结代。

(2)治法:回阳固脱。

(3)处方:参附龙牡汤加减。3 剂,每日 1 剂,分 2 次煎服,必要时两天服完,频饮。组成:人参(另煎)15 g,炮附子(先煎)15 g,煅牡蛎、煅龙骨(均先煎)各 30 g,五味子 10 g。加减:本型属于急重证候,当急以益气回阳,故应以参附芪注射液 20～40 mL 加入到 5% 葡萄糖溶液 40 mL 中静脉推注,继而再用 40～60 mL 加入 5% 葡萄糖生理盐水 250 mL 中静脉滴注以维持。待汤药煎好后再予以服用,以加强回阳救逆之功。

5.痰浊痹阻证

(1)主症:心悸气短,喘息咳嗽,痰多色白,胸闷纳呆,泛恶欲吐。舌淡苔腻,脉滑或弦。

(2)治法:益气健脾,豁痰宽胸。

(3)处方:瓜蒌薤白半夏汤合苓桂术甘汤加减。7 剂,每日 1 剂,分 2 次煎服。组成:瓜蒌 15 g,薤白 15 g,党参 20 g,白术 15 g,法半夏 10 g,茯苓 15 g,桂枝 10 g,陈皮 10 g,枳实 10 g。加减:若见黄痰、量多,且苔黄腻,脉滑数等,则加龙胆草 25 g,黄芩 15 g;兼血瘀而胸痛者加丹参 20 g,三七粉(冲服)3 g,兼有水肿者加猪苓 20 g,泽泻 20 g。

6.心血瘀阻证

(1)主症:心悸气短,胸闷胸痛,胁肋胀满不舒,或痛如锥刺,痛处固定不移,入夜痛甚。唇色青紫,舌质紫暗或有瘀点瘀斑,苔薄白,脉弦、涩或结代。

(2)治法:活血化瘀。

(3)处方:血府逐瘀汤加减。7 剂,每日 1 剂,分 2 次煎服。

组成:桃仁 20 g,红花 20 g,赤芍 10 g,川芎 10 g,丹参 15 g,当归 10 g,牛膝 10 g,柴胡 15 g,桔梗 10 g,枳壳 10 g,延胡索 10 g,甘草 10 g。加减:见有气短、乏力者,加党参、黄芪各 30 g;心悸、心烦、不寐者,加炒砂仁 20 g 交通心肾;肢冷畏寒者,可加桂枝 10 g,炮附子(先煎)10 g;若兼水肿、尿少者,加泽泻、猪苓各 20 g。

(三)中成药处方

1.参芍片

每次 4 片,每日 3 次。组成:人参茎叶皂苷、白芍。功效:活血化瘀,益气止痛。主治:气虚血瘀所至的胸闷、胸痛、心悸、气短等症。

2.柏子养心丸

每次 1 丸,每日 2 次。组成:柏子仁、党参、炙黄芪、川芎、当归、茯苓、远志(制)、酸枣仁、肉桂、五味子(蒸)、半夏曲、炙甘草、朱砂。功效:补气,养血,安神。主治:心气虚寒,心悸易惊,失眠多梦,健忘。

3.生脉散

每次 10 mL,每日 2～3 次。组成:人参、麦冬、五味子。功效:益气生津,敛阴止汗。主治:气阴两伤,肢体倦怠,气短懒言,口干作渴,汗多脉虚;久咳伤肺,气阴两亏,干咳少痰,食少消瘦,虚热喘促,气短自汗,口干舌燥,脉微细弱;或疮疡溃后,脓水出多,气阴俱虚,口干喘促,烦躁不安,睡卧不宁。

4.金匮肾气丸

每次 1 丸,每日 2 次。组成:炮附子、熟地黄、山茱萸、泽泻、肉桂、丹皮、山药、茯苓。功效:温补肾阳,化气行水。主治:肾虚水肿,腰膝酸软,小便不利,畏寒肢冷。

5.复方丹参片

每日 3 次,每次 3 片。组成:丹参、三七、冰片。功效:活血化瘀,理气止痛。主治:气滞血瘀所致的胸痹,症见胸闷、心前区刺痛;冠心病心绞痛见上述证候者。

6.丹七片

每日 3 次,每次 3 片。组成:丹参、三七。功效:活血化瘀。主治:血瘀气滞,心胸痹痛,眩晕头痛,经期腹痛。

7.舒心口服液

每日 3 次,每次 1 支。组成:党参、黄芪、红花、当归、川芎、三棱、蒲黄。功效:补益心气,活血化瘀。主治:用于心气不足,瘀血内阻所致的胸痹,症见胸闷憋气、心前区刺痛、气短乏力;冠心病心绞痛见上述证候者。

8.诺迪康胶囊

每次 4 粒,每日 3 次。组成:圣地红景天。功效:益气活血,通脉止痛。主治:气虚血瘀所致胸痹,表现为胸闷,刺痛或隐痛,心悸气短,神疲乏力,少气懒言,头晕目眩等症。冠心病、心绞痛见以上表现者。

9.正心泰胶囊

每日 3 次,每次 4 粒。组成:黄芪、葛根、丹参、槲寄生、山楂、川芎。功效:补气活血,通脉益肾。主治:冠心病、心绞痛表现为气虚血瘀兼肾虚证候者,症见胸痛、胸闷、心悸、乏力、眩晕、腰膝酸软等。

10.参芪注射液

每次 20~40 mL,稀释后静脉滴注,每日 1~2 次。组成:党参、黄芪。功效:益气扶正。主治:气虚证、肺癌、胃癌的辅助治疗。

11.红花注射液

每次 20 mL,稀释后静脉滴注,每日 1 次。组成:红花黄色素、红花醌苷、红花素;新红花苷。功效:活血化瘀,消肿止痛。主治:治疗闭塞性脑血管疾病,冠心病,心肌梗死、脉管炎;对高脂血症、糖尿病并发症、月经不调、类风湿关节炎等有辅助治疗作用。

12.心宝丸

每次 2 丸,每日 2~3 次,口服。组成:浓缩丸。功效:温阳,益气,活血。主治:病态窦房结综合征,窦房结功能低下引起的心动过缓;各种心脏病引起的慢性心力衰竭及心悸、气促、疲乏、食呆、下肢水肿、发绀、呼吸困难等;老年性心脏无力,心功能不全,心绞痛、心肌缺血;期外收缩。

13.生脉饮口服液

每次 10~20 mL,每日 2~3 次,口服。组成:人参皂苷、五味子、麦冬含糖体。功效:益气,养阴生津。主治:气阴两亏,心悸气短,自汗。

14.速效救心丸

每次 5~10 粒,每日 3 次,含服。组成:川芎、冰片。功效:行气活血,祛瘀止痛,增加冠脉血流量,缓解心绞痛。主治:冠心病,心绞痛。

15.补心气口服液

每次 10 mL,每日 2 次,口服。组成:黄芪、人参、石菖蒲、薤白等。功效:补益心气,理气止痛。主治:气短、心悸、乏力、头晕等心气虚损型胸痹心痛。

扩张型心肌病病程一般比较长,"久病必瘀""久病入络",活血化瘀法应贯穿始终。

(四)名老中医经验

1.心肌病伴室性期前收缩

心肌病伴室性期前收缩乃属脾胃气虚,宗气亏虚,不能上贯心脉,心气心血不足,以致循环失常,发甚则心神惊乱,卧起不安。予益气建中、养血复脉之建中复脉汤。方药:炙甘草、桂枝、生黄姜、大枣、生黄芪、党参、丹参、苦参、玉竹、赤芍、饴糖,加龙骨、牡蛎以镇摄心神,更加蜀漆以其能"去胸中邪气",达到通阳镇惊安神而使顽固性期前收缩复律之作用。《药证续编》中有云:"凡仲景之治动也,其治法有三:有胸腹之动,则以牡蛎治之;脐下之动,则以龙骨治之;有胸脐腹之动剧,则以蜀漆治之。"此仲景治动之三法矣。

若患者久病不复,心脏损伤,气血两虚,气来不匀,心脉瘀滞,乃致结代频作,胸闷短气,心悸心慌;心肺气血不足以供养中州,宗气产生乏源,心气心脉循环不得畅遂,而致气衰血涩,故在饥时发甚,纳食后减少。当以益气建中,养血复脉。处方:生黄芪 15 g,炙黄芪 15 g,白芍 15 g,川桂枝 10 g,干姜 5 g,大枣 7 枚,炙甘草 30 g,生晒参 10 g,紫丹参 10 g,苦参 10 g,玉竹 30 g,炒蜀漆 10 g,龙骨 30 g,牡蛎 30 g,饴糖 2 匙(冲服)。

2.心肌病的病机

心肌病的病机是本虚标实,因虚致实。本虚以心肾为主,标实为血瘀、痰浊、水饮。治疗上当以扶正为主,邪气盛则兼以祛邪。临证分为以下几种。

一为气阴两虚证,治以益气养阴,宁心安神。生脉散合人参养荣汤化裁:太子参 15 g,黄芪 30 g,麦冬 12 g,五味子 6 g,炙甘草 6 g,白术 10 g,茯苓 15 g,当归 12 g。气虚甚以西洋参 15～20 g 换太子参,加黄精 10 g;阴虚甚加女贞子 12 g,肉苁蓉 15 g,玉竹 12 g。

二为心肾阳虚证,治以温补心肾,化瘀利水。真武汤合五苓散化裁:熟附子(先煎)20 g,生黄芪 30 g,桂枝 6 g,白术 15 g,茯苓 12 g,红花 9 g,丹参 20 g,泽泻 10 g,益母草 20 g。水肿甚者,加大腹皮、冬瓜皮各 15 g,车前子(先煎)30 g;水气凌心者加葶苈大枣泻肺汤;易惊者加生龙骨、生牡蛎各 30 g,珍珠母 30 g;胸闷者加瓜蒌皮 15 g,薤白、郁金各 10 g;肾阳虚衰,加熟地黄 10 g,淫羊藿 10 g,山茱萸 12 g;瘀血内阻者加赤芍 9 g,失笑散(包煎)9 g;心肾阳虚加人参 30～60 g,五味子 10 g。

三为瘀水互结证,治以利水渗湿,活血通络。苓桂术甘汤合血府逐瘀汤化裁:茯苓 30 g,桂枝 5 g,白术 10 g,葶苈子 15 g,泽泻 15 g,车前子(包煎)30 g,丹参 15 g,红花 15 g,郁金 12 g,症见胸闷甚加檀香、沉香各 3 g;痰浊甚者加瓜蒌 30 g,半夏 10 g,薤白 10 g,白蔻仁 9 g;心悸气短者加太子参 15 g,黄芪 30 g;畏寒肢冷者,加制附子(先煎)8 g,桂枝 10 g。

3.心肌病分为四类

(1)气阴两虚,心脉不畅:治以益气养阴,通脉宁心。生脉饮合炙甘草汤化裁:党参 15～30 g,麦冬 15 g,五味子 9 g,生地黄 30 g,桂枝 5 g,阿胶(烊化)10 g,酸枣仁 15 g,黄精 15 g,陈皮 10 g,茯苓 15 g,甘草 12 g。

(2)气滞血瘀,心脉痹阻:治以活血化瘀,理气通脉。血府逐瘀汤化裁:当归 15 g,川芎 9 g,

生地黄 12 g,赤芍 15 g,桃仁 9 g,红花 9 g,丹参 15 g,郁金 9 g,延胡索 12 g,柴胡 9 g,枳壳 9 g,桔梗 6 g,甘草 3 g。

（3）心脾阳虚,水饮内停:治以温中补气,健脾利湿。保元汤合茯苓泽泻汤化裁:生黄芪 15～20 g,党参 15～30 g,桂枝 5 g,茯苓 30 g,白术 10 g,泽泻 15 g,益母草 30 g,大腹皮 12 g,陈皮 10 g,香附 10 g,炒鸡内金 10 g,薏苡仁 15 g,甘草 6 g。

（4）心肾阳虚,水气凌心:治以温阳利水、化痰平喘。真武汤合葶苈大枣泻肺汤化裁:制附子(先煎)6～9 g,生姜 9 g,白术 9 g,白芍 15 g,茯苓 30 g,葶苈子 15 g,桑白皮 12 g,生黄芪 15 g,党参 15 g,陈皮 10 g,半夏 9 g。

三、中西医结合

（一）思路

本病病程进展缓慢,病位在心,涉及肺、脾、肾等脏,本虚标实之病理基础贯穿始终。中西结合可采取分期论治的治疗方法:早期以邪毒,佐以扶正。西药重点选用利尿药和扩血管药物如呋塞米、ACEI;中期正虚邪恋为主,治疗着重补气化瘀,宁心复脉。西药重点应用利尿药、洋地黄、ACEI;晚期正气衰退,标实加重,且常累及肺、脾、肾,治疗以调整脏腑功能、祛除病理产物为主,药物治疗效果不理想,可采取置入起搏器,除颤器治疗,防止猝死发生。尤其是在并发症的治疗上,中西医结合治疗疗效显著,快速型心律失常常发生时,在应用抗心律失常的药物同时,加黄连、苦参、甘松。

缓慢型心律失常加麻黄、桂枝、枳实、羌活。以上药物经药理研究均具有不同程度的抗心律失常的作用。

CHF 加重,水肿明显且应用洋地黄的患者中,附子、桂枝、北五加皮、葶苈子的用量应该相应减少,避免两药毒性相加,造成中毒。患者久病体虚强心利尿效果不佳时,可结合中医的培补疗法,以强身健体有助于增强药物的疗效。可采取每晚热水烫足,手搓足心,艾灸足三里、三阴交、西洋参每日 3～6 g 口含或泡水,益气养阴,堪称久病培补之佳品。活血化瘀治疗为预防DCM 发生血栓性疾病提供了有效的治疗方法,既可用于已经发生血栓栓塞者,也可用于预防血栓形成。

（二）处方

1.处方一

内服方:炙甘草汤煎服,7 剂,每日 1 剂,分 2 次服,可用于治疗阴阳两虚,并心律失常者。外治方:地仙膏,主治心肺两虚,虚邪内盛。

炙甘草汤组成:炙甘草 5～30 g,生地黄 15 g,白术 15 g,人参 15 g,麦冬 15 g,五味子 10 g,大枣 10 g,阿胶(烊化)10 g。

地仙膏组成:地骨皮 1 000 g。用法:麻油熬,贴肚脐处。

2.处方二

内服方:瓜蒌薤白白酒汤合银翘散煎服,适用于痰火扰心,心脉闭阻之症,还可用于心力衰竭并肺部感染时。外治方:养心膏,主治心虚有痰火。用法:麻油熬,贴膻中。

瓜蒌薤白白酒汤合银翘散组成:瓜蒌 30 g,薤白 15 g,苏梗 15 g,金银花 15 g,连翘 15 g,桑白皮 12 g,板蓝根 20 g,甘草 9 g,薄荷 9 g。

养心膏组成:党参、白术、茯苓、甘草、生地黄、白药、当归、黄连、瓜蒌、川芎、半夏、沉香、朱砂、栀子。

3.处方三

玉屏风散合生脉散,水煎服,7剂,适用于气阴两虚所致之心律失常。

玉屏风散合生脉散组成:人参10 g(或以党参15 g,太子参15 g),麦冬10 g,五味子5 g,生黄芪10 g,白术10 g,防风5 g。

四、注意事项

1.饮食护理

心功能不全患者应低盐饮食,每日摄盐2～3 g,增加维生素、蛋白质、微量元素的摄入,总热量予以控制,以降低新陈代谢,减轻心脏负担;心律失常患者应少量多餐,选择清淡易于消化低脂肪富于营养的饮食。应避免饱餐及吸烟,不要饮用酒、浓茶、咖啡等刺激性饮料,以免诱发心律失常。对服用利尿药者应鼓励多进食富含钾盐的食物,如橘子、香蕉、蘑菇、紫菜等。避免出现低钾血症诱发心律失常。

2.限制活动

根据患者心功能不全的程度制订活动标准:心功能Ⅲ级者,应限制活动,一天多半时间卧床休息,使用坐式便器,防止便秘,不能工作,可选择轻松愉快的娱乐方式,限制时间。心功能Ⅳ级者,应绝对休息,以缓解症状,日常生活有护理人员协助完成。心功能不全患者常出现水肿,加之患者限制活动或不能活动,末梢循环差,应注意预防静脉血栓、肺栓塞、压疮、便秘等。加强皮肤护理,每日按摩下肢数次,帮助患者在床上做伸屈肢体的活动。

3.预防诱因

教会患者预防办法,心力衰竭者避免过度劳累,饮食清淡,忌暴饮暴食,注意预防大便干燥,以免用力大便诱发心力衰竭。控制输液量及输液速度,保持病室安静、整洁、舒适,保证患者睡眠充足,避免发热、疼痛、寒冷、饮食不调、睡眠不足及应用某些药物(抗心律失常药、西咪替丁),以免加重病情。

4.吸氧

患者有呼吸困难,发绀,严重心律失常时,应吸入氧气,一般低流量吸氧,流量2 L/min,同时还可改善因低氧而导致的心律失常。根据血氧浓度及血氧饱和度调节氧气浓度和流量,氧气应湿化,以免呼吸道干燥。

第九节　肥厚型心肌病

肥厚型心肌病是以左心室或双心室心肌肥厚、心室腔变小为特征,常伴有非对称性中间隔肥厚,以左心室血液充盈受阻,舒张期顺应性下降为基本特点。根据左心室流出道有无梗阻可分为梗阻性和非梗阻性肥厚型心肌病,不对称性室间隔肥厚致主动脉瓣下狭窄者称特发性肥厚型主动脉瓣下狭窄。本病男女间有显著差异,多在30～40岁出现症状,随着年龄增长,症状更加明显。

中医无肥厚性心肌病之病名,因临床以呼吸困难、心绞痛、昏厥与头晕、心悸为主症,故归属"胸痹""心悸"或"喘证"之范畴。

一、西医

(一)诊断要点

1.病史

本病常有明显的家族史(约占1/3),并常合并其他先天性心血管畸形,目前认为是常染色体显性遗传疾病,肌节收缩蛋白基因突变是主要致病因素。儿茶酚胺代谢异常、细胞内钙调节异常、高血压、高强度运动等可能是本病的促发因素。

2.症状

主要症状有:①呼吸困难:劳力性呼吸困难,严重呈端坐呼吸或阵发性夜间呼吸困难。②心绞痛:常有典型心绞痛,劳力后发作。胸痛持续时间较长,用硝酸甘油含化不但不缓解反而可能加重。③昏厥与头晕:多在劳累时发生。血压下降所致,发生过速或过缓型心律失常时,也可引起昏厥与头晕。④心悸:患者感觉心脏跳动强烈,尤其左侧卧位更明显,可能由于心律失常或心功能改变所致。

3.体征

常见体征有心尖搏动增强,向左下方移位,常见抬举性冲动或双重性冲动。胸骨左缘下部或心尖区可听到收缩中期喷射性杂音,传导到心基部,常伴有震颤。伴有二尖瓣关闭不全病例则心尖区呈现全收缩期杂音,第二心音分裂,也可听到第三心音或第四心音。但听不到收缩期喷射样喀喇音。周围动脉冲击波较强,消失波较小,与水冲脉相类似。

4.检查

结合X线、心电图、超声心动图、心导管检查及心血管造影可做出诊断。

(1)X线检查:心脏大小正常或增大,心脏大小与心脏及左心室流出道之间的压力阶差成正比,压力阶差越大,心脏亦越大。左心室肥厚为主,主动脉不增宽,肺动脉段多无明显突出,肺淤血大多较轻,常见二尖瓣钙化。

(2)心电图:由于心脏缺血,心肌复极异常,ST-T改变常见,左心室肥厚及左束支传导阻滞也较多见,可能由于室间隔肥厚与心肌纤维化而出现Q波,本病也常有各种类型心律失常。

(3)超声心动图:是一项重要的非侵入性诊断方法。主要表现有:①室间隔异常增厚,舒张期末的室间隔厚度>15 mm;②室间隔运动幅度明显降低,一般<5 mm;③室间隔厚度/左心室后壁厚度比值可达(1.5~2.5):1,一般认为比值>1.5:1已有诊断意义;④左心室收缩末内径比正常人小;⑤收缩起始时室间隔与二尖瓣前叶的距离常明显缩小;⑥二尖瓣收缩期前向运动,向室间隔靠近,在第二心音之前终止;⑦主动脉瓣收缩中期关闭。以上7项应综合分析,方能得出正确结论,应注意高血压病,甲状腺功能减退,均可引起类似表现。

(4)心导管检查及心血管造影:心导管检查,左心室与左心室流出道之间出现压力阶差,左心室舒张末期压力增高,压力阶差与左心室流出道梗阻程度呈正相关。心血管造影,室间隔肌肉肥厚明显时,可见心室腔呈狭长裂缝样改变,对诊断有意义。

(二)治疗原则

1.一般治疗

注意休息,防止过度精神紧张,避免过劳、剧烈运动、负重及屏气等以减少猝死的发生。

2.药物治疗

β受体阻滞药可降低心肌收缩力,减轻左心室流出道梗阻改善左心室壁顺应性及左心室充盈,也具有抗心律失常作用。也可用钙通道阻滞药,能改善心室舒张功能,应注意观察血压,以防血压降得过低。

3.外科手术治疗

左心室与左心室流出道之间压力阶差>60 mmHg,药物治疗无效者,可手术治疗。可行肥厚肌肉切除术。

(三)治疗方案

1.推荐方案

普萘洛尔 10 mg,口服,每日 3 次,可逐渐增加,最大可达 480 mg/d。

2.可选方案

维拉帕米 40 mg,口服,每日 3 次;硝苯地平 10 mg,口服,每日 3 次。

3.手术治疗

药物治疗无效者,可行肥厚肌肉切除术。

临床经验:传统治疗方法:口服钙拮抗药和(或)β受体阻滞药,在此基础上加服克朗宁 3 片/次,每日 3 次。

二、中医

(一)病因病机

中医学认为,本病的发生多为在正气亏虚的基础上,导致瘀血,痰浊停聚成形所致。

1.体质虚弱

禀赋不足,素体亏虚,或脾胃虚弱,化源不足,或久病失养,劳欲过度,皆可使气血不足,心失所养;气虚及阳,或失治误治,心阳受损,使其温煦;阳气虚衰,无力鼓动血行,血脉瘀滞;若虚及脾肾之阳,水湿不得运化,成痰成饮,上逆于心。血虚日久,心阴受损,或年老体弱,调摄不善,肝肾阴亏,均致心失滋养,且肝阴不足,失其条达,易致肝阳上亢,肝火内扰,或肾阴不足,水不济火,心火独亢,火扰心神,皆可扰乱心神,此外,肺朝百脉,主治节,若肺气亏虚,不能助心以治节,则血脉运行不畅。

2.邪毒犯心

心气素虚,风湿热邪,合而为痹,痹证日久,内舍于心,痹阻心脉,心血瘀阻;或风寒湿热之邪,由血脉内舍于心,耗伤心阴心气;温病、疫毒均可灼伤营阴,心失所养。

3.气虚血瘀

由于劳倦伤心,心气不振,气滞脉中,气虚推动无力,血行不畅而瘀滞,瘀血内阻,不通则痛。

4.情志所伤

思虑过度,劳伤心脾,不仅暗耗阴血,又能影响脾胃功能,致生化之源不足,气血两虚,心失所养。长期抑郁,肝气郁结,气滞血瘀,心脉不畅,心神失养,大怒伤肝,肝火上炎,气血逆乱,且可夹痰,上扰于心,而出现心神不宁,心脉逆乱。

(二)辨证论治

临证时,应根据全身症状、体征及舌脉来辨别虚实。治疗以益气养阴或温阳以扶正,活血利水以制标,以达标本同治的目的。

1.邪毒犯心证

(1)主症:身热微恶寒,咽痛身痛,心悸,胸闷或痛,气短乏力,心烦少寐。舌尖红苔薄黄,脉浮数或促、结代。

(2)治法:清热解毒,宁心安神。

(3)处方:银翘散加减。组成:5 剂,每日 1 剂,分 2 次煎服。

组成:金银花 15 g,连翘 15 g,竹叶 10 g,荆芥 10 g,牛蒡子 10 g,豆豉 10 g,薄荷 10 g,生甘草 5 g,桔梗 10 g,芦根 10 g。

2.气虚血瘀证

(1)主症:心悸气短,神疲乏力,动则较甚,或有出汗,夜寐梦扰。舌暗淡或有瘀点,脉弱、涩或促、结代。

(2)治法:补益心气,活血化瘀。

(3)处方:圣愈汤合桃红四物汤加减,7 剂,每日 1 剂,分 2 次煎服。

组成:人参 10 g,黄芪 18 g,当归 15 g,白芍 15 g,熟地黄 20 g,川芎 10 g,桃仁 10 g,红花6 g。

3.气阴两虚证

(1)主症:心悸气短,活动后症状加重,头晕乏力,颧红,自汗或盗汗,失眠,口干。舌质红或淡红,脉细数无力或结代。

(2)治法:益气养阴,养心安神。

(3)处方:炙甘草汤合天王补心丹。7 剂,每日 1 剂,分 2 次煎服。

组成:炙甘草 15 g,生姜 3 片,生地黄 30 g,麦冬 10 g,麻仁 10 g,大枣 6 枚,桂枝 10 g,人参 10 g,阿胶 10 g,酸枣仁 15 g,柏子仁 10 g,当归 10 g,天冬 9 g,丹参 15 g,玄参 10 g,茯苓 15 g,五味子 5 g,远志肉 10 g,桔梗 5 g。

4.阳虚水泛证

(1)主症:心悸自汗,形寒肢冷,神疲尿少,下肢水肿,咳喘难以平卧。唇甲青紫,舌质淡暗或紫暗,脉沉细。

(2)治法:温阳利水。

(3)处方:真武汤加味。7 剂,每日 1 剂,分 2 次煎服。

组成:茯苓 25 g,赤芍 15 g,白术 15 g,生姜(切)3 片,附子(炮)15 g。

5.心阳虚脱证

(1)主症:心悸喘促,不能平卧,大汗淋漓,精神萎靡,唇甲发绀,四肢厥冷。舌质紫,苔白,脉细微欲绝。

(2)治法:回阳固脱。

(3)处方:四逆汤合参附龙牡汤加味。7 剂,每日 1 剂,分 2 次煎服。

组成:炮附子 10～25 g,干姜 12 g,炙甘草 12 g,人参 15 g,煅龙骨 12 g,煅牡蛎 12 g。

(三)中成药处方

(1)益心舒胶囊,1 盒,4 粒/次,3 次/天。组成:人参、麦冬、五味子、黄芪、丹参、川芎、山楂。功效:益气复脉,养阴生津,活血化瘀。主治:气阴两虚,瘀血阻滞型患者。

(2)舒心口服液,1 盒,1 支/次,2～3 次/天。组成:当归、川芎、党参、黄芪、红花、三棱、蒲黄。功效:益气活血。主治:气虚血瘀患者。

(3)黄芪生脉饮,1瓶,10毫升/次,3次/天。组成:黄芪、党参、麦冬、五味子。功效:益气养阴。主治:气阴两虚型患者。

(4)注射剂:黄芪注射液、生脉注射液、丹参注射液、灯盏花注射液、养阳针等,可酌情辨证选用。

三、中西医结合

(一)思路

本病宜采用中西医结合治疗,中西药物各具优势。中药在顾护正气,调整脏腑功能,提高免疫力,活血化瘀及抗病毒治疗方面具有优势;西药在强心,利尿,控制感染,抗心律失常,纠正水、电解质平衡失调方面具有优势,临床可根据具体病情选择应用,必要时可选择进行手术或介入治疗。

1.早期

可考虑主要用中医治疗。使用活血化瘀药物,在辨证论治的基础上,可加抗病毒中药以阻止病毒复制;同时益气滋阴养心,保护心脏,促进受损心肌的康复。

2.中期

宜中西医结合治疗。中医在辨证论治的基础上加强活血化瘀的中药,有助于减缓心肌的增厚、纤维化,改善心脏功能。西医治疗使用β受体阻滞药和钙通道阻滞药弛缓肥厚的心肌,减轻流出道的梗阻和抗心律失常。

3.晚期

宜中西医结合及时抢救。西医对症处理,强心,抗心律失常;中医回阳救逆,挽救患者生命。

(二)处方

1.处方一

圣愈汤合桃红四物汤加减。7剂,每日1剂,分2次煎服。再用普萘洛尔10 mg口服,每日3次,可逐渐增加,最大可达480 mg/d。适用于气虚血瘀证患者。

圣愈汤合桃红四物汤组成:人参10 g,黄芪25 g,当归15 g,白芍15 g,熟地黄20 g,川芎10 g,桃仁10 g,红花6 g。

2.处方二

真武汤加味。7剂,每日1剂,分2次煎服。再用维拉帕米40 mg口服,每日3次;硝苯地平10 mg口服,每日3次。适用于阳虚水泛证患者。

真武汤组成:茯苓15 g,赤芍10 g,白术15 g,生姜(切)3片,附子(炮)10 g。

(三)注意事项

(1)生活要有规律,煅炼身体,增强体质,防止感染。

(2)在病毒感染时注意心脏变化并及时治疗,防止心肌病的发生。

(3)有特发性心肌病家族史者应定期随访,以便早期发现,及时治疗。

(4)肥厚型心肌病患者慎用降低心脏前、后负荷的药物,以免加重心室内梗阻。洋地黄加强心肌收缩力,也可加重左心室流出道梗阻,进一步降低心排出量,故亦慎用。对合并心绞痛的患者,因硝酸甘油可使左心室流出道梗阻加重,故禁用。

（5）应用维拉帕米治疗的最初几周约 20％的患者出现恶心和头痛等不良反应，需嘱患者勿随便停药，续用后症状可逐渐消失。用药宜从小量开始，加量不宜过快，护理中注意观察不良反应，如心律失常和直立性低血压等，一旦发现应立即通知医生予以处理。

（6）既病之后，以休息为主，切忌过劳；低盐、清淡饮食而富有营养，戒烟酒、暴饮暴食；保持心情愉快，起居有常。

（7）缓解期可适度活动，劳逸结合。

第十节　病毒性心肌炎

心肌炎是指心肌中有局限性或弥散性的急性、亚急性或慢性的炎性病变。病毒性心肌炎是指人体感染嗜心性病毒引起的，以心肌非特异性间质炎症为主要病变的心肌炎。各种病毒都可以引起心肌炎，其中以引起肠道和上呼吸道感染的病毒最多见。发病机制主要有病毒直接作用和免疫反应两种。目前认为病毒性心肌炎发病早期以病毒直接作用为主，以后则以免疫反应为主。

本病属于中医学的"心悸""胸痹""怔忡"等范畴。

一、西医

（一）诊断要点

1. 病史

多数患者发病前 1～3 周多有发热、全身酸痛、咽痛、腹泻等症状，也有部分患者原发症状轻而不显著。

2. 症状

（1）心脏受累的症状可表现为胸闷、心前区隐痛、心悸、气促等。

（2）有一些病毒性心肌炎是以一种与心脏有关或无关的突出症状为主要或首发症状而就诊的。如：①经常见到以心律失常为主诉和首发症状就诊者；②少数以突然剧烈的胸痛为主诉者，而全身症状很轻，此类情况多见于病毒性心肌炎累及心包或胸膜者；③少数以急性或严重心功能不全症状为主就诊；④极少数以身痛、发热、少尿、昏厥等全身症状严重为主、心脏症状不明显而就诊。

3. 体征

（1）心律改变或为心率增快，并与体温升高不相称，或为心率缓慢。

（2）心律失常节律常不整齐，期前收缩最为常见，多为房性或室性期前收缩。其他缓慢性心律失常：房室传导阻滞，病态窦房结综合征也可出现。

（3）心界扩大：病轻者心脏无扩大，一般可有暂时性扩大，可以恢复。

（4）心音及心脏杂音：心尖区第一心音可有减低或分裂，也可呈胎心样心音。发生心包炎时有心包摩擦音出现。心尖区可听到收缩期吹风样杂音。此系发热、心腔扩大所致；也可闻及心尖部舒张期杂音，为心室腔扩大、相对二尖瓣狭窄所产生。

(5)心力衰竭体征:较重病例可出现左心或右心衰竭的体征,甚至极少数出现心源性休克的一系列体征。

4.检查

(1)心电图:心电图异常的阳性率高,且为诊断的重要依据,起病后心电图由正常可突然变为异常,随感染的消退而消失。主要表现有 S-T 段下移,T 波低平或倒置。

(2)X 线检查:由于病变范围及病变严重程度不同,放射线检查亦有较大差别,1/3～1/2心脏扩大,多为轻中度扩大,明显扩大者多伴有心包积液,心影呈球形或烧瓶状,心搏动减弱,局限性心肌炎或病变较轻者,心界可完全正常。

(3)血液检查:白细胞计数在病毒性心肌炎可正常、偏多或减少,血沉大多正常,亦可稍增快,C 反应蛋白大多正常, GOT、GPT、LDH、CPK 正常或升高,慢性心肌炎多在正常范围。

(4)有条件者可做病毒分离或抗体测定。

(二)治疗原则

目前病毒性心肌炎尚无特效治疗方法。一般治疗原则以休息、对症处理和中西医综合治疗为主。本病多数患者经休息和治疗后可以痊愈。

1.一般治疗

急性期应卧床休息,在症状、体征好转,心电图正常后方可逐步增加活动,如果心脏已扩大或有心功能不全者,卧床时间还应延长到半年,直至心脏不能继续缩小、心力衰竭症状消失。其后在严密观察下,逐渐增加活动量。在病毒性心肌炎的恢复期中,应适当限制活动 3～6 个月。予以营养丰富,易消化饮食。

2.药物治疗

(1)病因治疗:对病毒感染尚无特效治疗药物,病初可试用利巴韦林、吗啉胍、金刚烷胺、阿糖胞苷、干扰素、免疫核糖核酸等终止或干扰病毒复制及扩散的药物,但疗效不肯定。抗生素虽对引起心肌炎的病毒无直接作用,但因细菌感染是病毒性心肌炎的重要条件因子,故在开始治疗时,均主张适当使用抗生素。

(2)改善心肌营养和代谢:具有改善心肌营养和代谢作用的药物有维生素 C、维生素 B_1、维生素 B_{12}、肌苷、能量合剂、极化液、环磷腺苷(cAMP)、辅酶 Q_{10} 等。在临床中可以根据病情对以上药物适当搭配或联合应用 2～3 种即可,10～14 d 为一疗程。

(3)治疗心律失常和心力衰竭:需提醒注意的是,心肌炎患者对洋地黄类药物耐受性低,敏感性高,用药量需减至常规用药量的 1/2～2/3,以防止发生洋地黄类药物过量反应。

(4)治疗重症病毒性心肌炎:①肾上腺皮质激素治疗。肾上腺皮质激素可以抑制抗原抗体,减少过敏反应,有利于保护心肌细胞、消除局部的炎症和水肿,有利于挽救生命,安度危险期;②高度房室传导阻滞或窦房结损害患者需先及时应用人工心脏起搏器度过急性期;③对于重症病毒性心肌炎患者,特别是并发心力衰竭或心源性休克者,近期有人提出应用 1,6-二磷酸果糖(FDP),1,6-二磷酸果糖是糖代谢过程的底物,具有增加能量的作用,有利于心肌细胞能量的代谢。

(三)治疗方案

1.推荐方案

(1)病因治疗:利巴韦林 0.5 g 加入 5% 葡萄糖注射液 500 mL 中静脉滴注,每天 1 次,连续 7 d;青霉素 320 万 U 加入 0.9% 生理盐水 100 mL 中静脉滴注,每 8 h 一次,连用 7～14 d。

（2）改善心肌营养和代谢：10%葡萄糖 500 mL 加胰岛素 8 U、10%氯化钾 10 mL 静脉滴注，连用 7～10 d；维生素 C 4～5 g 加入 250 mL 液中静脉滴注，每日 1 次，连用 10～15 d。

（3）肾上腺皮质激素的应用：重症病毒性心肌炎病情严重，出现心脑综合征、心源性休克、二度以上房室传导阻滞者，可选用地塞米松每日 10～30 mg，分次静脉注射，连用 3～7 d，病情好转改为口服，并迅速减量和停用。如果开始用肾上腺皮质激素 7 d 无效则应停用。

2.可选方案

（1）病因治疗：吗啉胍 0.1 g 口服，每天 3 次，连用 7 d；青霉素 80 万 U 肌内注射，每 8 h 一次，连用 7～14 d。

（2）改善心肌营养和代谢：ATP 20 mg＋辅酶 A 100 U＋细胞色素 C 30 mg 加入 5%葡萄糖 500 mL 静脉滴注，每日 1 次，连用 10～15 d；辅酶 Q_{10} 10 mg 口服每天 3 次。

（3）激素治疗：氢化可的松 400～600 mg/d，静脉滴注，连用 3～7 d，病情好转改为口服，并逐渐减量和停用。

临床经验：①心力衰竭的控制。心肌炎时，心肌对洋地黄敏感性增高，耐受性差，易发生中毒，宜选用收效迅速及排泄快的制剂，如毛花苷 C 或地高辛，剂量应偏小，一般用常用量的 1/2～2/3，在急性心力衰竭控制后数日即可停药。但对慢性心功能不全者，多主张长期应用偏小量的洋地黄维持量，直到心功能恢复正常为止。利尿药应早用和少用，同时注意补钾，否则易导致心律失常。注意供氧，保持安静。若烦躁不安，可给镇静药。发生急性左心功能不全时，除短期内并用毛花苷 C、利尿药、镇静药、氧气吸入外，应给予血管扩张药如酚妥拉明（0.5～1 mg/kg）加入 10%葡萄糖液（50～100 mL）内快速静脉滴注。紧急情况下，可先用半量以 10%葡萄糖液稀释静脉缓慢注射，然后将其余半量静脉滴注。②肾上腺皮质激素的使用。地塞米松等肾上腺皮质激素对于一般急性病毒感染性疾病属于禁用药。病毒性心肌炎是否可以应用此类激素治疗，现也意见不一。因为肾上腺皮质激素有抑制干扰素的合成，促进病毒繁殖和炎症扩散的作用，有加重病毒性心肌炎心肌损害的可能，所以现在一般认为病毒性心肌炎在急性期，尤其是前 2 周，除重症病毒性心肌炎患者外，一般禁用肾上腺皮质激素。

二、中医

（一）病因病机

中医学认为，本病是由于感受风热邪毒，内损于心所致。风热邪毒从口鼻而入，蕴郁于肺胃，继则邪毒由表入里，留而不去，内舍于心，导致心脉痹阻，心血运行不畅；或热毒之邪郁而化热，灼伤营阴，以致心之气阴两伤，心气不足，血行无力，血流不畅则可形成气血瘀滞；肺失宣肃，或热毒灼津，均可内生痰邪。痰瘀互结，气血运行更涩滞不畅，心脉痹阻更甚。病情严重时可出现心阳虚衰之重症。

（二）辨证论治

临证时应注意：①辨虚实，病程早期，多属实证；病程迁延日久，则以虚证为主，或虚实夹杂；②辨轻重，一般情况较好，脉实有力者，多属轻症；若见四肢厥冷、口唇青紫、脉微欲绝或频繁结代者，则病情危重。治疗以扶正祛邪、清热解毒、化瘀活血、温振心阳、养心固本等为主要治则。

1.邪毒犯心证

（1）主症：发热不退，或不发热，咽红流涕，咳嗽有痰，或大便稀薄，肌痛肢楚，心悸气短，胸闷胸痛,舌质红,苔黄,脉细数或结代。

(2)治法:清热解毒。

(3)处方:银翘散加减。5 剂,每日 1 剂,分 2 次煎服。组成:金银花 10 g,连翘 10 g,竹叶 6 g,荆芥 10 g,薄荷(后下)6 g,板蓝根 30 g,太子参 10 g,苦参 10 g,丹参 10 g,生地黄 10 g,生甘草 6 g。加减:邪热炽盛,加生石膏 30 g,黄芩 10 g;胸闷胸痛,加瓜蒌皮 10 g,红花 6 g;脉结代,加丹参 10 g,五味子 6 g;汗多,加牡蛎(先煎)30 g,碧桃干 10 g;舌红苔少加麦冬 10 g,玄参 10 g。

2.阳虚气脱证

(1)主症:起病急骤,喘息心悸,倚息不得卧,口唇青紫,烦躁不安,自汗不止,四肢厥冷,舌质淡白,脉微欲绝。

(2)治法:回阳救逆,益气固脱。

(3)处方:参附龙牡汤加减。3 剂,每日 1~2 剂,少量数次煎服。组成:生晒参(蒸兑)10 g,附子(先煎)10 g,炙甘草 10 g,牡蛎(先煎)30 g,丹参 30 g,茯苓 10 g。加减:阳虚较甚,加桂枝 10 g,仙茅 15 g,淫羊藿 15 g;阳虚水泛,加桂枝 10 g,益母草 15 g,猪苓 15 g。

3.心气不足证

(1)主症:心悸不安,面色欠华,头晕目眩,气短乏力,动则汗出,夜寐不宁,舌淡少苔或呈剥苔,脉细数无力或有结代。

(2)治法:益气养心。

(3)处方:炙甘草汤加减。7 剂,每日 1 剂,分 2 次煎服。组成:炙甘草 10 g,党参 10 g,黄芪 10 g,桂枝 10 g,五味子 10 g,麦冬 10 g,龙齿(先煎)30 g,阿胶(烊冲)10 g,大枣 5 枚,生地黄 10 g。加减:胸闷者,加郁金 10 g,枳壳 6 g;口干引饮,加天花粉 10 g,石斛 10 g;肢冷畏寒,加黄芪 10 g,细辛 3 g。

4.痰瘀互阻证

(1)主症:头晕心悸,胸闷气短,胸痛叹息,时欲呕恶,咳嗽有痰,甚至咳喘不能平卧,舌质微紫,苔白腻,脉滑或结代。

(2)治法:化痰泄浊,活血化瘀。

(3)处方:瓜蒌薤白半夏汤合失笑散加减。7 剂,每日 1 剂,分 2 次煎服。组成:瓜蒌皮 10 g,薤白 10 g,法半夏 10 g,丹参 10 g,三七 10 g,郁金 10 g,蒲黄 10 g,五灵脂 10 g,黄连 3 g,炙甘草 6 g。加减:胸闷胸痛,加丹参 10 g,红花 6 g;大便秘结,加生大黄(后下)10 g,生栀子 10 g;痰吐色黄而黏,加黄芩 10 g,陈胆星 10 g;汗多者,加龙骨(先煎)30 g,牡蛎(先煎)30 g。

5.正虚邪恋证

(1)主症:神疲乏力,心悸气短,时有低热,面黄纳呆,自汗盗汗,易患感冒,舌质偏红,苔薄白,脉细软,时有结代。

(2)治法:扶正祛邪,养心固本。

(3)处方:黄芪桂枝五物汤合玉屏风散加减。7 剂,每日 1 剂,分 2 次煎服。组成:黄芪 10 g,桂枝 10 g,白芍 10 g,大枣 5 枚,太子参 10 g,白术 10 g,防风 10 g,龙齿(先煎)30 g,酸枣仁 10 g,炙甘草 6 g。

加减:心悸气短,加红参 10 g,麦冬 15 g,五味子 6 g;低热,加地骨皮 10 g,银柴胡 10 g;夜寐不宁,再加柏子仁 10 g,合欢皮 10 g。

（三）中成药处方

（1）生脉饮，每日 3 次，10 毫升/次，口服。组成：人参、麦冬、五味子。功效：益气养阴。主治：心气不足证。

（2）双黄连粉针剂，每日 0.6～1.2 g，加入 5% 葡萄糖液中静脉滴注。组成：金银花、黄连、连翘。功效：清热解毒。主治：邪毒犯心证。

（3）复方丹参片，每日 3 次，每次 4 片，吞服。组成：丹参、三七、冰片。功效：活血化瘀，安神宁心。主治：痰瘀互阻证，或急性期后有胸闷、心悸及胸痛者。

（4）天王补心丹，每日 3 次，每次 6 g 吞服。组成：丹参、当归、党参、茯苓、五味子、麦冬、天冬、地黄、玄参、远志、酸枣仁、柏子仁、桔梗、甘草、朱砂。功效：宁心保神，清热化痰。主治：心气不足，睡眠不宁。

三、中西医结合

（一）思路

病毒性心肌炎是因病毒直接侵犯心肌而引起的心肌本身的炎性病变，近几年来发病率较高，已成为我国当前最常见的心肌炎。急性病毒性心肌炎患者大多数积极治疗可以完全治愈，如治疗不及时将会迁延成为心肌病，出现一定程度的心脏扩大、心功能减退、持续的心律失常或心电图异常。目前单纯应用西药治疗心肌炎恢复慢、疗效长，而结合中药清热养心、益气养阴，使中药和西药各自发挥其特长，从而在治疗病毒性心肌炎方面取得良好疗效。本病常见的心律失常，可持续相当长时间，中医药如炙甘草汤、桂枝加龙骨牡蛎汤等仲景的经方常能起到较好的疗效。

（二）处方

1. 处方一

维生素 C 2 g、肌苷 200 mg、辅酶 A 100 U、三磷腺苷 20 mg 和 10% 氯化钾 15 mL 加入 10% 葡萄糖注射液 500 mL 中静脉滴注，每日 1 次；控制感染加利巴韦林、干扰素；合并细菌感染者加用抗生素，必要时配合吸氧等对症治疗。中药治疗：口服银翘生脉饮，水煎服，每日 1 剂，早晚分 2 次服。丹参注射液 10～20 mL 和黄芪注射液 20～30 mL 加入 10% 葡萄糖溶液 250 mL 中静脉滴注，每日 1 次。10 d 为 1 个疗程。

银翘生脉饮组成：金银花 20 g，连翘 15 g，人参 10 g，麦冬 10 g，五味子 8 g，赤芍 10 g，红花 6 g。

2. 处方二

四参复脉汤，每日 1 剂，水煎，早晚温服。西药给予 10% 葡萄糖注射液 500 mL 加入 ATP 40 mg，辅酶 A 200 U，维生素 C 3 g，10% 氯化钾 10 mL，静脉滴注，1 次/天，口服肌酐片 0.2 g，3 次/天；辅酶 Q_{10} 10 mg，3 次/天。适用于气阴两虚证。

四参复脉汤组成：党参 20 g，丹参 20 g，玄参 15 g，北沙参 15 g，黄芪 20 g，麦冬 15 g，五味子 10 g，甘松 10 g，板蓝根 20 g，赤芍 15 g，酸枣仁 20 g，炙甘草 10 g。

（三）注意事项

（1）急性期应卧床休息，恢复期可逐渐增加活动量，但不可过于劳累。

（2）多进食含维生素 C 类水果蔬菜（如橘子、番茄等）及富于氨基酸的食物（如瘦肉、鸡蛋、鱼、大豆等）。

（3）注意气候变化,防止受凉、感冒或上呼吸道感染。

（4）服药要遵医嘱,尤其是伴心律失常(如频发期前收缩等)的患者,不可自行增加或减少药量。

（5）长期持续期前收缩患者应避免剧烈活动,注意生活规律,保持良好的精神状态,不必过于紧张。

第十一节　急性心包炎

心包疾病除原发感染性心包炎症外,尚有肿瘤、代谢性疾病、自身免疫性疾病、尿毒症等所致非感染性心包炎。按病情进展,可分为急性心包炎(伴或不伴心包积液)、慢性心包积液、粘连性心包炎、亚急性渗出性缩窄性心包炎、慢性缩窄性心包炎等。临床上以急性心包炎和慢性缩窄性心包炎为最常见。

急性心包炎是由心包脏层和壁层急性炎症引起的综合征,可由细菌、病毒、自身免疫、物理、化学等因素引起,特征为胸痛、心包摩擦音和一系列心电图的异常变化。可以是某种疾病表现的一部分,也可以单独存在。急性心包炎最常见的病因包括特发性心包炎、结核、肿瘤、尿毒症、细菌感染、外伤及心脏手术后等。

心包炎尚无特定中医病名与其相对,相当于中医学"心痛""胸痹""悬饮""支饮"等范畴。

一、西医

（一）诊疗要点

1.病史

常有病毒、细菌感染史,结核病史,风湿病史。

2.症状

（1）心前区痛:多见于急性非特异性和感染性心包炎,在结核性及肿瘤性心包炎则不明显。轻者仅为胸闷,重者呈缩窄性或尖锐性痛。常局限在心前区或胸骨后,可放射至颈部、左肩、左臂、上腹部。呼吸、咳嗽和左侧卧位时加重,坐位及前倾位时减轻。

（2）呼吸困难:是心包积液时最突出的症状,心脏压塞时,可有端坐呼吸、呼吸浅促、身躯前倾、发绀、水肿、乏力,甚至休克。

（3）次要症状:急性心包炎常伴有发热、畏寒、出汗、干咳、声音嘶哑、吞咽困难、烦躁不安、呕逆等。

3.体征

（1）心包摩擦音:可在胸骨左缘第3、4肋间闻及一抓刮样、粗糙的高频音,颇似踩雪音。于前俯坐位时易听到,一般存在数天或数周,有时只存在数小时。在心包积液时,如两层之间还有粘连,仍可听到此音。

（2）渗出性心包炎:当积液量在200 mL以上时可有下列体征:①心绝对浊音界向两侧扩大并随体位而变化;②心尖搏动消失或减弱,位于心浊音界的左内侧;③心音低而遥远,心率增快,少数可听见心包叩击音;④Ewart 征:即背部左肩胛角下呈浊音、语颤增强,可闻及支气管呼吸音,为大量积液时心脏被推移向后,压迫左后下肺,造成压迫性肺不张所致;⑤Rotch 征:胸骨右缘第 3～6 肋间出现实音;⑥颈静脉怒张、肝大、下肢水肿、腹腔积液等。

(3)心脏压塞征:颈静脉怒张,颈静脉压显著增高;动脉收缩压下降,舒张压不变,脉压减小,重者休克;奇脉,即吸气时脉搏搏动幅度明显下降,是对心包积液的诊断有特异性价值的体征。

大量心包积液时则表现为呼吸困难、心动过速及奇脉。如心包积液缓慢增加,则血液正常;如迅速增加,尤其是血性液体,则常见血压突然下降或休克。颈静脉显著怒张、Kussmaul 征阳性、心音低弱遥远等,称为 Beck 三联征。

4.检查

(1)常规检查:常取决于原发病,感染性者常见白细胞计数增多及血沉加快等。

(2)X 线检查:对渗出性心包炎有一定诊断价值,当心包积液量大于 250 mL 时,心影向两侧普遍增大,呈烧瓶形或梨形,心缘正常轮廓消失,心影形状随体位而改变,卧位时心底增宽,心脏搏动减弱或消失。

(3)心电图检查:急性心包炎的心电图改变主要因心外膜下心肌受累引起。

1)除 aVR 导联外,普遍导联 S-T 段弓背向下抬高,T 波高尖。

2)数小时至数周后,S-T 段回到基线,T 波平坦或倒置。

3)T 波改变常持续数周至数月后逐渐恢复正常,有时仍留轻度异常。

4)心包积液时可有 QRS 波低电压。

5)心脏压塞或大量渗液时可见电交替。

6)无病理性 Q 波。

7)心律失常多为窦性心动过速、房性期前收缩或房颤。

8)除 aVR 和 V_1 导联外 P-R 段压低,提示心包膜下心房肌受损。

(4)超声心动图检查:正常心包腔内可有 20～30 mL 的液体起润滑作用,超声心动图常难以发现。如整个心动周期均有心脏后液性暗区,则心包内至少有 50 mL 的液体,可确诊为心包积液。舒张末期右心房和右心室受压出现塌陷现象是诊断心脏压塞的敏感而特异的征象。

(5)磁共振成像检查:磁共振成像可分辨心包增厚及有无缩窄存在,能清晰地显示心包积液的容量和分布情况,并可分辨积液的性质。如非出血性渗液大都是低信号强度;尿毒症、外伤、结核性液体内含蛋白和细胞较多,可见中强度或高强度的信号。

(6)心包穿刺检查:适用于了解心包压塞程度及通过心包积液的生化、培养、细胞学分析等进行心包积液的病因学诊断,心包积液测定腺苷脱氨酶(ADA)活性＞30 U/L,对诊断结核性心包炎具有高度特异性。

(7)心包镜和心包活检:心包镜和心脏活检有助于病因的诊断。凡是心包积液需手术引流者,可先行心包镜检查。它可直接观察心包,在可疑区域做心包活检,从而提高病因诊断的准确性。

(二)治疗原则

1.一般治疗

初期发病阶段应卧床休息直到胸痛及发热消退。活动可引起症状加重。对所有急性心包炎均必须住院观察,以便排除伴发的心肌梗死,观察处理化脓的或发生心脏压塞的过程。

2.药物治疗

(1)病因治疗:积极治疗结核病、风湿热、病毒感染、肿瘤等原发病。

(2)对症治疗:胸痛首选非类固醇类制剂。阿司匹林 600 mg,口服,每日 3 次或 4 次;吲哚美辛 25～50 mg,每 6 h 1 次。

如严重胸痛且 48 h 内对上述疗法无反应者可使用镇静药或者吗啡。非特异性心包炎可能对激素有效,泼尼松 60～80 mg 分次口服,5～7 d。

3.解除心脏压塞症状

施行心包穿刺术,抽出心包积液,缓解症状。

(三)治疗方案

1.推荐方案

推荐方案为药物的对因治疗。

(1)结核性心包炎:异烟肼 300 mg/d,利福平 600 mg/d 与链霉素 1 g/d 或乙胺丁醇 15 mg/(kg·d),治疗 9 个月可以达到满意疗效。抗结核治疗中仍有心包渗出或心包炎复发,可加用肾上腺皮质激素,如泼尼松(强的松)40～60 mg/d,可减少心包穿刺次数,减低病死率,但不能减少缩窄性心包炎的发生。

(2)化脓性心包炎:应选用敏感的抗生素,反复心包穿刺排脓和心包腔内注入抗生素,疗效不佳时及早行心包切开引流,如引流发现心包增厚,则可做广泛心包切除。

(3)风湿性心包炎:应加强抗风湿治疗,应绝对卧床休息。①抗生素:选杀链球菌、敏感性高的抗生素,如青霉素 400 万～800 万单位,静脉滴注,1 次/天,连续 10～14 d,再用 80 万单位,肌内注射,2 次/天。当 ASO 正常时,改为长效制剂苄星青霉素 120 万单位,肌内注射,1 次/天,共用 5 年,儿童应用至 16 岁;②水杨酸制剂:选肠溶阿司匹林,成人 4～6 g/d,小儿 100～150 mg/kg 质量,分 3～4 次饭后即时服,以减轻胃肠道症状,必要时服氢氧化铝凝胶。连服 3～6 个月,减量至 2 g/d,持续至 1 年;③肾上腺皮质激素:出现高热时可用氢化可的松 100 mg 加入 0.9%生理盐水 100 mL,静脉滴注,1 次/天,体温控制后改用泼尼松 30～40 mg,1 次/天,清晨口服,2 周后减量,每 3 d 减 2.5 mg,直至 5 mg,1 次/天,连续用 8 周后停药。当风湿活动完全控制后,有心肌炎患者仍须休息 2 周,然后才逐渐增加活动量。

(4)病毒性心包炎:明确病毒感染者,给予特殊治疗。①CMV 病毒性心包炎:高免疫球蛋白在第 0、4、8 天肌内注射 4 mL/(kg·d),在第 12 和 16 天肌内注射 2 mL/(kg·d);②柯萨奇 B 病毒性心包炎:α-干扰素或 β-干扰素 250 万单位/m²;③腺病毒和 Parvovirus B19 病毒性心包炎:免疫球蛋白静脉注射,在第 1 天和第 3 天。

2.可选方案

外科治疗是一种可选的治疗方法。心包渗液引起心脏压塞症状,应进行心包穿刺放液,如渗液继续产生或有心包缩窄表现,应及时做心包切除,以防止发展为缩窄性心包炎。

临床经验:解除心脏压塞、急性心脏压塞时,心包穿刺抽液是解除压迫症状的有效措施,20 世纪 70 年代以前,心包穿刺通常是盲目进行;现代有超声心动图定位,安全度大大提高,危及生命的并发症仅为 0～5%,心包穿刺前,可先做超声心动图检查确定穿刺部位和方向,常用的穿刺部位是:①左侧第 5 肋间心浊音界内侧 1～2 cm 处,针尖向内向后推进指向脊柱,穿刺时患者应取坐位;②胸骨剑突与左肋缘相交的夹角处,针尖向上,略向后,紧贴胸骨后面推进,穿刺时患者应取半卧位,此穿刺点不易损伤冠状血管,引流通畅,且不经过胸腔,适合于少量心包积液,尤其是化脓性心包炎,可免遭污染;③左背部第 7 或第 8 肋间左肩胛线处,穿刺时患者取坐位,左臂应提高,针头向前并略向内推进,当有大量心包积液压迫肺部,而其他部位不能抽出液体时可采用此穿刺部位,如疑为化脓性心包炎时,应避免此处抽液,以防胸部感染。

心包穿刺时,也可将穿刺针与绝缘可靠的心电图机的胸导联电极相连接进行监护,用针穿刺时同时观察心电图的变化,如触及心室可见 S-T 段抬高,偶见 QS 型室性期前收缩;触及心房时,可见 P-R 段抬高及有倒置 P 波的房性期前收缩出现,心包穿刺应备有急救药品,心脏除颤器及人工呼吸器械等,并注意无菌技术,穿刺部位用 1％～2％普鲁卡因浸润麻醉,然后将针刺入,直至穿进有抵抗感的心包壁层继而出现“落空感”为止;针头推进应缓慢,如手感有心脏搏动,应将针头稍向后退;抽液不能过快过猛;积液过稠时,可改为心包切开引流术。

心包穿刺失败或出现并发症的原因有:①损伤性心包出血,血液进入心包腔的速度和抽吸一样快;②少量心包积液,即少于 200 mL,超声提示仅在基底部,心脏前面没有液性暗区;③包裹性积液;④罕见的并发症是心脏压塞缓解后,突然的心脏扩张和急性肺水肿,其机制可能是在心功能不全的基础上,心脏压塞解除后静脉回流突然增加所致。

预后,急性心包炎的自然病程及预后取决于病因:病毒性心包炎,非特异性心包炎,心肌梗死后或心包切开术后综合征通常是自限性的,临床表现及实验室检查在 2～6 周消退;如心包炎并发于急性心肌梗死,恶性肿瘤,系统性红斑狼疮,尿毒症等则预后严重;化脓性和结核性心包炎随着抗生素或抗结核药物疗法及外科手术的进展,预后已大为改善,有的得以痊愈,部分患者遗留心肌损害或发展为缩窄性心包炎。

二、中医

（一）病因病机

中医学认为,本病的发生多因感染痨虫,或感受温热、湿热邪毒侵袭,郁而不解,入侵心包之络,或因肾衰竭水毒上泛,损伤心包所致。

1. 正气虚弱

先天不足或后天失养,正气亏虚,御外无力,易感染痨虫或热毒。

2. 感染痨虫

感染痨虫,郁而不解,痨虫侵袭心包而发病。

心包受损,心气亦伤,难以统血运行,患者除胸痹心痛外还可以见到胁下症积、胀满疼痛等气滞血瘀之象。心气亏虚不能下交于肾,肾虚难以化气行水,加上肺失宣降,脾失运化,水溢肌肤发为水肿。

3. 邪毒侵袭

温热或湿热之邪入侵,正邪相搏而见发热;邪客于心,心脉瘀阻而胸部刺痛、痛有定处,心悸;毒邪犯肺,使肺气失宣而气促咳喘;毒伤及脾胃,脾失运化,水湿内停而肢体水肿、腹大如鼓,宵气上逆而呃逆。

4. 肾衰水毒

肾气衰竭,气化失司,湿浊水毒不得下泄,逆犯心包而发病。

本病病位主要在心,涉及肺、脾、肾、肝等脏。病性本虚标实、体虚邪盛。心肺脾肾亏虚为本,风、热、湿、毒、瘀血、水饮、痰浊、气滞为标。急性心包炎病程短,多以邪实为主,且痰饮、瘀血、热毒、气滞交互为患。

（二）辨证论治

1.风热袭表,内设心包证

(1)主症:发热恶寒,心悸气短,胸痛胸闷,咳嗽咽干,全身骨节酸痛,烦躁汗出。舌红,苔薄黄,脉浮数或结代。

(2)治法:疏风清热,宣肺开胸。

(3)处方:银翘散加减。7剂,每日1剂,分2次煎服。

组成:金银花10 g,连翘10 g,淡竹叶10 g,荆芥10 g,牛蒡子10 g,淡豆豉10 g,薄荷10 g,甘草10 g,桔梗10 g,芦根15 g。加减:热毒盛者加黄芩10 g,板蓝根15 g;风热偏盛者加桑叶10 g,菊花10 g;湿重者加泽泻10 g,薏苡仁15 g;痰热盛者加浙贝母10 g,瓜蒌仁10 g。

2.痨虫疰心,阴虚内热证

(1)主症:午后发热,五心烦热,两颧潮红,自汗或盗汗,心悸气短,咳嗽,痰中带血。舌红少津,脉细数或促、结代。

(2)治法:养阴清热,补虚杀虫。

(3)处方:月华丸加减。

组成:沙参30 g,麦冬30 g,天冬30 g,生地黄30 g,熟地黄30 g,阿胶30 g,山药30 g,茯苓15 g,桑叶30 g,菊花30 g,百部30 g,三七15 g,川贝母30 g。加减:低热者加知母10 g,黄柏10 g,银柴胡10 g,地骨皮10 g;痰中带血加仙鹤草15 g,侧柏叶10 g,白及10 g。

3.热毒侵袭,壅结心包证

(1)主症:发热面赤,咳嗽气急,烦躁不安,胸闷胸痛,心悸。舌红苔黄,脉数有力。

(2)治法:清热解毒,活血止痛。

(3)处方:仙方活命饮加减。

组成:白芷10 g,贝母10 g,防风10 g,赤芍10 g,当归10 g,甘草6 g,皂角刺(炒)6 g,穿山甲(炙)6 g,天花粉15 g,乳香10 g,没药10 g,金银花10 g,陈皮10 g。加减:热毒者加黄芩10 g,黄连3 g,黄柏10 g,清热泻火解毒;热伤阴津口干烦热者,加生地黄15 g,玄参15 g,麦冬15 g,养阴生津。

4.湿热浸淫,痹阻心脉证

(1)主症:发热气急,口苦口干,烦闷不安,关节红肿热痛,心悸胸痛,小便黄赤。舌红,苔黄浊或腻,脉滑数。

(2)治法:清热利湿,宣痹复脉。

(3)处方:宣痹汤加减。

组成:防己15 g,杏仁15 g,连翘10 g,滑石15 g,薏苡仁15 g,法半夏10 g,蚕沙10 g,赤小豆10 g,栀子10 g。加减:关节疼痛明显者加桑枝15 g,秦艽15 g,香附10 g,通痹止痛;气滞血瘀者加桃仁10 g,红花5 g,丹参15 g,活血化瘀。

5.肾阳虚衰,水毒上犯证

(1)主症:气喘胸痛,精神萎靡,面色无华,腰酸腿痛,畏寒肢冷,下肢水肿,口有尿味,少尿无尿,心包积液。舌质淡,胖有齿痕,苔薄白,脉沉弱。

(2)治法:温补肾阳,利水排毒。

(3)处方:真武汤加味。

组成:茯苓10 g,白芍10 g,生姜10 g,白术15 g,附片10 g。加减:胸痛明显者加香附

10 g,延胡索 10 g,活血止痛;泛恶呕吐者加藿香 10 g,法半夏 10 g,芳香化浊止呕。

6.湿浊内聚,饮停心包证

(1)主症:饮停心包,胸痛胸闷,痰多喘息,不能平卧,头晕心悸,肢体水肿,小便短少。苔白腻,脉滑数或濡数。

(2)治法:利湿蠲饮,开胸通阳。

(3)处方:苓桂术甘汤合葶苈大枣泻肺汤加减。

组成:茯苓 15 g,桂枝 10 g,白术 10 g,甘草 6 g,葶苈子 10 g,大枣 10 g。加减:气短乏力者加黄芪 15 g,党参 15 g 补气;血瘀胸痛明显、胁下有痞,舌质紫暗者,加三七 5 g,桃仁 10 g,延胡索 10 g,活血化瘀;腹胀纳呆,口淡无味者,加陈皮 10 g,砂仁 5 g,莱菔子 10 g,行气健脾消食。

7.气滞血瘀,痹阻心络证

(1)主症:饮停心包,胸部刺痛,痛有定处,心悸气喘。舌质紫暗,有瘀点或瘀斑,苔薄,脉沉涩或结代。

(2)治法:活血化瘀,行气止痛。

(3)处方:血府逐瘀汤加减。

组成:桃仁 10 g,红花 10 g,当归 10 g,生地黄 10 g,川芎 10 g,赤芍 10 g,牛膝 10 g,桔梗 6 g,柴胡 6 g,枳壳 10 g,甘草 6 g。加减:可加延胡索 10 g 加强止痛功效;若心下胸胁支满,目眩,可合苓桂术甘汤健脾温阳利水。

（三）中成药处方

(1)生脉饮,口服,10 毫升/次,每日 3 次。组成:人参、麦冬、五味子。功效:益气养阴。主治:适用于气阴两虚证。

(2)清开灵注射液,静脉滴注,20~40 毫升/次,以 5%或 10%葡萄糖注射液 200 mL 或生理盐水 100 mL 稀释后使用,每日 1 次。组成:胆酸、珍珠母、猪去氧胆酸、栀子、水牛角、板蓝根、黄芩苷、金银花。功效:清热解毒宁心。主治:适用于本病急性期。

(3)复方丹参注射液,静脉滴注,每次 10~20 mL,以 5%葡萄糖注射液 100~150 mL 稀释后使用,每日 1 次。组成:丹参、降香。功效:活血化瘀。主治:适用于瘀血阻滞者。

三、中西医结合

（一）思路

急性心包炎的治疗以西医为主,中医为辅,非急性期可加强中医治疗。急性心包炎病因复杂,预后及治疗效果与原发病有很大的关系,故首先要做病因治疗,如结核性心包炎的抗结核治疗,化脓性心包炎的抗感染治疗等。对症处理也是心包炎治疗的重要方面,如镇痛、抗感染、促进积液的吸收、心脏压塞的解除等。对于积液量不多的某些病因类型的心包炎,可考虑以中医为主的治疗,清热解毒、涤痰逐饮、行气活血。对于大量心包积液或出现心脏压塞,以西医治疗为主,酌情心包穿刺放液或手术治疗,并可配合中医药治疗以减少积液的产生,减轻症状,减少后遗症,以巩固疗效。

四、注意事项

(1)积极参加体育活动,增强体质,生活有规律,防治感冒、风湿性疾病、结核等。

（2）避免创伤、放射性损伤，合理使用肼屈嗪、苯妥英钠等药物。

（3）发生心包炎后，早期发现，早期治疗。急性期一般应卧床休息，减轻心脏负荷。

（4）饮食宜清淡、低盐，忌油腻，戒烟酒。

（5）保持心情愉快，避免精神刺激，防止慢性缩窄性心包炎、心力衰竭和心律失常的发生。

（6）在对因治疗的同时，可选用肾上腺皮质激素以减轻心包的炎症反应。

（7）可配合具有活血化瘀、淡渗利水、健脾补肾等作用的中药，以增强疗效。

第十二节　缩窄性心包炎

缩窄性心包炎是指心包有粘连和纤维化增厚，心脏舒张期充盈受限而产生一系列循环障碍。最初常有急性心包炎过程，心包积液通常比较隐袭，呈纤维性沉淀，继而缓慢发展成亚急性阶段，渗液吸收和机化进入慢性阶段，进而形成心包纤维瘢痕和增厚，甚至心包间隙消失。大多数病例，心包壁层和脏层完全粘连，钙化沉积成厚的僵硬的心包。瘢痕通常是对称的，对心室腔产生一致性限制，少数病例呈局限性心包增厚，缩窄可分布在房室沟、主动脉沟、右心室流出道等处。

一、西医

（一）诊疗要点

1. 病史

常有急性心包炎病史，尿毒症、系统性红斑狼疮病史，肿瘤病史，放射性接触史。

2. 症状

（1）呼吸困难：劳累后呼吸困难常为缩窄性心包炎的最早期症状，是由于心排出量相对固定，在活动时不能相应增加所致。后期可因大量的胸腔积液，腹腔积液将膈抬高和肺部充血，以致休息时也发生呼吸困难，甚至出现端坐呼吸。

（2）全身症状：大量腹腔积液和增大的肝脏压迫腹内脏器，可产生腹部膨胀感。因心排出量降低，引起乏力、胃纳减退、眩晕、衰弱。还可有心悸、咳嗽、上腹疼痛、水肿等症状。

3. 体征

（1）颈静脉怒张：是最重要的体征之一。由于心脏舒张期充盈受限从而导致右心房、腔静脉压增高而出现。

（2）Kussmaul's 征：吸气时颈静脉更加充盈，扩张的颈静脉在心脏舒张时突然塌陷。

（3）脉搏细弱无力，动脉血压脉压变小：由于心排出量减少，致收缩压降低，或者由于静脉系统淤血反射性引起周围小动脉痉挛而致舒张压升高所致。

（4）心脏体征：心浊音界多不扩大，少数有心包积液者心浊音界可轻度扩大。大多数患者有收缩期心尖负性搏动。由于心脏活动受限，心排出量减少，心脏听诊心音轻而远。心脏听诊最大异常是心前区舒张期叩击音，即心包叩击音，通常发生在第二心音之后 0.09～0.12 s，与心室充盈突然停止同步，与舒张期心室容量固定一致。在胸骨左缘Ⅲ～Ⅳ肋间听诊最清楚，比典型第三心音奔马律音频高,比生理性第三心音距离第二心音为近,呈拍击性,易与二尖瓣开放拍击音相混淆。心包叩击音是由于心室舒张受限,舒张期迅速充盈突然终止,血流和心室壁的动荡而产生。缩窄性心包炎心脏节律通常为窦性,常有窦性心动过速,有时可出现房颤等异位心律。异位心律对诊断无特异性,但与心包钙化和心脏扩大有关,指示预后较差。

(5)肝脾大:约70%患者有与颈静脉搏动一致的肝脏搏动。

(6)其他体征:腹腔积液,黄疸,蜘蛛痣,肝掌等。青年患者可出现明显的肢端水肿而无腹部膨满。老年患者可有大量腹腔积液,以及阴囊、大腿、小腿水肿、躯干和上肢明显消瘦呈恶病质状。

4.检查

(1)X线检查:心影可缩小,正常或扩大。缩窄的心包腔内混有积液时心影可扩大,或者以前有心肌肥厚、心腔扩大、加之增厚的心包也可表现为心影扩大。50%以上患者表现有广泛的心包钙化。大多数缩窄性心包炎患者可伴有胸腔积液,因为左心房压力普遍增高,一般在2~4 kPa,可有明显的体液再分配,但罕见有 Kerley B 线和明显的肺水肿。

(2)超声检查:缩窄性心包炎时 M 型超声心动图呈特征表现,增厚的心包组成两条平行线,显示脏层和壁层心包之间至少有 1 mm 的清楚间隙,还可见舒张早期心房收缩过程中室间隔突然向后移动,与心包叩击音恰好重叠。二维超声心动图可以显示增厚的心包,室间隔在吸气时膨入左心室,突出的舒张早期充盈以及肝静脉和下腔静脉扩张等。

(3)心电图检查:QRS波群低电压,T 波倒置或低平,二尖瓣 P 波提示左心房病变,少于50%病例有房颤,房室传导阻滞及室内传导阻滞较少见,有广泛心包钙化时 ECG 可见宽的 Q波。约 5%病例由于心包瘢痕累及右心室流出道致右心室肥厚伴电轴右偏。

(4)CT 与 MRI 检查:CT 检查在评价可疑的缩窄性心包炎是有价值的检查手段,尤其是明确心包的厚度时,可探及心包的形状和其他所见,包括腔静脉扩张,右心室畸形,左心室后纤维化及肥厚均可显示。MRI 对缩窄性心包炎患者能够提示心包增厚,肝静脉扩张及右心室流出道狭窄等。

(5)心导管、心室造影及心内膜心肌活检:对疑有缩窄性心包炎时,心导管检查有助于评价:①缩窄的心包对每搏量及心排出量的影响;②评价心肌收缩功能;③证明舒张期充盈压升高;④鉴别缩窄性心包炎和限制性心肌病;⑤排除心包纤维化所致冠状动脉受压。心导管检查时,可记录呼吸中右心房压下降到正常,或者相当于吸气中升高的水平,即检测到 Kussmaul's征。心导管检查还有助于鉴别缩窄性心包炎和限制性心肌病以及心脏压塞的血流动力学的不同。缩窄性心包炎和心脏压塞,两者虽然都有右心室和左心室舒张压增高,心排出量和每搏量的降低,左心室舒张末容量正常或降低,舒张期充盈受限。

但两者有明显不同的血流动力学特征,心脏压塞时突出表现有:①明显的奇脉;②吸气时右心房压跌落明显;③心包压力增高;④右心房压力曲线表现 X 降支优势,Y 降支阙如或变小;⑤右心室和左心室压力曲线形态表现舒张早期下降,舒张晚期呈高原波形。如果右心室收缩压明显升高>0.67 kPa 时多支持限制性心肌病。然而,在某些限制性心肌病左右心室舒张压呈均衡形态,无论在休息和运动中的血流动力学均难与缩窄性心包炎相鉴别。

心室造影对缩窄性心包炎和限制性心肌病都可能存在左右心缘变直,右心游离壁运动减弱,也可因为心包或心肌增厚而见心缘增厚,少数缩窄性心包炎可见室上嵴运动正常,而限制性心肌病则不见。缩窄性心包炎,左心室射血分数降低则提示限制性心肌病的特征,但在某些限制性心肌病时射血分数也可能是正常的;相反,也有的缩窄性心包炎偶有射血分数降低。心导管对于缩窄性心包炎与淀粉样变性及其他浸润性限制性心肌病难以鉴别,而心内膜活检常可提供有价值的论证。心内膜心肌活检正常并不能完全排除限制性心肌病的存在。

(6)其他实验室检查:由于右心房压力慢慢升高,引起肝肾及胃肠道淤血,肝功能损伤,血浆清蛋白降低,球蛋白升高。有的患者有肝大及漏出性腹腔积液和胸腔积液。肝活检组织学特征类似柏-查综合征,包括肝小静脉纤维化和增生,体静脉压升高,不同程度的蛋白尿,明显的蛋白丢失而构成肾病综合征以及非特异性红细胞性贫血。

(二)治疗原则

1.一般治疗

改善饮食,补充营养,低盐及高蛋白质食品,补充各种维生素,输注清蛋白,多次少量输新鲜血。可给予强心药,小剂量毛花苷C或地高辛,以防萎缩的心肌在增加负担后发生心力衰竭。

2.外科手术治疗

心包切除术。适应证:缩窄性心包炎诊断明确,即应手术治疗;病情严重,保守治疗无明显改善者。禁忌证:老年患者以及伴发有肝功能不全或恶病质、广泛心包钙化患者。

(三)治疗方案

1.推荐方案

心包切除术治疗。

2.可选方案

饮食等支持治疗,必要时强心利尿等对症治疗。

(四)临床经验

缩窄性心包炎已有显著的临床症状者,经过一段时间的治疗及休息而无好转,其自然预后多不良。大部分患者在保守治疗条件下很难恢复正常活动能力。Somerville W 提出:一旦出现慢性缩窄性心包炎的症状及体征,患者在丧失一般活动能力的生存寿命为5~15年。当腹腔积液等出现时,病情进展迅速,特别是儿童。有的患者最终以循环衰竭或肝肾功能不全而死亡。因此,一旦确定诊断,外科手术是根本的治疗措施,切除缩窄的心包,以使心脏逐步恢复功能。术后心功能的恢复依赖于:①选择适当时机手术,在纤维钙化形成之前较易剥离,同时心肌损害也较轻;②心包剥离的范围,是否能将双侧心室表面的增厚心包完全切除。手术宜在病情相对稳定的条件下实施,所以术前应进行充分、严格的内科治疗。结核菌引起的缩窄性心包炎,应给予系统的抗结核药物治疗,在体温、血沉及全身营养状况接近正常或比较稳定后实施手术。

手术后处理:①一般处理,常规吸氧,密切观察血压、呼吸、脉搏、心率及尿量变化。注意保持引流管的通畅,如渗血较多者,可适量输血;②预防性应用抗生素,除常规应用抗生素外,对于结核性心包炎,术后半年至一年正规抗结核药物治疗;③强心利尿,术后继续给予利尿药,减轻钠水潴留,在充分补钾的条件下,给予洋地黄制剂。严格控制液体输入量。

二、中医

(一)病因病机

中医学认为,缩窄性心包炎系支饮日久,水饮阻滞填塞,久病内伤虚耗,耗气伤阴,气虚或阳虚或气滞血瘀而成。

1. 正气虚弱

先天不足或后天失养,正气亏虚,御外无力,易感染痨虫或热毒。

2. 感染痨虫

感染痨虫,郁而不解,痨虫侵袭心包而发病。

3. 邪毒侵袭

温热或湿热之邪入侵,郁而不解,入侵心包。

4. 肾衰水毒

肾气衰竭,气化失司,湿浊水毒不得下泄,逆犯心包而发病。

心包受损,久病失治,耗伤正气,则心气不足,阳气虚衰。气虚推动无力,气血运化不畅,气滞血瘀则心胸痹痛、胁下症积、胀满疼痛。阳虚形体失于温煦则形寒肢冷,气化无权则少尿、水肿。脾虚不能制水,则水湿停聚。肾虚不能纳气,则喘促气短;水无所主而妄行,则上凌心包。

本病病位在心及心包,与肺、脾、肝、肾等脏相关。病性多属本虚标实,本虚主要是心脾气虚、心肾阳虚,标实主要是血瘀、水饮、气滞,本虚是发病的关键。

(二)辨证论治

1. 痰瘀互结证

(1)主症:心悸怔忡,喘促气短,胸闷胸痛,胁下癥积,胀满疼痛,口唇青紫,纳呆肢肿,身体困重。舌质紫暗或有瘀斑,苔白腻,脉涩或结代。

(2)治法:活血涤痰,通络止痛。

(3)处方:膈下逐瘀汤或血府逐瘀汤合瓜蒌薤白半夏汤。

组成:五灵脂 5 g,当归 10 g,川芎 5 g,桃仁 10 g,牡丹皮 10 g,赤芍 10 g,乌药 5 g,延胡索 10 g,甘草 10 g,香附 5 g,红花 10 g,枳壳 10 g,瓜蒌皮 10 g,薤白 10 g,半夏 10 g。加减:胸闷痛明显者,加郁金 10 g;心悸怔忡者加酸枣仁 15 g,龙齿 10 g,水肿明显者加车前子 15 g,猪苓 10 g。

2. 脾虚水泛证

(1)主症:喘促气急,神疲乏力,脘腹胀满,纳少便溏,下肢水肿。舌质淡,苔白腻,脉沉缓或沉弱。

(2)治法:健脾温阳,行气利水。

(3)处方:实脾饮。

组成:白术 15 g,厚朴 10 g,木香 6 g,草果 6 g,木瓜 6 g,大腹皮 10 g,茯苓 15 g,干姜 10 g,制附子 10 g,炙甘草 6 g,生姜 3 片,大枣 3 枚。加减:气虚甚者加人参 10 g,黄芪 15 g;夹痰者加瓜蒌皮 10 g,薤白 10 g,法半夏 10 g;兼瘀者,酌加丹参 15 g,川芎 10 g,降香 6 g 等活血化瘀。

3. 心肾阳虚证

(1)主症:喘促气急,心悸怔忡,面色灰白,腰膝冷痛,畏寒肢冷,下肢水肿。舌质淡,苔白,脉沉细无力。

(2)治法:补益心肾,温阳利水。

(3)处方:真武汤加味。

组成:茯苓 15 g,白芍 10 g,生姜 10 g,白术 15 g,制附子 10 g。加减:可酌加丹参 15 g,益母草 15 g,车前子 15 g,泽泻 10 g 活血利水;心胸痹痛者加香附 10 g,延胡索 10 g,三七 5 g 行气活血止痛。

(三)中成药处方

(1)生脉饮,口服,10 毫升/次,每日 3 次。组成:人参、麦冬、五味子。功效:益气养阴。主治:适用于气阴两虚证。

(2)清开灵注射液,静脉滴注,20～40 毫升/次,以 5% 或 10% 葡萄糖注射液 200 mL 或生理盐水 100 mL 稀释后使用,每日 1 次。组成:胆酸、珍珠母、猪去氧胆酸、栀子、水牛角、板蓝根、黄芩苷、金银花。功效:清热解毒宁心。主治:适用于本病急性期。

(3)复方丹参注射液,静脉滴注,每次 10～20 mL,以 5% 葡萄糖注射液 100～150 mL 稀释后使用,每日 1 次。组成:丹参、降香。功效:活血化瘀。主治:适用于瘀血阻滞者。

三、中西医结合

手术是治疗的主要方法,治疗的目的是通过解除增厚、僵硬的心包,使心脏恢复原有的伸缩性。治疗以西医为主,在施行心包剥离术前后辅以中医治疗。中医辨证治疗本病,重点在于消除心包增厚、僵硬的内因。慢性缩窄性心包炎病性多本虚标实,以虚为主。在治疗上"缓则治其本",以补益为主,可选用多种补益药物,而以补益心脾更为常用。久病入络,病程中常有瘀血,或痰瘀互结,在辨证论治的基础上常加具有活血化瘀的药物治疗。

四、注意事项

(1)积极治疗急性心包炎及其原发病,防止慢性缩窄性心包炎的发生。

(2)缩窄性心包炎发生后,可适度散步,练气功、太极拳,注意劳逸结合。重症卧床休息。

(3)饮食低盐、清淡,忌肥腻,戒烟酒。保持心情愉快,避免精神刺激。

第十三节　　血栓闭塞性脉管炎

血栓闭塞性脉管炎(thromboangitis obliternas)又称伯格(Buerger)病,是一种周围血管的慢性闭塞性炎症疾病,伴有继发性神经改变。病变主要累及四肢的中、小动脉和静脉,以下肢更为多见。本病多发生于男性,占发病的 90%。北方较南方多发。临床上以患肢缺血疼痛、间歇性跛行、受累动脉搏动减弱或消失,伴游走性浅表静脉炎为其主要特点,严重者有肢端溃疡或坏死。在中医学中,本病属于"脱疽"的范围。

一、病因及发病机制

(一)祖国医学认识

两千年前的中医古籍中,就有对该病的记载,《灵枢·痈疽》篇谓:"发于足趾名曰脱痈,其状赤黑、死不治,不赤黑不死。不衰,急斩之,不则死矣"。当时已经认识到了包括血栓闭塞性脉管炎在内的"脱痈"病的特点,并提出手术处理方法。汉代华佗在《神医秘传》提出了内外结合治疗的方药:"此症发生于手指或足趾之端先痒而后痛,甲现黑色,久则溃败,节节脱落,宜用生甘草研成细末麻油调敷……内服药用金银花三两、元参三两、当归二两、甘草一两,水煎服。"龚庆宣的《刘涓子鬼遗方》开始改名为"脱疽",以后历代医著对本病的病因、辩证和治疗均有论述,如《诸病源候论》载:"疽者,五脏不调所生也……若喜怒不测,饮食不节,阴阳不和,则五脏不调,营卫虚寒,腠理则开,寒客经络之间,经络为寒所折,则营卫稽留于脉……营血得寒则涩而不行,卫气从之与寒相搏,亦壅遏不通……故积聚成疽……发于足趾,名曰脱疽,"阐述了本病的成因。

陈实功在《外科正宗》中谓:"凡患此者,多生于手足,故手足乃五脏支干,疮之初生,形如粟米,头便一点黄泡,其皮犹如煮熟红枣,黑气侵漫,相传五指,传遍上至脚面,其疼如汤泼炎燃,其形则骨枯筋练,其秽异香难解",对该病记载甚详。申斗垣的《外科启云》谓:"是足之大趾次趾,或足溃而脱,故名脱疽",并提出了早期应用针灸和内服中药治疗,晚期施行手术切除的治疗原则。至清代,对该病的治疗已积累了丰富的经验,并总结出许多行之有效的方剂,如过玉书《增订治疗汇要》中的顾步汤、除湿保脱汤、顾步保脱汤;王洪绪在《外科全生集》主张的以内服阳和汤、小金丹和犀黄丸为主治疗。

总之,中医学中所积累的许多宝贵经验,为治疗本病、提高疗效、打下了坚实的基础。根据文献资料,结合临床实际,可将本病病因概括为外感寒湿、情志内伤、饮食不节、房劳过度、外伤等,与长期吸烟也有一定的关系。而阳气虚弱也为其发病的一个重要环节。

1.素体阳虚

若素禀薄弱,或大病久病,损伤阳气。阳气不足,不能温煦血脉和鼓动血液,四末气血瘀阻不畅,而成坏疽。内有虚寒,又易招致外寒侵袭,寒凝血脉,经脉不通,内外合邪病之更速。

2.外感寒湿

四末为诸阳之本,得阳气之温则气血周流不休。若久处寒湿,邪气外迫,寒易伤阳,湿遏阳气,使四肢不能得阳气温养,寒湿深袭血脉,凝聚经络,气血运行不畅,痹塞不通,肢体失却濡养,则发本病。正象《外科医镜》所谓:"其原因多由跣足在冰雪地上行走,致气血被寒气冰凝而成"。若寒湿蕴遏体内,日久化热,又可表现为湿热之证。

3.情志内伤

忧思郁怒情志不舒,使脏腑功能失调,经络气血功能紊乱,营卫气血运行乘戾,气滞血络,经脉瘀阻;或复遇寒冻,寒凝血脉。四肢不能得到阳气的温煦、气血的濡养,日积月累,遂成坏疽。如《冯氏锦囊》谓:"郁怒有伤肝脾……气血难达,易致筋溃骨脱"。

4.饮食房劳

饮食不节,损伤脾胃,气血生化不足;或房劳过度,耗损真阴,肾水亏竭。气竭精伤。四末失却充养,也可发生本病。

5.外伤

若遇外伤,损伤肢体血脉,复受寒湿之邪侵扰,使血脉凝敛,气血不畅,四末失却温润营养,日久则成坏疽。

(二)现代医学认识

本病病因迄今尚未完全明了。目前存在有下列几种学说。

1.性激素学说

本病女性患者少且病情较轻,大多数是男性发病,男女之比为$(23.6 \sim 56.3):1$,以青壮年为多。此时性功能旺盛,故提示性激素可能与本病的发生有关。

2.寒冻学说

有些患者在发病前有患肢聚受寒冻、潮湿病史，并且该病寒冷地带多发，北方地区发病率远高于南方，大多数患者寒冷季节发病或病情加重，提示寒冷或潮湿与其发病有一定的关系。

3.烟草学说

血栓闭塞性脉管炎患者中，几乎都有重度嗜烟史，且戒烟可使病情减轻。有人应用烟草浸出液进行动物试验，证实能产生血管病变；将这种烟草浸出液作皮内试验，发现患者中的阳性率明显高于正常人，故认为吸烟是致病的重要因素。

4.外伤学说

许多患者有患肢外伤史，但单纯外伤发生血栓闭塞性脉管炎者很少，可能为一种促发因素。此外，结缔组织病、慢性肾上腺皮质功能不全、病毒或真菌感染等与本病也有一定关系，但均未被完全证实。

（三）中西医结合研究现状

随着对本病的进一步认识，中医学已将血栓闭塞性脉管炎辨证分为阴寒型、血瘀型、湿热下注型、热毒炽盛型和气血两虚型等五型进行治疗。其中阴寒型相当于缺血期和恢复期，血瘀型相当于营养障碍期，湿热型相当于坏死期，而仅局限于趾部者，热毒型相当于肢体坏疽而又继发感染者，气血两虚型相当于早期或恢复阶段身体虚弱者。另有研究表明，体外血检结果能反映临床病情变化，可做为临床分级、中医分型和判定疗效的客观指标。

二、病理

病变主要发生在四肢血管，特别是下肢的中小型动脉，如下肢的胫前、胫后、足背和跖部等动脉，严重者可累及腘动脉、股动脉，偶有累及内脏血管者，伴行的静脉可同时累及。肉眼可见动脉萎缩变硬，动静脉间炎症性粘连，血管腔有血栓阻塞，阻塞为节段性，同一血管可有多处阻塞，节段间的血管壁可能正常。镜下可见早期动脉从内膜到外膜各层都有炎症，周围有非特异性肉芽组织，其中有淋巴细胞、中性粒细胞、组织细胞、浆细胞和巨噬细胞浸润，伴血管腔内血栓形成，血栓内可有微型脓肿形成。以后血栓开始机化含有大量成纤维细胞，与增厚的血管内膜融合。据说高度细胞性的机化血栓是该病的特点之一。内弹力膜完整，中层有较多新形成的滋养血管和成纤维细胞，外层也有大量成纤维细胞和肌纤维组织增生。晚期血栓机化，中层收缩，动脉周围广泛纤维化，动脉、静脉和神经被周围的致密结缔组织包裹，形成坚硬索条。同一血管的不同节段可呈现不同期的病理改变，静脉病变与动脉相仿。

受累肢体可因局部营养障碍而发生肌肉萎缩、骨质疏松、趾（指）甲肥厚、皮肤萎缩、毛发脱落。晚期可出现溃疡和坏疽，或者有神经纤维化，甚至发生神经纤维与其细胞体分离及变性。在血管闭塞过程中，同时有侧支循环形成。

三、临床表现

病变常从下肢趾端开始，以后逐渐向足部和小腿发展，单独发于上肢者少见。根据发病过程，临床上可分为以下三期。

（一）局部缺血期

1.症状

患肢发凉怕冷、麻木、疼痛。走路时小腿酸胀有疲劳感，足底硬胀不舒，寒冷或冬季时症状加重。以后常发生间歇性跛行。病情进一步发展,患者在休息时也出现下肢疼痛,抬足加重,下垂时减轻。40%～50%的患者在发病前或病程中小腿或足部可反复出现游走性血栓性静脉炎。

2.体征

患肢抬高后皮肤苍白,下垂后潮红青紫,患肢动脉搏动减弱或消失。手压趾(指)端皮肤或甲床可见其毛细血管充盈缓慢,有游走性血栓性静脉炎者,其浅表静脉呈红色条索,结节状。

急性发作期一般持续2～3周,以后红肿消退,但一段时间后可重现。

(二)营养障碍期

1.症状

患者麻木、发凉、怕冷、疼痛和间歇性跛行加重,静止时疼痛明显夜间尤甚。营养障碍严重者可出现缺血性神经炎,有触电样或针刺疼痛及感觉障碍。

2.体征

患肢动脉搏动消失,局部无汗,趾(指)甲生长缓慢、干厚、脆硬变形,皮肤干燥,呈潮红、紫红或苍白色,汗毛脱落,小腿肌肉萎缩。

(三)坏死期

1.症状

肢体溃烂后疼痛剧烈难忍,可伴发热、体衰、胃纳减退、消瘦无力、明显贫血,甚至意识模糊,但很少发生败血症者。

2.体征

患肢发生溃疡或坏疽,多局限于脚趾或足部。一般首先发生在足大趾或小趾,以后逐渐累及其它足趾。血栓闭塞性脉管炎的坏疽多为干性坏疽,当并发感染时可变为湿性坏疽。坏疽和溃疡可同时并存,而溃疡常可使坏疽发展和加重。

四、辅助检查

(一)皮肤温度检查

本病患者均有皮肤温度的降低。在室温(15～25 ℃)下,患肢皮肤较正常皮肤低2 ℃时,即表示有血供不足。

(二)小腿阻抗式血流图检查

患肢血流图波形呈现峰值幅度降低,降支下降速度减慢,其改变程度与患肢病变程度平行。

(三)动脉造影

选择性动脉造影可确定阻塞部位、范围、程度,了解侧支循环建立情况。

(四)血液检查

可见全血黏度和血浆黏度增高,红细胞电泳时间延长,红细胞压积增加。

(五)活动平板或脚踏车运动试验

可定量计算运动时肢体活动出现缺血症状的时间,以反映肢体有无缺血及缺血程度。

(六)超声血管检查

患肢动脉搏动幅度降低,小于正常平均值的1/3或本人健侧肢体值的2/3;重者测不到搏动曲线,呈一直线;监听器中动脉搏动声降低或消失。

(七)阶段性测压

正常人血压指数(踝部血压/腕部血压)≥1.0。本病血压指数<1.0,间歇性跛行时平均为0.59,静息痛时仅0.25左右;有坏死者则降到0.05左右。

(八)踏车运动试验

正常人踏车时踝部血压轻度增高,停踏1.5 min后血压恢复正常。该病患者在踏车试验时踝部血压下降,休息后血压回升缓慢到6 min后才能恢复正常。

五、主证分析

(一)肢体寒凉、麻木、疼痛

寒湿侵袭,凝滞经络,痹塞脉道,气血运行不畅,阳气不能达于四末,四肢失温则寒凉,气血不养则麻木,经络不通,故见疼痛。

(二)皮肤粗糙、汗毛脱落

气血周流不休,运行全身,内而脏腑,外而皮毛,起滋润濡养作用。若经脉不畅,血供不足,皮肤失却润养则粗糙不柔;毛发为血之余,血虚失于滋助,则汗毛脱落。

(三)脉搏减弱或消失

脉道不利,气血往来不畅,鼓动无力,则患肢脉搏沉细而弱;若脉道痹阻,气血流通断绝,则脉伏不见。

六、治疗

因为本病总由寒凝经脉、瘀血阻滞所致,故治当以温阳通脉活血祛瘀、去腐生肌为总治则。西医治疗则以舒张血管、建立侧支循环而达治疗目的。

(一)中医中药治疗

1.分型证治

(1)虚寒型

主证:患肢畏寒怕冷,皮肤冰凉,局部皮肤苍白或潮红,创面色白或暗红,迟迟不愈。舌淡,苔薄白,脉沉细而迟。

治则:温经散寒,活血通络。

方药:阳和汤合当归四逆汤加减。组成:熟地12 g,熟附子9 g(先煎),当归15 g,赤芍15 g,鹿角霜10 g(冲),丹参30 g,鸡血藤30 g,白芥子9 g,桂枝9 g,细辛3 g,怀牛膝30 g,炙麻黄8 g,炙甘草9 g。

加减:脾虚者加白术12 g,茯苓15 g;有明显受寒史伴关节痛者,加威灵仙12 g,秦艽10 g;疼痛明显者,加制乳香、制没药各10 g,元胡15 g。

(2)血瘀型

主证:患肢持续性固定性疼痛,趾(指)端色紫红、暗红或青紫,有瘀血斑点。舌红绛、紫绛或有瘀斑,苔薄白,脉沉细而涩。

治则:活血化瘀。

方药:活血通脉饮合血府逐瘀汤加减。组成:丹参30 g,银花30 g,赤芍、土茯苓6 g,川芎各15 g,桃仁12 g,红花9 g,牛膝30 g,地龙15 g,制乳香、制没药各12 g。

加减:痛甚者加元胡 20 g,石菖蒲 12 g;肿胀者加木瓜 12 g,茯苓 15 g。

(3)湿热下注型

主证:患肢趾(指)端潮红、紫红肿胀,肢端轻度溃疡或坏疽并有炎症表现,常并发游走性静脉炎,舌质红,苔黄,脉弦细数。

治则:清热利湿,佐以活血化瘀。

方药:四妙勇安汤加减。组成:玄参 15 g,银花 30 g,当归 15 g,赤芍 15 g,川牛膝 30 g,黄柏 9 g,黄芩 9 g,连翘 15 g,苍术 8 g,防己 9 g,紫草 12 g,生甘草 6 g,木通 9 g。

加减:上方可兼服四虫丸或活血祛瘀片。

(4)热毒炽盛型

主证:患肢发生溃疡或坏疽继发严重感染,局部红肿热痛,脓液多而恶臭,全身高热、恶寒。舌苔黄腻、苔燥或黑苔,舌质红绛,脉滑数、洪大或弦细。

治则:清热解毒,佐以活血化瘀。

方药:四妙活血汤加减。组成:银花、蒲公英、地丁各 30 g,玄参、当归、黄芪、生地、丹参各 15 g,牛膝、连翘、漏芦、防己各 12 g,黄芩、黄柏、贯众、红花各 10 g。

加减:本证可加服犀黄丸或牛黄清心丸,也可用五味消毒饮、仙方活命饮等加减治疗。内热口渴明显者,加天花粉 30 g,麦冬 9 g;剧痛者加米壳 12 g,制乳香、制没药各 9 g;便干加大黄 12 g;关节痛加秦艽 12 g、桑寄生 15 g、海风藤 15 g;湿重加苍术 8 g、泽泻 12 g。

(5)气血两虚型

主证:面容憔悴、色萎黄,疲乏无力,形体消瘦,皮肤干燥脱屑,趾(指)甲干燥增厚,肌肉萎缩,创口久不愈合,肉芽灰淡暗红,脓液清稀。舌淡,苔薄白,脉沉细无力。

治则:补益气血,调和营卫。

方药:顾步汤加减。组成:党参 15 g,黄芪 30 g,当归 12 g,丹参 30 g,茯苓 15 g,白术 12 g,牛膝 15 g,赤芍 15 g,川芎 15 g,甘草 10 g。

加减:上方可兼服十全大补丸或参茸大补丸。

以上所有内服药均可配以外治法。初、中期,一般可选用冲和膏、红灵丹油膏外敷;或用当归 15 g、桑枝 30 g、威灵仙 15 g 水煎薰洗,每日 1 次;或用附子、干姜、吴茱萸等份研粉蜜调,敷于患肢涌泉穴,发生药疹即停用;也可用红灵酒少许按摩患肢足背、小腿,每次 20 min 每日 2 次。后期溃疡面积小者,可用毛冬青煎水浸泡后,外敷生肌膏保护伤口。

临床上在辨证用药的同时还要注意:炎变阶段:指急性血管炎变期。如果局部感染明显肢体坏疽处于发展中,分界线不清、全身并发高热、恶寒,此时应以清热解毒为主,佐以活血化瘀。在服用中药的同时,要配合使用抗生素、激素等,以迅速消除炎症感染,控制病情。

恢复阶段:如病变已停止发展,坏疽局限稳定,分界线清楚,或溃疡面逐渐缩小,此时可重在补气养血,佐以活血化瘀。

2.单方验方

(1)毛冬青 120~180 g,加猪蹄一只或猪骨适量,水煎 3~4 h,1 d 分 3 次服完。坚持 3 个月。

(2)赤小豆 60 g、红枣 5 枚、红糖适量,煎水代茶,每日 1 次,不论未溃已溃,皆可服用。

(3)脉炎散:制松香 1.2 g、水蛭 1 g、全虫 0.8 g,共研细末装胶囊,上为一次量,日服 3 次,30 d 一疗程。同时外用松桐膏(松香 220 g 研细末,用 100 mL 生桐油调糊),先将患处用 10%

的盐水清洗,去除坏死组织,再敷上药,每日换 1 次。

(4)通脉汤:黄芪、鸡血藤各 30 g,当归、赤芍各 15 g,牛膝 12 g,桂枝、川芎、桃仁、红花、山甲、血竭、乳香、刘寄奴各 10 g,水煎服。

(5)黄马酒:黄连 60 g,马钱子 120 g 浸泡于 75%酒精 500 mL 中,一周后应用。每日 2～3 次湿敷创面,对脓液较多、剧痛的患者,有止痛消炎作用。

(6)紫草膏:紫草 30 g,当归、白及、白蔹、白芷、血竭各 60 g,乳香、没药、儿茶、黄丹各 9 g,香油 500 g。将上药放入香油内炸枯去渣,再加黄蜡适量,冰片 3 g 溶化搅匀,冷后成膏备用。用时摊于消毒纱布上贴于创面,每日 1 次。用于脉管炎组织新鲜的创面,有生肌收口作用。

(7)蛋黄油纱条:用鸡蛋 5 个煮熟后,去蛋白留黄,将蛋黄置铜匙内,火熬煎成炭练成油,将油滤出后备用。

用时用消毒棉蘸油涂于创面,或将油浸透于消毒纱布上,贴敷于创面上每日 1 次。适用于新鲜创面,有助创面上皮生长,收敛创口。

3.针灸治疗

(1)体针:上肢取合谷、曲池、内关、外关,下肢取足三里、血海、解溪、三阴交、绝骨、阳陵泉、复溜、昆仑、太溪、委中等。也可用维生素 B_1 100 mg 进行穴位注射,每日 1 次,左右交替注射,30 d 为一疗程;或用当归注射液 0.2～0.5 mL,隔日 1 次注射。每一疗程取 2～3 个穴位。

(2)耳针:取交感、皮质下、趾、跟、肾、肾上腺、内分泌等穴每次取 2～3 穴。

(二)西医西药治疗

1.一般治疗

足部运动锻炼(Buerger 运动练习法):患者平卧,抬高患肢 45°维持 1～2 min,然后两足下垂于床边 2～5 min,同时两足和足趾向四周环旋活动 10 次,再将患肢放平休息 2 min,如此反复练习 5 次,每日数回,有利于侧支循环的建立。

2.药物治疗

(1)血管扩张药:①烟酸 100 mg,每日 3 次,饭后服;②妥拉苏林 25～30 mg,每日 3 次,饭后服;③血管舒缓素 10 单位,每日 1 次,肌肉注射,或口服每日 3 次;④25%硫酸镁 10 mL,加 50%葡萄糖液 40 mL 静脉注射,每日 1 次,15 d 为一疗程,停药两周后重复第二疗程。

(2)止痛药物:疼痛明显者,可选用各种止痛药物,或用普鲁卡因局部封闭,甚至可用本品进行腰交感神经节阻滞或硬脊膜外麻醉。

(3)支持疗法:对严重肢体坏疽继发感染的患者,应给予富有营养的饮食,给大剂量维生素 B_1、维生素 C;不能进食者,要静脉输液;对于重危患者或继发严重贫血者应给予输血。

(4)肾上腺皮质激素:在病情发展迅速而又无感染时,可采用强的松 5～10 mg 或地塞米松 0.75～1.5 mg,每日 3～4 次口服,或静脉滴注氢化可的松 100～200 mg,每日 1 次。

(5)抗生素:严重感染时,可配合抗生素进行治疗。

(6)低分子右旋糖酐:500 mL 静脉滴注,每日 1～2 次,10～15 d 为一疗程,间歇 7～10 d 可重复第二疗程。对急性发展期和溃疡、坏疽伴有继发感染时不宜应用。

3.局部坏疽、溃疡的处理

(1)感染创面:①用敏感的抗生素溶液湿敷,或选用烧灼膏、全蝎膏或玉红膏外敷;②口服胃蛋白酶合剂 15 mL,每日 2 次;或用胰酶 0.5 g,每日 2 次。

(2)干性坏疽创面:用酒精消毒后,以无菌纱布覆盖保护。

4.手术治疗

对于晚期患者的肢体坏疽,经治疗无效者,可根据具体情况进行截趾(指)或截肢手术,但必须待感染得到控制,坏死组织与健康组织分界较清楚时才能进行。也可选作腰交感神经切除术、动脉血栓内膜剥脱术、旁路移植术或肾上腺切除术。如肉芽创面较大,可做游离植皮。

5.其他疗法

高压氧疗法,每日 1 次,每次 3～4 h,10 d 为一疗程。一般治疗 2～3 个疗程。

七、预防及后期调理

戒烟、防止寒冻及创伤对减少本病的发生有积极意义。患病之后要绝对戒烟,注意保暖,避免寒冷和潮湿,但不能用太热的水洗患肢,也不能用火烤,要保持精神愉快,情绪舒畅。勿食鸡蛋、肥肉、猪内脏,少食盐。患肢皮肤要保持清洁、干燥。不要穿太紧的鞋袜,更不能赤脚走路。若发生坏疽或溃疡时,必须保护好创面,选用适当的换药和处理方法,这对促进愈合、减少患者痛苦、缩短疗程、提高疗效也是至关重要的。

第十四节　闭塞性周围动脉粥样硬化

闭塞性周围动脉粥样硬化是指周围大、中动脉由于动脉粥样硬化病变,使其所供血的肢体血供受阻,出现肢体急、慢性缺血的表现。多在 60 岁以后发病,男性多于女性,下肢多于上肢。随着社会的老龄化,国内外下肢动脉硬化闭塞症的发病率呈逐年上升趋势,60 岁以下人群中为 3％,70 岁以上人群中为 20％以上。闭塞性周围动脉粥样硬化是全身动脉粥样硬化的一部分,病因与动脉粥样硬化相同,与年龄、性别、吸烟、糖尿病、高血压、高血脂等危险因素有关。本病归属中医的"脱疽""脉痹"范畴。

一、诊断提示

（一）典型症状

1.间歇性跛行

间歇性跛行是最典型的症状,肢体持续活动时出现肢体局部肌肉疼痛、麻木、痉挛或无力感,停止活动后缓解。间歇性跛行表现为典型的"运动—疼痛—休息—缓解"的规律。疼痛部位的高低与血管狭窄的部位有关,如出现臀部、股部疼痛提示狭窄病变在主－髂动脉;小腿(腓肠肌)的疼痛是股－腘动脉狭窄的表现。

2.静息痛

静息痛即静息状态下出现肢体疼痛。患者常在入睡后数小时因肢体疼痛而惊醒,肢体下垂后疼痛可缓解,患者可抱足而坐,彻夜不眠。与肢体水平位时失去重力性血液灌注有关,是动脉严重狭窄的表现。

3.组织坏死和溃疡

病情进一步发展,肢体下垂后疼痛也不能缓解,缺血的局部组织出现缺血性溃疡,并可发生坏疽。

(二)典型体征

(1)狭窄远端动脉搏动减弱或消失,血管狭窄部位可闻及杂音。

(2)患肢皮肤温度减低、苍白、发绀或潮红或呈斑驳状改变。

(3)长期、慢性缺血可有组织营养代谢障碍,出现皮肤变薄、发亮,汗毛脱落,肌肉萎缩,指、趾甲生长缓慢、变厚。晚期在骨凸处易磨损部位可见缺血性溃疡。

(4)缺血性神经炎可引起腱反射减弱。

(5)肢体位置实验:患者平卧位,观察足、趾皮肤颜色,然后将双下肢抬高 45°,维持 3~5 min,如足部出现苍白色,再令患者坐起,肢体下垂,正常足部颜色在 10 s 以内恢复正常,如延长至 30~60 s,为动脉缺血表现。

(三)辅助检查

1.血液检查

血脂代谢异常(胆固醇、三酰甘油增高等)、可有血糖升高或糖耐量异常;血液流变学:全血黏度及血浆黏度升高;纤维蛋白原浓度升高。

2.踝/肱指数

踝/肱指数(即踝动脉收缩压/肱动脉收缩压)正常值为 0.9~1.3,<0.9 为提示肢体缺血,严重缺血时<0.4。

3.测压患肢不同动脉供血节段

发现节段间有压力阶差则提示其间有动脉狭窄存在。

4.彩色多普勒检查

彩色多普勒检查可直接反应血管的狭窄程度和动脉粥样硬化斑块的情况。

5.X 线检查

X 线检查可发现有动脉钙化阴影呈不规则斑点分布。

6.DSA 造影

DSA 造影可提示病变的确切范围、阻塞程度,是确定动脉疾病的"金标准",指导治疗方法的选择,并对截肢平面评估也应有较高的参考价值。

7.活动平板负荷试验

观察患者出现肢体缺血的时间和运动负荷,客观评价患肢的功能状态。

(四)诊断要点

(1)50 岁以上的男性,有动脉粥样硬化的危险因素(吸烟、高血压、高脂血症、糖尿病等)。或伴有高血压、冠心病、糖尿病及脑血管疾病。

(2)间歇性跛行、四肢动脉和颞浅动脉触诊弦硬、弯曲。疼痛区域相关的肢体动脉搏动明显减弱或消失,可闻及血管杂音。

(3)X 线检查显示主动脉扩张、迂曲,胸腹主动脉、髂动脉有钙化阴影;血脂异常如胆固醇和三酰甘油升高;血液黏稠度增高;踝/肱指数<1。

(五)诊断标准与分期

1.诊断标准

1995 年中国中西医结合学会周围血管病专业委员会修订诊断标准。

（1）男女之比 5.7∶1,发病年龄大多在 40 岁以上。

（2）有慢性肢体动脉缺血性表现,如麻木、怕冷(或灼热)、间歇性跛行、瘀血、营养障碍改变,甚至发生溃疡或坏疽;常四肢发病,以下肢为重,20％～25％发生急性动脉栓塞或动脉血栓形成。

（3）患肢近心端多有收缩期血管杂音。

（4）各种检查证明,有肢体动脉狭窄闭塞性改变。

（5）常伴有高血压病、冠心病、高脂血症、糖尿病、脑血管动脉硬化等疾病。

（6）排除血栓闭塞性脉管炎、大动脉炎、雷诺现象、冷损伤血管病等其他肢体缺血性疾病。

（7）动脉造影显示病变动脉纤曲、狭窄、闭塞。

（8）X 线片检查,主动脉弓、腹主动脉和下肢动脉有钙化阴影。

2.分期

Ⅰ期(局部缺血期):有慢性肢体缺血表现,以间歇性跛行为主,有发凉、麻木、胀痛、抗寒能力减弱。

Ⅱ期(营养障碍期):肢体缺血表现加重,同时有皮肤粗糙、汗毛脱落、趾(指)甲肥厚,指(趾)脂肪垫萎缩,肌肉萎缩,间歇性跛行,有静息痛。

Ⅲ期(坏死期):除具有慢性肢体缺血表现,间歇性跛行、静息疼痛之肢体溃疡或坏疽。

二、鉴别诊断

1.多发性大动脉炎

多发性大动脉炎多见于青年女性,发病年龄 5～45 岁,主要侵及主动脉及其分支的起始部,病变累及四肢血管时,可出现肢体缺血症状,但疼痛较轻或无疼痛,皮色改变不明显,上下肢血压不相匹配。

累及肾动脉时可出现顽固性高血压。

在患者的颈部、腹部主动脉区听诊常有血管杂音。活动期发热、全身不适、食欲缺乏、出汗、苍白、化验检查有血沉增快等,可资鉴别。

2.血栓闭塞性动脉炎

血栓闭塞性动脉炎主要见于 30 岁以下男性,重度吸烟者,诱发因素与吸烟、骤冷、外伤等有关,除吸烟外无其他致动脉硬化的因素,病程长、发展慢,常有浅表性静脉炎和雷诺现象的病史。

3.雷诺病

临床也表现为四肢麻木、疼痛及感觉障碍,但也有以下特点。

（1）年龄:雷诺病以中青年女性多见,闭塞性动脉硬化多见于 50 岁以上男性。

（2）发病部位:前者仅见手指及足趾,后者主要在下肢。

（3）寒冷刺激及情绪改变是雷诺病的特发因素,后者多伴有高血压、高血脂、糖尿病等全身疾病。

三、西医治疗

（一）一般治疗

低盐低脂饮食,戒烟限酒,积极治疗引起动脉粥样硬化的危险因素如高血压、血脂异常、糖尿病等,减轻体重。

(二)内科保守治疗

1.非药物治疗

首选的非药物治疗是运动煅炼,能增加最远行距和无痛步行距离,从而提高患者的生活质量和日常活动能力。

目前推荐:每次运动持续时间超过半小时,每周至少 3 次,按规定的运动模式行走,运动中以接近最大疼痛为跛行疼痛的终点,步行速度以最初 5 min 出现中度跛行症状为准,运动计划需持续 6 个月以上。

2.药物治疗

药物治疗适用于不能手术治疗或手术治疗未成功者、术后血管再闭塞者、早期发现的防止病情进一步发展者。

(1)抗血小板、抗凝治疗:可根据病情选用下列之一:首选阿司匹林,用量为 80～325 mg/d;氯吡格雷 75 mg,1 次/天;必要时华法林 2～3 mg/d,口服,使用华法林时注意检测凝血酶原时间,使国际标准化比值(INR)维持在 2.0～3.0。

(2)扩血管药物:硝苯地平片 10 mg,3 次/天,口服;烟酸片 100 mg,3 次/天,口服,动脉出血、糖尿病、青光眼、痛风、溃疡病、低血压等慎用。传统血管扩张剂对本病疗效有限(只能扩张正常血管,并不改善缺血区的血供,因为狭窄或闭塞的血管失去了对扩血管药的反应能力),产生所谓的"盗血现象",但可促进侧支循环的建立。

(3)前列腺素 E_1(PGE$_1$):具有强大的扩张血管和抑制血小板凝集作用,是治疗慢性动脉闭塞症的有效药物之一。前列腺素 E_1 注射液 5～10 μg 加入 5%葡萄糖注射液或 0.9%氯化钠注射液 100 mL 中,静脉滴注,每天 1 次。

(4)减低血黏度:低分子右旋糖酐 500 mL,静脉滴注,1 次/天,10～14 d 为 1 疗程。

(5)发生急性血栓时,溶栓剂的应用:尿激酶(UK)为目前应用最广的溶栓药。尿激酶 20 万～30 万单位溶于 5%葡萄糖液 500 mL 静脉滴注,1 次/天,注意检测患者的出凝血功能,防止出血。可连用 3～7 d。

(三)血运重建——介入和手术治疗

大部分患者并不需要手术治疗,只有在严重影响生活和工作,或有较高的生活质量要求时,才考虑侵入性诊断和治疗。适应证:出现静息痛、有溃疡的慢性严重肢体缺血患者,考虑外科血管重建或介入治疗,以防止截肢和肢体功能的丧失,甚至挽救生命。方法选择:动脉的短段病变,考虑扩张、支架介入治疗或内膜剥脱术;长段病变行外科血管重建术。

四、中医治疗

(一)中医辨证治疗

1.脉络寒凝证

证候特点:患肢局部肤色苍白或发绀、发凉、麻木、酸胀疼痛、得热则缓。舌质淡紫,苔白润,脉沉紧。

治法方药:温经散寒、活血通脉。阳和汤(《外科全生集》)合当归四逆汤(《伤寒论》)加减。

组成:熟地 30 g,肉桂 3 g,麻黄 2 g,鹿角胶 9 g,白芥子 6 g,炭姜 2 g,生甘草 3 g,当归 12 g,桂枝 9 g,赤芍 9 g,细辛 1.5 g,通草 3 g,大枣 8 枚,地龙 5～10 g。

2.脉络血瘀证

证候特点:患肢发凉、麻木、持续疼痛,夜间加剧,色呈暗紫,汗毛稀少,指(趾)甲增厚、变形。舌质黯紫或淡白兼见瘀斑,苔白润,脉沉紧或沉涩。

治法方药:益气活血,化瘀止痛,桃红四物汤(《医宗金鉴》)加减。

组成:熟地黄 15 g,川芎 8 g,当归 12 g,桃仁 6 g,红花 4 g,黄芪 10～15 g,金银花 10～15 g,地龙 5～10 g,丹参 5～10 g,牛膝 6～10 g,延胡索 3～10 g,水蛭 1.5～3 g。

3.脉络瘀热证

证候特点:患肢肿胀,麻木,肌肉萎缩,烧灼疼痛,日轻夜重,喜凉怕热,局部皮色紫暗、干燥、脱屑,汗毛稀少或脱落,坏疽局限。舌质红绛,舌苔黄腻,脉沉涩或细涩。

治法方药:清热利湿,活血化瘀。顾步汤(《外科真诠》)加减。

组成:紫花地丁 30 g,蒲公英 30 g,黄芪 9 g,石斛 9 g,当归 9 g,牛膝 9 g,金银花 9 g,甘草 3 g,川芎 3～10 g,麦冬 10～15 g,远志 5～10 g,茯苓 10～15 g。

4.脉络热毒证

证候特点:局部皮肤坏疽感染严重,紫黑破溃,腐肉不鲜,疼痛难忍,夜间痛甚,伴有高热,口渴喜冷饮,大便秘结,小便短赤。舌质红绛有裂纹,苔黄燥或黄腻,脉洪数或弦数。

治法方药:清热解毒,化瘀止痛。四妙勇安汤(《验方新编》)加味。

组成:金银花 30 g,玄参 30 g,当归 15 g,生甘草 10 g,赤芍 6～15 g,牛膝 6～15 g,黄柏 5～10 g,黄芩 3～10 g,山栀子 3～10 g,连翘 6～15 g,苍术 5～10 g,防己 5～10 g,紫草 3～10 g,红花 3～9 g。

(二)名老中医经验方

1.唐祖宣经验方

药物组成及用法:麦门冬、玄参、丹参、当归各 15 g,人参、红花、甘草各 10 g,黄芪、石斛、金银花各 30 g,五味子 12 g。

加水 1 000 mL,煎 30 min,加水 500 mL,煎 10 min,过滤,分 3 次口服,每日 1 剂。

功效主治:益气化瘀,养阴清热。闭塞性周围动脉硬化症的基本方,随证加减。

2.奚九一经验方——扶阳软坚饮

药物组成及用法:熟附片 15 g,干姜 10 g,桂枝 10 g,细辛 5 g,生牡蛎 30 g,海藻 30 g,蒲黄 10 g,垂盆草 30 g,炙甘草 6 g。一日 1 剂,水煎取汁 300 mL,分 2 次温服。

加减:足冷寒甚者,加鹿角片 15 g,白芥子 15 g,熟附片(先煎)15～30 g;足坏死感染属湿热者,加茵陈 30 g,苦参 30 g,山栀 15 g。

功效主治:辛温散阳通络,活血祛瘀止痛。用于闭塞性周围动脉硬化症属寒凝血瘀证。

3.奚九一经验方

药物组成及用法:金银花、垂盆草、海藻、牡蛎、豨莶草各 30 g,野菊花、紫草各 20 g,重楼(七叶一枝花)15 g,大黄、蒲黄、五灵脂各 10 g。每日 1 剂,水煎服。红肿消失,皮温接近正常,原方去金银花、野菊花、重楼、大黄,加黄芪 30 g,党参 20 g,刺五加 15 g,酒大黄 10 g,三七粉 5 g。功效主治:凉血解毒,软坚化痰。用于闭塞性周围动脉硬化症属痰瘀阻络夹热毒证。

(三)中成药

1.复方血栓通胶囊

适应证:脉络血瘀证。

用法用量:每次 3 粒,3 次/日,疗程 2 个月,饭后口服。

2.十全大补丸

适应证:下肢慢性溃疡气血两虚证。

用法用量:每次 1 丸(9 g),2 次/日,口服。

3.血府逐瘀胶囊

适应证:脉络血瘀证。

用法用量:每次 6 粒,2 次/日,口服,一个月为 1 个疗程。孕妇忌服。

4.活血通脉胶囊

适应证:脉络血瘀证。

用法用量:0.25 g/粒,一次 2～4 粒,3 次/日,口服,孕妇禁用。

5.疏血通注射液

适应证:脉络血瘀证。

用法用量:每次 6 mL 加入 0.9％生理盐水 200 mL 中,静脉滴注,1 次/日。

6.脉络宁注射液

适应证:脉络血瘀证。

使用方法:10～20 mL 加入 5％葡萄糖注射液 300 mL 静脉滴注,1 次/日。

7.路路通注射液

适应证:脉络血瘀证。

用法用量:200～400 mg,加入 5％～10％葡萄糖注射液 250～500 mL,缓慢静脉滴注,1 次/日。

(四)针灸疗法

1.方法一

取患侧的血海、足三里、三阴交、解溪、昆仑穴。卧位常规消毒后,选用 2 寸毫针直刺入以上穴位 1～1.5 寸深,用泻法得气后,留针 30 min。

2.方法二

取穴:髀关、血海、足三里、阴陵泉、三阴交、悬钟、冲阳、太冲。单侧或双侧取穴。平补平泻手法,留针 30 min,每 10 min 行针 1 次,每日 1 次。

3.方法三

取患肢脾胃经,循经隔寸排列,施捻转补法,得气后予温针,留针 20 min,每日 1 次。

4.方法四

取命门、足三里、三阴交、解溪、太溪、太冲穴。命门穴及其上 100 mm 范围内常规消毒,双手持 1 mm×100 mm 粗针,以督脉上命门穴上 100 mm 处为进针点,快速破皮,约成 10°进针,沿督脉经向下平刺,直至针根部,使针尖达命门穴。不使用提插捻转等手法,患者无酸胀疼痛感,留针 2 h。其余穴位采用毫针常规刺法,双侧足三里加温针。每周治疗 4 次,10 次为 1 个疗程。

(五)穴位埋植药线治疗脱疽疼痛

主穴:灵台、至阳。配穴:肾俞、委阳。方法:戴无菌手套,局部皮肤常规消毒,铺巾,5％利多卡因穴位皮肤局部麻醉。将选择好相应长度的药物羊肠线从腰穿针尖端置入针腔内,刺入所选穴位,达到一定深度,有酸、麻、胀、痛感觉为得气,得气后将药线埋于皮下,针刺局部用消毒纱布包扎。灵台穴沿纵轴皮下平刺透至阳穴,埋线长 5 cm,肾俞穴直刺,埋线长 2 cm,委阳穴直刺,埋线长 3 cm,所有患者均治疗 1 次。

(六)外敷法:王品山验方效散外敷

药方:朱砂 50 g,炙炉甘石 150 g,滑石粉 250 g,片粟粉 100 g,冰片 50 g,血竭 25 g,乳香 50 g,没药 50 g,将朱砂、冰片、血竭研成极细面,过 120 目筛,然后将乳香、没药、炉甘石粉兑入研磨均匀,用套色混合法将滑石粉、片粟粉徐徐兑入,使色泽一致,含量均匀。用药前用过氧化氢、生理盐水冲洗疮面,坏死区用剪刀清除干净,待疮面清洁后,根据创面的大小将一效散用香油调成糊状均匀敷于疮面,包扎固定,每日换药 1 次。15 d 为 1 个疗程。

(七)外洗法

1.方法一

脱疽汤熏洗。

药方:伸筋草、透骨草各 5～10 g,川乌 1～1.5 g,川椒 1.5～3 g,益母草 10～20 g,红花 3～6 g,虎杖 10～20 g。继发感染有脓性分泌物者加红藤 15～30 g,白花蛇舌草 15～30 g,拳参 6～15 g,野菊花 10～20 g。

上述药物煎水熏洗,每日 2～3 次,洗完后用牛黄 0.1～0.3 g,重楼 5～10 g,鱼腥草 15～30 g任一种研末外敷。早期及恢复期仍遗留症状者可用脱疽汤熏洗。

2.方法二

溻渍Ⅱ号煎剂。

药方:桂枝 30 g,肉桂 10 g,苏木 30 g,红花 15 g,当归 30 g,紫草 30 g,伸筋草 30 g,每剂浓煎成 500 mL 装瓶内备用,每晚睡前将药液加入 1 000 mL 水煮开后倒入药桶中。先熏,每次 30 min,温洗 1 次,每次 20 min,1 个月为 1 个疗程。

3.方法三

药方:透骨草 30 g,伸筋草 30 g,当归尾 15 g,威灵仙 15 g,海桐皮 15 g 煎汤熏洗患肢。用法:将药物研成粗末装入纱布袋内,加水 3 000～5 000 mL,浸泡 1 h,用文火煎煮,药液蒸布约 1/3 时取下备用。待药液温度下降至 20 ℃～30 ℃时(不可过高),先撩药液淋洗患处,浸后将患肢浸于药液中温浴。2 次/日,60 分钟/次,20 d 为 1 个疗程。

4.方法四

药方:川芎、王不留行、延胡索各 15 g,制乳香、制没药、红花、赤芍、丝瓜络、鸡血藤各 20 g,细辛 6 g,水煎后对患肢局部熏加泡洗,每日 2 次,每次 20～30 min(水温不可过高以防烫伤)。

5.方法五

药方:大黄 30 g,延胡索 30 g,香附 30 g,鸡血藤 30 g,伸筋草 30 g,虎杖 30 g,透骨草 20 g,川桂枝 12 g,艾叶 20 g,蒲公英 20 g,红花 30 g,丹参 20 g,当归 20 g,附子 20 g,小茴香 20 g,吴茱萸 20 g。将上药煎煮取 3 000 mL,水温保持在 35 ℃～45 ℃,先熏 10 min,并配合足部穴位按摩(足三里、三阴交、解溪、昆仑),然后足浴 30 min,至全身微汗为佳,睡前,1 次/天,20 d 为 1 疗程。

五、转诊建议

(1)经积极内科治疗后仍有静息痛、组织坏疽或严重生活质量降低致残者,需做重建血运(导管介入治疗和外科手术治疗)者,可转往有相应治疗条件的医院。

（2）同时合并有其他脏器动脉粥样硬化者，如同时有冠状动脉、脑动脉、颈动脉以及肾动脉等病变，需要积极治疗者。

第十五节　静脉血栓症

静脉血栓是指在静脉血流迟缓，血液高凝状态及血管内膜损伤条件下，静脉内血栓形成而引起的疾病。绝大多数静脉血栓形成发生在盆腔及下肢的深静脉。

一、下肢深静脉血栓

下肢静脉血栓指由于各种原因导致下肢深静脉血栓形成，静脉管腔阻塞，血液回流受阻引起的下肢突然肿胀、疼痛沉重或小腿饱满紧硬，浅表静脉曲张，局部温度升高的表现。多发于髂-股静脉、腘静脉、小腿肌肉丛静脉。男女均可患病。

归属中医"肿胀""股肿""脉搏""瘀血流注""血瘀"等范畴。1994年国家中医药管理局颁布的"中医病症诊断疗效标准"将其明确命名为"股肿"。

（一）诊断提示

1. 常见症状

可无症状；轻者仅有局部沉重感，站立时症状加重；重者常见的有一侧肢体的肿胀，局部疼痛；也可以肺栓塞为首发症状。

2. 常见体征

（1）压痛：静脉血栓部位常有局部压痛，有时在腘窝部可触及痛性条索。

（2）肢体肿胀：肿胀大多在起病后第2～3天最重，之后逐渐消退，表现为患肢周径逐步缩小，但很难转为正常。

（3）皮肤颜色：因静脉回流障碍，血液在组织停留时间延长，血液中还原性血红蛋白增多，局部出现蓝色（发绀）——蓝色炎性疼痛症；少数因肢体肿胀严重，使组织内张力增高，超过正常的灌注压时，动脉血液不能进入组织，皮肤可呈白色——白色炎性疼痛症。

（4）皮肤温度：患肢皮肤温度升高。

（5）浅静脉曲张：深静脉阻塞后，静脉血液可通过深浅静脉之间的交通支回流，引起浅静脉压升高，可出现浅静脉曲张。

（6）长期静脉淤血症状：长期静脉淤血可出现营养障碍、皮肤色素沉着、淤积性皮炎、瘀血性溃疡等。

3. 并发症

肺栓塞是指肺动脉或其分支被栓子阻塞所引起的一个病理过程，典型症状为呼吸困难、胸痛、咳嗽咯血表现。有学者认为80％～90％的肺栓塞栓子来源于下肢静脉血栓，尤其是在溶栓治疗过程中栓子脱落的概率更高。

4. 辅助检查

（1）血液检查

1）血液 D-二聚体测定：下肢静脉血栓形成同时纤溶系统被激活，血液中 D-二聚体浓度上升，但手术后或重症患者 D-二聚体浓度也有升高，故其阳性意义并不大，其阴性价值更可靠，基本可排除急性血栓形成。

2）血常规：急性期常有白细胞总数和中性粒细胞增加。

（2）静脉压测定：与健侧肢体比较，患肢静脉压升高，提示测压处近心端静脉有阻塞。

（3）超声检查：可显示受累静脉管腔内的血栓、静脉内血流速度等。

（4）下肢静脉造影：可见病变局部充盈缺损，是诊断下肢静脉血栓的"金标准"。

5.诊断要点

（1）根据患者有导致下肢静脉血流缓慢的病史（如手术或长期卧床、心力衰竭、腹内压增高、下肢静脉曲张等），或血液高凝状态的病史（如创伤、大面积烧伤、妊娠、分娩、女性长期口服避孕药物、内脏肿瘤等）。

（2）肢体肿胀、浅静脉曲张等表现。

（3）血液 D-二聚体测定、超声检查可提供依据，静脉造影可确诊。

（二）鉴别诊断

1.急性动脉栓塞

急性动脉栓塞常表现为单侧下肢的突发疼痛，与下肢静脉血栓相似。但急性动脉栓塞时肢体无肿胀，主要表现为足及小腿皮温厥冷、剧痛、麻木、自主运动及皮肤感觉丧失，足背动脉、胫后动脉搏动消失。

2.单纯性下肢静脉曲张

单纯性下肢静脉曲张主要表现为大、小隐静脉曲张，下肢沉重感、久站酸胀感，但肿胀不明显。

二、下肢深静脉血栓西医治疗

（一）急性期治疗

1.一般治疗

患者应卧床休息，减少因走动使血栓脱落而发生肺栓塞的危险，切记按摩挤压肿胀的下肢。患肢抬高超过心脏平面，有利于血液回流，促使肿胀消退。卧床时间一般在 2 周左右。

2.抗凝治疗

（1）低分子量肝素：根据不同厂家相应产品的使用说明书给药，皮下注射，每 12 h 注射 1 次（如速避凝 4 000 U，皮下注射，2 次/日），用药时间一般不超过 10 d。

（2）华法林：华法林在体内起效慢，一般在服药 2～3 d 后开始起效，临床上常同时与低分子量肝素一起使用，待华法林达到治疗作用时，停用低分子量肝素。

用法：华法林 2.5 mg 口服，1 次/日，口服，根据凝血酶原时间（PT）调整剂量。将 INR 值控制在 2.0～3.0。

抗凝不能使已形成的血栓溶解，但能抑制血栓的蔓延，配合机体自身的纤溶系统而达到治疗的目的，同时可有效地减少肺栓塞。抗凝治疗可贯穿整个病程，一般需 1～2 个月，部分患者（肺栓塞史）可长达一年。

禁忌证：消化道溃疡者，肝、肾功能严重不全者，近期发生脑出血者，流产后，先天性凝血因子缺乏者等。

3.溶栓治疗

目前认为对发病72 h以内,治疗效果较好,对陈旧性血栓也有效。目前多采用尿激酶静脉给药,用量各地差别较大。

可用首日剂量10万～20万单位静脉滴注,以后每日10万单位,连用3～10 d。用药过程中注意监测患者的出、凝血功能。

4.抗血小板治疗

阿司匹林75～150 mg,1次/天,口服;氯吡格雷75 mg,1次/天,口服。

5.降低血液黏稠度治疗

①曲克芦丁注射液0.2～0.3 g加入5%～10%葡萄糖液200 mL静脉滴注,1次/天;曲克芦丁片120 mg,3次/天,口服;②低分子右旋糖酐注射液250～500 mL静脉滴注,1次/天;③山莨菪碱10～20 mg加入5%～10%葡萄糖液200 mL静脉滴注,1次/天;④降纤酶10 U或蕲蛇酶0.75 U加入0.9%氯化钠注射液250 mL中静脉滴注,每天1次,10～14 d为1个疗程,维持活化部分凝血活酶时间INR 1.5～2.0。

6.介入和手术治疗

急性期(2～3 d以内)可施行静脉切开取栓术、导管取栓术、介入溶栓术等。溶栓或手术前是否需放置滤器一直有争议,一般认为放置滤器的目的是防止肺梗死(PE)。适应证:反复发生PE;存在抗凝治疗禁忌证;需要手术取栓;下肢静脉存在悬浮游离血栓。

(二)慢性下肢静脉阻塞的治疗

应根据患者的情况选择非手术治疗或手术治疗。

1.机械物理治疗

阶梯压差医用弹力袜,能明显改善患者的症状,减轻患肢胀痛感,加速肿胀消退,并能有效地预防深静脉血栓形成的晚期并发症。日间应坚持穿戴,临睡前去除。下肢静脉血栓急性期时应禁用,以防血栓脱落造成肺栓塞。

2.药物治疗

抗凝治疗,能有效地预防血栓再次形成。一般选用口服抗凝治疗,华法林、抗血小板药物如阿司匹林、氯吡格雷等。

3.介入和手术治疗

(1)腔内介入治疗:球囊导管扩张、放置支架,恢复管腔内径。腔内介入方法简单,但只适合大静脉短段狭窄,远期效果尚不肯定。

(2)手术治疗:由于静脉血流的特殊性,旁路血管长期通畅率不如动脉血管,因此手术治疗应严格控制适应证。

三、下肢深静脉血栓中医治疗

(一)中医辨证治疗

1.脉络湿热证

证候特点:患肢突然肿胀,疼痛,皮色黯红而热,浅表静脉曲张,伴发热或患肢皮炎、溃疡并发感染,小便短赤,大便秘结。舌质红绛,苔黄腻,脉滑数或弦数。

治法及方药:清热利湿,活血通络。四妙勇安汤(《验方新编》)加味。

金银花30 g,玄参30 g,当归15 g,生甘草10 g,赤芍6～15 g,黄柏5～10 g,黄芩3～10 g,

山栀子 3～10 g,连翘 6～15 g,苍术 5～10 g,防己 5～10 g,紫草 3～10 g,红花 3～9 g。

2.脉络湿瘀证

证候特点:患肢突然肿胀,疼痛,皮色苍白或正常。皮温稍热或正常,舌质黯红,有瘀斑或瘀点,舌体胖,舌苔白腻,脉沉涩或滑。

治法及方药:活血化瘀,祛湿通络。复元活血汤(《医学发明》)加减。

柴胡 15 g,瓜蒌根 9 g,当归 9 g,红花 6 g,甘草 6 g,穿山甲 6 g,酒大黄 30 g,桃仁 9 g,金银花 10～15 g,川牛膝 6～15 g,丹参 5～15 g,黄柏 5～10 g,地龙 5～15 g,防己 5～10 g,猪苓 5～10 g。

3.脾虚湿阻证

证候特点:患肢肿胀,沉重胀痛,晨轻晚重,皮温不高或仅有微热,皮肤黯褐,或有湿疹、溃疡,创面肉芽淡白,脓液清稀,伴腰酸畏寒,倦怠无力。舌质淡红,舌体胖大,苔白,脉沉细或缓。

治法及方药:温阳健脾,除湿活络。桂枝茯苓丸(《金匮要略》)加味。

桂枝 9 g,茯苓 9 g,赤芍 9 g,丹皮 9 g,桃仁 9 g,当归 5～15 g,怀牛膝 6～15 g,鸡血藤 10～15 g,续断 10～15 g,木瓜 10～15 g,白术 10～15 g,甘草 2～6 g。

(二)名老中医经验方

1.顾亚夫经验方

药物组成及用法:土茯苓 20 g,生黄芪 30 g,苍术 10 g,黄柏 10 g,牛膝 15 g,当归 10 g,延胡索 10 g,水蛭 3 g。

每日 1 剂,水煎 500 mL,分 3 次口服,药渣再煎汤熏洗、热敷患肢。每日 1～2 次,每次 30 min。15 d 为 1 个疗程。

功效主治:活血祛瘀,消栓通脉。用于下肢深静脉血栓形成属瘀血阻滞证。

2.陈淑长经验方

药物组成及用法:生黄芪 60 g,丹参 30 g,赤芍 15 g,地龙 15 g,牛膝 15 g,薏苡仁 30 g,泽泻 40 g,赤小豆 30 g,当归 20 g,茯苓 30 g,白术 15 g。

伴有湿热者,加黄柏、砂仁、陈皮;气虚明显者,加党参。

功效主治:益气活血,祛湿通脉。用于脉络湿瘀证。

3.陈淑长经验方

药物组成及用法:黄芪 60 g,党参 20 g,丹参 30 g,当归 20 g,地龙 15 g,牛膝 15 g,薏苡仁 30 g,泽泻 40 g,茯苓 30 g,白术 15 g,陈皮 10 g,白扁豆 10 g。

形寒肢冷、食欲缺乏者,加砂仁、焦三仙、桂枝、山药、山茱萸等;伴色素沉着、皮肤瘙痒者加蝉蜕、白鲜皮、桃仁等;伴溃疡者加用金银花、连翘。

功效主治:健脾益气,活血祛湿。用于脾虚湿瘀证。

4.汤坤标经验方——八味通脉汤

药物组成及用法:丹参 30 g,当归 20 g,水蛭 12 g,延胡索 10 g,黄芪 30 g,苍术 15 g,黄柏 12 g,川牛膝 10 g。

瘀重肿痛明显者加红花、川芎;湿重加土茯苓、防己;气虚重用黄芪,加党参、白术;血虚加熟地黄、鸡血藤;阳虚加桂枝、附子。每日 1 剂煎 2 次,早晚分服。另将药渣再煎汤熏洗、热敷患肢,每日 1～2 次,每次 30 min。

功效主治:活血祛瘀,利湿消肿。用于湿瘀交结、脉络搏阻证。

(三)中成药

1.花栀通脉片

适应证:脉络湿热证。

用法用量:10 片/次,3 次/日,口服。

2.活血温脉片

适应证:血瘀证。

用法用量:5 片/次,3 次/日,口服。

3.通塞脉片

适应证:血瘀证。

用法用量:每次 5 片,3 次/日,口服。

4.三七皂苷注射液(血塞通注射液)

适应证:淤血阻络证。

用法用量:200~400 mg 加入 5% 葡萄糖液 300 mL 或 0.9%氯化钠注射液 300 mL,静脉滴注,1 次/日。

5.疏血通注射液

适应证:瘀血阻络证。

用法用量:6 mL 加入 0.9%氯化钠注射液 200 mL 中,静脉滴注,1 次/日。

6.脉络宁注射液

适应证:血瘀证。

用法用量:20 mL 加入 5%~10%葡萄糖液 300 mL 静脉滴注,1 次/日。

7.丹参注射液

适应证:血瘀证。

用法用量:10 mL 加入 5%葡萄糖液 250 mL 静脉滴注,1 次/日。

(四)针灸疗法

使用方法:取足三里、三阴交穴艾条灸疗。

(五)外敷、熏洗疗法

1.方法一

急性期常用冰硝散外敷。冰片 10 g,芒硝 2 000 g,将二药共研为粗末,拌匀,装入缝制有条格的布袋内,均匀地摊平,外敷于患肢并固定,待药袋湿后即将其解下,晾干,然后搓揉数次再外敷于患肢上。每用两天后,更换布袋内药物,一般外敷 3~5 d,有消肿止痛的作用。

2.方法二

丹参 30 g,红花 15 g,赤芍 15 g,鸡血藤 15 g,猪苓 12 g,以上药物用纱布包扎好,加水煮沸后,待水温降为 30 ℃左右,浸泡患肢 30~40 min,每日 1~2 次。

3.方法三

透骨草、刘寄奴、苏木、红花、艾叶、花椒、干姜各 15 g,装入纱布袋内,用水煮沸,将煎好的药液倒入特制的不锈钢容器内,待药液变温后将患肢浸入药液中泡洗,温度宜 36 ℃左右,用浸有药液的毛巾反复搓洗患肢,一般熏洗 40 min 左右,每日 1~2 次。

4.方法四

硝矾洗药 1 包(内含朴硝 25 g,硼砂 15 g,明矾 10 g)放入盆内,开水冲化后,用7~8 层纱布蘸药液(以不滴水为宜),趁热湿敷在患肢的大腿根部及小腿肚,稍凉即更换,如此连续操作,每次 30~60 min,每日 2 次,15 d 为 1 疗程。

5.方法五

当归 9 g,川断 9 g,川芎 9 g,透骨草 6 g,防风 6 g,荆芥 9 g,伸筋草 12 g,乳香 6 g,没药 6 g,羌活 9 g,大活 9 g,五加皮 9 g,红花 10 g,姜黄 9 g,煎后洗患肢,每日早晚两次。

(六)转诊建议

出现下列情况,取得患者及家属的同意,由医务人员陪同,积极治疗的同时,转往上级医院。

(1)下肢深部静脉血栓脱落,合并肺栓塞时,在积极治疗同时,转往上级医院。

(2)抗凝、溶栓治疗过程中,出现出血等并发症,尤其是出现颅内出血者,内科保守治疗的同时,转往上级医院,以便必要时可以外科紧急处理颅内高压,挽救患者生命。

(3)发病时间不超过 5 d、下肢髂、股静脉血栓形成的患者,适合紧急静脉取栓术的患者,可转往有条件的上级医院进一步治疗。

四、浅静脉血栓形成

浅静脉血栓形成是发生于人体浅表静脉系统的血栓性疾病,可发生于身体各个部位的浅静脉,多发于四肢,其次是胸腹壁。男女均可发病,以青壮年多见。静脉内注射各种刺激性溶液或高渗溶液、血流瘀滞等,在内膜损伤的基础上发生血栓形成。由于静脉壁有不同程度的炎性病变,腔内血栓常与管壁粘连,不易脱落。有文献报道本病约有 11% 血栓可蔓延,导致深静脉血栓。本病归属于中医学中的"脉痹""恶脉""赤脉""青蛇毒""黄鳅痈"等。

(一)诊断提示

1.常见症状

近期有静脉输注药物病史,浅静脉呈条索状或柱状,病变静脉区域组织红肿或水肿、皮温升高。

经休息或治疗,红热肿胀逐渐消退,遗有暗红色或暗褐色色素沉着,表浅静脉条索、硬结样改变;全身反应常较轻,可有低热等轻度不适。

2.典型体征

沿静脉走向部位皮肤发红,局部呈条索样或结节状,有压痛。

3.辅助检查

血常规可有白细胞、中性粒细胞轻度增高;超声多普勒可确诊。

4.诊断要点

根据患者近期有静脉输注药物病史,体检发现相应的浅静脉呈条索状或柱状,病变静脉区域组织红肿或水肿、皮温升高,可诊断。

(二)鉴别诊断

因病变静脉浅表,故结合病史、局部沿静脉走行的有压痛的条索或结节,大多可明确诊断。

五、浅静脉血栓的西医治疗

(一)一般治疗

(1)去除促发病因,停止输注刺激性液体,去除局部静脉留置针等因素。

（2）休息、抬高患肢、局部热敷。

（二）药物治疗

（1）局部疼痛明显者可用非甾体抗炎药，如阿司匹林 0.3 g，3 次／日，口服；对乙酰氨基酚（扑热息痛）0.25～0.5 g，3～4 次／日口服。

（2）局部用药。

（3）大隐静脉血栓患者应进行多普勒超声监测，若血栓发展至隐－股静脉连接处时，应使用低分子肝素抗凝或做大隐－静脉剥脱术或隐股静脉结合点结扎术，以防深静脉血栓形成。

六、浅静脉血栓的中医治疗

（一）中医辨证治疗

1. 湿热蕴结证

证候特点：迂曲隆起的浅静脉呈索条状、硬块状，疼痛、压痛，局部皮肤有红肿，自觉肢体沉重，伴或不伴有发热，口渴。舌质红，苔黄腻，脉滑数或濡数。多见于疾病初期。

治法及方药：热利湿，活血通络。四妙勇安汤（《验方新编》）加减。

金银花 30 g，玄参 30 g，当归 15 g，甘草 10 g，赤芍 6～15 g，牛膝 6～15 g，黄柏 5～10 g，苍术 5～10 g，防己 5～10 g，红花 3～9 g，白芷 3～10 g。

2. 瘀血阻络证

证候特点：患肢遗留硬条索状物，患肢疼痛、肿胀，行走、站立后加重，局部皮肤有色素沉着。舌质暗红或有瘀斑，舌苔薄白，脉沉细涩。

治法及方药：活血化瘀，散结通络。桃红四物汤（《医宗金鉴》）加减。

熟地黄 15 g，当归 12 g，赤芍 10 g，川芎 8 g，桃仁 6 g，红花 4 g，紫花地丁 15 g，紫草 3～10 g，黄柏 5～10 g，牛膝 6～15 g，鸡血藤 10～15 g，甘草 3～10 g。

3. 肝郁气滞证

证候特点：腹壁浅静脉呈条索状改变，伴胸闷、嗳气等症。舌淡红或有淤点、淤斑，苔薄白，脉弦或涩。

治法及方药：疏肝解郁，活血止痛。逍遥散（《太平惠民和剂局方》）加减。

白芍 6 g，柴胡 6 g，当归 9 g，茯苓 6 g，生甘草 3 g，浙贝 3～10 g，瓜蒌皮 12 g，陈皮 3～10 g，枳壳 3～10 g，龟甲 15～30 g，红花 3～9 g。

（二）名老中医经验方

1. 崔公让经验方——芍药甘草汤加味

药物组成及用法：赤芍 60 g，生甘草 30 g，当归 20 g，陈皮 30 g，金银花 30 g，玄参 30 g，两头尖 12 g。功效主治：清热解毒、健脾利湿。湿热蕴结证。

2. 周涛经验方

药物组成及用法：苍术 15 g，黄柏 15 g，牛膝 15 g，茯苓 30 g，薏苡仁 30 g，当归 15 g，丹参 30 g，赤芍 15 g，延胡索 15 g，水蛭 6 g，陈皮 9 g，茵陈 30 g，栀子 15 g，紫花地丁 15 g，紫草 1 g。

每日 1 剂，水煎法，早晚分 2 次饭后服用。

功效主治：清热利湿活血。湿热蕴结证。

3. 赵绚德经验方——活血通脉饮Ⅱ号

药物组成及用法：丹参 30 g，赤芍 60 g，当归、川芎、桔梗、鸡血藤、川牛膝各 15 g。

功效主治:活血化瘀、软坚通络散结。瘀血阻络证。

(三)中成药

1.血府逐瘀胶囊

适应证:瘀血阻络证。

用法用量:6 粒/次,2 次/日,饭后口服。

2.连翘败毒片

适应证:湿热蕴结证。

用法用量:4 片/次,2 次/日,口服。

(四)外敷疗法

1.方法一

药方:芙蓉叶 24 g,生南星 2 g,升麻 3 g,大黄 6 g,加入 100 g 香油浸透,炸枯,过滤,趁热加入凡士林 10 g,冷却搅匀备用。

外敷患处,每日 1 次,10 d 为 1 个疗程。

2.方法二——复方黄赤酊外敷

药方:黄柏、金银花、防己、赤芍、川芎各 9 g,当归 12 g,浸泡于 75%乙醇 200 mL 中,1 周后去渣,密封备用。

用时取少许倒入治疗碗中,用无菌棉签在静脉穿刺点上方 3～5 cm 处沿血管走向,呈向心方向反复涂擦,每隔 30～60 min 涂擦 1 次,每次 3 min,涂毕,在同部位行向心性按摩,以促进血液循环。

3.方法三——大青膏

药方:大青叶 60 g,芙蓉叶、黄连、黄柏、大黄、乳香、没药、铜绿、白矾、胆矾、樟丹、五倍子各 30 g。

上药共研为细末,用凡士林调和成膏,摊于消毒纱布上,外敷患处,每日或隔日换敷 1 次。适用于湿热型。

4.方法四——双柏散加减醋外敷

药方:侧柏叶 60 g,大黄 60 g,黄柏 30 g 薄荷 30 g,泽兰 30 g,姜黄 60 g,白芷 60 g,忍冬藤 30 g,丝瓜络 30 g,赤芍 30 g,乳香 30 g,没药 30 g,红藤 30 g,三棱 30 g,莪术 30 g,冰片 20 g,研末备用。

外以纱布覆盖,塑料薄膜包扎。每日 1 次,每次约 3 h。

5.方法五

药方:以 3 层医用纱布依据病变范围做成袋状,并使两端可以开启,形成套形。

将芒硝研成均匀颗粒,装入袋中,约 0.5 cm 厚,敷于患处。当芒硝有硬结或溶化时更换。同时卧床,患肢抬高。10 d 为 1 个疗程。

6.方法六——血竭芒硝散

药方:血竭 12 g,芒硝 300 g,冰片 10 g,威灵仙 12 g,三七 60 g。

用温开水熏洗患处 20 min 后擦干,用血竭芒硝散适量加醋、甘油调成糊状,涂于纱布上,敷于红肿处,保持纱布湿润,每日 2～3 次,每次 1 h,10 d 为个 1 个疗程。

(五)局部艾灸

药方:用点燃的纯艾条,以患者病位附近的经穴、皮下条索状物为中心,距离皮肤 2 cm 左右施行温和灸。

当患者感受到"艾热"向皮肤周围扩散或有瘙痒酸胀感等,此点即为热敏点,可反复查找出多个热敏点,分别在每个热敏点上施行温和灸,直至上述现象消失为一次施灸量。施灸量大小及时间因人而异,每日 1 次。

(六)拔罐疗法

药方:患者取仰卧位,在胸腹壁疼痛处沿条索走行部位视其长度选取 2～4 处,皮肤常规消毒,三棱针在所选各处分别快速点刺 3、4 下,然后选大小合适的火罐用闪火法拔罐,每罐 10 min,隔日治疗 1 次。

(七)转诊建议

有导致深静脉血栓者如大隐静脉血栓患者,多普勒超声发现血栓发展至隐－股静脉连接处,应使用低分子肝素抗凝或作大隐－静脉剥脱术或隐股静脉结合点结扎术时,可以考虑转往有相应条件的上级医院。

第十章　心脏病的介入诊疗技术

第一节　经皮冠状动脉介入治疗

1977 年 9 月 Gruentzig 进行了世界上第一例经皮腔内冠状动脉成形术(PTCA),开创了介入心脏病学的新纪元。在此后的 20 多年中以 PTCA 为基础的冠心病介入治疗技术迅速发展,成为冠心病血管重建治疗的重要手段。我国于 1984 年开展 PTCA,尽管数量目前与国外相差甚远,远远不能满足广大患者的需要,但近几年发展也十分迅速。

一、冠状动脉的病变特征与治疗决策

对预后和治疗决策有影响的解剖因素包括 75% 或 95% 狭窄血管的数目以及有无 LAD 近端病变。

左主干(LMCA)狭窄程度≥60% 的患者,采用冠脉旁路移植术(CABG)改善生存率可能优于经皮冠脉介入治疗(PCI)或药物治疗。

除前降支(LAD)近端狭窄 95% 的病变之外的 1 支血管病变患者药物治疗预后较好,在药物治疗的基础上采用 PTCA 或 CABG 并不能显著改善预后。但对于 1 支血管病变导致心绞痛的患者,由于 PCI 能改善症状,而且其长期预后等同于或优于 CABG,因此为了改善心绞痛症状,可以考虑 PCI。

左前降支(LAD)近端严重狭窄的 1 支血管病变患者,只要病变特征允许,可首先考虑 PCI,但 CABG 的不良事件发生率和靶血管血运重建(TVR)率可能更低。

无 LAD 近端狭窄的 2 支血管病变患者,采用 CABG 与 PTCA 基本相当。伴有 LAD 近端严重狭窄的 2 支血管病变或 3 支血管病变患者,采用 CABG 可能优于 PTCA。

左主干等同病变早期 CABG 有望改善生存。但 LVEF 正常的患者若伴有严重右冠状动脉病变,CABG 也不能延长其生存期。多支血管病变合并支架内再狭窄的患者采用 CABG 治疗结果最理想,旋磨术可用于糖尿病(DM)合并支架内再狭窄的患者。

二、PTCA 的禁忌证

(一)绝对禁忌证

(1)病变没有超过正常冠脉参考内径的 50%。

(2)左主干明显病变,除非冠脉分布区域有 1 支以上的非梗阻性旁路桥保护。

(二)相对禁忌证

(1)有无法接受的严重出血、血栓栓塞的危险或最近已行血管扩张。

(2)大隐静脉呈弥散性病变,而无可扩张的局灶性病变。

(3)自身冠状动脉弥散性病变而血管远端适合搭桥。

(4)病变血管为冠脉循环中的独立存在的血管。

(5)慢性完全性闭塞,临床特征提示预期成功率很低。

(6)临界狭窄的病变(一般小于 50%的狭窄)。

(7)多支血管病变的急性心肌梗死患者行血管成形术时,对其非梗死相关血管进行处理。

三、PTCA 作用机制

冠心病的基本病理特征是冠状动脉粥样硬化引起冠状动脉管腔狭窄。当血管狭窄到一定程度,引起冠脉血流不能满足心肌代谢需求时,便出现各种临床症状。Waller 等证实 PTCA 后血管腔即刻扩大的机制有五种:①斑块压缩;②局限性斑块浅表撕裂;③未受斑块累及的血管的扩张;④斑块压缩不明显而整个血管腔扩大;⑤局限性夹层伴斑块撕裂。PTCA 的结果是上述一种或几种机制共同参与所获得,其中斑块及内膜撕裂是主要机制。

四、操作方法

(一)术前准备

根据冠状动脉造影结果,选择合适的导引导管、导引钢丝、球囊导管。

术前 1 d 开始服用抗血小板聚集药物(阿司匹林加噻氯匹定)、硝酸酯类药物及钙离子拮抗剂。术前半小时肌内注射地西泮 10 mg,皮下注射阿托品 0.5 mg。建立可靠的静脉输液通道。

(二)股动脉插管

(三)放置导引导管和进行冠状动脉造影证实

采用 Seldinger 技术穿刺股动脉并置入动脉鞘,有时需穿刺股静脉,放置静脉鞘及准备好临时起搏器以备急用。经股动脉血管鞘送入导引导管,对拟行 PTCA 治疗的冠脉进行造影,多方位再次证实和清晰显示病变的部位及形态。然后固定导引导管。

(四)肝素化及球囊导管的准备

用 8 000～10 000 U 肝素静脉注入,如 PTCA 操作时间超过 1 h,每个 1 h 追加肝素 800～1 000 U。选择直径与参照血管内径比为 1:(0.9～1)大小的球囊导管,先用肝素盐水冲洗球囊导管的内腔,排除球囊内的空气,将球囊导管的尾端与加压泵相连,并使球囊处于负压状态,以备应用。

(五)插入球囊导管

将带有导引钢丝的球囊导管沿导引导管送到冠状动脉开口处,然后将导引钢丝沿冠状动脉插入使通过狭窄病变处,直到病变血管的远端,然后将球囊导管沿导引钢丝送入病变狭窄部位。如需快速交换球囊导管,则先插入导引钢丝,然后将球囊导管沿钢丝送入病变处。

(六)加压扩张

在球囊到位后,向球囊内快速注入稀释的造影剂进行加压扩张。首次扩张的压力为 202.65 kPa,持续 15 s,如无不适反应,使压力增加至 506.625 kPa,观察 15 s,若病情稳定时,可再次加压到 709.275 kPa,持续 30～60 s 后,迅速回抽囊内的造影剂,使球囊张力减低及复位,反复在导引管内注入造影剂进行冠脉造影以观察狭窄血管的变化。若扩张效果不理想,可反复加压扩张 3～5 次,最大压力可达 911.925～1114.575 kPa,持续时间可长达 30～180 s,直至扩张成功。

最后拔出导引钢丝、球囊导管和导引导管。术中持续心电及压力监测。

（七）术后处理

在导管室观察 30～60 min，保留股动、静脉导管鞘，送回监护病房监测 24 h。术后 4 h 可拔出导管鞘。

第二节　射频消融术

射频消融（RFCA）自 1987 年应用于临床以来，已使快速心律失常患者的治疗发生了划时代的变化。迄今已成为根治阵发性室上性心动过速与特发性室速的最有效和安全的治疗方法。

射频电能通过导管尖到组织，在电极—组织界面上产生阻性加热（resistive heating）与传导性加热，致使组织细胞内外水分驱散，组织烘干，产生凝固性坏死。破坏致心律失常源的心肌组织、房室旁道、部分特殊传导系统，以治疗或控制心脏节律紊乱。

一、适应证选择

（一）明确适应证

（1）预激综合征合并阵发性心房颤动（心房颤动）并快速心室率引起血流动力学障碍者或已有充血性心力衰竭（CHF）者。

（2）房室折返性心动过速（AVRT），房室结折返性心动过速（AVNRT），房性心动过速（房速）、典型心房扑动（房扑）和特发性室性心动过速（室速，包括反复性单形性室速）反复发作者、或合并有 CHF 者、或有血流动力学障碍者。

（3）典型房扑，发作频繁、心室率不易控制者。

（4）非典型房扑，发作频繁，心室率不易控制者（仅限有经验和必要设备的医疗中心）。

（5）不适当的窦性心动过速（不适当窦速）合并心动过速性心肌病。

（6）慢性心房颤动合并快速心室率且药物控制效果不好、合并心动过速性心肌病者进行房室交界区消融。

（二）相对适应证

（1）预激综合征合并阵发性心房颤动心室率不快者。

（2）预激综合征无心动过速但是有明显胸闷症状，排除其他原因者。

（3）从事特殊职业（如司机、高空作业等），或有升学、就业等需求的预激综合征患者。

（4）房室折返性心动过速、房室结折返性心动过速、房速、典型房扑和特发性室速（包括反复性单形性室速）发作次数少、症状轻者。

（5）阵发性心房颤动反复发作、症状严重、药物预防发作效果不好、愿意根治者。

（6）房扑发作次数少、症状重者。

（7）不适当窦速反复发作、药物治疗效果不好。

（8）梗死后室速，发作次数多、药物治疗效果不好或不能耐受（仅限有经验和必要设备的医疗中心）。

(9)频发室性期前收缩,症状严重,影响生活、工作或学习。

（三）非适应证

(1)预激综合征无心动过速、无症状者。

(2)不适当窦速药物治疗效果好者。

(3)阵发性心房颤动药物治疗效果好或发作少、症状轻者。

(4)频发室性期前收缩,症状不严重,不影响生活、工作或学习者。

(5)心肌梗死后室速,发作时心率不快并且药物可预防发作者。

（四）儿童 RFCA 的选择

小儿射频消融适应证与成人有所不同,选择患者时要考虑到不同类型心律失常的自然病程、消融的危险因素、是否合并先天性心脏病,以及年龄对以上各因素的影响。决定是否应对患儿进行射频消融手术时,不仅应考虑具体患者不同的临床特点,还有赖于医生的个人经验及不同电生理室进行射频消融的成功率与并发症的发生率。

1.明确适应证

(1)年龄小于 4 岁,有房室折返性心动过速、典型房扑,心动过速呈持续性或反复性发作,有血流动力学障碍,所有抗心律失常药物治疗无效者;或有显性预激综合征右侧游离壁旁路,心动过速呈持续性发作,有血流动力学障碍者。

(2)年龄大于 4 岁,有房性心动过速,心动过速呈持续性或反复性发作,有血流动力学障碍,所有抗心律失常药物治疗无效者;或有房室折返性心动过速、特发性室性心动过速,心动过速呈持续性或反复性发作,有血流动力学障碍者;预激综合征伴昏厥者;预激综合征合并心房颤动并快速心室率者。

(3)房室结折返性心动过速,年龄小于 7 岁,心动过速呈持续性或反复性发作,有血流动力学障碍,所有抗心律失常药物治疗无效者;或年龄大于 7 岁,心动过速呈持续性或反复性发作,有血流动力学障碍者。

2.相对适应证

(1)年龄小于 4 岁,有房室折返性心动过速、典型房扑,心动过速呈持续性或反复性发作,有血流动力学障碍者;有显性预激综合征右侧游离壁旁路,心动过速呈持续性或反复性发作者。

(2)年龄大于 4 岁,有房性心动过速,心动过速呈持续性或反复性发作,有血流动力学障碍,除胺碘酮以外的抗心律失常药物治疗无效者;房室折返性心动过速、特发性室性心动过速,心动过速呈持续性或反复性发作者;预激综合征合并心房颤动,心室率不快者。

(3)房室结折返性心动过速,年龄小于 7 岁,心动过速呈持续性或反复性发作,有血流动力学障碍,除胺碘酮以外的抗心律失常药物治疗无效者;年龄大于 7 岁,心动过速呈持续性或反复性发作者。

(4)先天性心脏病手术前发生的房室折返性心动过速和房室结折返性心动过速,术前进行射频消融治疗,可缩短手术时间和降低手术危险性者。

(5)先天性心脏病手术获得性持续性房扑,除外因心脏手术残余畸形血流动力学改变所致,真正意义的切口折返性房性心动过速者。

3.非适应证

(1)年龄小于 4 岁,有房室折返性心动过速、房室结折返性心动过速、典型房扑,心动过速呈持续性或反复性发作,无血流动力学障碍者;有显性预激综合征右侧游离壁旁路心动过速发作次数少、症状轻者。

(2)年龄大于4岁,有房性心动过速,心动过速呈持续性或反复性发作,有血流动力学障碍,除胺碘酮以外的抗心律失常药物治疗有效者;房室折返性心动过速、房室结折返性心动过速和特发性室性心动过速,心动过速发作次数少、症状轻者。

(3)先天性心脏病手术后"切口"折返性房性心动过速,因心脏手术残余畸形血流动力学改变所致者。

二、术前准备、术中监护和术后处理

术前应了解患者的病情并对其进行体检,复习心电图(窦性心律与快速心律失常)、超声心动图和胸部X线等资料;停用所有抗心律失常药物至少5个半衰期;对有器质性心脏病的患者,应认真做好心脏病性质和心功能的评价。了解心脏、主动脉和周围动脉病变的情况,控制心绞痛和心力衰竭;向患者及家属说明手术过程,指导患者进行配合,并获签字同意;需全身麻醉者应通知麻醉科。RFCA后无并发症的患者可在一般心内科病房观察,穿刺动脉的患者应卧床12~24 h,沙袋压迫穿刺部位6~12 h。

仅穿刺静脉的患者应卧床12~24 h。注意检测血压、心率和心动图的变化以及心脏压塞、气胸、血管并发症的发生。有并发症的患者经及时处理后,在CCU内监护。

出院前常规复查超声心动图和胸部X线,术后建立随访制度,尤其应注意消融后3~6个月内的复发。术后口服阿司匹林(50~150 mg/d)1~3个月。

三、房室折返性心动过速的射频消融治疗

AVRT是由房室旁路参与的快速心律失常,国内统计在所有阵发性室上性心动过速(PSVT)中占45%~60%。AVRT中有95%为经房室结前传、旁道逆传的窄QRS型心动过速(顺向型,othodromic),其QRS形态与窦性心律时相同;另5%为经旁道前传、房室结逆传的宽QRS型心动过速(逆向型,antidromic),其QRS形态与窦性心律下的预激图形相同。国外报道60%的旁道既有前传功能也有逆传功能呈双向传导,另40%仅有逆传功能呈单向传导,国内的报道与之相反。

绝大多数左侧旁道可以通过经主动脉拟行途径在二尖瓣环的心室侧进行消融,少数情况下可能需要经房间隔穿刺在二尖瓣环的心房侧消融或者在冠状窦内进行消融;右侧旁路在三尖瓣环的心房侧进行消融。目前,RFCA治疗AVRT已具有很高的成功率,而且非常安全。1999年中国生物医学工程学会心脏起搏与电生理分会组织的注册登记显示,RFCA治疗AVRT的成功率高达97.5%,复发率仅为2.8%,并发症率为1.0%,因此已经成为这类心律失常的一线治疗方法。尽管如此,不同经验的术者或者中心的成功率仍有差别。

(一)解剖定位

1.左侧旁道

(1)左前壁旁道:冠状窦导管进入后伸向前方,从再次弯曲到顶端。

(2)后间隔左侧旁道:从冠状窦口向左2 cm以内。

(3)左侧壁旁道:后间隔左侧外界到左前壁起始。

(4)中间隔左侧旁道:希氏束导管与冠状窦导管间三角区。

2.右侧旁道

(1)右前间隔旁道:右室前顶端到希氏束之间。

(2)后间隔右侧旁道:右室后顶端到冠状窦口之间。

(3)右侧壁旁道:右前间壁到右后间隔外侧之间。

(4)中间隔右侧旁道:冠状窦口上方到希氏束之间。

治疗前进行常规电生理检查,明确心动过速的发生机制和分辨左、右侧旁道。

(二)消融

1.左侧旁道的 RFCA

消融方法和途径有经动脉逆行法和穿间隔法。

经动脉逆行法如下。

(1)抗凝:放置动脉鞘管后静脉注射肝素 2 000～3 000 U,操作中每小时追加 1 000 U。

(2)标测:①右前斜位 30°,必要时取左前斜位,消融电极沿二尖瓣环细标心室最早激动点(EVA)或心房最早逆传激动点(EAA);②消融靶点:显性旁道者窦性心律时,双极标测法记录到 EVA,或单极标测法记录到 QS 波形;心室起搏或 AVRT 时,记录到 EAA;局部电位的振幅稳定,伴或不伴有旁道电位,瓣上时 A∶V≤1,瓣下时 A∶V<1;③多旁道指相距 2 cm 以上的两条或多条旁道,应逐条标测消融。

(3)消融:①窦性心律、心室起搏或 AVRT 时消融,输出功率 15～30 W 或预定温度70 ℃,试放电 5～10 s,有效则继续放电至 30～60 s;如无效应停止消融,重新标测靶点;②消融过程中,若阻抗急剧升高,导管移位或患者述不适,应立即停止消融。必要时撤出消融导管,清除消融所附炭化焦痂;③消融成功后 30 min 重复心房、心室刺激,证实旁道传导功能被阻断。

2.右侧旁道的射频消融治疗时一般不需抗凝

(1)标测:①左前斜位 45°～60°,消融电极沿三尖瓣环细标 EVA 或 EAA;②消融靶点:显性旁道者窦性心律时记录到的 EVA 绝大多数表现为 A、V 波融合,少数患者 A、V 波间有等电位线,但只要确定为 EVA 即可作为消融靶点。局部心室激动比体表心电图 Delta 波提前至少 20 ms,A∶V≤1;隐匿性旁道者心室起搏或 AVRT 时记录到的 EAA 绝大多数表现为 V、A 波融合,少数 V、A 波间可有等电位线,但只要确定为 EAA 即可作为消融靶点,AVRT 时 EAA 最为准确,A∶V≤1。邻希氏束旁道系指位于记录到最大希氏束电位位置附近、能记录到可识别的小 H 波部位的旁道,标测应在诱发出 AVRT 时进行。

(2)消融:①窦性心律、心室起搏或 AVRT 时消融,输出功率 20～40 W 或预定温度70 ℃,试放电 10 s,有效则继续放电至 60 s,可做 1～2 次 60 s 的巩固放电。如无效停止消融,重新标测靶点;②消融过程中,若阻抗急剧增高,导管移位或患者述不适,应立即停止消融。必要时撤出消融导管,清除消融电极所附炭化焦痂;③消融成功后 30 min 重复心房、心室刺激,证实旁道传导功能被阻断。

(三)评价

射频消融旁道是治疗房室折返性心动过速、心房颤动或其他快速房性心律失常伴旁道前传的安全有效方法。国内外大系列临床研究证实左、右侧旁道的 RFCA 成功率分别达91％～97％和 82％～92％,总并发症发生率和死亡率分别为 2.1％和 0.2％。主要的并发症有:心脏压塞、房室阻滞、瓣膜损伤和血管并发症等。

四、房性快速心律失常的射频消融

（一）房性心动过速的射频消融

消融前应进行常规电生理检查以确诊房速。

1.标测

（1）激动标测：根据房速时高位右房、冠状窦、希氏束等处记录的 A 波提前情况初定房速移位灶或折返环的关键部位，右房房速用 1～2 根消融导管，左房房速用 1 根消融导管通过未闭卵圆窗孔或穿房间隔区在右、左房内标测，寻找最早 A 波，所记录 A 波比体表心电图最早 P 波提前 25 ms 以上，即可作为消融靶点。

（2）隐匿性拖带标测：用比房速稍快的频率起搏，起搏时的 P 波形态和心内激动顺序与房速时的相同，且心动过速不终止，此为隐匿性拖带。用消融导管作隐匿性拖带标测初定房速起源部位，寻找最短的刺激信号至 P 波（S-P 间期）的部位作为消融靶点。临床上以激动标测常用，隐匿性拖带标测对折返性房速标测有帮助。

2.消融

在房速时放电 10 s，输出功率 15～30 W，如有效，继续放电至 60 s，巩固放电 60 s。最好采用温控消融。

3.成功消融终点

采用各种心房刺激方式（包括静脉滴注异丙肾上腺素）均不能诱发房速。消融成功后观察 30 min 重复上述刺激。

（二）心房扑动的射频消融治疗

射频消融前进行常规电生理检查，确诊房扑，记录房扑时的心房激动顺序以及窦性心律随机时冠状窦口起搏的心房激动顺序。

1.标测

①解剖定位法：三尖瓣环隔瓣心房侧至下腔静脉开口的连线即为连续消融线（靶点），如依此线消融房扑不能终止，可重复消融 1～2 次。如房扑仍不能终止，可将三尖瓣环心房侧至冠状窦口或从冠状窦口至下腔静脉开口的连线作为消融线（靶点）；②局部电位法：在右房下后部冠状窦口附近标测较体表心电图 F 波提前 40 ms 以上、呈隐匿性拖带且最短 S-P 间期的部位作为消融靶点。

2.消融

消融电极导管可选择顶端电极长度为 4 mm 或 8 mm 的，输出功率 20～40 W 或设定温度 70 ℃。连续消融时每一部位放电 20～30 s，消融电极紧贴心房壁回撤 3～5 mm，依消融线进行消融。如消融过程中房扑终止，则继续完成消融线的消融。局部电位标测时，试放电 10～20 s，如有效继续放电至 90 s，巩固放电 60 s。如试放电无效则需要重新标测。

3.成功消融终点

①采用各种心房刺激方式（包括静脉滴注异丙肾上腺素）均不能诱发房扑；②为减少复发率于消融后在冠状窦口起搏，心房刺激顺序与消融前相比发生改变，即低位右房电位延迟出现。消融成功后观察 30 min 重复上述刺激。

（三）评价

房性心动过速（简称房速）约占阵发性室上性心动多速（简称室上速）的 5% 左右，近年来

RFCA 治疗房速的病例在逐渐增加,其成功率为 $60\%\sim90\%$、并发症$<1\%$、复发率为 $10\%\sim30\%$,无死亡病例报道。对于心房扑动(简称房扑)主要是Ⅰ型房扑 RFCA 成功率为 $75\%\sim93\%$、复发率为 $7\%\sim44\%$,无死亡病例报道。对心房频率快($340\sim430$ 次/分钟)的Ⅱ型房扑 RFCA 成功率较低。RFCA 治疗心房颤动尚处在探索阶段,方法还有待于完善。

五、房室结折返性心动过速的射频消融

(一)方法

治疗前进行常规心内电生理检查,证实心动过速的机制为房室结折返。

1. 标测

有"解剖定位"和"电图定位"两类方法。推荐将两者结合的"解剖—电图"定位法。①X 线透视选用右前斜位 $30°$、后前位或左前斜位 $40°\sim50°$。经股静脉穿刺放入消融导管。②估计冠状窦口的大小及其与希氏束电极之间的距离。从后下到前上,将冠状窦口下缘到希氏束电极之间分为 3 个区域,依次为后区(P)、中区(M)和前区(A)。从后向前,再将每一区域分为两个小区,即 P_1、P_2,M_1、M_2 及 A_1、A_2 区;③在冠状窦口边缘与三尖瓣环之间(P 区)以消融导管远端的第 1、第 2 级电极记录心内电图。如果心房波明显小于心室波($A:V\leqslant0.5$)、心房波较宽、无 H 波且心电波形稳固,可作为靶点试消融;④若无消融可能成功的标志,可在冠状窦口到希氏束电极之间的区域,从后下逐步向前上,寻找新的靶点。

2. 消融

消融可能成功的标志为消融时出现交界区搏动,若无此现象,一般为无效放电。出现以下情况,应立即停止消融:①交界区心律的频率过快;②交界区心律时逆传心房出现阻滞。③P-R间期延长,出现Ⅱ度或Ⅲ度 AVB;④X 线透视见消融电极位置改变;⑤阻抗升高。

3. 消融功率和时间

消融功率 $10\sim30$ W,试放电 $10\sim20$ s,若出现上述消融可能成功的标志,且没有需要停止消融的情况发生,可延长消融时间,其中至少一次连续放电时间在 30 s 以上。消融过程中应严密观察消融电极位置有无改变。

4. 成功消融终点

①心房程序刺激时 A-H 间期跳跃现象消失,且不能诱发 AVNRT;②慢径前传功能仍存在,但不能诱发 AVNRT,静脉滴注异丙肾上腺素后仍不能诱发。若出现心房回波,不应超过 1 个。符合以上两条标准之一者可视为消融成功。成功消融后在导管室观察至少 30 min 再进行程序刺激。仍不能诱发 AVNRT 时方可结束操作。

(二)评价

AVNRT 是另一种最常见的阵发性室上性心动过速(PSVT),国内统计约占所有 PSVT 的 $40\%\sim50\%$。根据房室结双径路的电生理特性可将 AVNRT 分为慢快型(占 80%)、快慢型(占 10%)和慢慢型(占 10%)三种。

AVNRT 的消融多在窦性心律下放电,虽然消融部位既可选择慢径,也可选择快径,但大量研究表明,消融慢径的成功率($98\%\sim100\%$)高于消融快径($82\%\sim96\%$),而复发率($0\%\sim2\%$)和Ⅲ度房室传导阻滞(AVB)发生率($0\%\sim1\%$)均低于消融快径(分别为 $5\%\sim14\%$ 和 $0\%\sim10\%$)。因此,目前一般多采用慢径消融治疗 AVNRT。

六、房室交界区的 RFCA 和改良控制快速房性心律失常的心室率

（一）房室交界区消融的方法

术前应常规电生理检查，如为持续性心房颤动，则免予电生理检查。自静脉系统在房室交界区标测记录到达大 H 波为靶点。消融输出功率 20～40 W，试放电 10 s，消融治疗后出现交界区心律或 P-R 间期延长或 AVB，巩固放电 1～2 次，每次 30 s。试放电无效可继续放电达 30 s，仍未出现Ⅲ度 AVB 应重新标测消融。对于反复消融难以成功者可穿刺动脉在左室主动脉瓣下消融希氏束。

出现持续Ⅲ度 AVB 为成功消融终点，成功放电后观察 30 min。

置入永久性起搏器后至少 48 h 保持起搏频率≥80 次/分钟，以防止与缓慢心率有关的恶性心律失常发生。此后根据病情需要调整起搏频率。

（二）房室交界区改良

①标测与消融：同房室结慢径的方法；②成功消融终点为持续性心房颤动时放电后心室率≤90 次/分钟，静脉滴注异丙肾上腺素（1～5 µg/min）时心室率≤120 次/分钟，成功放电后观察 30 min。

（三）评价

对于药物难以控制心室率的快速房性心律失常，通过消融房室交界区形成Ⅲ度 AVB，可有效控制心室率。其成功率为 70%～95%，一般在 90% 以上，并发症低于 2%，与消融手术有关的死亡率约为 0.1%。虽然这种方法能有效控制心室率，但不能消除血栓栓塞的危险和恢复心房收缩功能，并需要置入永久性起搏器，还偶有晚期猝死的情况，所以适应证应从严掌握。最近应用选择性消融右房后、中间隔区域或改良房室交界区的方法，可控制慢性心房颤动的心室率，并可避免安装永久性起搏器。鉴于其成功率不是很高，加之对方法学尚有争议，故宜慎重选择，并做好安装永久起搏器的准备。

七、室性心动过速的射频消融治疗

（一）常规电生理检查

证实室性心动过速（VT）。左室 VT 消融时需抗凝（同左侧旁道消融）。

（二）标测

（1）体表心电图可以对特发性室性心动过速（IVT）的起源部位做出大致判断。典型左室 IVT 发作时 12 导联心电图呈右束支阻滞图形伴电轴左偏，病灶位于间隔后部左后分支分布范围；右室 IVT 以起源于右室流出道常见，发作时心电图 QRS 波群呈左束支传导阻滞图形，电轴正常或右偏。对于器质性心脏病并发的 VT 体表心电图定位不可靠。

（2）IVT 的标测有激动标测和起搏标测。对于血流动力学稳定的持续性 IVT，一般采用激动标测，寻找 IVT 发作时最早心室激动处消融。成功消融靶点的局部电图较体表心电图提前多在 20 ms 以上。左室 IVT 的靶点电图在 V 波前常有一高频低振幅电位，而右室 IVT 的靶点电图 V 波前一般无异常电位。起搏标测应力求记录到 12 导联心电图的 QRS 波图形与 VT 发作时完全一致。

（3）除上述 IVT 的标测方法外，心肌梗死后 VT 与扩张型心肌病引起的 VT 还可采用隐匿性拖带与舒张期碎裂电位标测法。

(4)符合以下条件为束支折返性室速:窦性心律时 QRS 波群多为完全性左束支阻滞或室内阻滞图形;VT 时每个 V 波前都能记录到希氏束电位(H)或右束支电位(RB);每个 VT 时 H-V 间期相同,等于或长于室上性波动的 H-V 间期;V-V 间期的变化总是继发于 H-H 间期或 RB-RB 间期的变化。需要注意的是,束支折返性 VT 常合并起源于心肌的单形性 VT。

(三)消融

消融功率 10～30 W,试放电 10～15 s,如有效则继续放电至 60 s,巩固放电 1～2 次,每次 30～60 s,束支折返性 VT 应记录到 RB 处消融。

(四)成功消融终点

①静脉滴注异丙肾上腺素时程序刺激不能诱发原 VT;②束支折返性 VT 成功消融后,窦性心律的 QRS 波为右束支阻滞图形。

(五)评价

目前适用于 RFCA 治疗的室性心动过速(室速)主要是发作时血流动力学相对稳定的室速。根据有无器质性心脏病基本可分为特发性室速和器质性心脏病室速。前者指现有的诊断技术尚不能发现明确器质性心脏病临床证据的室速,这部分室速多起源于局灶心肌,射频消融治疗的成功率较高;后者主要包括与心肌瘢痕有关的室速和少数束支折返性室速。与心肌瘢痕有关的室速的发生机制为围绕瘢痕运行的折返激动,由于通过传统的标测系统常难以确定这类室速折返环路的关键部位,故射频消融的结果不理想。束支折返性室速的消融成功率较高。

八、小儿快速心律失常的射频消融治疗

(一)方法

小儿患者穿刺困难,易误伤动脉,心肌壁薄易导致心脏穿孔。不同年龄小儿的解剖生理特点不同。用药及剂量也有差异,消融应由儿科心血管专业医师操作或配合下进行。根据患儿年龄、身高和体重选用 1～6 F 电极导管。如涉及左心导管操作,常规使用肝素。放入动脉鞘管后即刻静脉给予肝素 25～50 U/kg,以后每小时追加首次量的半量(总量不超过 2 000 U)。术后口服肠溶阿司匹林,每次 2～3 mg,每日 1 次,连服 3 个月。

射频消融治疗前应常规行电生理检查及标测,操作程序与成人相同。消融部位不同,所用功率不同:左侧旁道 15～20 W、右侧旁道 25～40 W、房室结 10～30 W。

儿童正处于生长发育阶段,与成人相比放射线对其更具危害性,术中应在患儿身体下方(视机器球管设置部位而定)放置防护脖套和铅衣。总透视时间不应超过 40 min,对疑难病例应严格掌握在 60 min 以内。

(二)评价

RFCA 对儿科患者亦是安全和有效的。14 岁以下小儿快速心律失常消融成功率:AVRT 和 AVNRT 为 82%～95%、房扑 67%、IVT 38%～75%,自律性房速成功率较高。

虽然经导管射频消融在治疗儿童快速心律失常的许多方面与成人类似,但有其特殊性。AVRT 在小儿快速心律失常中最为常见,消融疗效肯定。AVNRT 预后相对良好,且消融中一旦发生Ⅲ度 AVB,需安装起搏器,适应证选择应从严。自律性房扑和持续性交界区反复性心动过速(PJRT),易导致心肌病,为 RFCA 适应证。小儿房扑和心房颤动的 RFCA 尚处探索阶段。

九、射频消融治疗的并发症

快速心律失常的 RFCA 治疗较为安全,总并发症约为 5%,主要包括穿刺部位出血、血肿或感染、心包积液、心脏穿孔/心脏压塞、气胸、血栓形成或栓塞、血管损伤、AVB、冠状动脉痉挛、瓣膜反流、各种心律失常及死亡等。欧洲心脏病学会心律失常协作组的 68 个中心对 1987～1992 年报道的 4 398 例患者的资料进行了总结,结果显示室速射频消融的并发症明显高于室上速,达 7.5%,其中血栓栓塞的并发症明显增加(2.8%),其原因可能和室速的 RFCA 需时较长及导管在左室腔内操作导致血栓脱落有关。Ⅲ度 AVB 为 RFCA 治疗的严重并发症,多见于消融 AVNRT 和位于间隔部的房室旁路,也可见于消融起源于后间隔的左室 IVT。

目前,我国快速心律失常 RFCA 治疗工作发展迅速,许多中小医院也已在或准备开展这一项目。在这一情况下应更注意提高术者的技术水平与培训,选择病例时应先易后难,逐步发展,严格控制适应证。

第三节　心脏瓣膜疾病的介入治疗

心脏瓣膜病的介入治疗主要是指经皮球囊导管瓣膜成形术(percutaneous catheter balloon valvuloplasty,PCBV),是用介入手段对狭窄的瓣膜进行扩张、解除狭窄,以治疗瓣膜狭窄病变的方法。通过扩大球囊内压力以辐射力形式传递到狭窄的瓣膜组织上,使瓣叶间粘连的结合部向瓣环方向部分或完全地撕开,从而解除瓣口梗阻,而不是瓣口的暂时性扩大。能部分代替开胸手术,具有创伤小、相对安全、术后恢复快等优点。目前应用最广的是二尖瓣成形术。我国于 1985 年开始此项技术,目前主要用于二尖瓣和肺动脉瓣狭窄的病例,三尖瓣狭窄者相对少见;主动脉瓣成形术使主动脉瓣狭窄的瓣口面积增加有限,严重并发症多,死亡率高,再狭窄的发生早,术后血流动力学、左心室功能和生存率均不如外科瓣膜置换术,所以多主张用于高龄不宜于施行换瓣手术者,或作为重症患者一时不适合手术治疗的过渡性治疗,不过目前发展的经皮主动脉瓣置换技术采用经导管的方法植入人工瓣膜,极大地改善了患者的预后,并为不能耐受外科手术的主动脉瓣狭窄患者带来了希望。

一、经皮球囊肺动脉瓣成形术(PBPV)

经皮穿刺股静脉,行右心导管检查测定右心室压力和跨肺动脉瓣压力阶差,沿导引钢丝将球囊导管送至狭窄处,快速手推(相当于 3～4 个大气压的压力)1∶10 稀释造影剂入球囊,使其扩张,5～10 s 迅速回抽,5 min 后可重复,直至球囊扩张时的腰鼓征消失。术后复测右心室和跨肺动脉瓣压力阶差。疗效评估:术后跨瓣压差<25 mmHg 为优,<50 mmHg 为良,>50 mmHg为差。

(一)PBPV 适应证

(1)右心室与肺动脉间收缩压差大于 40 mmHg 的单纯肺动脉瓣狭窄。

(2)严重肺动脉瓣狭窄合并继发性流出道狭窄。

(3)法洛四联症外科手术后肺动脉瓣口再狭窄等也可考虑应用。

(4)轻型瓣膜发育不良型肺动脉瓣狭窄(应用超大球囊扩张法)。

(二)禁忌证

(1)沙漏样畸形的瓣膜发育不良型肺动脉瓣狭窄。

(2)合并心内其他畸形者。

(三)PBPV 并发症

(1)心律失常,多为窦性心动过缓或窦性暂停,后者多为单球囊法引起,球囊阻塞肺动脉瓣口;室早、短阵室速也可见到,室颤极为少见。

(2)漏斗部反应性狭窄,在较严重的肺动脉瓣狭窄病例,增高的右心室压力可致使流出道的肌肉代偿性肥厚,当瓣膜的狭窄解除后,右心室压力骤降,代偿性肥厚的部分在右心室强力收缩时造成完全性阻塞,严重者可发生猝死。另外,右心室流出道的刺激或过大的球囊损伤了右心室流出道的内膜,也可引起右心室流出道的痉挛。PBPV 术后的漏斗部反应性狭窄多不需外科手术治疗,一般术后 1～2 年消失。有人认为流出道激惹、痉挛可用普萘洛尔治疗。

(3)肺动脉瓣关闭不全,发生率低,对血流动力学影响不大。

二、经皮球囊二尖瓣成形术(PBMV)

经皮穿刺股静脉或切开大隐静脉,置入右心导管和房间隔穿刺针,行房间隔穿刺,送球囊导管入左心房至左心室中部。将稀释造影剂注入球囊前部、后部和腰部,依次扩张球囊。在球囊前部扩张时将球囊后撤,使其卡在二尖瓣的狭窄处,用力快速推注造影剂,使球囊全部扩张,腰鼓征消失,迅速回抽球囊内造影剂(时间一般 3～5 s),球囊撤回左心房。

术前可预防性用洋地黄或 β 受体阻滞剂,控制心室率<120 次/分钟。停用利尿剂(心力衰竭者除外)以免影响心室的充盈。术后用抗生素 3 d,阿司匹林 100 mg/d,共 1～2 周。

(一)房间隔穿刺

房间隔穿刺是 PBMV 的关键步骤,但也是 PBMV 发生并发症或失败的主要原因。穿刺部位宜选卵圆窝处,它位于房间隔中点稍偏下,为膜性组织,较薄易于穿刺,穿刺部位过高进入主动脉或左室,过低进入冠状动脉窦或损伤房室交界处组织,或将下腔静脉进入右房处误认为房间隔而穿破下腔静脉。房间隔穿刺的禁忌证为:①巨大左心房,影响定位和穿刺针的固定;②严重心脏移位或异位;③主动脉根部瘤样扩张;④脊柱和胸廓严重畸形;⑤左心房血栓或近期有体循环栓塞。

(二)疗效评定

心尖部舒张期杂音减轻或消失,左房平均压≤11 mmHg。跨瓣压差≤8 mmHg 为成功,≤6 mmHg 为优。瓣口面积≥1.5 cm² 为成功,≥2.0 cm² 为优。

超声心动图(包括经食管超声心动图)在心脏瓣膜介入治疗中为一种无创、可重复、安全、可靠、价廉地评价瓣膜结构和功能,房、室大小和附壁血栓的检测方法。对心脏瓣膜介入手术适应证的选择、术后评价、随访是必不可少的手段。超声心动图将瓣叶的活动度、瓣膜增厚、瓣下病变和瓣膜钙化的严重程度分别分为 1～4 级,定为 1～4 分,4 项总分为 16 分。一般认为瓣膜超声积分≤8 分时 PBMV 的临床效果较好。

(三)适应证

PBMV 的理想适应证为:①中度至重度单纯瓣膜狭窄、瓣膜柔软、无钙化和瓣下结构异常,听诊闻及开瓣音提示瓣膜柔软度较好;②窦性心律,无体循环栓塞史;③有明确的临床症状,无风湿活动;④超声心动图积分<8 分。

(四)相对适应证

PBMV 相对适应证:①瓣叶硬化、钙化不严重;②房颤患者食管超声心动图证实左心房内无血栓(但需要抗凝治疗 2~4 周);③分离手术后再狭窄而无禁忌者;④严重二尖瓣狭窄合并重度肺动脉高压或心、肝、肾功能不全,不适于外科手术者;⑤伴中度二尖瓣关闭不全或主动脉瓣关闭不全;⑥超声心动图积分 8~12 分。

(五)禁忌证

PBMV 的禁忌证:①二尖瓣狭窄伴中度至重度二尖瓣或主动脉反流,主动脉瓣狭窄;②瓣下结构病变严重。③左心房或左心耳有血栓者,可予华法林抗凝 4~6 周或更长后复查超声心动图,血栓消失者或左心耳处血栓未见增大或缩小时,也可进行 PBMV。术中应减少导管在左心房内的操作,尽量避免导管顶端或管身进入左心耳。有报道,左心房后壁血栓经 6~10 个月长期华法林抗凝后做 PBMV 获得成功。房间隔、二尖瓣入口或肺静脉开口处有附壁血栓者为绝对禁忌证。④体循环有栓塞史者(若左房无血栓)抗凝 6 周后可考虑。⑤合并其他心内畸形。⑥高龄患者应除外冠心病。⑦超声心动图积分>12 分。

(六)并发症

PBMV 的并发症包括:心脏压塞、重度二尖瓣关闭不全、体循环栓塞(脑栓塞多见)、医源性心房水平分流、急性肺水肿。PBMV 因并发症需紧急手术者的发生率约为 1.5%;死亡率为0~1%。

三、经皮心脏瓣膜置换术

经皮心脏瓣膜置换治疗是近年来应用于治疗心脏瓣膜疾病的新方法。目前,新型经皮瓣膜介入治疗主要针对主动脉瓣狭窄和二尖瓣反流。研究发现,1/3 的严重症状性主动脉瓣狭窄和二尖瓣反流的老年患者,由于高龄 LVEF 较低以及合并其他疾病的比率较高等原因,不适宜接受外科手术。然而,这些高危患者有可能从介入瓣膜手术中受益。需注意的是,经皮瓣膜治疗,尤其是经皮主动脉瓣置换术(percutaneous aortic valve replacement,PAVR),应严格限制用于风险较高且不适宜接受外科手术的患者。

研究证实,PAVR 术可以明显改善左室功能、延长患者寿命、减轻痛苦,特别是对于既往有左室功能不全的患者,能减轻症状。标准的 PAVR 术所需要的材料包括瓣膜、输送平台和传送系统(带有三叶生物瓣的圆形平台,且瓣叶需具有良好的血流动力学特点)。目前所使用的经导管人工主动脉瓣有自膨胀式和球囊扩张式两种。自膨胀式主要为 CoreValve 公司的产品,最新一代产品为 ReValving TM,采用猪心包制备瓣膜,可经 18 F 的鞘管输送,有经验的术者操作成功率可达 98%。球囊扩张式为 Edwards 公司的产品,早期的为 Cribier-Edward-sTM,它是一个由马的心包瓣膜组成的球囊扩张型不锈钢装置,并且通过无鞘导管(Flex Cath)传送。装置可以沿顺行、逆行或经心尖部送入,不会产生明显的瓣周漏,在瓣环或是瓣环下区域有附着点。最新一代为采用牛心包的 Edwards SAPIENTM 产品,输送直径为 22~24 F。PAVR 术需要由心血管介入医师、影像学专家和麻醉师甚至心脏外科医师的团队协作,初步的研究结果是令人鼓舞的。

EVERESTI 是应用 Evalve MitraClip(一种经皮二尖瓣修复装置)经皮修复功能性二尖瓣

反流的Ⅰ期临床研究,纳入6例心功能Ⅲ级的严重二尖瓣反流患者(反流程度3+或4+级),排除了风湿性心脏病和感染性心内膜炎等器质性心脏病所致的二尖瓣反流。所有患者成功接受经皮Evalve MitraClip治疗,术后30 d无严重不良事件;6例患者的二尖瓣反流程度均有不同程度改善。研究表明,功能性二尖瓣反流患者经皮使用MitraClip边对边修复二尖瓣的治疗,可以有效降低二尖瓣反流程度,治疗成功率高且较为安全。

第四节 冠状动脉造影

一、冠状动脉造影适应证和禁忌证

(一)适应证

冠状动脉造影(CAG)首要适应证是用以建立冠心病诊断,协助选择治疗方案和判断预后。还可用于原因不明其他心脏病症状体征的鉴别诊断和非冠脉疾病重大手术前的冠脉状态评价。

1.诊断性冠脉造影

(1)患者出现胸痛不适或憋闷,与劳累等因素无关,含化硝酸酯类或休息不缓解。

(2)上腹部不适症状,但无食管、胃及胆管疾患的客观依据或经治疗不能缓解,需与心绞痛鉴别者。

(3)有心绞痛症状,但运动试验或同位素心肌断层显像无缺血的客观证据者。

(4)动态ECG或运动试验有心肌缺血的客观指征,但无临床症状者。

(5)过度换气综合征患者有心肌缺血证据者。

(6)T波异常或非特异性ST-T改变需排除冠心病者。

(7)为安全或职业的需要,需除外冠心病者,如飞行员或高空作业人员有胸痛不适者。

另外,CAG还可应用于原因不明的心脏扩大、心功能不全和心律失常患者,以明确病因诊断,除外冠心病的可能性。此类患者需同时进行左心室造影和左心室舒张末压测定,还应同时做RHC检查,测定右心各压力指标,必要时还应行肺动脉造影或右心室造影,疑心肌病者进行心内膜心肌活检。

2.指导治疗的冠脉造影

对有典型心绞痛症状,各种无创性检查证实有心肌缺血的冠心病患者,CAG提供确切冠脉病变范围及左心室功能情况,为进一步制订治疗方案提供客观依据。

(1)择期冠脉造影:对稳定性心绞痛、不稳定性心绞痛经药物治疗后趋于稳定,AMI后心绞痛和变异性心绞痛等患者在病情稳定,左心室功能状态平稳时择期CAG,可增加手术安全性。

(2)急诊冠脉造影:需具备娴熟的CAG技术方可进行。

3.非冠脉疾病重大手术前冠脉造影

(1)心瓣膜病患者行瓣膜置换术前:中年以上者应常规行CAG以了解冠脉有无病变并对

左心室大小和功能进行评定。年轻患者若有胸痛症状也应于术前做 CAG。

（2）钙化性心瓣膜病患者：因该病多见于老年人，瓣膜置换术前应了解冠脉情况，若同时有冠脉严重病变者应同时做冠脉旁路移植术。

（3）先天性心脏病矫正术前：尤其 Fallot 四联症、大血管转位等可合并先天冠脉畸形者。

（4）特发性肥厚型主动脉瓣下狭窄术前。

（5）其他：非心血管疾病、肿瘤或胸腹部大手术前，需排除冠心病。

4. 与心脏移植相关的冠脉造影

（1）了解供体心脏有无潜在病变者。

（2）心脏移植术后的定期 CAG 检查。

（二）禁忌证

禁忌证包括不明原因发热、未控制的感染、贫血（Hb＜80 g/L）、严重电解质失常、活动性出血、未控制的高血压、洋地黄中毒、造影剂过敏和脑卒中。

二、冠状动脉造影术

（一）患者准备

选择理想的 CAG 检查时机在冠心病患者诊断安排中十分重要。造影应在心力衰竭、肾衰竭或精神异常等病情趋于稳定或改善时进行，否则将增加并发症的危险性。在许多特殊情况下，必须进行紧急冠脉检查。此时申请医生与术者在造影前须进行仔细研究以获得所有必要的资料。无论在任何情况下，术者必须复习患者病史、进行体检、阅读实验室检查资料，然后向患者及家属讲明造影操作程序，解释检查的必要性和潜在并发症，最后取得患者及家属的签字同意。

术前须完善有关检查，包括基础 ECG、血清电解质和肌酐浓度、WBC 和有关凝血参数。这些资料最好是在术前 24 h 内获取。术前所有的心脏用药不能停服，包括阿司匹林；术前 2 d 停用华法林，对停用华法林有全身血栓栓塞危险性者，如 Af、二尖瓣狭窄或既往有血栓栓塞史的患者，有必要在术前 1 d 入院并充分肝素化。

CAG 常与其他创伤性检查同时进行，如右心导管检查（RHC）或左心室造影，其检查顺序取决于优先需要。如冠心病的诊断或治疗是首要适应证者，CAG 检查应先于左心室造影。反之，对心瓣膜病或先心病患者，血流动力学检测、SaO_2 的测定和左心室或主动脉造影应先于 CAG。

术前适当地用药对保证 CAG 安全、舒适进行十分重要，其目的是镇静，即患者的意识得到低限度的抑制，但对语言指令能做出适当反应，并能维持气道通畅。常用的镇静方案是安定 2.5～10 mg 和苯海拉明 25～50 mg 术前 1 h 口服。高龄或体弱者上述药物需减量或只用一种或不用。亦可经静脉给予咪达唑仑 1～2 mg，但该药有致呼吸衰竭和停止的危险。也可将芬太尼 25 mg 与非那根 12.5 mg 合用，经静脉给药，必要时可重复给药。

（二）冠脉造影设备

1. 冠脉造影导管

（1）Judkins 导管：是 CAG 中应用最广泛的导管。Judkins 导管被特别成形以助进入冠脉开口。导管由聚乙烯或聚氨酯塑料制成，管壁中层带有细钢丝编带，为导管提供良好的推进力和方向控制力，并防止扭结。根据外径粗细导管又分为 4 F、5 F、6 F、7 F 和 8 F（1 F＝

0.33 mm),6 F 最为常用。导管分为左、右 CAG 导管,导管前部均有 3 个弯曲,第一弯曲为适应主动脉的冠状动脉窦至冠脉开口的弯度;第二弯曲用于导管在升主动脉对侧壁形成一个支撑点;第三弯曲适应于从主动脉弓至升主动脉的弯度。

左冠脉导管根据第一弯曲至第二弯曲之间的长度(cm)分为 L3.5、L4.0、L4.5、L5.0 等,右冠脉导管分为 R3.5、R4.0 及 R5.0 等。导管在该弯曲间长度的选择基于患者体形和主动根部的形状与大小而定。成人常用 L4.0 及 R4.0,对升主动脉扩张者(如先天性主动脉瓣狭窄伴狭窄后扩张)可能需要 L5.0 或 L6.0 及 R5.0 或 R6.0 的导管;升主动脉瘤患者可能要用修改形状的 Judkins 导管如 L7.0 至 L10 的导管。导管形状的重塑可用消毒的金属丝为定型导引模经热蒸来完成。

(2)Amplatz 导管:Amplatz 导管可用于股动脉途径或肱动脉途径作 CAG。尽管 Amplatz 导管应用不如 Judkins 导管普遍,但当 Judkins 导管形状不适宜进入冠脉口时,Amplatz 导管则可能是极好的选择。

(3)多功能导管:用一根多功能导管即可完成左冠脉、右冠脉及左心室造影,无须更换导管。多功能导管经股动脉插入,其形状类似于 Sones 导管,但其尖端较 Sones 导管短,其操作方法也与 Sones 导管相似,只是 Sones 导管是经臂动脉插入。

2.三联三通注射系统

该系统借一有二端孔及三个侧臂的多通连接板将测压管、生理盐水冲洗管、造影剂管及指尖控制注射器和导管本身连接成一密闭系统,既便于操作又有利于维持其无菌状态。术前应仔细检查该系统的每一部分的连接是否紧密,并排除全部气泡,以防空气栓塞。

3.动脉扩张套管系统

该系统内带一动脉扩张器,外有尾端带有活瓣的外套管。动脉扩张器便于整个系统插入动脉,并在其插入过程中保护外套管。套管插入动脉后取出动脉扩张器。外套管的活瓣可允许导管插入同时阻止血液流出。套管的尾端侧面连接一根带三通开关的侧管,供冲洗套管、给药和监测动脉压力。动脉套管为导管的进出提供了通路,常用 6 F、7 F 及 8 F 套管,与所用造影导管型号相当。

4.短导引钢丝

短导引钢丝是外径 0.889 mm,长 45 cm 带有 J 型软头的导丝,可经动脉穿刺针尾部插入动脉腔内,引导动脉扩张套管系统进入动脉腔。

5.长导引钢丝

标准 CAG 导丝外径 0.889 mm,带 3 cm 柔软 J 型尖端,外涂特氟隆的导丝。柔软 J 型尖端可减少导丝前送过程中造成动脉管壁损伤可能性。

通过较小臂动脉时,偶尔需用外径 0.15 mmJ 型尖端导丝,有髂动脉或锁骨下动脉粥样硬化时,要成功通过其病变血管段需用其他构型的导丝,如 15 mm 的 J 形尖端加长的柔软远段或外涂亲水材料导丝。

6.心血管造影影像系统

(1)心血管造影机:其组成包括:①高容量和性能良好的 X 线机、大功率 X 线球管固定在 C 形臂或 U 形臂的一端,位于导管床的下方;②影像增强器;③电影摄影及录像系统;④高分辨的透视荧光屏;⑤导管床和支持系统。

(2)高压注射器:在心脏房室腔和大血管造影时用来推注造影剂,使高浓度的造影剂能在数秒内急速注入房室腔或大血管内。目前常用电动高压注射器。

(三)造影投照体位

1.投照体位

由于心脏斜位于胸腔内,故 CAG 常取右前斜位和左前斜位来观察冠脉循环。大的冠状动脉走行于心脏的房室沟和室间沟内,房室沟与室间沟分别与心脏的短轴和长轴一致,因此显示这些血管的最佳投照位是斜位。但是单纯的右前斜和左前斜有致冠脉血管重叠和缩短的缺陷,所以在取右前斜位造影和左前斜位的同时,几乎总是加以头位或尾位成角。

对多数患者,一般可推荐几个常规体位,但有时需加以变换以适应可能的变异。在 CAG 中,经常先取前后位加浅的尾侧成角以了解左主干有否病变。其他重要的投照体位包括左前斜加头位以评价左前降支,取该体位时左前斜成角要充分以避免左前降支与脊柱重叠;接着取左前斜加尾位以了解左旋支的近段;取右前斜加尾位以显示旋支和钝缘支的整体轮廓,取浅的右前斜或前后位加头位以显示左前降支的中段。上述顺序被推荐为左 CAG 的最基本体位,也并非绝对。相反,投照体位的选择需依据心脏的转位情况及可能成为血运再建术靶血管的病变而定。

2.投照体位的命名

血管造影投照体位以影像增强器与患者关系来命名。在绝大多数心导管室,X 线球管在检查操作床之下,影像增强器及与之相连的电视和电影摄像机在此床之上。如果影像增强器沿长轴旋向患者头侧,其形成投照位被称之为"头位"。在此体位上摄下的影像即像术者从患者头侧向下俯看患者心脏。反之,如影像增强器被旋向患者足侧,此体位被称之为"尾位"。增强器沿人体横轴移动可形成前后位,即增强器位于患者正上方;左前斜位(LAO),即增强器在患者左前上方;左侧位,增强器在患者左侧方;右前斜位(RAO),增强器在患者右前上方。同样的投照体位可取不同的投影角度。

最佳投照体位的选择在很大程度上取决于患者体形、冠脉解剖变异和病变部位。因此,左 CAG,推荐常规使用左前斜位和右前斜位同时加头位和尾位成角。这些体位左右 CAG 中有时也有帮助,尤其是用左前斜位加头位以显示后降支的起始部。

(四)冠脉插管技术

1.经股动脉途径冠脉插管

(1)左冠脉插管:先行股动脉穿刺,置入并冲洗股动脉套管,给肝素 2 000～5 000 U 抗凝。将导丝插入 Judkins CAG 导管,使导丝柔软的 J 型尖端露出导管的端孔,然后回撤导丝使其尖端回到导管内并靠近端孔。将导管导丝一起插入股动脉套管内,在透视指导下将导丝从动脉套管送入主动脉,再将导管导丝一起前送至升主动脉。在导丝尖端到达主动脉瓣后,固定导丝,继续前送导管到距主动脉瓣约 10 cm 处,取出导丝,抽吸导管,弃去抽吸液,将导管连接到多通连接板上,排出整个管道系统中的气泡,以生理盐水冲去其血迹,并注射少量照影剂观察导管尖的位置。

缓慢将导管沿升主动脉内侧壁向前推送,由于 Judkins CAG 导管的特定形状,如导管大小选择恰当,无须特殊操作,当其抵达主动脉根后会自动寻找左冠脉开口,此时荧光屏上表现为管尖突然向左后的轻轻跳动,表明导管已进入左冠开口。将导管再送数毫米,以缓解导管张力,注射少量造影剂,校正管尖方向。导管尖应是游离状态,指向血流方向而不是动脉壁,此时不应有压力衰减。

在升主动脉过大时,前送左 Judkins 导管将使其第二弯曲形成一锐角,这种导管形状的改变将影响左冠脉插管,故此时应避免进一步前送导管。在升主动脉轻度扩张时,可将导丝再插入导管内以伸直第二弯曲,从而使导管可前送到左 Valsalva 窦。但如主动脉明显扩张,则应换一大号导管(如 JL5.0 或 6.0 导管)。

如左 Judkins 导管的尖端已前送超过了但未进入左冠口,可小心地回撤导管使其进入左冠口。当第一次插管失败后,小心前送和后撤加轻轻顺钟向或逆钟向旋转使左冠脉选择性插管成功。然而,在进一步送导管前,必须保证导管尖端未进入左冠状动脉口。

使用 Judkins 导管作 CAG,插管成功与否很大程度上取决于导管大小选择是否正确。如几次试插不成功,则不应再浪费时间,应更换一根大小合适导管。

如 Judkins 导管左冠脉插管失败,Amplatz 导管常常是很好的替换选择。用左 Amplatz 导管行左冠插管时,先应选择第二弯曲长度恰当的导管,并将其置于主动脉的右冠瓣尖,使导管尖指向左冠瓣,交替地前送和后撤,并轻轻地顺钟向或逆钟向旋转导管使其管尖进入左冠状动脉口。一旦管尖进入冠脉口,轻轻回撤可获得更加稳定的导管定位。

(2)右冠脉插管:用前述方法将 Judkins 右 CAG 导管送至主动脉瓣上方 2～4 cm 的水平,缓慢地顺时针方向旋转导管尾部(但不要过度旋转),当达约 60°时,管尖将转向前,向右进入右 Valsalva 窦 2～3 cm,继续缓慢顺时针方向旋转导管,观察管尖是否进入右冠脉口(管尖常呈"跳跃式"地窜进右冠口)。经适当旋转后仍不能进入,可在进一步旋转下前送导管,这样有助于正确插管。如开始旋转时管尖位置太高,管尖将滑向升主动脉;位置太低,则将滑向右 Valsalva 窦或穿越主动脉瓣进入左心室。Judkins 导管插管失败,可换用 Amplatz 右 CAG 导管。

左心血管内操作导管导丝需在荧光屏监视下进行。如冠状动脉选择性插管成功,应根据需要取多个投照位行 CAG,每次左冠状动脉内一般在 2～3 s 内手推造影剂 6～8 mL,右冠状动脉 4～6 mL,每次造影前都应检查管尖压力,注射造影剂造影时,嘱患者深吸气以避开膈肌,改善影像质量。两次注射间隔时间应足够长,等待 ECG、心率及血压趋于稳定。可令患者咳嗽两声,再做一次深呼吸,然后恢复正常呼吸,这样可缩短冠脉内造影剂注射所致的心动过缓和低血压的时间。

2.经肱动脉途径插管

肱动脉插管可用肱动脉切开术或穿刺实现。最常用的右肱动脉插管途径可选用 Sones、多功能或 Amplatz 造影导管,如从左肱动脉插管,可选用 Judkins 导管。

3.经桡动脉途径插管

对成人,CAG 也可用 5 F 或 6 F 的导管经桡动脉进行。术前应作阿冷(Allen)试验以证实尺动脉确实通畅方可选用桡动脉途径。

(五)冠状动脉旁路移植血管造影

冠脉旁路移植术后 CAG 常用于寻找评估冠心病外科治疗后心绞痛复发的原因。尽管旁路移植外科可使 99%的病变血管段获得血运重建,但术后 6 个月只有 87%的大隐静脉移植血管保持通畅,术后 3 年的通畅率只有 75%。内乳动脉移植血管的远期通畅率较高,术后 7～10 年仍可达 85%～95%。近些年,胃网膜动脉用作冠脉移植血管有增长的趋势,但其移植血管发生动脉粥样硬化的比例比用内乳动脉者明显增高。

导致冠脉旁路移植失败的机制较多。术后立即出现症状者可能由于血运重建不全,乳内动脉痉挛或大隐静脉移植血管的早期血栓性闭塞。术后 1 年内出现症状可能是大隐静脉移植血管内膜的纤维性增生，术后 1 年以上出现症状者可能源于移植血管的粥样硬化性改变或冠脉本身病变的进展。

1.冠脉移植血管的插管技术

冠脉移植血管较冠脉本身的选择性插管更为困难，原因主要是移植血管口的位置变化更多，即使外科手术中加用了标志物也是这样。然而，有经验的造影者仍能很容易地找到移植血管的开口。因每一移植血管的开口位置是有规律可循的。因此，对造影医师来说，最关键是造影前仔细阅读冠脉移植手术记录，弄清移植血管的数目、走向和移植血管的类型。

通常，从主动脉到右冠脉远段或后降支的大隐静脉移植血管开口于主动脉的右前侧面室管嵴起始部约 2 cm 以上；而到左前降支的大隐静脉移植血管则开口于主动脉的前部，窦管嵴上 5～6 cm。

在多数病例，用单根导管即可完成所有大隐静脉移植血管的插管。大隐静脉移植血管用右 Amplatz 2.0 导管插管成功率非常高，其他的导管如右或左血管移植导管也很有用。

成功的移植血管造影需要造影术者的良好手眼协调。经股动脉造影时，在左前斜位上观察，顺钟向旋转 Amplatz 导管可见其自左向前转动，导管运动与管尖反应的关系可预测造影能否成功。如管尖在主动脉内向前运动，管尖有可能进入移植血管口；反之，如为后向运动，则插管不可能成功。在升主动脉的窦管嵴上 2～6 cm 附近来回进退并不同程度地旋转导管常可找到移植血管的开口。

随着导管进入移植血管，导管尖端突然向外窜动，这时试验性注射小量造影剂可证实导管在移植血管内。即使移植血管已闭塞，但几乎总有一界线清晰残端。须按外科手术记录及外科标志物找到所有需检查的大隐静脉移植血管开口，有的移植血管既未发现通畅的移植血管又未发现残端时，最好作一升主动脉造影以期显示所有大隐静脉移植血管。

冠脉移植血管造影的目的是评价移植血管开口，整个移植血管及其与冠脉本体血管之间的吻合口的状态。评价移植血管开口须选一能显示管尖与移植血管起始部呈平行关系的体位；评价其中段时须注射足量的造影剂，因显影不充分可造成充盈缺损的伪像；充分显示吻合口使其既不与移植血管也不与冠脉本体血管重叠是十分重要的；评价移植血管以远的冠脉本体血管需取修改的显示该血管的常规体位以避免与移植血管重叠。

2.内乳动脉插管

（1）左内乳动脉插管：左内乳动脉从左锁骨下动脉下方发出，距左锁骨下动脉的开口约 10 cm，借助一种特殊设计的 J 型尖端导管（被称之为内乳动脉导管），左内乳动脉插管并不困难。在左前斜位，将该导管送至左锁骨下动脉开口以远的主动脉弓内，逆钟向旋转导管，使其尖端指向头部并轻轻回撤，导管很容易进入左锁骨下动脉（通常正位于锁骨头下），可注射小量造影剂或放入导丝已证实导丝在左锁骨下动脉中的位置。在荧光屏下前送导管至锁骨外 1/3 段的下方，然后取右前斜位，当导管缓慢回撤时轻轻逆钟向（向前向下）旋转导管，使尖向下，即可选择性地进入左内乳动脉。

（2）右内乳动脉插管：同样选用内乳动脉导管，取左前斜位将导丝小心送入无名动脉（不要误入颈总动脉），一旦导丝达右锁骨下动脉远段，即沿导丝前送导管至预想中的内乳动脉开口以远的锁骨下动脉，然后回撤导管使管尖选择性进入右内乳动脉。

作内乳动脉移植血管造影时，应小心操作，避免不带导丝用力前送导管以减少内乳动脉开口撕裂危险。如锁骨下动脉过度弯曲致选择性内乳动脉造影失败,可作非选择性造影。同时置血压计袖带于同侧上肢并充气加压至高于收缩压水平,以提高非选择性造影质量。

(六)冠脉造影注意事项

1.解释造影结果的一般原则

正常的冠状动脉从近端向远端逐渐变细,管壁平滑规则。虽然有试图以解剖变异的诊断去解释某些特殊的影像发现,但须强调的是,获得性冠脉疾病的发病率远高于罕见的先天性解剖变异。在把某一异常的血管定为解剖变异前,须排除正常血管的闭塞或大的侧支通道。

2.左主干狭窄

应取能避开脊柱影的几个不同的投照位观察左主干。导管尖压力的衰减和造影剂反流的缺乏提示存在左主干病变。识别左主干狭窄是正确干预的必要前提。

3.显影不充分

所注射的造影剂剂量不足可能产生冠脉口狭窄、分支血管闭塞或血管内血栓等错误印象。同样,左主干过短、造影剂超选注入左旋支可能误认为左前降支完全闭塞。造影剂充盈不足还可低估或高估冠脉的狭窄程度。导致冠脉内造影剂充盈不足的原因包括增加冠脉血流与造影剂间竞争(如左心室肥厚伴主动脉反流或贫血),以及导管超选注射。只要管尖位置和压力记录证实安全,造影剂充盈不足可用增加造影剂注射力度方法予以克服,有时换用一软尖、短头、大腔的 PTCA 导引导管可获更充分的靶血管显影。

4.偏心性狭窄

冠脉粥样硬化引起的偏心性狭窄多于向心性狭窄。在偏心性狭窄时,如果投照偏心腔的长轴,该血管可能看起来正常或接近正常,只有投照其短轴时才能显示狭窄。因此,CAG 须取至少 2 个相互隔开约 90°的投照体位。

5.未识别出的闭塞

分叉处的血流紊乱使几支主要冠脉的这些部位容易产生粥样硬化和完全闭塞,加之正常冠脉循环中,侧支的分布和数量不定,使分支血管起始部的闭塞极易被漏诊。有时这样的闭塞只有通过该支血管的远端经侧支循环的延迟显影来识别。

6.分支重叠

在左前斜位和右前斜位上,左冠状动脉主要分支的重叠可能掩盖这些分支的狭窄和完全闭塞。虽然这个问题常影响左前降支和与其平行的对角支,但加用头位和尾位成角可帮助解决这一问题。左前斜加头位时,隔支易与左前降支混淆。当左前降支在发出第一隔支后闭塞时,该隔支常扩大以提供侧支循环供血给前降支闭塞之远端的血管床。

7.心肌桥

大的冠脉走行于心外膜表面,然而在有些患者冠脉的某段可向下穿行于心肌内走行一段距离。在人类,这种情况占 5%～12%,并且几乎总是发生在左前降支。由于心肌桥的肌纤维走行于受累的左前降支的某些节段上,故在每一心动周期这些纤维的收缩可引起动脉狭窄。心肌桥在 CAG 影片上有一特征性表现,即肌桥下的血管在心脏舒张期管径正常,但在每一收缩期则突然变窄。

由肌桥引起的收缩期狭窄不应与粥样斑块混淆。虽然在多数患者肌桥无任何血流动力学意义,但有人提出当肌桥产生严重收缩期狭窄时,也可引起缺血或 AMI。由于单纯球囊血管成形对肌桥无效,故在介入性心血管治疗中,识别肌桥是十分重要的。

8.再血管化

虽然 CAG 所见的变窄的血管段被认为是狭窄,但这种病变事实上也可能是以前曾一度闭塞而以后又被再血管化的节段。病理研究提示完全闭塞的冠状动脉约有 1/3 最终再血管化。凭造影表现可能难以鉴别狭窄与再血管化。再血管化通常引起多个弯曲管道的发生,这些管道相当小,互相紧挨,在造影片上产生一种单支的稍不规则管道印象。在多数闭塞血管再血管化的患者,影片的分辨率不足以显示这些病变,但这在介入性心血管治疗学中仍有重要意义,因在多个小管道中介入性治疗不大可能成功。

参考文献

［1］张传焕. 心血管病最新药物查询手册［M］. 北京：人民军医出版社，2011.

［2］韩锋. 现代心脏病学理论与应用［M］. 石家庄：河北科学技术出版社，2013.

［3］曾武涛. 心血管病最新诊断与防治策略［M］. 北京：人民军医出版社，2011.

［4］张清芬. 心血管病诊治新概念［M］. 石家庄：河北科学技术出版社，2009.

［5］李俊. 实用心血管病临床手册［M］. 北京：中国中医药出版社，2016.

［6］陈荣昇. 高血压病防治手册［M］. 北京：中国人口出版社，2017.

［7］杨浣宜. 心血管超声［M］. 北京：人民军医出版社，2009.

［8］汪莲开. 现代老年心血管病学［M］. 武汉：湖北科学技术出版社，2009.

［9］陈平圣. 病理学［M］. 2 版. 南京东南大学出版社，2017.

［10］李丽君. 急诊重症救治［M］. 2 版. 西安：陕西科学技术出版社，2016.

［11］张照潼. 心血管疾病的诊断与治疗［M］. 成都：四川大学出版社，2016.

［12］皮兴文. 心血管病中医经验集成［M］. 武汉：湖北科学技术出版社，2014.

［13］魏睦新. 心血管疾病中医防治对策［M］. 北京：人民军医出版社，2010.

［14］李玉林. 病理学［M］. 8 版. 北京：人民卫生出版社，2013.

［15］毛露霞. 综合导管室介入护理学基础［M］. 青岛：中国海洋大学出版社，2012.

［16］周立. 介入治疗护理管理与操作［M］. 北京：人民军医出版社，2012.